D1854383

aufbau taschenbuch

AUFBAU VERLAGSGRUPPE

CHAO-HSIU CHEN gilt als eine der wichtigsten Vertreterinnen chinesischer Weisheitslehren im Westen. Ihre fast vierzig Bücher wurden bisher in siebzehn Sprachen übersetzt und liegen in einer Millionenauflage vor.

Chao-Hsiu Chen lebt in der Nähe von Rom.

China zu Beginn des 20. Jahrhunderts. Während des Boxer-Aufstands muß die Familie Song aus Peking fliehen. Auf gefährlichen Wegen gelangt sie auf den Stammsitz ihrer Ahnen. Hier kommt die kleine Mo Li zur Welt. Doch schon bald wird sie von Banditen entführt – und eine dramatische Familiengeschichte nimmt ihren Lauf, die eng mit der Entwicklung Chinas verwoben ist.

Ein bewegender Roman über vier Frauen – voller Spannung und authentischer Schönheit.

Chao-Hsiu Chen

Das Lied der Hoffnung

Roman

Von Chao-Hsiu Chen
autorisierte Übersetzung
Aus dem Amerikanischen
von Hans Christian Meiser

Aufbau Taschenbuch Verlag

Titel de Originalausgabe
Peonyland – Song of hope

ISBN 978-3-7466-2318-4

Aufbau Taschenbuch ist eine Marke der Aufbau Verlagsgruppe GmbH

1. Auflage 2007

Umschlaggestaltung Henkel/Lemme, Berlin
unter Verwendung eines Fotos von Masterlik
Druck und Binden C. H. Beck, Nördlingen
Printed in Germany

www.ruetten-und-loening.de

Ich widme dieses Buch meiner Großmutter Jiang (»Wasserfontäne«) und meinem Großvater Han Tie (»Eisentreu«). Sie zeigten mir, daß die Erinnerung ein nicht endender Traum ist.

Einst befand sich im Besitz meiner Familie ein wunderschönes, reich verziertes Baldachinbett, in dem meine Mutter geboren wurde. Meine Großmutter wiederum, die ebenfalls in diesem Bett das Licht der Welt erblickt hatte, bestimmte es als einen Teil der Ausstattung ihrer Tochter, als diese meinen Vater zu heiraten beabsichtigte. Der Tradition folgend wurde der an der Hauptseite des Bettes angebrachte Spiegel mit einem roten Seidentuch verhängt, das mit goldenen Päonien bestickt war. Es sollte der neuen Familie Glück bringen. Jahre vergingen, bis am 18. Tag des 11. Monats im Jahr des Glückschweins in diesem Bett ein Mädchen mit dem Namen Chao-Hsiu geboren wurde.

Seit alters ist ein solches Baldachinbett mehr als ein Ort, an dem man gebärt oder schläft. Für die Kinder etwa ist es auch Wohn- und Spielzimmer. Und es eignet sich sogar als Raum für die chinesische Teezeremonie: Ich erinnere mich genau, daß meine Eltern dort fast jeden Tag »Cha Dao«, den Weg des Tees, praktizierten. In meiner Kindheit erzählte mir meine Großmutter nach dem Abendessen meist von der goldenen Vergangenheit des kaiserlichen China. Einmal fragte ich sie, ob sie diese Geschichten selbst erlebt hatte. Sie lächelte nur. Am nächsten Abend fragte ich sie erneut. »Was ich dir erzähle, meine kleine Enkeltochter«, antwortete sie, »ist die Geschichte dieses Bettes. Jeder alte Gegenstand hat schon viel mehr erlebt, als wir und Dinge gesehen, die wir uns kaum vorstellen können.«

In diesem Buch erzähle ich von den letzten hundert Jahren der chinesischen Geschichte, die voller Gewalt und dramatischer Veränderungen ist – vom Ende des Kaisertums bis zu den beiden politischen Systemen der Gegenwart, von Pu Yi bis zu Sun Yat-sen, Mao Tse-tung und Chiang Kai-shek, von der Einheit bis zur Teilung. Doch egal, welche Veränderungen menschliches Handeln hervorruft, der Grund dafür ist stets ein einziger: die Hoffnung auf ein besseres Leben. Es ist dieselbe Hoffnung, die meine Großmutter meiner Mutter gab, und die meine Mutter auf mich übertrug – in einem wunderschönen, reich verzierten Baldachinbett …

Prolog

»150 000 Dollar zum ersten ... der Herr hier am Gang, 150 000 Dollar zum zweiten ... letzte Chance ... und – 150 000 Dollar zum dritten! Verkauft!«

Unerbittlich schlug der Messinghammer auf das Pult und besiegelte das Geschäft.

»Der Drachenstuhl aus der Ming-Dynastie geht an ... Ihre Nummer, bitte.«

Der Leiter der New Yorker Christie's-Auktion »Klassische chinesische Einrichtungsgegenstände« hielt für einen Augenblick inne und betrachtete den Mann zu seiner Rechten.

»Nummer 18. Ich danke Ihnen, mein Herr. Und nun einige Minuten Pause, bevor wir zum nächsten Los kommen.«

Das Publikum begann unruhig zu werden. Man hörte vereinzelte Seufzer. Ein Besucher sprang auf, um dem neuen Besitzer des Drachenstuhls zu gratulieren.

In die vom Licht schwerer Lüster hell erleuchtete Eingangshalle drängten weitere Interessenten. Dabei mußten sie eine Auswahl von Ölgemälden, meist 15. und 16. Jahrhundert, passieren, welche auf die kommende Auktion »Meisterwerke des Manierismus« hinweisen sollte. Im Auktionssaal maß man einander mit verstohlenen Blicken, wohl in der Hoffnung, eine prominente Persönlichkeit zu entdecken.

Mit einem Mal richtete sich die allgemeine Aufmerksamkeit auf eine außergewöhnliche Erscheinung. Eine Frau, deren Figur einer schlanken chinesischen Vase glich, hatte den Versteigerungssaal betreten. Kastanienbraunes Haar umrahmte ein zartes Gesicht mit dunklen, ausdrucksvollen Augen. Die schön geschwungenen Lippen waren geschlossen, zeigten aber dennoch ein Lächeln. Sie schien etwas älter als dreißig Jahre zu sein und trug ein langes seidenes Kleid, das wie ein Saphir schimmerte und die elegante Linie des Halses erkennen ließ. An der Taille unterstrich ein roter Gürtel das Fehlen jeglicher Üppigkeit. Außer einem Armreifen aus Blutjade war keinerlei Schmuck an ihr zu sehen. Ihre Bewegungen und der fast schreitende Gang ließen ein Höchstmaß an Grazie erahnen.

Die meisten Besucher hatten die Frau erkannt: Lyna Lamatina. Ihre Anwesenheit verursachte allgemeines Geraune, das nur von der Stimme des Auktionators unterbrochen wurde.

»Meine Damen und Herren«, hallte es durch das Mikrofon, »darf ich nunmehr wieder um Ihre Aufmerksamkeit bitten! Wir kommen jetzt zum Höhepunkt der heutigen Versteigerung: eines der seltensten und schönsten Stücke chinesischer Kultur – ein Baldachinbett aus Huanghualiholz mit Schnitzereien, Intarsien, Fächern und Schubladen sowie einem Aufsatz und einer Stufentreppe; späte Ming-Dynastie. Weltweit sind nur zwei Exemplare dieser Art bekannt. Das Bett stammt aus Xian und war ein Geschenk von Mao Tse-tung an den damaligen amerikanischen Präsidenten Richard Nixon.«

Auf einer Videowand über dem Podium erschien ein Standfoto des Bettes. Das Publikum reagierte begeistert. Der Bieter Nummer 18, ein alter, grauhaariger Herr mit feinen Gesichtszügen, nahm die Brille ab, reinigte sie sichtlich nervös mit seinem Einstecktuch und rutschte unruhig auf seinem Stuhl hin und her.

»Auf Seite 63 Ihres Katalogs finden Sie das Objekt näher beschrieben«, hörte man den Auktionator. »Wir beginnen mit 100 000 Dollar. Wer bietet mehr?«

Das chinesische Bett war von Lyna Lamatina schon bei der Vorbesichtigung der Auktionsangebote genau untersucht worden. Dabei hatte sie an der Rückwand etwas entdeckt, das ihr einen Augenblick lang beinahe die Fassung geraubt hätte: eine kleine, kunstvoll geschnitzte Pfingstrose, eine Päonie – Emblem ihrer Familie, deren in Xian gelegenes Anwesen immer wieder dem wechselhaften Lauf der Geschichte ausgesetzt gewesen war.

»100 000 Dollar«, tönte die Stimme des Auktionators hart und klar. Ohne zu zögern, hob die Frau die Hand, doch im gleichen Augenblick bemerkte sie noch andere Hände, die hochgestreckt wurden.

Bei 110 000 Dollar reagierte der Auktionator und fuhr ohne Unterbrechung fort: »120 000, 130 000, 140 000 Dollar.«

Professor Shixiang Wang, der Direktor der Antiquitätenabteilung des Palastmuseums von Peking, hob ebenfalls die Hand.

»150 000 Dollar sind geboten, hier zu meiner Rechten.«

»160 000«, deutete Leonard King, Bieter Nummer 18, an.

Plötzlich ein Telefonbieter: »200 000 Dollar!«

Daraufhin Lyna: »210 000!«

Aber auch der Professor gab nicht auf: »220 000 Dollar!«

Ein weiterer Interessent aus dem Publikum: »240 000!«

Professor Wang und Mr. King begannen sich nun gegenseitig zu überbieten.

Schließlich rief der Auktionator triumphierend: »Verkauft! Für 800 000 Dollar!«

I

Kapitel 1

Obwohl die Sonne schon ihren höchsten Stand erreicht hat, liegen noch immer Rauchschwaden über Päonienland, Lyna Lamatinas Anwesen bei Malibu. Flirrend heiß die Luft. Kein Vogelgesang. Kein Hundegebell. Im Haus des Jasmins, einem der wenigen von den Flammen verschonten Gebäuden, wandert Amy, Lynas Tante, unruhig hin und her. Bis jetzt hatte sie noch nicht einmal Zeit gehabt, sich umzuziehen. Sie trägt nach wie vor das fliederfarbene chinesische Kleid – wie gestern, an jenem Abend, an dem das Unglück geschah. Zum ersten Mal zeigen sich Falten auf ihrem Gesicht, der Glanz in ihren Augen ist verschwunden, und ihr sonst zu einem Dutt gebundenes Haar fällt nun wirr auf ihre Schultern. Doch trotz des schrecklichen Geschehens versucht sie die Fassung zu bewahren und sich mit Kalligraphie abzulenken.

Als sie die bedrückende Stille nicht mehr ertragen kann, setzt sie sich zu Bamboo Melanie auf das Baldachinbett, blickt Lynas Tochter sorgenvoll an und nimmt die Zwölfjährige zärtlich in den Arm. Daß sie so ruhig ist, denkt sie, ist kein gutes Zeichen. Sicher steht sie noch unter Schock. Sie streicht über das lange schwarze Haar und ringt verzweifelt um Worte, um die Kleine zu trösten, doch es will ihr nicht gelingen.

Dann denkt sie zurück an die Zeit, als es Lyna vor drei Jahren gelungen war, das Baldachinbett zu ersteigern. Wie glücklich war sie damals gewesen! Welche Pläne hatten sie gemeinsam geschmiedet! Wie sehr hatte sie sich darauf gefreut, mit ihrer Familie später das Anwesen zu beziehen! Und nun? Jetzt lag sie vielleicht im Sterben.

Tränen fließen über Amys blasse Wangen, und sie überlegt: Gibt es einen Zusammenhang zwischen einem Unglück und dem Schicksal? Müssen sich tragische Ereignisse wiederholen? Liegt gar ein Fluch auf ihrer Familie?

Unweigerlich muß Amy an ein Familienwort ihres Großvaters, den kaiserlichen Hofbeamten An Ming Song, denken: Nichts bleibt für immer, weder Gutes noch Schlechtes, weder Schönes noch Häßliches. Und wenn etwas an seinem höchsten Punkt angelangt ist, wird es nur mit Mühe dort oben verweilen können.

Mit einem seidenen Einstecktuch trocknet Amy ihre Tränen. Plötzlich vernimmt sie die Stimme ihrer Großnichte.

»Wird Mammi bald nach Hause kommen?« fragt die Kleine leise, und Amy streicht ihr erneut über das Haar und antwortet: »Ich bete stündlich zu Buddha und bitte um seinen Segen, daß es so sein wird.«

Bamboo Melanie richtet sich auf. »Weshalb nennt dich Mammi eigentlich immer Tante-Ma?« will sie wissen und blickt Amy ernst an.

»Als sie geboren wurde,« versucht Amy zu erklären, »da war ich ihre Tante, aber schon bald mußte ich ihr die Mutter ersetzen.« Sie hält kurz inne, und ein Lächeln erhellt ihr Gesicht. »Dennoch hatten wir eine wunderschöne Zeit.«

Amy Wang schlägt ein altes, in Leder gebundenes Fotoalbum auf, das sie aus einer Schublade des Bettes geholt hat, und blättert darin. »Leider sind das die einzigen Bilder von meiner Familie, die übriggeblieben sind«, sagt sie zu Bamboo Melanie und starrt wie gebannt auf die leicht vergilbten Fotografien. Ihre Stimme klingt fast fremd, als sie fortfährt zu erzählen: »Wir mußten Hals über Kopf fliehen. Deine Mutter war gerade ein Jahr alt.«

Sie sucht im Album ein bestimmtes Foto und erklärt dann: »Dies hier ist das Haus deiner Ururgroßeltern, in dem auch meine Mutter, deren Enkelin wiederum deine Mutter ist, aufwuchs.«

Das Foto zeigt einen mächtigen Parasolbaum, unter dem zwei steinerne Löwen das Eingangsportal des Hauses bewachen, dessen schwere Holzflügeltür mit Messingbeschlägen verziert ist. Das Vordach ist himmelwärts gebogen, und auf einer darunter befestigten Kalligraphie steht zu lesen: Rechtschaffenheit und Großmut bringen das Leben voran. *An beiden Seiten des Tores sind ebenfalls ins Holz geschnitzte Schriftzeichen zu erkennen. Sie bedeuten:* Himmel und Erde sind eins. Altes und Neues sind gleich.

Amy fährt fort zu erzählen: »Dieses Haus stand in Peking, in der ›Allee der Eisernen Löwen‹, die von der ›Allee der Schere‹ gekreuzt wurde, welche die Verbindung vom Westlichen zum Östlichen Stadttor herstellte. In jener Gegend befanden sich auch die Paläste der kaiserlichen Verwandten, die des öfteren Besuch von Dieben erhielten. Weil Einbrecher sich diese lohnenderen Ziele aussuchten, war das Haus meiner Großeltern, das nicht weit davon entfernt lag, weniger gefährdet. Mein Großvater pflegte deshalb zu sagen: ›Es ist sicherer, den Gipfel des Berges aus der Entfernung zu bewundern, als selbst auf ihm zu stehen.‹«

Nachdem sie umgeblättert hat, deutet Amy auf das Bild eines schönen Paares: Der Mann trägt ein Gewand aus der Zeit der Ch'ing-Dynastie mit einer langen Perlenkette auf der Brust und einer Pfauenfeder auf dem traditionellen Hut eines Hofbeamten, die Frau ein mit Stickereien reich verziertes Festkleid und auf der Stirn ein jade- und perlenbesetztes Schmuckband, dazu passende Ohrringe in Tropfenform. Ihre Schuhe sind genauso bestickt wie ihr Kleid.

»Hier ist er mit seiner Frau«, erklärt Amy stolz. »Mein Großvater war ein hoher Beamter am kaiserlichen Hof. Er unterstützte die Verfassungsreform und die Modernisierungsbewegung des Kaisers Kuang-hsü. Bis zur Revolution von Sun Yat-sen, dem Vater des modernen China, zeigte er dem Kaiserhof gegenüber stets Loyalität, weshalb man ihn den ›Unbeugsamen An Ming‹ nannte, was mir und meiner Schwester in unserer Jugend manches Mal einige Probleme bereitete, obwohl es immer noch genügend Leute gab, die seine tiefe Ergebenheit dem Kaiser gegenüber rühmten. Einen der treuesten Männer in ganz China nannten sie ihn, und im Jahr 1908, als Kuang-hsü auf ungeklärte Weise starb, sprachen ihm viele Trauernde ihr Beileid aus, so als wäre er ein enger Verwandter des Kaisers gewesen.

Diese Unbeugsamkeit tragen wir übrigens alle in uns, ganz besonders aber meine Mutter und natürlich auch deine Mutter, die charakterlich ihrer Großmutter Mo Li äußerst ähnlich ist. Mo Li wurde 1901 geboren, genau in dem Jahr, in dem der Friedensvertrag zwischen China und den alliierten Mächten erzwungen wurde, nachdem der Aufstand der ›Boxer‹ gegen den Imperialismus der europäischen Staaten niedergeschlagen worden war.«

Dann beginnt Amy der kleinen Bamboo Melanie von ihren gemeinsamen Vorfahren, der Familie Song, zu erzählen. Deren Geschichte nimmt ihren Anfang in Peking, im Sommer des Jahres 1900.

»Seit Tz'u-hsi, die Witwe von Kaiser Hsien-feng, wieder an der Macht ist«, sagte An Ming Song zu seiner Frau Yi Mei, »geht es dem Land immer schlechter. Wir haben kein Geld für unsere Soldaten, und unsere Waffen sind völlig veraltet. Unsere Heimat gleicht immer mehr einer riesigen Melone: Jeder noch so weit entfernte Staat will sich ein Stück davon sichern. Wir verlieren eine Schlacht nach der anderen, unterzeichnen beschämende Friedensverträge und zahlen pausenlos Kriegsentschädigungen. Und die Kaiserin? Anstatt sich um ihr Land und um ihr Volk zu kümmern, denkt sie nur an ihr Vergnügen und daran, wie sie das Geld am besten verprassen kann. Für die Summe, die eigentlich zur Aufrüstung der Marine bestimmt war, hat sie sich gerade den alten Sommerpalast, nur eine Stunde von Peking entfernt, wieder herrichten lassen.«

An Ming seufzte und blickte seine Frau an, die zu den politischen Vorgängen nichts sagen konnte, da sie diese für eine Angelegenheit der Männer anzusehen hatte – so wollte es ihre Erziehung. Trotzdem hätte sie gern ihren Gatten getröstet.

»Schon bald wird ein Expeditionskorps in Peking einmarschieren«, berichtete An Ming weiter. »Tz'u-hsi bereitet schon ihre Flucht vor. Und sie ist es auch, die den Tod von Prinzessin Zhen zu verantworten hat. Die Prinzessin wurde auf ihre Veranlassung in einen Brunnen gestoßen, den man dann mit Steinen verschloß. Jetzt hat Kaiser Kuang-hsü durch seine Tante, die unberechtigterweise an seiner Stelle regiert, auch noch seine geliebte Frau verloren. Arme Prinzessin, sie war noch nicht einmal fünfundzwanzig Jahre alt.«

Yi Mei, die mit An Ming Song etwas länger als ein Jahr verheiratet war, kannte ihn bisher nur als einen gelehrten Mann, einen treuen Hofbeamten und Menschenfreund, doch nun sah sie ihn zum ersten Mal hilflos wie ein Kind. Sie wußte nicht, ob er wegen des Kaisers oder wegen der toten Prinzessin klagte. Vielleicht war es auch wegen des kritischen

Zustands, in dem sich das Land befand. Auch sie würde voller Sorge sein, wenn fremde Truppen in Peking einmarschierten.

Sie beauftragte eine Dienerin, für ihren Mann einen heißen Umschlag vorzubereiten, doch An Ming wehrte ab: »Vergeude seine Zeit nicht mit Nutzlosem, laß ihn lieber deine Flucht vorbereiten.«

Yi Mei war entsetzt: »Du meinst, daß wir fliehen müssen?« fragte sie mit banger Stimme.

Die Antwort An Ming Songs klang wie ein Befehl: »Du und unser zukünftiges Kind – ihr werdet die Stadt verlassen.«

»Nein, niemals! Ohne dich gehe ich nirgendwo hin«, begehrte Yi Mei ganz gegen ihre Erziehung auf. In allem hatte die Ehefrau dem Gatten zu folgen, selbst bei der Äußerung von Gefühlen. Doch dieses Mal brach Yi Mei mit der Tradition.

»Es ist der Sinn einer Familie, zusammenzuwachsen und füreinander dazusein, was immer auch geschehen mag. Von dem Tag an, da ich in deine Familie kam, gehöre ich zu dir. Niemand kann mich dir wegnehmen, und selbst wenn wir sterben sollten, sterben wir eben gemeinsam; aber keiner wird uns trennen.«

An Ming nahm seine schwangere Frau in den Arm. »Niangzi*! Du tust das nicht für mich, sondern für unser Kind. Unser Kind ist die Zukunft unserer Familie, unseres Landes. Und außerdem: Du bist erst neunzehn, zu jung und zu schön. Ich fürchte, wenn die ausländischen Truppen in die Stadt einmarschieren, werden Frauen wie du den Belästigungen durch sie nicht entgehen können. Alle jungen Frauen müssen fliehen, denn sie werden Kinder haben, und diese sollen eines Tages unserem Land dienen.«

* *Niangzi* – eine sehr höfliche Form der Anrede der Gattin im frühen China.

Seine Worte zeigten Wirkung bei Yi Mei. Von der Hofdiplomatie geprägt, wußte An Ming Song stets, was man in welcher Situation zu sagen hatte.

Schon etwas beruhigter wollte seine Frau nun wissen: »Und du? Was ist mit dir? Warum kommst du nicht mit uns?«

»Ich bin dem Hof verpflichtet, mein Leben gehört meinem Land, ich werde nicht fliehen.« Seiner Stimme war die Wahrhaftigkeit seiner Treue anzumerken. Niemals würde er treulos werden, nicht einmal, wenn er damit sein Leben retten könnte.

Dann betrat der Ranghöchste der Dienstboten den Raum und sagte: »Herr, die Gewehre und Geschütze des Westens haben keine Augen und kennen keine Furcht, sie werden deshalb niemanden respektieren, nicht einmal den Kaiser. Ich bitte Euch, flieht!«

»Es war mein Vater«, sagte An Ming Song mit fester Stimme, »der uns die Worte hinterließ, die über dem Eingang zu diesem Haus stehen: ›Rechtschaffenheit und Großmut bringen das Leben voran.‹ Ich fürchte den Tod nicht. Wer kann schon ewig leben? Allerdings gibt es einen Tod, der so schwer wiegt wie ein Berg, und einen, der so leicht ist wie eine Feder.«

In seinen Augen waren Schmerz und Liebe gleichzeitig zu erkennen, als er seiner Frau befahl: »Sag nun nichts mehr, sondern sei still und geh zu Bett. Morgen wird die Reise vorbereitet.«

Dann rief er einen der Diener zu sich und trug ihm auf, eine Kutsche samt Maultieren zu beschaffen.

Yi Mei fragte: »Wann werden wir aufbrechen?«

»Je früher, desto besser, aber gewiß nicht später als übermorgen.«

Anstatt zu Bett zu gehen, begann Yi Mei, sich Gedanken über all das zu machen, was eine solche Reise mit sich bringen würde: Wie kann ich so schnell gerüstet sein? Was ist mit all den Dingen, die das Kind brauchen wird, wenn es geboren ist, und woher nehme ich eine Amme? Welche Diener sollen mich begleiten?

Um sich von ihrer Angst abzulenken, versuchte sie nun, ihre praktischen Fähigkeiten hervorzukehren, die den meisten Mädchen aus wohlhabenden und einflußreichen Familien anerzogen worden waren. Vor allem hatte man ihnen beigebracht, daß es später einmal ihre oberste Pflicht sein würde, den Gatten zu erfreuen und ihm zu gehorchen. Zudem mußten sie in der Öffentlichkeit schweigen, die Schwiegereltern achten und ebenso die Geschwister ihres Mannes. Sie lernten kochen und nähen, auch wenn sie diese Fähigkeiten später wegen der zahlreich vorhandenen Dienerschaft so gut wie nie praktizierten. Zu ihren Pflichten gehörte es, Empfänge vorzubereiten und Geschenke für bedeutende Festtage zu besorgen, wie zum Beispiel für das Frühlingsfest, das Drachenbootfest, das Mondfest, das Fest der Winterankunft oder des Neuen Jahres. Schließlich wurden sie auch darin unterwiesen, die Finanzen zu verwalten. Yi Mei stammte aus einer solchen Familie.

Nachdem sie sich wieder gefaßt hatte, sprach sie zu ihrem Mann: »Xiangon*, bitte verstecke unsere Schätze, die Antiquitäten, deine Bildersammlung, die Jadestatuen und die aus Gold und Silber; und natürlich auch den Familienschmuck.«

»Jeder Gegenstand hat seinen wahren Besitzer«, meinte An Ming, der nun gleichfalls seine Fassung wiedergewonnen hatte. »Es hat keinen Sinn, darum zu kämpfen, denn wenn

* *Xiangon* – eine sehr höfliche Form der Anrede des Gatten im frühen China.

einem nicht das Glück beschert ist, etwas wirklich zu besitzen, wird man es bald wieder verlieren, selbst wenn man es für kurze Zeit sein Eigen nennt. Auch die schönste Päonie kann nicht ewig blühen. Und was bedeuten schon Familienschätze? Diese antiken Dinge leben schon wesentlich länger als wir und gehörten bereits irgend jemandem, bevor sie zu uns kamen. Niemand vermag es, einen Gegenstand für immer sein Eigen zu nennen.«

»Doch Ehre und Großmut«, wandte er sich zu den mittlerweile herbeigeeilten Dienern, »sind keine Gegenstände. Hat man sie erst einmal erworben, gibt es keinen, der sie einem wegnehmen könnte, es sei denn, man entscheidet sich dafür, sie freiwillig aufzugeben.«

Daraufhin wählte er jene Bediensteten aus, die seine Frau auf der Reise begleiten sollten.

»Du brauchst nicht allzu viel mitzunehmen«, sagte er dann, »nur einige Kleider und das, was unser Kind benötigen wird. Ich hoffe jedoch inständig, daß es hier, in unserem Hause, geboren werden kann. Schließlich ist anzunehmen, daß die gefährliche Situation nicht allzu lange dauern wird.«

Dann ergriff er ihre Hand wie damals, als sie ihr erstes Zusammensein feierten, und sagte: »Jetzt geh zu Bett – und fürchte dich nicht.«

Am nächsten Morgen stand vor dem Haus der Familie Song eine Kutsche mit Maultieren. Normalerweise hatte ein Hofbeamter wie An Ming Song seine eigenen Mulis und Pferde, deren Decken mit dem kaiserlichen Wappen versehen waren. Doch die bevorstehende Reise war keine offizielle, weshalb An Ming auf private Fahrdienste zurückgriff. Als der Kutscher merkte, daß er eine Persönlichkeit des Hofstaates befördern sollte, versuchte er schnell, die Sitze seines Gefährts vom Straßenstaub zu reinigen. Er meinte sogar, die Tiere noch bürsten zu müssen. Einer der Diener spottete daraufhin: »Du glaubst wohl, auf diese Weise aus deinen Maultieren Pferde machen zu können. Gib ihnen lieber ordentlich zu fressen, ihr habt eine lange Reise vor euch.«

Der Kutscher erwiderte unwirsch: »Hoffentlich treffen wir unterwegs nicht auf diese ausländischen Teufel. Es heißt, daß sie sich sehr eigenartig benehmen – wenn zwei von ihnen sich begegnen, sollen sie einander in die Wange beißen und sich gleichzeitig am Arm ziehen.«

»Das ist ja gar nichts«, hielt der Diener ihm entgegen, »mir ist zu Ohren gekommen, daß sie in die Mitte ihrer Stirn ein Auge setzen, um damit möglichst weit sehen zu können.«

Dann war wieder der Kutscher an der Reihe: »Ach, ich habe gehört, daß manche von ihnen einen kleinen Kasten besitzen, und sobald man da hineinschaut und an einer Kurbel dreht, kann man nackte Frauen sehen.«

Beide brachen in Gelächter aus. Plötzlich aber verstummten sie, denn sie merkten, daß sich der Hausherr näherte. Obwohl er seine Hofuniform nicht angelegt hatte, war schon an seinem Gang und seinem Auftreten zu erkennen, daß er ein hohes Amt innehaben mußte.

Nachdem An Ming einige Worte mit ihnen gewechselt hatte, merkte der Kutscher, daß dieser Mann durchaus zugänglich und keineswegs hochmütig war. An Ming erkundigte sich, ob die Tiere genügend zu fressen gehabt hatten, und prüfte die Sitze der Kutsche. Danach gab er seinem Diener einige Anweisungen und kehrte wieder ins Haus zurück.

Etwas später erschienen einige junge Mädchen mit hochgesteckten Zöpfen. Sie trugen hellgrüne weite Hosen und darüber pfirsichfarbene knielange Kleider mit weiten Ärmeln, die mit einem veilchenblauen Saum endeten. Jeder, der ein solches Mädchen sah, mußte schon aufgrund der teueren Kleidung annehmen, daß es aus einer hochstehenden Familie stammte, doch der erfahrene Kutscher erkannte, daß es sich um Dienstmädchen handelte, da ihre Füße nicht bandagiert waren, wie es bei den vornehmen Damen der Fall war, die diese Sitte als »Goldener Lotus« bezeichneten.

Die Mädchen brachten Decken, einige Truhen und Holzkisten sowie diverse Gebrauchsgegenstände zur Kutsche. Während sie mit dem Einladen beschäftigt waren, erschien Yi Mei. Im Gegensatz zum vorhergegangenen Tag strahlte sie nun Harmonie aus, nichts ließ darauf schließen, welcher inneren Spannung sie ausgesetzt war. Begleitet wurde sie von zwei Dienerinnen. Sie waren ein Teil der Mitgift gewesen, als sie An Ming geheiratet hatte. Wenn ein Mädchen aus einer wohlhabenden Familie den Bund der Ehe einging, kam es oft vor, daß sie ihre Dienerinnen in den neuen Hausstand mit übernahm. Diese hatten, wenn ihre Herrin einverstanden war, sogar die Möglichkeit, zu Konkubinen des neuen Herrn zu werden, zumal es damals nichts Ungewöhnliches war, daß sich reiche Männer nicht mit nur einer Frau zufriedengaben. Mädchen von vornehmer Herkunft waren dazu erzogen worden, nicht eifersüchtig zu sein, um ihren Platz innerhalb der Familie und in der Gesellschaft nicht zu gefährden. Die Ehen selbst waren oft arrangiert. Da die Position der Ehefrau in der Familie unantastbar war, hatte auch niemand Grund zur Eifersucht, im Gegenteil: Je mehr die Ehefrau ihren Gatten dabei unterstützte, die rechten Konkubinen zu finden, um so mehr Respekt wurde ihr entgegengebracht.

Die beiden Dienerinnen legten Kissen in die Kutsche und

halfen Yi Mei beim Einsteigen. Dann kam noch der Diener und setzte sich neben den Kutscher.

Schließlich trat An Ming Song an den Wagen heran und sagte: »Niangzi, meine guten Gedanken begleiten dich. Sobald die Stadt sicher ist, werde ich dich wieder kommen lassen. Dort, wo du jetzt hinfährst, besteht keine Gefahr. Sollte unser Kind inzwischen auf die Welt kommen, dann nenne es bitte Mo Li, wenn es ein Mädchen ist, und An Guo, falls es ein Knabe wird.«

Seine junge Frau konnte ihre Tränen kaum zurückhalten. Sie wollte etwas sagen, aber sie brachte keinen Ton hervor. Ihr Mann gab das Zeichen, den Bambusvorhang in der Kutsche herunterzulassen, dann setzte sich das Gefährt in Bewegung.

An Ming begleitete sie noch bis an das Ende der Allee der Eisernen Löwen. Bald würden sie das Östliche Tor passieren, doch die Zukunft war auf beiden Seiten ungewiß.

Als Bäuerin verkleidet, war es der kaiserlichen Regentin Tz'u-hsi gelungen, vor dem Expeditionskorps zu fliehen. Ihren Neffen, den jungen Kaiser Kuang-hsü, den sie zwei Jahre zuvor hatte absetzen und verhaften lassen, zwang sie, mit ihr zu kommen. Einerseits fürchtete sie, daß er einen Umsturz anzetteln und die Macht wieder an sich reißen könnte, wenn er in Peking verbliebe, andererseits brauchte sie ihn aber als Geisel, da die fremden Truppen sie nicht als Kaiserin akzeptieren wollten, ihren Neffen als Herrscher dagegen schon. Auf der Straße spotteten die Leute: »Das Volk fürchtet Tz'u-hsi, Tz'u-hsi fürchtet die Fremden, und die Fremden fürchten das Volk.«

Peking hatte sich vollständig gewandelt. Es gab keine Theater- und Singspielaufführungen mehr in den Teehäusern und Weinstuben, und auf der Himmelsbrücke und den großen

Plätzen sah man weder Akrobaten noch Geschichtenerzähler. Die meisten Künstler waren aus der Stadt geflohen, fast alle Geschäfte blieben geschlossen, und in den Schulen fand kein Unterricht mehr statt.

Mitte Juli trafen Yi Mei und ihre Dienerschaft in Tien-tsin ein. Von hier aus sollte die Reise mit dem Schiff weitergehen. Doch noch bevor sie den Hafen erreichen konnten, stellten sich ihnen Mitglieder eines Geheimbundes in den Weg. »Wir sind von den Faustkämpfern für Recht und Einigkeit«, riefen die drei Männer und fünf Frauen, die gänzlich in Rot gekleidet waren. »Wir müssen euch durchsuchen, vielleicht seid ihr Spione der Ausländer.«

Sie öffneten die Kisten und begannen, deren Inhalt zu durchwühlen. Yi Mei konnte jedoch glücklicherweise ein Dokument von An Ming vorweisen, das mit dem kaiserlichen Siegel versehen war und das erklärte, wer sie war und wohin sie wollte.

Seitdem sich Tz'u-hsi der Faustkämpfer, der »Boxer«, bediente, um mit deren Hilfe die alliierte Armee, die aus englischen, französischen, deutschen, österreichischen, italienischen, russischen, japanischen und amerikanischen Soldaten zusammengesetzt war, aus Peking zu vertreiben, herrschte auf den Straßen rohe Gewalt. Die Aufständischen tyrannisierten das Volk, weil sie überall Verräter vermuteten, und jeder, der mit Ausländern gesehen wurde oder einen christlichen Gottesdienst besuchte, wurde ebenso unverzüglich umgebracht genauso wie jene, die mit Waren handelten, die nicht aus China, sondern aus dem Westen stammten.

Plündernd und brandschatzend liefen die Aufständischen durch die Straßen von Tien-tsin. Sie schlugen die Schaufenster der Läden ein, die ausländische Waren anboten, und da sich ihnen niemand entgegenstellte, zog sich eine Spur der Verwüstung durch die ganze Stadt.

Obwohl Yi Mei von den Boxern nichts zu befürchten hatte, begegnete sie hier zum ersten Mal ungeordneten Verhältnissen. Sie begann zu begreifen, weshalb es so wichtig gewesen war, Peking zu verlassen. Aber je mehr sie nachdachte, um so mehr bangte sie um ihren Mann.

Nur durch das offizielle Schreiben ihres Gatten war es Yi Mei gelungen, Schiffsplätze für sich und ihre drei Bediensteten zu bekommen. Sie waren nicht die einzigen Flüchtlinge an Bord. Außer ihnen versuchten noch viele andere, sich von Orten, an denen gekämpft werden könnte, so weit wie möglich abzusetzen.

Yi Mei war diese Strecke auf dem Fluß schon einmal gefahren – kurz nach ihrer Hochzeit, als An Ming mit ihr nach Xian reiste, um seine Frau der Großmutter vorzustellen, die wegen ihres hohen Alters nicht zur Feier nach Peking hatte kommen können. Die Großmutter war die Gattin eines hochdekorierten Gelehrten der Kaiserlichen Akademie. Man hielt es für eine Selbstverständlichkeit, daß alle Mitglieder, um ihren Ahnen keine Schande zu bereiten, herausragende Stellungen in der Gesellschaft und bei Hof einnahmen, weil dadurch der Glanz der Ehre auf die gesamte Familie fiel.

An der Reling stehend, blickte Yi Mei auf das gelbbraun dahinfließende Wasser des großen Stroms. Sie dachte an das erst kürzlich genossene Glück, als sie die stolze Braut eines Hofbeamten wurde und eine Hochzeit ausgerichtet bekam, die sich nicht wesentlich von der einer Prinzessin unterschied.

An jenem Tag hatte man ihr einen jade- und perlenbesetzten Kopfputz aufgesetzt und sie in kostbare Gewänder gehüllt, über denen sie einen ebenfalls perlenverzierten Umhang aus roter Seide trug. Dann war sie verschleiert in der Brautsänfte zum Haus ihres künftigen Mannes, den sie noch nie gesehen hatte, gebracht worden. Zu diesem Zeitpunkt wußte sie von ihm lediglich, daß er einen hohen Rang bei Hofe bekleidete und aus einer sehr angesehenen Familie stammte. Yi Mei konnte sich ob dieses trefflichen Arrangements glücklich schätzen; dennoch hoffte sie im stillen, daß ihr künftiger Gatte nicht allzu häßlich sein möge. Dieselben Gedanken hegte auch An Ming, doch er vertraute der Erfahrung der Ehestifter und wußte zudem, daß die Liebe nach der Hochzeit kam.

Das Fest der Vermählung wurde zu einem prunkvollen, farbenprächtigen Ereignis, das sich vom Westlichen bis zum Östlichen Stadttor hinzog. Hunderte von Gästen und Schaulustigen erlebten ein ungewöhnlich glanzvolles Spektakel, welches damit begonnen hatte, daß ein von An Mings Familie engagiertes Orchester vor das Elternhaus seiner Braut aufgezogen war und dort ein erlesenes Musikprogramm darbot. Yi Mei wußte, daß diese Musik auch das Eintreffen der Hochzeitssänfte ankündigte und daß es nun an der Zeit war, sich von ihren Eltern zu verabschieden, um einer neuen Zukunft entgegenzugehen. Wie bei fast jeder Braut geschah dies auch bei Yi Mei unter Tränen, einerseits aus Trauer, nun von ihrer Familie scheiden zu müssen, andererseits aber auch aus Freude, bald selbst eine Familie gründen zu können.

Ihr Vater hatte für einen perfekten Ablauf des Hochzeitszuges gesorgt. Voran schritten vierhundert Männer, alle in Hochzeitsrot gekleidet. Jeweils vier von ihnen trugen eine der hundert Truhen, die allesamt aus lackiertem Holz hergestellt und mit einem gläsernen Deckel versehen waren und all das enthielten, was Yi Meis Eltern ihrer Tochter mit in die Ehe gaben: Schmuck, Gewänder, Antiquitäten, Nutzgegenstände, Bettwäsche, Geschirr aus erlesenem Porzellan, Bilder und vieles mehr, das für ein junges Paar nützlich sein konnte. Jeder zwanzigsten Truhe wiederum folgte eine Gruppe Musiker, die ihre Instrumente erklingen ließen, so daß der gesamte Troß, an dessen Ende die feierlich geschmückte Brautsänfte von acht kräftigen Männern getragen wurde, einem grandiosen Marschorchester glich, das die Schaulustigen auf den Straßen mit bekannten Melodien unterhielt.

Die Eheschließung selbst fand in An Mings Haus statt. Nachdem der Zeremonienmeister befohlen hatte: »Bräutigam und Braut verneigen sich nun vor Himmel und Erde«, führte man das Paar in den Atriumshof. Dort knieten beide nieder und beteten. Dann brachte man sie ins Haus zurück, und der Zeremonienmeister befahl: »Bräutigam und Braut verneigen sich jetzt vor Buddha.« Wieder knieten beide nieder, bis eine weitere Aufforderung erfolgte: »Bräutigam und Braut verneigen sich nun vor den Ahnen.« Das taten sie, indem sie sich erneut flach und mit dem Gesicht nach unten auf den Boden legten. Vor ihnen standen die Bilder und Fotografien der Familie Song. Daraufhin kam die nächste Anweisung: »Bräutigam und Braut erweisen nun den Eltern die Ehre.« Man brachte Yi Mei vor ihre Schwiegereltern und hieß sie gemeinsam mit An Ming niederknien. Nachdem sie eine Weile in demütiger Position verharrt waren, erhoben sie sich und folgten dem Geheiß des Zeremonienmeisters, sich gegenseitig voreinander zu verneigen. Noch nie waren sie einander so nahe gewesen, und als sie sich nach vorne beugten, gelang es An Ming, einen kurzen Blick auf die Füße seiner Braut zu werfen.

»Bräutigam und Braut betreten nun das Schlafgemach«, waren die abschließenden Worte des Zeremonienmeisters.

Yi Mei hatte sich auf der Kante des reich verzierten Himmelbetts niedergelassen. Sie hörte, wie An Ming langsam näher kam. Dann spürte sie, wie er ihren Schleier hob.

»Niangzi«, flüsterte er. Der Augenblick der Wahrheit war gekommen – und nichts war mehr zu verbergen.

Als es dämmerte, konnte Yi Mei spüren, wie sich ihr Kind bewegte. Diese Wahrnehmung holte sie nun gänzlich in die Wirklichkeit zurück. Bald würden sie Gin-an erreichen, von wo aus sie ihrem Mann eine Nachricht zukommen lassen konnte. Vielleicht würde es sogar möglich sein, dort eines der Badehäuser aufzusuchen, um sich etwas zu erholen, und gewiß konnte man am nächsten Tag einen Spaziergang zum See des großen Glanzes unternehmen.

Die Sterne wissen nicht, was Krieg bedeutet, dachte Yi Mei, als sie zum Himmel blickte und dort die ersten Lichter der anbrechenden Nacht sah. Sie können auch nicht mein Verlangen nach meinem Mann und meinen Kummer teilen. Aber vielleicht genügt es ja, daß sie mich auf meiner Reise begleiten.

Der Bootsführer riet, nicht zu viel Zeit in Gin-an zu verbringen, weil der Schiffsverkehr zwischen dieser Stadt und Tai-an, einem kleinen Ort, der an der Strecke lang, bei Tag normalerweise sehr lebhaft war. Also gab man den Gedanken eines Spaziergangs für den nächsten Morgen auf. Das Bad aber mußte genommen werden.

Verglichen mit Peking waren die Straßen dieser Stadt eng und verwinkelt. Trotzdem fand man eine Gasse, in der die Reklameschilder um die Wette zu werben schienen: *Bad der Reichen Göttin*, *Bad der Ewigen Erinnerungen*, *Bad des Gelben*

Flusses. Yi Mei entschied sich für die *Reiche Göttin*, wohl auch deshalb, weil sich gleich daneben ein Speisehaus befand. Es trug den Namen *Zum Kleinen Himmel.*

Dort aßen sie und die Dienstboten nach dem Bad frische Garnelen und tranken warmen Reiswein. Sie probierten auch ein Gemüse, das zwar wie Gras aussah, aber im Wok zubereitet einen unvergleichlichen Geschmack entfaltete. »›Herz des Himmels‹ heißt diese Pflanze«, erklärte der Koch; und mißmutig sprach er weiter: »Diese Boxer! Sie bringen die Leute um und zünden ihre Häuser an! Gut, daß unser Lokal diesen Namen trägt. Sie meinen nämlich, sie beleidigten die Götter, wenn sie uns etwas antun würden – deshalb haben sie uns bisher in Ruhe gelassen.«

Nachdem Yi Mei eine Nachricht nach Hause gesandt hatte, begab man sich wieder auf das Boot. Der Führer zog es vor, in der Nacht zu fahren, weil es da sicherer war.

Während das Schiff im abendlichen Sommerwind sanft dahinglitt, nahm Yi Mei am Ufer viele andere, hell erleuchtete Boote wahr. Sie schienen ebenfalls Flüchtlinge aus Peking an Bord zu haben.

Von Zeit zu Zeit waren an Land Leute zu bemerken, die aufgeregt hin und her liefen. An ihrer roten Kleidung war zu erkennen, daß es sich um Boxer handelte. »Auch sie mußten Peking verlassen, weil sie nicht stark genug waren, um gegen die Fremden anzukämpfen«, meinte ein Diener zu Yi Mei.

Seine Herrin erwiderte: »Aber die kaiserliche Regierung vertraut ihnen, denn sie sind die einzigen, die sich der Gefahr entgegenstellen können. Außerdem verfügen sie über diese übernatürlichen Kräfte. Hast du nicht gesehen, wie sie sich mit einem Messer selbst Wunden zufügen, ohne Schmerz zu verspüren und ohne zu bluten?«

Der Diener antwortete: »Herrin, die Ausländer verfügen über Gewehre, dagegen können die Boxer nichts ausrichten. Zudem glauben sie auch noch an den Affenkönig Sun-wukon, der sicher noch nie westlichen Teufeln mit roten Haaren und grünen Augen begegnet ist, deren Kräfte gewaltiger sind als seine eigenen.« Nur noch flüsternd fuhr er fort: »In der Stadt habe ich gehört, daß jetzt die kaiserliche Armee gegen die Boxer vorgeht, da sie nur Unheil angerichtet haben. In Peking soll ein fürchterliches Durcheinander herrschen, es gibt kaum mehr etwas zu essen und überall stehen die Häuser in Flammen.«

Wenn die Boxer die ausländischen Soldaten nicht besiegen können und die kaiserliche Armee, statt das Land zu verteidigen, die Boxer jagt, was geschieht dann mit meinem Mann? dachte Yi Mei angstvoll und bat den Diener: »Sobald das Boot in Kai-feng anlegt, eile an Land und sieh zu, ob du weitere Nachrichten aus Peking erhalten kannst!«

Sie versuchte ein wenig zu schlafen, aber es gelang ihr nicht. Immer wieder dachte sie in einer Mischung aus Ärger und Trauer an ihren Mann, der nun bei ihr sein könnte, wäre er seinem Land nicht so ergeben. Wenn die Kaiserin und ihr Neffe fliehen konnten, weshalb dann nicht auch ein Hofbeamter? War es wirklich nötig, sein Leben der Ehre zu opfern, nur weil Konfuzius gelehrt hatte, daß sich ein edler Mensch eher köpfen ließe als seine Ehre zu verletzen?

Yi Mei begriff nun, welche Kraft es erforderte, diesem Gebot Folge zu leisten. Sie dachte auch über Vorschriften wie die nach, daß eine ehrenwerte Dame ihre Tugend verteidigen mußte, selbst wenn sie dabei sterben sollte, oder jene, die vorschrieb, daß Witwen bis zu ihrem eigenen Ende keusch und dem toten Gatten treu ergeben zu leben hatten.

Zum ersten Mal erkannte Yi Mei die Fesseln, die der Status einer Hofbeamtenfamilie mit sich brachte. Einfache Leute hatten sicherlich niemals mit solchen Gewissensnöten zu kämpfen, weil sie nicht gezwungen waren, diesem Moralkodex zu folgen.

Es war Yi Mei sogar zu Ohren gekommen, daß im Ausland die Frauen mit ihren Männern gemeinsam badeten und in der Öffentlichkeit ihre unbekleideten Arme und Beine zur Schau stellten. Was für seltsame Gebräuche hatten doch diese ausländischen Teufel! In China durfte sich eine Dame von einem Fremden nicht einmal ansehen lassen. Dabei fiel ihr ein, daß selbst ein Arzt eine Frau weder anfassen noch ansehen durfte. Als ihr einmal der Puls gemessen werden sollte, mußte der Doktor hinter einem Paravent sitzend nach einem Seidenfaden greifen, der um ihre Hand gewickelt war. Auf diese Weise sollte vermieden werden, daß der Arzt die Haut seiner Patientin berührte. Trotzdem war Yi Mei nach Einnahme der verordneten Medizin rasch wieder gesund geworden.

Eine der Dienerinnen brachte ihr nun heißen Tee sowie warmes Wasser, damit sie sich das Gesicht waschen konnte. Müde erhob sich Yi Mei von ihrem dürftigen Lager. Eine weitere schlaflose Nacht war vorübergegangen.

Tai-an lag schon lange hinter ihnen, was bedeutete, daß sie bald in Kai-feng anlegen würden. Schon vom Boot aus konnte man das Stadttor sehen. Das Dach, das sich darüber spannte, bestand aus glasierten Ziegeln, die viel einfacher und glatter aussahen als die in Peking, jedoch den Eindruck vermittelten, trotz ihres Alters wesentlich stabiler zu sein. Hinter dem Hafen lagen bunt durcheinander gewürfelt die Häuser, und auf den Straßen fand ein reges Treiben statt: Barbiere übten ihren Beruf im Freien aus, Zukunftsdeuter hielten nach Kundschaft Ausschau, Scherenschleifer boten ihre Dienste an, Köche bereiteten in den Garküchen die Speisen für den Mittag zu, fliegende Händler versuchten Porzellan und Kleidungsstücke loszuwerden, und Blumenverkäufer priesen lauthals die Schönheit ihrer Ware.

Auch wenn es solche Szenerien in Peking ebenfalls gab, bot sich doch dort für Yi Mei so gut wie nie die Möglichkeit, sie aus der Nähe zu betrachten oder gar daran Anteil zu haben, denn es war den vornehmen Damen der Gesellschaft verboten, sich in der Öffentlichkeit zu zeigen. So nahm Yi Mei die Gelegenheit war, eine Weile dieses Treiben zu genießen, ohne dabei zu vergessen, daß vor allem Neuigkeiten aus Peking in Erfahrung gebracht werden mußten. Zu diesem Zweck begab sie sich mit ihrer Begleitung in ein Teehaus, das über einen gesonderten Flügel verfügte, in dem sich hochgestellte Gäste aufhalten konnten, ohne gestört zu werden, wo man aber dennoch die Möglichkeit hatte, alle Neuigkeiten zu erfahren. Von diesem Platz aus konnte man auch beobachten, was sich im Teehaus abspielte, ohne selbst gesehen zu werden.

Von einem Mann, der ein Friseur sein mußte, weil er mit einer Brennschere herumfuchtelte, war zu hören: »Die ausländischen Streitkräfte sind bereits in Peking, sie morden, plündern, vergewaltigen und brandschatzen. Die ganze Stadt ist voll unschuldiger Toter: Die einen wurden Opfer der Boxer, die anderen fielen in die Hände der ausländischen Truppen. Das Volk ist entsetzt, es schreit auf, es begehrt auf, aber was kann es bewirken?«

»Der eigentlich Schuldige ist der Kaiserliche Außenminister Lee-Hong-Chan«, meinte der Kellner, »er macht den Ausländern Geschenke, gibt ihnen unser Land, unser Geld, unseren Besitz, als wären es Geburtstagspräsente.« Er geriet darüber derart in Rage, daß er den Tee, den er einem Gast servieren sollte, fast vollständig verschüttete.

Ein Besucher des Teehauses, ein Intellektueller offenbar, sagte daraufhin: » Die Schuld liegt aber nicht beim Außenminister, wenn die Armee nicht imstande ist, das Land zu verteidigen. Die Schuld liegt bei der Kaiserin, die so einfältig war, zu glauben, daß der Boxer-Geheimbund mit seinen Dolchen und Beschwörungsformeln eine bestens ausgerüstete Armee von 20000 Mann besiegen könnte.«

Der Kassierer des Teehauses verließ seinen Platz, um ebenfalls in die erregte Diskussion eingreifen zu können. »Die Schuld liegt freilich bei den Boxern. Sie hätten die Kirchen nicht niederbrennen und die Priester nicht töten dürfen – auf diese Weise erzürnt man nur die Götter der anderen.«

»Die Boxer sind wirklich zu weit gegangen«, war auch die Überzeugung desjenigen, der im Teehaus feines Gebäck verkaufte. »Sie hätten die Botschaftsgebäude der Diplomaten nicht angreifen dürfen.«

»So etwas haben sie wirklich getan?« rief ein Alter entsetzt. »Das ist ja gegen jedes Gesetz!«

Daraufhin meinte der Friseur: »Alle Arten von Verbrechen haben die Boxer begangen, sie sind noch schlimmer als die Ausländer. Wo bleibt denn da das Gesetz, wenn sie ihre eigenen Landsleute umbringen?« Er spuckte zornig auf den Boden, um seine tiefe Verachtung noch zu unterstreichen.

Der Intellektuelle sagte: »Die Schuld trägt immer die Regierung: Wenn Tz'u-hsi sich nicht so sehr für die Boxer begeistert hätte, wäre dies alles nicht geschehen. Jetzt werden sie das ganze Land in Schutt und Asche legen. Wir müßten die Revolution unterstützen!«

»Ihr solltet solches besser nicht laut in der Öffentlichkeit sagen, junger Mann«, riet der Kellner, »sonst seid Ihr Euren Kopf bald los.«

Der Angesprochene entgegnete: »Ich fürchte den Tod nicht. Wir sind dabei, unser Land zu verlieren, was zählt da noch mein Kopf?« Dieses Mal sprach er wesentlich lauter als zuvor, so als wollte er, daß die gesamte Regierung seine Worte hörte: »Wir haben kein Land mehr, die Kaiserin hat sich aus dem Staub gemacht. Ihr Neffe, der legitime Kaiser, mußte mit ihr fliehen, Prinzen und Prinzessinnen und sämtliche Minister – alle laufen aus Peking fort – und jetzt auch noch die Boxer, die eigentlich die Stadt hätten retten sollen. Wer kann da noch länger einer solch verrotteten Regierung Glauben schenken? Wenn das Eis dick wird, kommt das nicht von der Kälte eines einzigen Tages!«

Wilde Gerüchte machten im Teehaus die Runde: Kanonenboote würden Peking bedrohen, die Verbotene Stadt stünde bereits in Flammen, ja sogar der Kaiserliche Palast selbst. Die ausländische Armee hätte damit gedroht, jeden umzubringen, wenn die Regierung die Kaiserin nicht für abgesetzt erklären und sie nicht ausliefern würde.

Der Alte meine dazu: »Wenn die Kaiserin nicht so lange an der Macht gewesen wäre und ihr Neffe, der junge Kaiser Kuang-hsü, das Land regiert hätte, dann wären wir jetzt in einer besseren Lage. Ich bin alt, mir macht es nichts aus zu sterben, doch all die anderen – weshalb sollen sie für die Fehler einiger Verantwortungsloser büßen? Das Volk ist unschuldig!«

Yi Mei rang nach Atem. Sie dachte an ihren Mann und versuchte, eine Möglichkeit zu finden, wie er sich der Gefahr entziehen könnte. Dabei machte sie sich aber keine Illusionen, da sie um seine Loyalität wußte. Ihr Herz klopfte rasend, und auch ihr Kind bewegte sich heftig. Es wurde ihr klar, daß sie die Flucht offenbar im rechten Augenblick angetreten hatte.

Ihr Ziel lag nun schon in erreichbarer Nähe, doch Yi Mei war voller Sorge, weil sich die Hauptstadt in einer solch verzweifelten Lage befand und sie noch immer ohne Nachricht von An Ming war. Sie hoffte, daß er es veranlaßt hatte, ihr in seine Heimatstadt, in der sie bald eintreffen würden, eine Botschaft zu übermitteln. Auf alle Fälle würde sie dort nicht alleine sein und hätte jegliche Unterstützung durch An Mings Familie, sollte das Kind vor ihrer Rückkehr nach Peking zur Welt kommen.

Entgegen allen Gerüchten waren die Boxer in der Hauptstadt sogar bis in die Gegend vorgedrungen, in der die Familie Song wohnte. Sie durchsuchten sämtliche Häuser nach westlichen Waren, und wenn sie Gegenstände wie Spieluhren, Ölgemälde, Spielzeugeisenbahnen, Puppen, Parfumflakons oder Puderdosen fanden, hatten die Besitzer mit dem Schlimmsten zu rechnen. Auch An Mings Haus war nicht ohne Durchsuchungen geblieben, doch man hatte keinerlei Hinweise auf Verbindungen zum Westen finden können.

Als die Regierung begriff, daß die Boxer nur Verwüstungen anrichteten, jedoch nichts gegen das ausländische Korps unternehmen konnten, wollte man sie zurückbeordern, aber es war zu spät dafür. Sie hatten sich inzwischen jeder Kontrolle von oben entzogen.

Um das Chaos komplett zu machen, durchsuchten nun auch die ausländischen Truppen die Häuser: Man hatte es auf chinesische Antiquitäten abgesehen, deren Wert man in Europa sehr wohl kannte.

Die Straßen Pekings brannten, selbst die in der Verbotenen Stadt und in den Kaiserlichen Gärten. Aus dem Palast wurden unzählige Wertgegenstände fortgeschleppt, und auch die Häuser der kaiserlichen Verwandten wurden geplündert. Das Anwesen der Familie Song blieb verschont, weil der Kommandeur wußte, daß An Ming Song den abgesetzten Kaiser unterstützte, der sich für die europafreundliche Modernisierungsbewegung in einer »Hundert-Tage-Reform« einsetzte. An Ming war darüber mehr als erstaunt, denn diese Haltung hätte ihn vor einigen Jahren beinahe das Leben gekostet, doch wegen des guten Namens seiner Ahnen hatte ihn die Kaiserin Tz'u-shi damals nicht hinrichten lassen.

Eine Dienerin trat zu Yi Mei. »Herrin, unsere Reise mit dem Boot endet bald in Luo-yang. Wie wird es weitergehen, mit einer Sänfte oder mit einer Kutsche?«

Yi Mei antwortete: »Ist eine Kutsche nicht viel schneller und bequemer? Wang möge sich darum kümmern.«

»Gewiß, Herrin, doch ich fürchte, wir werden keine Kutsche auftreiben können, vor allem keine geschlossene.«

Yi Mei verstand, was sie meinte: »Du brauchst keine Bedenken zu haben, wenn man mein Gesicht sieht. In Zeiten, in denen Menschen reihenweise ihr Leben verlieren, gibt es Wichtigeres, als die Tradition zu wahren.«

Die Reise wurde in einer offenen Kutsche fortgesetzt. Yi Mei saß wie eine Bäuerin an der frischen Luft und freute sich, zum ersten Mal die Welt nicht aus einem kleinen, zudem noch mit einem Bambusvorhang versehenen Quadrat betrachten zu müssen. Sie genoß die Fahrt auf der staubigen Landstraße, und das Holpern der Räder über Schlaglöcher und Steine bereitete ihr keinerlei Unbehagen.

Die Dienerin, die neben Yi Mei saß, bemerkte die Wandlung in der Stimmung ihrer Herrin. Und weil sich beide in einer Ausnahmesituation befanden, wagte sie es, sich mit Yi Mei wie mit einer Freundin zu unterhalten. Yi Mei nahm ihrerseits die Gelegenheit wahr, sie nach Dingen zu fragen, über die sie bislang noch von niemandem aufgeklärt worden war.

»Stimmt es«, fragte sie das Mädchen, »daß die ausländischen Frauen mit den Männern auf der Straße spazierengehen?«

»In einem Buch voller Zeichnungen, das ich einmal in Shanghai fand, sah ich sogar, daß sie gemeinsam in einem Straßencafé sitzen«, antwortete die Dienerin.

»Was ist ein Straßencafé?«

»Die Ausländer sind sehr eigenartig. Sie lieben ein Getränk, das schwarz ist wie die Nacht und bitter wie manche unserer Medizinen. Sie trinken es am liebsten an einem Ort, der zur Hälfte in einem Haus und halb auf der Straße liegt.« Das Mädchen sah die Verwunderung ihrer Herrin und fuhr fort: »In Shanghai beobachtete ich auch, wie die Ausländer schreiben. Völlig anders als wir und dazu noch von links nach rechts. Wenn sie einen Brief absenden, schreiben sie auf den Umschlag zuerst den Namen des Empfängers und dann erst seine Adresse.«

»Wie soll der Postbote das begreifen? Die Ausländer sind wirklich eigenartig. Ich würde mich auch niemals auf die Straße setzen und mich von fremden Leuten anstarren lassen wie ein Tier im Zoo.«

Allmählich wurde die Fahrstraße breiter. Der gelbfarbene Sand wich einer befestigten braunen Unterlage, auf der die Kutsche wesentlich weniger Schwierigkeiten hatte voranzukommen. Yi Mei kannte diese Straße und erinnerte sich an ihre erste Fahrt zu An Mings Familie nach Xian, dem Ziel ihrer Reise.

Nach und nach machten sich die Anstrengungen der letzten Tage bemerkbar. Yi Mei fühlte sich matt und erschöpft und fiel in der offenen Kutsche in tiefen Schlaf.

Sie erwachte vom Stimmengewirr vieler Menschen. Man hatte das Anwesen von An Mings Familie erreicht. Hier wohnten fast alle seine Verwandten.

Als die Kutsche das Haupthaus erreichte, stand dort schon die Großmutter ihres Mannes. Trotz ihrer bandagierten Füße trat sie an das Gefährt heran. Sobald sie sah, in welchem Zustand sich die Frau ihres Enkels befand, rief sie: »Mein armes Kind!«

Yi Mei stieg aus der Kutsche, kniete vor der Großmutter nieder und begann zu weinen.

»Komm, laß uns hineingehen«, sagte die alte Frau, »jetzt bist du in Sicherheit.«

Die Diener luden das Gepäck und die Kisten vom Wagen und trugen alles ins Haus hinein. An Mings Großmutter war glücklich, Yi Mei wiederzusehen, und noch glücklicher war sie über die Tatsache, bald Urgroßmutter zu werden.

»Richtet den Buddha-Altar her!« befahl sie ihren Dienern. »Wir haben Himmel und Erde zu danken, daß Yi Mei wohlbehalten bei uns angekommen ist, und wir wollen darum bitten, daß sie bald wieder mit An Ming vereint wird.«

Das Wort der Großmutter galt in der Familie fast wie ein Gesetz, nicht nur aus Achtung vor ihrem Alter, sondern auch, weil ihr Vater ein hochgeehrtes Mitglied der Kaiserlichen Akademie gewesen war.

Nachdem Yi Mei auch von den anderen Verwandten begrüßt worden war und nach dem gemeinsamen Gebet vor dem Hausaltar, ergab sich für sie die Gelegenheit, sich den Palast der Familie genauer anzusehen als beim ersten Mal. Damals war sie als Braut gekommen, und die Erziehung hatte es ihr nicht erlaubt, Neugierde zu zeigen. Nun jedoch, als Mitglied dieser Familie, war es sogar ihre Pflicht, das Haus und das gesamte Anwesen kennenzulernen.

Der Palast oder das Haupthaus verfügte über sieben Tore, an die sich sieben miteinander verbundene Wege anschlossen, die jeweils zu einem eigenen Gebäude mit Garten führten. Dort gab es Lotusteiche mit kleinen, reich verzierten Pavillons, die nur über hölzerne Stege zu erreichen waren.

Während ihre Blicke über die Gärten wanderten, hörte Yi Mei eine Dienerin rufen: »Junge Herrin, wo seid Ihr?«

»Hier bin ich, beim Pavillon des Südlichen Blütenlandes. Warum eilst du so? Ist etwas geschehen?«

Das Mädchen lächelte verlegen: »Die Großmutter wartet bereits im Speisezimmer. Die anderen sind auch schon da.«

»Hier ist alles viel schöner und größer als bei uns in Peking«, meinte Yi Mei voller Bewunderung.

»Wenn Ihr nach dem Essen nicht zu müde seid, junge Herrin, möchte Euch die Großmutter die Gärten gerne selbst zeigen. Sie läßt dafür gerade die Lotusboote bereitstellen.«

Die Großmutter hatte bereits am Eßtisch Platz genommen. Sie trug nun ein Kleid aus grünem Satin, dessen Kragen und Ärmel mit einer pfirsichfarbenen, silbrig glänzenden Borte besetzt waren. Über der Brust prangte eine Korallen-Brosche, die eine geöffnete Päonienblüte darstellte. An ihrem Handgelenk schimmerte ein Armreif aus Blutjade, den sie niemals ablegte.

Insgesamt waren zehn Personen um den Tisch versammelt, die alle auf dem Anwesen lebten. Die Großmutter saß am oberen Ende der Tafel, ihr zur Rechten Lady Fong, die Mutter von An Ming. Zu ihrer Linken hatten An Mings Vater und seine Brüder Platz genommen. Außerdem waren noch ein Onkel und eine Tante anwesend. Die Großmutter liebte es, zu zehnt zu speisen, denn diese Zahl bedeutete in der alten Tradition »Glück«. Die Konkubinen und deren Kinder aßen an einem anderen Tisch.

Als die Großmutter feststellte, daß Yi Mei eher einfach gekleidet war, wandte sie sich an ihre Schwiegertochter: »Lady Fong, kommt bitte nachher in mein Ankleidezimmer, wir wollen für Yi Mei einige neue Kleider aussuchen.«

»Eine gute Idee! Das arme Kind mußte ja Hals über Kopf aus Peking fliehen, wie sollte sie da an festliche Kleider denken! Aber macht Euch keine Sorgen, Großmutter. Schon am nächsten Festtag werdet Ihr sehen, wie schön unsere Yi Mei angezogen sein wird.«

»Das Fest des Mondes steht aber schon kurz bevor«, warf An Mings Tante ein.

»Es gibt genügend Kleider«, erwiderte die Großmutter, »alle aus feinster Seide. Die meisten stammen vom Kaiserhof, Geschenke und Dankesgaben des Kaisers. Es sind so viele, daß manche von ihnen noch nie getragen werden konnten. Wir sollten sie bei dieser Gelegenheit an alle Frauen der Familie, auch an die Konkubinen, weitergeben, damit keiner sagen kann, ich würde eine von ihnen bevorzugen.«

Die Frauen freuten sich über das zu erwartende Geschenk und dankten der Großmutter.

»Jetzt wollen wir aber endlich essen«, meinte Lady Fong und klapperte mit den silbernen Eßstäbchen, »sonst verhungern wir noch. Man hat Eure Lieblingsspeise vorbereitet, Großmutter, Haifischflossen von der allerbesten Qualität.«

Als das Mahl beendet war, sagte die Großmutter: »Ich hoffe, daß die Boote schon bereit sind.«

Alle waren begierig, auf dem See die Schönheit des Lotus und seine prachtvollen Farben bestaunen zu können.

Der Lotussee bestand aus drei großen, ineinander übergehenden Teichen mit künstlich angelegten Felsen und einem kleinen Berg samt Wasserfall, den man »Quelle des reinen Herzens« nannte. Bei der Anlegestelle warteten Diener mit sonnengegerbter Haut neben den frisch lackierten Nachen. Es sollte die erste Bootspartie des Jahres werden.

Die Großmutter bestieg als erste den Kahn, der mit einem Bambusdach ausgestattet war. Dann bat sie Yi Mei und Lady Fong zu sich. Es folgten ihnen drei Dienerinnen, die als Proviant frischen Tee und getrocknete Melonenkerne mitbrachten.

»Sind wir nicht zu viele?« fragte die Großmutter.

»Habt keine Sorge«, meinte die Bootsführerin, »wenn sich drei auf jede Seite setzen, wird es keine Probleme geben.«

Währenddessen hatten die übrigen Familienmitglieder das zweite Boot bestiegen.

Da es Mittsommer war, die Jahreszeit, in welcher der Lotus sich am meisten ausbreitet, hatten die Kähne Mühe, sich ihren Weg durch die dichten Pflanzen mit ihren prächtigen Blüten zu bahnen. Die Bootsführerinnen halfen mit langen Bambusstangen nach, mit deren Hilfe auch gesteuert wurde. Bald gingen ihre Bewegungen in einen ruhigen Rhythmus über, und die Ausflügler bewunderten die Lotusblüten, aber auch die Flugkünste der zahlreichen, in allen Farben schillernden Libellen.

»Im Herbst werden wir diesmal viele Lotussamen ernten können«, meinte die Großmutter. »Soviel ich mich erinnere, kennt Yi Mei eine Menge Rezepte, wie man sie am besten verwendet. Dieses Jahr nützen wir die Gelegenheit, uns als wirkliche Feinschmecker zu erweisen.«

Das Boot glitt nun durch einen schmalen Kanal, der den ersten mit dem zweiten Teich verband. Am Ufer stand ein Holzhaus mit einem Garten voll blühender Azaleen. Auf der gegenüberliegenden Seite wuchsen überall Blumen, so bunt und betörend schön, daß Yi Mei vergaß, weshalb sie eigentlich hier war. Sie erlebte die Fahrt fast wie in Trance. Es schien, als würden das leise Plätschern des Wassers und die wunderschöne Umgebung die Angst der letzten Tage nun gänzlich von ihr genommen haben.

Nachdem sie an zwei fast gleich aussehenden Häusern vorübergeglitten waren, bogen sie in einen anderen Kanal ein und gelangten schließlich zu einem achteckigen Pavillon auf einer kleinen Insel in der Mitte des Sees.

»Laßt uns hier anlegen«, rief die Großmutter, »und uns ein wenig umschauen.«

»Seid Ihr nicht zu müde?« fragte Lady Fong besorgt.

»Ich bin glücklich, daß Yi Mei mit unserer Familie vereint ist«, erwiderte die Großmutter, »und ich bin zu alt, um in einem solchen Augenblick müde zu sein. Wenn man jung ist, will man es nicht wahrhaben, daß das Leben eines Tages endet. Man vergeudet es mit Sinnlosigkeiten. Aber wenn man alt ist, möchte man keine Minute versäumen. Ich bin zufrieden mit allem, und wenn ich die Geburt meines Urenkelkindes noch erleben kann, werde ich glücklich sterben.«

»Großmutter«, rief Lady Fong, »was Ihr hier sagt, klingt wahrlich wie eine goldene Lebensregel, doch Ihr solltet jetzt nicht an den Tod denken. Ihr werdet bestimmt hundert Jahre alt.«

»Vielen Dank«, die Großmutter lachte, »aber der Tod sollte uns nicht traurig machen. Es gibt ihn genauso wie die Geburt. Er ist das Leben, und das Leben kommt und geht; ebenso wie diese Lotusblumen.«

»Wie diese Lotusblumen?« wiederholte Lady Fong fragend.

»Ja. Sie blühen auf, tragen Samen und verwelken«, sagte die Großmutter ohne jedes Anzeichen innerer Bewegtheit.

Yi Mei, mit einem Mal wieder in die Wirklichkeit zurückgekehrt, ergänzte ihre Worte: »Wenn der Lotus Knospen trägt, ist er voll Liebreiz, aber er ist genauso schön, wenn er seine Blüten ausbreitet oder seine Samen verstreut.«

Die Großmutter freute sich, daß Yi Mei trotz ihrer Jugend solche Gedanken zu äußern vermochte. Sie fühlte sich von der Frau ihres Enkelsohns vollkommen verstanden.

Lady Fong bemerkte lachend: »Jetzt wissen wir auch, weshalb Yi Mei Großmutters Liebling ist.«

»Bitte lobt mich nicht allzu sehr«, bat Yi Mei höflich, »es war wohl die Flucht, die mir die Augen für die Wirklichkeit des Lebens geöffnet hat. Bevor ich Peking verließ, dachte ich, für immer ein sorgenfreies Dasein unter dem Schutz der kaiserlichen Macht führen zu können, doch jetzt habe ich erkannt, daß die Windstille nur wenige Augenblicke währt.«

Xian, die Heimat von An Ming, war die Hauptstadt von elf antiken Dynastien gewesen, die hier viele Jahrhunderte lang herrschten. Auch die Seidenstraße, auf der die begehrtesten Waren, Tee und eben Seide, nach Westen transportiert wurden, war für diese Stadt von großer Bedeutung. Es waren Menschen aus den verschiedensten Völkern anzutreffen: Man konnte auf den Straßen verschleierte Frauen sehen, Männer mit Turbanen, Gestalten mit langen, dünnen Bärten, Mädchen in Stiefeln und Reiterhosen, andere in farbenprächtige Saris gehüllt, alte Männer, die ihren Dolch stolz an der Hüfte trugen, und Knaben, die schon frühzeitig gelernt hatten, mit der Kamelpeitsche umzugehen.

In Xian bot sich Yi Mei die Möglichkeit, alles Wissenswerte über China in Erfahrung zu bringen, ohne es studieren zu müssen. Die ganze Stadt war lebendige Geschichte. Wo immer man hinkam, erfuhr man ein weiteres Detail über das riesige Reich, so daß sich nach und nach ein fast vollständiges Bild sowohl der Vergangenheit als auch der Gegenwart ergab. Der Palast der Familie Song war ebenfalls lebendige Geschichte, und Yi Mei war nun ein Teil von ihr.

Mittlerweile war es Herbst geworden. Yi Meis Kind begann sich immer heftiger in ihr zu regen. Die ganze Familie sorgte sich, denn noch immer war von An Ming keine Nachricht eingetroffen. Auch was man sonst von Peking hörte, war schwer einzuordnen, da die Berichte aus der Hauptstadt recht widersprüchlich waren.

Eines Tages traf endlich ein Brief von An Ming ein.

Hochgeachtete und geliebte Großmutter, verehrte Eltern, Niangzi, die ich so sehr vermisse!

In Peking herrscht noch immer kein Frieden, doch unser Haus ist glücklicherweise verschont geblieben, auch wenn es zuerst von den Boxern und danach von Soldaten der ausländischen Armee heimgesucht wurde. Ich fürchte, wir müssen mit den Ausländern bald einen Friedensvertrag schließen. Unsere Heimat gerät immer mehr in die Abhängigkeit von Fremden. Das größte Problem dabei ist die Zeit, denn niemand weiß, wie lange sich die Verhandlungen noch hinziehen werden. Ich hoffe inständig, daß Yi Mei das Leben in Xian genießen kann, auch wenn sie immer gesagt hat, nur in Peking sei der Himmel richtig blau, weil der Kaiser, der auch »Sohn des Himmels« genannt wird, dort wohnt. Solange sich aber die fremdländische Armee hier aufhält, kann der Himmel sein Blau nicht zeigen. Unsere schönen Westlichen Berge haben sich nun in ein rotgoldenes Gewand gehüllt, aber damit begrüßen sie jetzt das Expeditionskorps und nicht die Bewohner der Stadt, die sich aus Angst vor den Fremden nicht mehr in diese Gegend wagen. Einige Geschäfte haben damit begonnen, Kartoffeln, Gemüse und Fleisch an die Fremden zu verkaufen – das ist zwar verwerflich, aber wahrscheinlich besser, als sie hungern zu lassen, denn das würde sie nur zu weiteren Plünderungen treiben. Die Herrscherin und der Kaiser sind noch immer nicht nach Peking zurückgekehrt. Das Land gleicht einem Drachen ohne Kopf. Die Fremden wollen nur mit Minister Lee-Hong-Chan verhandeln, doch die Regierung ist damit nicht einverstanden, da er als schwach gilt und zu viele Zugeständnisse machen würde. Der Friede ist noch in weiter Ferne. Zu vieles ist in zu kurzer Zeit geschehen, und die Lage ist komplizierter, als man wahrhaben möchte. Ich fürchte, daß es für eine Rückkehr Yi Meis noch zu früh ist; und dennoch hoffe ich, daß unser Kind in Peking zur Welt kommen wird.

Als An Mings Vater mit dem Vorlesen des Briefes fertig war, bemerkte seine Frau: »An Ming hat diese Zeilen schon vor einem Monat geschrieben, doch erst jetzt ist seine Nachricht bei uns eingetroffen.«

»Wir sollten dankbar sein, daß wir überhaupt von ihm hören«, meinte die Großmutter.

Yi Mei vermied es, ihre Gefühle vor der Familie ihres Gatten zu zeigen. Einerseits war sie glücklich darüber, daß er sie mit *Niangzi, die ich so sehr vermisse* angesprochen hatte, andererseits war sie enttäuscht, daß der Brief nicht an sie allein gerichtet war, auch wenn sie es akzeptierte, daß eine intime Zwiesprache innerhalb einer so großen und der Tradition folgenden Familie nahezu unmöglich war.

In der Küche des Haupthauses bereiteten die Köche das Festmahl zur Ankunft des Neuen Jahres vor: Zusätzlich zum traditionellen Feuertopf gab es getrocknete Fischeier, geröstete Pinienkerne mit Honig sowie in Asche und Stroh eingelegte Enteneier. Als Hauptgericht war gedämpfte Fasanenbrust mit Pilzen aus den Wäldern des Anwesens vorgesehen, dazu frische Bambussprossen mit getrockneten Morcheln und Seegurken; außerdem geräucherte Ente mit fünf verschiedenen Kräutern sowie Tofu, Glasnudeln und geschmorte Zwiebeln. Als Nachtisch sollten gezuckerte Lotussamen, Gummireis mit Sojabohnen und Ingwereis folgen.

Alle sieben Gebäude des Anwesens waren geputzt und die Möbel auf Hochglanz poliert worden. Die Konkubinen, die mit der Dekoration beauftragt waren, hatten die Häuser prächtig geschmückt: Die roten Neujahrsvorhänge waren angebracht worden, kostbare Vasen für die Winterblumen wurden aufgestellt, und über sämtlichen Türen hingen Glückskalligraphien.

Yi Mei war die einzige Person, die nicht mit einer Aufgabe für das Fest betraut worden war, denn die Geburt ihres Kindes stand unmittelbar bevor. Die Hebamme sowie alle anderen Frauen empfahlen ihr, sich zu schonen. Im *Haus des Jasmins* hatten Lady Fong und die Dienstmädchen das Päonienbett für die Geburt vorbereitet und die Innenwände mit Borten aus roter Seide behängt. Sie waren mit Zeichen versehen, die dem Neugeborenen Glück verheißen sollten.

»Ich hoffe, deine Niederkunft wird nicht so schmerzhaft werden wie meine, als ich An Ming zur Welt brachte«, meinte Lady Fong. »Ich nehme an, daß es bei dir zu keinen Komplikationen kommen wird, du bist ja noch so jung. Außerdem haben wir für die beste Hebamme gesorgt. Sie verfügt über eine ungewöhnlich lange Erfahrung. Du brauchst dir also keinerlei Sorgen zu machen.«

Ihre Hoffnung, daß ihr Kind am Festtag des Neuen Jahres das Licht der Welt erblicken würde, ging für Yi Mei nicht in Erfüllung. Wegen An Mings Abwesenheit und der politischen Situation war die Stimmung an diesem Tag nicht so ausgelassen und fröhlich wie sonst. Sogar auf die Darbietungen von Künstlern hatte man dieses Mal verzichtet. Nur die Kinder freuten sich unbekümmert, hatten sie doch von jedem Erwachsenen nach dem Festessen am Abend vor Neujahr einen roten Briefumschlag erhalten, in dem sich ein Geldgeschenk befand. Dies entsprach der alten Tradition und sollte einen Glückwunsch für gelungenes Wachstum darstellen.

Zwei Wochen später feierte man schon wieder – diesmal das Laternenfest. Die gesamte Stadt war von bunten Lampions, deren verschiedenartige Formen den Einfallsreichtum ihrer Hersteller präsentierten, hell erleuchtet. Man sah riesige Drachen, Tigerköpfe, Pagoden, Schmetterlinge, Bienen, Kühe, Schafe, historische Gestalten sowie sämtliche geometrische Formen. Danach war das Krachen des beginnenden Feuerwerks zu vernehmen. Sprühende Lichter flogen über die Tempel und Häuser der Stadt, sie teilten sich in der Luft, stiegen hoch und nieder, veränderten ihre Farbe von Rot in Grün und von Gold in Silber, sie zeichneten Spiralen an den nachtblauen Himmel und tanzten ein Ballett wie Vogelschwärme, die ihre Figuren in größter Vollkommenheit ausführen.

»Ihr müßt pressen, tief atmen und pressen«, befahl die Hebamme, »hört auf zu schreien, sonst verliert Ihr Eure Kraft.«

Yen, eines der Dienstmädchen, trocknete den Schweiß auf Yi Meis Stirn, eine andere Dienerin legte neue Kohlen in den Zimmerofen. Bao Bao, die Hebamme, strich mit fester Hand über Yi Meis Leib und wiederholte: »Ihr müßt pressen, tief atmen und pressen, bald kommt es! Schreit nicht, preßt und atmet!«

»Warum ist das Kind noch immer nicht da?« fragte Lady Fong voller Sorge.

»Das ist normal beim ersten Kind. Und dann muß man noch die Anstrengungen der Flucht bedenken«, antwortete Bao Bao geduldig.

»Die junge Herrin ist ohnmächtig geworden«, stellte Yen aufgeregt fest.

»Keine Sorge! Drücke mit beiden Daumen so fest wie möglich auf die Stelle zwischen Nase und Lippen! Du wirst sehen, sie wacht gleich wieder auf.« Bao Bao klang sehr angespannt, doch plötzlich rief sie wie erlöst: »Der Kopf ist schon zu sehen!«

Die Hebamme ergriff vorsichtig das Haupt des Kindes und zog es aus dem Mutterleib.

»Bao Bao! Yi Mei ist immer noch ohnmächtig, hoffentlich stirbt sie nicht«, sorgte sich Lady Fong.

»Nein, nein, das ist nur die Erschöpfung«, beruhigte sie die Hebamme. »Für diesen Fall haben wir heißen Ingwertee vorbereitet.« Sie wies Yen an, Yi Mei das Getränk einzuflößen. Dann verlangte sie nach heißem Wasser, durchtrennte die Nabelschnur und wusch das Neugeborene.

»Die junge Herrin ist aufgewacht!«

»Buddha sei gedankt!« rief Lady Fong.

»Es ist ein Mädchen«, sagte Bao Bao und übergab das Kind seiner Mutter, während Lady Fong der Dienerin auftrug, der gesamten Familie, die vom Dach der Pagode aus dem Feuerwerk des Laternenfestes zusah, die freudige Nachricht zu überbringen.

Die Hebamme blickte auf Mutter und Kind und hoffte, daß die Familie nicht allzu enttäuscht sein werde, daß Yi Mei ein Mädchen geboren hatte, was traditionell zu geringerer Freude Anlaß gab, da Knaben mehr Wertschätzung entgegengebracht wurde, weil durch sie der Name der Familie weitergetragen wurde.

Kapitel 2

Ein Jahr, nachdem Yi Mei aus Peking geflohen war, wurde der Friedensvertrag zwischen China und den ausländischen Staaten unterzeichnet. Die Folge davon war, daß das Reich der Mitte noch mehr Territorien verlor, Reparationen in gewaltiger Höhe zu bezahlen hatte und Einschränkungen in seinen Handelsbeziehungen hinnehmen mußte. Im August 1901 schließlich verließ das Expeditionskorps die kaiserliche Hauptstadt. An Ming konnte endlich nach Xian reisen, um seine Familie zu sehen und Yi Mei und seine Tochter Mo Li abzuholen, über deren Geburt er durch einen Brief seiner Frau erfahren hatte, der ihm von einem Diplomaten überbracht worden war.

Als die Familie Song über denselben Weg informiert wurde, daß es bis zum Eintreffen An Mings nur noch zwei Wochen dauern würde, war man außer sich vor Freude.

»Großmutter«, sagte Lady Fong, »in einigen Tagen beginnt

das Jahresfest im Tempel des Weihrauchs. Wir sind vom Abt herzlich eingeladen. Was meint Ihr, sollen wir den Feierlichkeiten beiwohnen? Und wieviel wollen wir dieses Mal spenden?«

»Ihr seid doch schon seit geraumer Zeit für unsere Finanzen verantwortlich, Lady Fong«, erwiderte die Großmutter und fügte lächelnd hinzu: »Ihr müßt weder um meine Erlaubnis fragen, noch braucht Ihr einen Rat von mir. Handelt einfach so, daß Ihr selbst mit Eurem Tun zufrieden seid und Euch niemand deswegen tadeln kann. Aber vergeßt nicht, daß wir gerade jetzt Buddha außerordentlich großen Dank schulden: Der Krieg ist vorüber, ein neues Licht der Hoffnung ist in unsere Familie gekommen, und bald wird auch noch mein Enkelsohn bei uns eintreffen.«

»Wie viele Mitglieder der Familie werden am Fest teilnehmen? Und was wird mit Euch sein? Ich frage nur, weil Ihr im letzten Jahr nicht mitgekommen seid.«

»Ihr werdet an meiner Stelle beten«, erwiderte die Großmutter, »ich fürchte die steilen Treppen zum Tempel hinauf.«

»Und was ist mit Yi Mei und Mo Li?«

»Ihr nehmt sie mit. Die kleine Mo Li soll Buddha doch möglichst früh kennenlernen.«

»Wir benötigen also mindestens fünf Sänften mit jeweils vier Trägern für die Frauen der Familie. Dazu kommen noch die männlichen Angehörigen …« Lady Fong überlegte: »Ich fürchte, das wird eine teure Angelegenheit.«

»Aber ich bitte Euch, Lady Fong! Es ist ja in Ordnung, wenn man genau rechnet, doch man muß deshalb nicht geizig sein. Versteht mich nicht falsch: Ich will Euch keineswegs kritisieren. Im Gegenteil, ich schätze Eure Sparsamkeit. Für die Reise zum Tempel sollte man aber wirklich keine Kosten scheuen.«

Alle Frauen des Hauses waren begeistert, daß ihnen durch

das Tempelfest die Möglichkeit geboten wurde, den Palast zu verlassen, was ihnen als Angehörige einer vornehmen Familie nur für Besuche bei Verwandten oder bei besonderen Anlässen gestattet war. Hier hatten sie nun die beste Gelegenheit, der gewohnten Umgebung wieder einmal zu entkommen und dabei vielleicht etwas Neues kennenzulernen, ohne deshalb getadelt zu werden.

Der Himmel zeigte die für den Frühherbst typische Stimmung: Die Kraft der Sonne hatte bereits etwas nachgelassen und die Luft schmeckte nach dem reifen Obst, das bald geerntet werden würde.

Früh am Morgen machte sich der Zug der Sänften auf den Weg zum Tempelberg. In der ersten befand sich Yi Mei mit ihrer kleinen Tochter und Yen, dem Dienstmädchen. Dann folgte Lady Fong mit der Dienerin Zon. Die dritte und die vierte Sänfte waren den beiden Schwägerinnen Yi Meis mitsamt ihren Hausdamen vorbehalten, und in der letzten saßen An Mings Tante und ihre Begleiterin. Die Männer der Familie schritten hinter den Sänften einher, eskortiert von ihren Dienern, die Schirme aus Ölpapier mit sich trugen, um ihre Herrschaft vor Sonne oder Regen zu schützen.

Am Fuße des Berges trafen sie auf weitere festlich gekleidete Tempelbesucher und schlossen sich der Prozession an. Je höher sich die Straße wand, desto steiniger wurde sie. Da zudem andauernd noch weitere Menschen und Sänften eintrafen, wurde das Vorankommen immer beschwerlicher. Auch die kleine Pagode, an der die Gläubigen Rast machen und eine Erfrischung zu sich nehmen konnten, war restlos überfüllt, als die Familie Song dort ankam.

Nachdem man sich mit etwas Tee gestärkt hatte, riet einer

der Sänftenträger, weiterzugehen, da er fürchtete, daß der Weg bald noch voller werden würde. »Laßt uns aufbrechen«, ordnete daraufhin An Mings Vater an.

Der Aufstieg wurde von Stufe zu Stufe beschwerlicher. Vorne kamen die Menschen nur noch mühsam weiter, und von hinten drückten bereits die Nachkommenden. Die Sänftenträger schwitzten wegen der gewaltigen Anstrengung und der Hitze, und auch in den Sänften wurde es immer heißer und unbequemer.

Mo Li, die bislang bei Yen geschlafen hatte, begann zu weinen.

»Ich glaube, es ist besser, du gibst sie jetzt mir«, sagte Yi Mei und begann, ihre Tochter in den Armen zu wiegen. Es gelang ihr aber auch nicht, Mo Li zu beruhigen, nicht einmal mit der Silberrassel, welche die Dienerin ihr reichte. Die junge Mutter versuchte es daraufhin mit einem Wiegenlied, doch selbst damit erzielte sie nicht den gewünschten Erfolg.

»Es ist zu heiß und stickig in der Sänfte«, sagte Yen zu ihrer Herrin. »Meint Ihr nicht, es wäre besser, ich würde Mo Li auf den Arm nehmen und draußen mit ihr zu Fuß weitergehen, damit sie frische Luft bekommt?«

Aus dem kleinen Fenster der Sänfte sah Yi Mei, wie die Kleine auf Yens Arm vergnügt strampelte und lachte. Inzwischen waren immer mehr Menschen nachgerückt, und sie nahm nur noch ein Gewirr von schwarzen Zöpfen, blauen Hüten, weißen Tüchern und gelben Schirmen wahr. Yi Mei hoffte, nun rasch den Tempel zu erreichen. Etwas entspannter lehnte sie sich zurück, schloß die Augen und freute sich darauf, daß ihre Tochter bald von der Gemeinschaft der Mönche willkommen geheißen würde. Die aufgeregte Stimme der Dienerin riß sie jedoch aus ihren Gedanken.

»Junge Herrin, junge Herrin!« Sie sah Yen atemlos auf die Sänfte zulaufen.

»Yen! Wo ist Mo Li?« Sie merkte sogleich, daß ein Unglück geschehen war.

»Junge Herrin«, rief Yen, blaß und mit zitternder Stimme, »jemand hat mir Euer Kind aus dem Arm gerissen und ist mit ihm davongelaufen! Es ist meine Schuld, ich hätte die Sänfte nicht verlassen sollen! Vergebt mir, bestraft mich, schlagt mich, jagt mich fort, tötet mich ...«

Yi Mei erbleichte noch stärker als ihre Dienerin. »Wie ... wie konnte das geschehen ... wie?«

»Einige junge Männer umringten mich. Plötzlich riß mir einer von ihnen das Kind aus dem Arm, und alle rannten weg. Ich rief um Hilfe und versuchte, ihnen nachzulaufen, doch in diesem Gewühl habe ich sie aus den Augen verloren. Bestraft mich, tötet mich ...«

»Hör auf mit diesem Unsinn«, schrie Yi Mei voller Angst und Zorn. »Wo sind unsere Männer?«

»Ich kann sie nicht sehen, unser Zug steckt irgendwo in der Menge.«

Yi Mei faßte sich und überlegte: Es war unmöglich, ihre Sänfte an dieser Stelle stehen zu lassen und den Trägern zu befehlen, nach dem Kind zu suchen, und ihr selbst war es mit ihren geschnürten Füßen ohnehin nicht möglich, Mo Li zu finden. Die übrige Familie war noch nicht zu sehen, und immer mehr Pilger rückten auf der Treppe zum Tempel empor. Zum ersten Mal in ihrem Leben verfluchte Yi Mei ihre Lotusfüße. Innerlich schimpfte sie über dieses sinnlose Symbol der feinen Gesellschaft, ohne das sie nun problemlos aus der Sänfte springen und nach ihrer Tochter suchen hätte können.

Einer der Träger riet: »Laßt uns so schnell wie möglich den

Tempel erreichen. Hier auf den Stufen können wir nichts unternehmen.«

Ein anderer meinte, um Yi Mei zu beruhigen: »Vielleicht findet jemand das Kind und bringt es zum Tempel.«

Wenn dies wirklich geschehen sollte, dachte Yi Mei, dann stifte ich dem Tempel ein neues Dach. In ihrer Verzweiflung wandte sie sich an Yen und befahl ihr: »Sag den Trägern, sie sollen so schnell wie möglich weiterlaufen. Sag ihnen auch, daß sie einen zusätzlichen Lohn bekommen werden.«

»Aus dem Weg!« riefen die Träger und stürmten mit der Sänfte an den Pilgern vorbei, was für gewöhnlich nur erlaubt war, wenn ein Mitglied des Hofes oder der Kaiser selbst reisten.

Im Empfangsraum für wichtige Persönlichkeiten trafen die Mitglieder der Familie Song nach und nach ein. Yi Mei berichtete, was geschehen war, und alle, auch der Abt und die ranghöchsten Mönche, zeigten sich sehr besorgt.

»Gegenwärtig gibt es in ganz China viele Flüchtlinge, die wegen des Boxeraufstandes und im Krieg mit der ausländischen Armee alles verloren haben«, sagte der Abt. »Vielleicht stehlen sie jetzt in ihrer Not sogar kleine Kinder und verkaufen sie. Wir müssen sofort den Bezirksgouverneur unterrichten, und auch die Familie Song sollte ihren Einfluß geltend machen, um Druck auf ihn auszuüben, damit er auch wirklich etwas unternimmt. Seid versichert, daß wir die Angelegenheit ernst nehmen und alles tun werden, um Euch zu helfen. Ich bin sehr traurig, daß derartige Dinge in der Nähe unseres Tempelbezirks geschehen.«

Danach ließ er den Gästen heißen Tee zur Stärkung bringen und beauftragte einen ortskundigen Mönch, An Mings Vater und dessen Söhnen den kürzesten Weg ins Tal zu zeigen, damit sie so schnell wie möglich dem Gouverneur Bericht erstatten konnten.

Währenddessen berichteten die Frauen mit Hilfe einiger Mönche innerhalb der gesamten Tempelanlage, in der sich mehr als tausend Besucher aufhielten, von der Kindesentführung. Das aufregende Ereignis verbreitete sich nicht nur mündlich, sondern wurde auch an vielen Säulen der Tempelanlage in einer Suchanzeige geschildert:

Acht Monate altes Mädchen geraubt!

Es ist in rosafarbene Seide gekleidet und trägt um den Hals ein goldenes Kettchen mit einem Anhänger in Form einer Päonie.

Wer das Kind zurückbringt, erhält 1000 Silberstücke.

Jede Nachricht, die hilft, das Kind zu finden, wird mit 500 Silberstücken belohnt.

Himmel und Erde und der Große Buddha selbst sind unsere Zeugen!

Familie Song aus Xian
wohnhaft im Han Lin-Palast*

Der Gouverneur empfing die Männer der Familie Song ohne jegliche Formalitäten.

»Han Lin, solange Eure Enkelin sich in meinem Bezirk befindet, kann ich Euch versichern, daß meine Wachen sie finden werden. Das Problem jedoch ist ...« Der Gouverneur zögerte fortzufahren.

»Sagt mir die Wahrheit, Herr Gouverneur«, rief An Mings Vater, »ich kann sie durchaus ertragen. Bitte sprecht weiter!«

»Das Problem ist, daß Kindesräuber immer zu einer Gruppe von Verbrechern gehören. Sie arbeiten nicht auf eigene Rechnung, sondern sind Teil einer perfekten Organisation. Sobald

* Titel für Mitglieder der Kaiserlichen Akademie.

sie jemanden entführt haben, wird das Opfer sofort weitergegeben.«

»An wen? Und wohin?«

»Euer Fall ist nicht der einzige, der sich hier ereignet hat. Es gibt mehrere verlorene Kinder. Manche verlaufen sich und finden nicht mehr heim, andere werden gestohlen, wieder andere in eine Falle gelockt; und es gibt sogar solche, die von ihren eigenen Eltern oder Verwandten verkauft werden. Ich wünschte, wir könnten alle diese Kinder zurückbringen, aber wir wissen nicht, wo genau sie sich aufhalten.«

»Was?« empörte sich der Han Lin. »Ihr wißt es nicht? Sie können sich doch nicht einfach in Luft auflösen wie die letzten Funken eines Feuerwerks!«

»Versteht mich bitte nicht falsch, Han Lin! Natürlich wissen wir etwas, aber das nützt nicht viel. Wir wissen, daß viele Kinder in das reiche Südchina gebracht werden, weil man dort höhere Preise für sie erzielen kann als im Norden – vor allem für Mädchen.«

»Warum für Mädchen?« fragte An Mings Bruder und ergriff die Gelegenheit, endlich zu Wort zu kommen.

»Für Mädchen ist der Markt größer als für Knaben, weil sie später in vielseitiger Weise gebraucht werden können: als Dienerinnen, als Konkubinen, als Kindesersatz für Frauen ohne Nachwuchs und sogar als Freudenmädchen. Die Gefahr, daß ein Mädchen an ein Bordell verkauft wird, ist sogar ziemlich groß.«

»Ist Mo Li dafür nicht noch viel zu klein?« fragte der andere Bruder An Mings.

»Das kommt darauf an«, antwortete der Gouverneur. »In manchen Fällen denken die Besitzer der Freudenhäuser langfristig und ziehen es vor, die gekauften kleinen Mädchen wie ihre eigenen Kinder zu behandeln, damit sie ihnen später treu ergeben sind.«

Der Han Lin war verwirrt. Einerseits wußte er nun etwas mehr, auf der anderen Seite aber halfen ihm diese Informationen kaum. Er überlegte, was er der Familie berichten sollte, ohne sie noch mehr zu beunruhigen. Wie sollte er Yi Mei gegenübertreten, und was würde er seinem Sohn An Ming erzählen, sobald dieser in Xian eintraf? Sollte er vielleicht nicht alles, was er vom Gouverneur in Erfahrung gebracht hatte, weitergeben? Aber wo sollte man mit der Suche beginnen? Und mit wem? Müßte man nicht auf An Ming warten? Würde man dann aber nicht wertvolle Zeit verlieren? Weshalb hatte während des Aufstiegs zum Tempel niemand auf die Frauen aufgepaßt? Wie kam es, daß die Sänftenträger nichts von dem Raub bemerkt hatten? Könnte vielleicht gar einer von ihnen mit der Diebesbande gemeinsame Sache gemacht haben? Eine Frage nach der anderen schoß ihm durch den Kopf. Er fühlte sich schuldig, weil er den Zug zum Tempel nicht so arrangiert hatte, daß ein Teil der Männer vor den Sänften ging und die anderen hinterher.

Im Tempel des Weihrauchs unterdessen hatten die Frauen der Familie Song nur einen einzigen Wunsch, um dessen Erfüllung sie beteten. Alles andere, das ursprünglich das Ziel ihrer inneren Versenkung sein sollte, war in den Hintergrund getreten. Jede von ihnen fühlte sich schuldig: Yen, weil sie den Einfall gehabt hatte, mit Mo Li die Sänfte zu verlassen; Yi Mei, weil sie dem zugestimmt hatte; Lady Fong, weil sie nicht mit ihrer Schwiegertochter in derselben Sänfte gereist war; die Schwägerinnen, weil sie ihren Männern und deren Dienern nicht befohlen hatten, auf Yi Mei und ihr Kind aufzupassen.

»Wir müssen uns zutiefst dafür entschuldigen, daß wir Euch soviel Ärgernis bereiten«, sagte Lady Fong, als der Abt von der Eröffnungszeremonie zurückkehrte »und vor allem dafür, daß wir Buddha an seinem Festtag gestört haben.«

»Niemand vermag Buddha zu stören. Und ein Tempel ist doch dafür da, eines jeden Sorgen anzunehmen. Laßt uns alle für Mo Li beten ...«

Man übernachtete im Gästehaus der Tempelanlage und machte sich schon früh am Morgen auf den Weg. Die aufgehende Sonne warf ihr blasses Licht auf die Heimreisenden. Dieses Mal saßen Yi Mei und Lady Fong in derselben Sänfte.

»Können wir es verantworten, Großmutter die Wahrheit zu sagen?« fragte Yi Mei voller Sorge.

»Besser wohl nicht«, meinte ihre Schwiegermutter. »Ich fürchte, in ihrem Alter kann man so etwas schwer bewältigen.«

»Sie wird aber sicherlich Mo Li sehen wollen, sobald wir nach Hause gekommen sind.«

»Vielleicht sollten wir ihr erzählen, daß wir das Kind im Tempel gelassen haben.«

»Und aus welchem Grund?«

»Wir könnten ihr sagen, daß wir Mo Li Buddha anvertraut hätten.«

»Damit sie eine Nonne wird? In diesem Alter schon?«

»Du hast recht, es ist wirklich keine gute Begründung.«

Je mehr die beiden Frauen überlegten, was sie wegen des Verschwindens von Mo Li bei der Großmutter vorbringen sollten, desto widersinniger wurden ihre Überlegungen. Gleichzeitig aber gelangten sie zu der Überzeugung, daß es keinen Weg jenseits der Wahrheit gab. Dann jedoch schien Yi Mei einer Lösung nahegekommen zu sein.

»Sagte Großmutter nicht einmal: ›Der beste Weg zu lügen ist, nicht zu lügen‹?«

»Dennoch dürfen wir sie nicht unnötig aufregen«, gab Lady Fong zu bedenken. »Es ist schon schlimm genug, daß Mo Li verschwunden ist – wir dürfen nicht auch noch Großmutter gefährden.«

»Ich weiß, aber könnten wir nicht doch ihren eigenen Grundsatz anwenden? Schließlich meinte sie damals auch noch: ›Wer nicht lügt, sagt die Wahrheit. Aber die Kunst, die Wahrheit zu sagen, besteht auch darin, nicht alles zu sagen!‹«

»Du hast recht«, erklärte Lady Fong, und ihre Gesichtszüge erhellten sich. »Warum habe ich nicht gleich daran gedacht? Wir erzählen ihr natürlich die Wahrheit, aber eben nicht die ganze.«

Kurz bevor der Zug der Sänften das Haus erreichte, unterrichtete sie die Mitreisenden, und nach der Ankunft erzählte man der Großmutter ohne jegliche Aufregung, daß Mo Li ihnen während des Festes in der Menschenmenge abhanden gekommen sei. Der Abt aber habe versichert, das Kind würde bald wieder gefunden werden.

Die Großmutter machte den Frauen keinerlei Vorwürfe, denn auch sie fühlte sich schuldig, weil sie selbst zugestimmt hatte, daß Yi Mei mit dem Kind zum Tempelfest reisen sollte. Vor den Mitgliedern der Familie mußte Yi Mei wie immer würdevoll erscheinen, ihre Erziehung gestattete ihr es nicht, in Tränen auszubrechen oder ihren Gefühlen freien Lauf zu lassen. Noch fragte sie sich, ob es wirklich nötig war, den moralischen Sitten der feinen Gesellschaft zu folgen.

Einen Tag später traf An Ming ein. Er kam in der Erwartung, von seiner Familie wie ein Held, der den Krieg gewonnen hatte, willkommen geheißen zu werden. Nun aber traf er nur auf Verwandte, deren Gesichtszüge wie versteinert waren. Sie saßen in der Haupthalle des Palastes, angefangen von der Großmutter bis hin zu den Schwägerinnen, doch seine Gattin und seine Tochter konnte er nirgendwo entdecken. Was ist geschehen, dachte er. Hat man sie verstoßen, weil das Kind ein Mädchen ist? Er konnte das Ende der Begrüßungszeremonie kaum erwarten. Schließlich trat er zu seiner Mutter und fragte: »Wo sind Yi Mei und Mo Li?«

Als er von ihr keine Antwort erhielt, erklärte ihm sein Vater: »Sie sind im Haus des Hibiskus.«

»Warum sind sie nicht hier, um mich zu begrüßen?«

An Ming machte sich auf den Weg zum *Haus des Hibiskus*. Nach den künstlichen Wasserfällen passierte er den Orchideen-, den Päonien- und den Bambusgarten, kam an den Lotusseen mit ihren Pagoden vorüber und gelangte schließlich an den Ort, an welchem er mit der Wahrheit konfrontiert werden sollte. Das Haus machte einen fast unbewohnten Eindruck, nirgendwo war ein Geräusch zu vernehmen. Auch im Wohnbereich war niemand zu finden. Von innerer Unruhe getrieben, zog An Ming den Vorhang zum Schlafgemach zur Seite und rief: »Niangzi, warum versteckst du dich?«

Aus dem Dunkel der Schlafstätte kam keine Antwort. An Ming trat an das Bett heran. Plötzlich hörte er ein leises, mutloses »Xiangon«. Dann erfuhr er die bittere Wahrheit. Das Verlangen nach seiner Gattin und die Freude, endlich seine Tochter in den Arm zu nehmen, wichen stummem Entsetzen.

»Warum belügen mich alle?« schalt die Großmutter, nachdem ihr An Ming die Sachlage geschildert hatte. »Hält man mich schon für so vergreist, daß man mich aus sämtlichen Schwierigkeiten heraushalten möchte?«

Sie ließ sämtliche Familienmitglieder einschließlich Yi Mei zu sich rufen, und alle mußten zur Strafe vor ihr niederknien. Nach einer Weile unterbrach An Ming das schuldbewußte Schweigen seiner Angehörigen: »Sie haben es aus Rücksicht auf Euch getan, Großmutter, nicht um Euch zu betrügen. Ihr müßt ihnen vergeben.«

Die Großmutter erhob sich. »Wir müssen Mo Li wiederfinden und dürfen dafür keine Kosten scheuen. Sie ist das Licht unserer Familie. Wehe denen, die sie entführt haben! Sie werden ihrer gerechten Strafe zugeführt werden.«

An Ming hatte beschlossen, den Gouverneur persönlich aufzusuchen, anstatt auf Nachricht von ihm zu warten. Die Informationen, die er dort erhielt, brachten jedoch nichts Neues außer der Vermutung, daß Mo Li wahrscheinlich nicht mehr in der Provinz Xian gefangengehalten wurde.

»Könnte man nicht mit anderen organisierten Banden zusammenarbeiten?« fragte An Ming.

»Das haben wir schon versucht«, antwortete der Gouverneur hilflos. »Unsere Männer verfügen über etliche Kontakte zu diversen Gruppen, aber das Problem besteht darin, daß jede Organisation ihr eigenes Operationsgebiet hat und jeder sich scheut, darüber Auskunft zu geben, was die jeweils anderen tun oder vorhaben. Es heißt ja bekanntlich: ›Das Wasser des Brunnens ergießt sich nicht in den Fluß.‹«

An Ming verstand. Selbst wenn jemand etwas wissen sollte, würde er es nicht weitersagen. Der Gouverneur schien seine Überlegungen zu erraten, denn mit einer unmißverständlichen Handbewegung deutete er an, was mit einem Verräter geschehen würde.

»Ihr habt meinem Vater erzählt, daß gestohlene Kinder meist in den Süden des Reichs verschleppt werden. Könnt Ihr mir sagen, wohin genau?«

»Ich wollte, ich könnte es; aber bislang ist es uns leider niemals gelungen, es herauszufinden. Überall trifft man nur auf eine Mauer des Schweigens. Gewiß wird es sich dabei um die großen Städte handeln, da man dort mit mehr potentiellen Käufern rechnen kann. Doch bis jetzt können wir ja nicht einmal sicher sein, ob es wirklich eine Bande war, die Ihr Kind geraubt hat.«

»Wer sollte es sonst gewesen sein?«

»Es gibt auch Einzeltäter – und die sind noch schwerer aufzuspüren. In solch einem Fall besteht nur eine einzige Hoffnung: Der Dieb muß erfahren, daß seine Beute aus einer einflußreichen Familie stammt, weshalb er dann fürchten wird, mit dem Tode bestraft zu werden, wenn er entdeckt wird. Aus diesem Grunde sind schon des öfteren geraubte Kinder plötzlich wieder aufgetaucht.«

An Ming und seine Frau verließen Xian schon am nächsten Tag. Es war ihnen nicht vergönnt, einige schöne Herbsttage im Kreise der Familie zu verbringen. Noch nie hatte An Ming seiner Heimatstadt so schnell wieder den Rücken gekehrt, und er bedauerte zutiefst, nicht länger bei seinen Eltern und seiner Großmutter bleiben zu können. Es galt jedoch, keine Zeit zu verschwenden, Mo Li mußte gefunden werden.

»Xiangon«, fragte Yi Mei auf der gemeinsamen Rückreise nach Peking voller Sorge, »gibst du mir die Schuld, daß unser Kind verlorengegangen ist?« Doch von An Ming kam keine Antwort. Seitdem sie unterwegs waren, hatte er noch kein einziges Wort gesprochen.

»Xiangon, bist du traurig, weil wir Xian so rasch verlassen mußten?« Yi Mei tat ihr Bestes, um ihren Mann zum Sprechen zu bewegen.

»Xiangon, sag doch etwas; wenn du nicht sprichst, machst du mir Angst.«

Nach einer weiteren Phase des Schweigens richtete An Ming seine Augen auf Yi Mei. »Du trägst keine Schuld, Niangzi, quäle dich nicht. Es ist das Schicksal Mo Lis, daß sie entführt wurde. Immer wieder werden wir vom Leben in Situationen gebracht, die scheinbar völlig sinnlos sind; wobei es nicht einmal eine Rolle spielt, ob es gute oder schlechte Ereignisse sind, die uns widerfahren.«

Er griff nach der Hand seiner Frau, um sie wissen zu lassen, daß er ihr nahe war und fuhr fort: »Hast du dich schon gefragt, weshalb es gerade unser Kind sein mußte, das entführt wurde?«

»Ich stelle mir diese Frage ständig, seit Mo Li fort ist.«

»Und hast du eine Antwort darauf gefunden?«

»Nein.«

»Es scheint, daß sich die Dinge einfach ereignen. Sie geschehen – ohne Grund, ohne Ursache, einfach so. Das ist es, was man Schicksal nennt. Und wenn es auf dich zutritt, kannst du ihm nicht entkommen.«

»Bist du sicher, daß es Schicksal war und nicht mein Fehler?« fragte Yi Mei bekümmert.

»Höre auf, dich schuldig zu fühlen. Großmutter meint, es sei ihre Schuld, mein Vater glaubt, es sei die seine, und auch die Dienerin, die Mo Li getragen hat, fühlt sich schuldig. Jeder in der Familie meint, für das Unglück verantwortlich zu sein. Aber Schuldgefühle helfen uns nicht, unsere Tochter wiederzufinden.«

Yi Mei fühlte sich nun ein wenig besser. Wenn An Ming so besonnen und umsichtig sprach, war sie stolz auf ihn.

»Weißt du, weshalb ich bis jetzt geschwiegen habe?« fuhr An Ming fort. »Ich habe versucht, meine Gedanken in Ordnung zu bringen. Es muß noch vieles unternommen werden, wenn wir in Peking eintreffen.«

»Glaubst du wirklich an Schicksal, Xiangon? War es nicht Konfuzius, der uns lehrte: ›Der Weise spricht nicht über Geister, Stärke, Unbotmäßigkeit und das Göttliche?‹«

»Das ist richtig, aber selbst Konfuzius mußte unsere Schreibweise beachten – und das Wort ›Schicksal‹ bedeutet eben ›Menschen gehorchen dem Schöpfer der Natur‹!«

»Du meinst, beides ist identisch?«

»Ja, Niangzi, und wir müssen das ertragen. Es gibt keinen Grund zu jammern oder sich schuldig zu fühlen, denn das Schicksal ist das Leben selbst.«

»Und warum bringt dieses Schicksal den Menschen nur Schlechtes?« empörte sich Yi Mei.

»Es kann sich auch um Gutes handeln«, beschwichtigte An Ming, und nach einer Weile der inneren Versenkung fuhr er fort: »Hast du je darüber nachgedacht, warum manche Menschen bereits schön geboren werden und andere nicht? Weshalb es Kinder gibt, die schon bei der Geburt krank sind, andere aber nicht? Warum werden die einen in reiche Familien geboren, während andere in bitterer Armut aufwachsen? Warum arbeiten viele Menschen hart, bleiben aber ihr Leben lang arm, wohingegen andere mit wesentlich geringerer Anstrengung plötzlich steinreich werden?«

Dieses Mal war es Yi Mei, die schwieg. Die Worte ihres Mannes hatten sie nachdenklich gemacht. Traurig sagte sie nach einer Weile: »Es scheint mir, das Schicksal ist nicht gerecht.«

Im selben Augenblick kreuzte eine Beerdigungsprozession ihren Weg. An Ming ergriff die Gelegenheit zu einer Erläuterung und sagte: »Sieh genau hin! Nur der Tod ist gerecht: Weder der Reiche noch der Arme, weder der Schöne noch der Häßliche – keiner kann ihm entfliehen.«

Yi Mei überlegte kurz und sprach dann: »Auch der Tod ist nicht gerecht – denn manche dürfen friedlich und ohne Schmerzen einschlafen, während das Sterben für andere eine wahre Marter bedeutet.« Sie hielt inne und blickte ihren Mann an, der selten so tiefsinnige Worte von ihr gehört hatte.

»Xiangon, was ist Schicksal wirklich?« fragte sie nochmals.

»Schicksal ist der Samen, den wir im vergangenen Leben gesät haben. Was immer sich ereignet, ist nur die Ernte unserer Saat.«

Yi Mei blickte ihren Gatten mit einem stillen Lächeln an, und An Ming meinte: »Dies ist das erste Mal, seit Mo Li verschwunden ist, daß du fröhlich zu sein scheinst.«

»Ich danke dir, Xiangon, du hast mir geholfen, meinen inneren Frieden wiederzufinden. Ich beginne jetzt zu verstehen, was Schicksal bedeutet, und ich will es anerkennen.«

Ihre Hände verschränkten sich ineinander, und der Stille, die sie nun umgab, konnte auch das Knarren und Poltern der Kutschenräder nichts anhaben. Sie sprachen kein Wort mehr, doch ihr gegenseitiges Verstehen und der Gleichklang ihrer Seelen hatte ein Höchstmaß an Übereinstimmung erreicht.

Endlich konnten sie die kühle Herbstluft genießen, und bald würden sie das Boot besteigen, um auf demselben Weg, den Yi Mei bei ihrer Flucht aus Peking genommen hatte, nach Hause zu gelangen. Die Hoffnung begleitete sie, und neuer Mut keimte auf.

In Peking, in der Nähe der Imbißstuben am Westlichen Torbogen, war die Luft vom Geruch köstlicher Speisen erfüllt. Dort standen die Garküchen der Mohammedaner, und die Spezialität, die sie anboten, waren mit Lammfleisch gefüllte, gedämpfte Teigtaschen. Hier galt alles, was vom Lamm kam, als Delikatesse und wurde auf unterschiedliche Weise zubereitet: gekocht, gedämpft, gebraten oder geröstet. Man stand Schlange, um solch eine Köstlichkeit zu erwerben, nicht nur als Moslem.

Ein paar Schritte weiter befand sich die chinesische Apotheke. Im Herbst stellte man dort vor dem Eingang immer eine riesige Eisenpfanne auf, in der gezuckerte Kastanien gebraten wurden. Die ganze Straße war vom aufsteigenden Rauch eingehüllt, aber niemand beschwerte sich darüber, denn ein jeder schätzte den Geruch der gerösteten, köstlichen Früchte.

An die Apotheke schlossen sich mehrere Obstläden an, in denen all das, was gerade geerntet worden war, feilgeboten wurde: Trauben, Kakifrüchte, Datteln, Birnen, Granatäpfel. Zudem gab es hier noch Blätterteiggebäck mit Sesam, in Öl gebackene Teigstangen, Rote Bohnensuppe, Mandelgelee, gedämpften Süßbrotteig und Hörnchen mit Dattelfüllung.

Eine besondere Attraktion aber waren die Zuckerfigurenbläser und die Teigpuppenmacher. Aus flüssigem Zucker, aus Reis oder Mehl zauberten diese Kochkünstler in kürzester Zeit phantasievolle Gebilde, mit denen die Kinder sogar spielen konnten, bevor sie sie aßen.

Durch diese Gegend fuhren An Ming und Yi Mei in ihrer Kutsche zu ihrem Haus.

»Wie sehr wünschte ich, daß unser Kind diesen unvergleichlichen Duft genießen könnte«, seufzte Yi Mei und hielt die Augen geschlossen.

»Niangzi, der Besuch beim Neffen des Kaisers ist bereits arrangiert, und der Prinz hat versprochen, all seinen Einfluß geltend zu machen, um uns zu helfen. Sei also ohne Sorge, ich tue mein Bestes, um Mo Li zu finden.«

»Meinst du, daß das bald geschehen wird?«

»Du möchtest natürlich, daß ich diese Frage bejahe, und auch ich wünsche mir nichts sehnlicher, als dies tun zu können. Aber vergiß nicht, wir sind in der Hand des Schicksals! Wenn unsere Tochter bei uns sein soll, werden wir sie zurückbekommen; dann wird sie sich auch an diesem Duft ergötzen.« An Ming blickte seine Frau liebevoll an und sagte tröstend: »Hab keine Furcht! Trotz aller Widrigkeiten steht Peking noch immer, und so wird es auch in Zukunft sein. Niemand kann Peking etwas anhaben ... und auch Mo Li nicht!«

Nachdem die Kaiserin Tz'u-hsi und ihr Neffe endlich wieder in der Hauptstadt eingetroffen waren, begann sich das politische Leben allmählich zu normalisieren, auch wenn es nach der Beseitigung der Boxer immer noch kleine Gruppierungen gab, die mit revolutionären Parolen auf einen Umsturz hinarbeiteten. Meist waren es Studenten, die ausländische Universitäten besucht hatten und nun der Ansicht waren, daß nur eine radikale Änderung der Staatsform das Land retten könnte.

China glich immer mehr einem flach geklopften Stück Fleisch. Von außen her versuchten fremde Mächte sich wie Raubvögel auf die besten Teile des Landes zu stürzen, während im Inneren schon die Maden geschlüpft waren und ihren Teil zur Verwesung beitrugen.

Der Aufschwung, der sich einstellte, war nur ein scheinbarer. Alles Geld landete bei den Reichen, die damit versuchten, die Regierung zu beeinflussen. Die Armen aber litten Hunger und wurden von Seuchen dahingerafft.

Die reiche Gesellschaft übte sich unterdessen darin, ihre Feste immer außergewöhnlicher zu gestalten. Man übertrumpfte einander darin, seinen Gästen stets das Neueste, Beste und Aufregendste zu offerieren. Schöne Mädchen fehlten nie bei den ausschweifenden Gelagen, sie wurden dabei wie eine köstliche Speise angeboten. War man ihrer überdrüssig, ließ man von der Peking-Oper die Männer kommen, welche dort die Frauenrollen spielten. Bald waren sie gefragter als die Mädchen, und man lud sie überallhin ein.

Auch An Ming sah sich gezwungen, ein solches Fest zu besuchen, da es von jenem Neffen des Kaisers, der ihm bei der Suche nach Mo Li helfen sollte, veranstaltet wurde. Zu später Stunde, nachdem man genügend gegessen und getrunken hatte, wollte sich An Ming bei seinem Gastgeber bedanken und sich von ihm verabschieden, doch der hielt ihn zurück: »Geht noch nicht, An Ming, das Beste kommt doch erst! Ich bitte Euch, bleibt und benehmt Euch nicht immer so konfuzianisch.«

»Zu Hause wartet die allerschönste Gattin auf ihn, er muß heim«, flüsterte einer der Gäste dem Prinzen zu. Zu An Ming gewandt, sagte er jedoch: »Kommt, kein Mann ist ein Leben lang treu! Bleibt noch ein Weilchen, niemand wird Euch Schaden zufügen.«

»Ja, bleibt doch noch ein wenig«, drängte auch der Prinz. »Gleich bekommt Ihr die schönsten Männer zu sehen, die Peking zu bieten hat. Und macht Euch keine Sorgen, Mädchen sind ohnehin keine mehr da.«

An Ming ahnte, was folgen würde. Er war entsetzt über die Verrohung der Sitten und schämte sich für seinen Gastgeber und dessen Kumpane.

Inzwischen hatte ein Diener vier wunderschöne Mädchen hereingeleitet. Die Figur eines jeden war zart wie eine Porzellanstatue, die Haut wie von allerfeinster Seide, und es umwehte sie der Duft des nachtblühenden Jasmins. Obwohl sich diese Mädchen als knabenhaft gewachsene Männer entpuppten, waren ihre Bewegungen von ausgesprochen weiblicher Finesse, und ihr Augenaufschlag schien noch herausfordernder zu sein als der von jungen Frauen. Sie knieten wie wohlerzogene Damen nieder, um den Gastgeber zu begrüßen.

»Singt, singt für uns!« forderte einer der Gäste.

»Nein, nein! Heute müssen sie nicht singen, wir haben anderes mit ihnen vor«, rief der Prinz mit einem zweideutigen Lächeln.

Die jungen Männer blickten etwas hilflos drein und wußten nicht, was sie sagen oder tun sollten. Schließlich befanden sie sich im Haus einer hochgestellten Persönlichkeit und hatten wohl den Wünschen der Gäste Folge zu leisten.

An Ming hatte sich im Hintergrund gehalten und nahm die Gelegenheit wahr, im Garten etwas frische Luft zu atmen. Während er über die Schwäche des menschlichen Charakters sann, hörte er aus einem der Pavillons erregte Stimmen.

»Ich bitte Euch, Herr, laßt mich!«

»Du wagst es, dich zu widersetzen? Es wäre wohl besser, du würdest mir zu Willen sein, sonst wirst du bald nicht mehr auf der Bühne stehen und dein Publikum mit deinem schönen Gesang erfreuen. Sei still, du tust, was ich sage!«

»Bitte Herr, laßt mich! Ich knie vor Euch nieder, ich werfe mich vor Euch zu Boden, nur – laßt mich!«

»Wirst du jetzt endlich schweigen und tun, was ich von dir verlange, du Bastard? Wenn du dich wehrst, lasse ich das Theater schließen, in dem du auftrittst!«

In diesem Augenblick mußte An Ming an seine entführte Tochter denken, und er fürchtete um ihr Leben. Was mochte ihr geschehen sein? Und wie sollte er sie finden? Es ekelte ihn vor der Macht und ihrem Mißbrauch, und er wollte einschreiten und dem armen Jungen helfen. Doch er wußte, daß er damit die Gunst des Prinzen für immer verlieren würde, aber er bedurfte ihrer, denn sie war seine einzige Chance, Mo Li jemals zurückzubekommen. Zum ersten Mal im Leben begriff er, daß er nur ein schwacher Idealist war, dessen Loyalität von denen, welche die Macht hatten, stets mißbraucht worden war. Doch wie hätte er sich gegen sie auflehnen können? Er wußte um die Korruption im Lande und sah, wie seine Heimat von einem Drachen immer mehr zu einem Papiertiger verkam. Tief besorgt und angewidert verließ er das Fest, ohne sich zu verabschieden und hoffte, daß niemand sein Verschwinden bemerken würde.

Seit der Prinz die Nachricht hatte verbreiten lassen, daß Mo Li seine Nichte sei, tauchten immer wieder Leute am Hof auf, die behaupteten, das Kind, das sie bei sich hätten, sei die gestohlene Tochter von Yi Mei. Manche kamen auch ohne Kind und wollten Informationen verkaufen, weil sie angeblich wußten, wo Mo Li zu finden sei. Andere wiederum erzählten, die Kleine sei da und dort gesehen worden oder werde an diesem oder jenem Ort versteckt gehalten. Allen Spuren wurde nachgegangen, doch keine brachte den erhofften Erfolg.

Als der Winter in Peking Einzug hielt, freuten sich die Kinder über den ersten Schnee. Sie schlugen mit Bambusstangen gegen die Äste der Bäume, so daß die Flocken herunterfielen und auch die leeren Vogelnester, mit denen man so schön spielen konnte.

Die Straßen waren glatt und rutschig. Die Stadtbewohner

holten Schlitten hervor, auf denen die Fortbewegung besonderen Spaß machte. Jede Jahreszeit hatte ihr eigenes Geheimnis: Der Frühling war zwar stürmisch, und der Wind brachte Sand aus der Mongolei, aber die prächtig blühenden Bäume kündeten von der Rückkehr des Lebens; die heißen Sommermonate verbrachte man meist in den von Bambus geschützten Häusern, die Wassermelonen hielt man im Brunnen frisch, und abends lauschte man dem Konzert der Zikaden; der Herbst erfreute durch seine herrlichen Gerüche; aber in keiner Jahreszeit hatte man soviel Spaß wie eben im Winter.

Yi Mei saß mit ihren Dienerinnen auf Kissen, welche die beheizten Bodenkacheln bedeckten, und genoß die angenehme Wärme. Wenn sie aus dem Fenster blickte, sah sie auf die verzauberte Schneelandschaft des Gartens. Sie versuchte sich vorzustellen, wo ihr Mann, der vor einigen Tagen aufgebrochen war, um etwas über Mo Li in Erfahrung zu bringen, sich gerade befand. Würde er jetzt in Tien-tsin oder in Nanking oder in Wu-han sein, oder hätte er vielleicht schon in Shanghai oder in Han-zhou eintreffen können?

Es hatte wieder zu schneien begonnen. Die Schneeflocken tanzten wild umher und ließen jegliche Ordnung vermissen – genauso wie Yi Meis Gedanken. Sie hätte An Ming gerne begleitet, doch ihr Gemahl hatte es ihr wegen der großen Gefahr verboten, welche die Suche nach Mo Li mit sich bringen könnte.

»Ist dieser Schal groß genug für Mo Li?« wollte die Dienerin Yen wissen und unterbrach auf diese Weise das Sinnen ihrer Herrin. Man hatte damit begonnen, die Zeit der kurzen Tage mit dem Nähen von Kinderkleidern zu verbringen.

»Sie wird jetzt bald ein Jahr alt, ich meine, das dürfte die richtige Größe sein«, sagte Yi Mei und wünschte sich nichts sehnlicher, als Mo Li bei sich zu haben.

»Und was ist mit den Hosen? Soll ich dafür die meergrüne oder die pfirsichfarbene Seide verwenden?«

Yi Mei antwortete nicht gleich, doch nach einer Weile seufzte sie: »Yen, wir haben nun schon so viele Kleider für Mo Li genäht. Glaubst du, sie wird sie je tragen können?« Ihre Stimme klang so hoffnungslos wie die einer alten Frau, die mit dem Leben abgeschlossen hatte.

»Macht Euch keine Sorgen, Herrin, Eure Tochter wird ganz gewiß bald wieder bei Euch sein.«

»Aber was, wenn dieses ›bald‹ doch nicht so bald ist? Vielleicht wäre es besser, die Kleider etwas größer zu machen.«

»Ihr habt recht. Wahrscheinlich wächst Mo Li schneller, als wir vermuten. Wenn sie nur wüßte, wie sehr wir uns nach ihr sehnen!«

»Wir können einzig hoffen, daß es ihr gutgeht, ob sie nun zurückkommt oder nicht.«

Nach dem Ende des Krieges hatten sich viele der im Lande verbliebenen Ausländer in Shanghai niedergelassen. Überall auf den Straßen herrschte eine fremde Kleidermode vor, vom taillierten Mantel über gewagte Hüte bis zu zweifarbigen Lederschuhen.

Die Chinesen fühlten sich den Ausländern unterlegen, nicht nur weil die meisten größer waren als sie, sondern auch deshalb, weil sie sich ihnen gegenüber rückständig fühlten. Sie schämten sich wegen ihrer Stoffschuhe und ihrer wollenen Fäustlinge, wegen ihrer altertümlichen Gewänder und vor allem wegen ihrer Zöpfe. Sie bestaunten die frisch gebügelten, weißen Hemden der Fremden und ihre perfekt funktionierenden goldenen Taschenuhren, die in einem eigens dafür vorgesehenen Futteral der leinenen Anzüge steckten.

Sie schauten den Ausländern niemals ins Gesicht, sondern liefen stets mit gesenktem Kopf herum. Diejenigen, die es wagten, die Fremdlinge anzusehen oder sie gar anlächelten, wurden von ihren eigenen Landsleuten verachtet.

Aber es gab in Shanghai auch Einheimische, die an den Neuerungen Gefallen fanden und die Ausländer nachzuahmen begannen. Sie kleideten sich wie die Fremden, trugen dieselben Frisuren und sprachen mit einem Mal auch deren Sprache. Doch um sich derart verändern zu können, mußte man sehr reich sein. Allein die Schuhcreme und die Pomade kosteten so viel, daß man sich diesen Luxus mit einem durchschnittlichen Einkommen gar nicht leisten konnte.

Was die Kultur und die Erziehung betraf, so hatte man in Shanghai ebenfalls verschiedene Ansichten. Die einen meinten, die Tradition verteidigen zu müssen, die anderen kämpften für Modernisierung und eine Annäherung an den Westen. Was immer man suchte, in Shanghai konnte man es finden. Die Stadt war ein wahrer Schmelztiegel für jede Art von Charakter, für jede Art von Vorstellung – egal, ob gut oder schlecht. Bordelle, Opiumhäuser, Spielhallen, Weinlokale, Tanzpaläste – alles vermehrte sich mit unglaublicher Geschwindigkeit, wie die Triebe des Bambus nach einem milden Frühlingsregen.

Die teuerste, aber auch exklusivste Art der Unterhaltung konnte man in der *Concession Area* antreffen, dort, wo die Macht der Imperialisten samt ihren Kolonialgesetzen schon die Oberhand gewonnen hatte.

Es war bereits nach Mitternacht und das Thermometer war unter null Grad gefallen. Die Gaslaternen sandten ein diffuses Licht auf die fast menschenleeren Straßen. Auf der Suche nach Mo Li brachte ein Freund von An Ming ihn in eines der besten Freudenhäuser der Stadt. Kaum hatte man sie in ihr

Séparée geführt, hörten sie, wie im Nebenzimmer eine Frau schrie: »Du Miststück! Du wagst es, dich einem Gast zu verweigern? Sieh her, wie ich dich jetzt erziehen werde!«

Man vernahm, wie ein Stock niedersauste und dann den lauten Schmerzensschrei eines Mädchens.

An Ming kannte diese Methoden, er hatte oft genug erlebt, wie Gefangene gezüchtigt wurden.

»Deine Eltern haben dich hierher verkauft, damit du den Gästen Vergnügen bereitest, nicht daß du hier die Dame spielst«, zeterte die Stimme weiter. »Bist du denn blind? Die Männer, die uns besuchen, sind wohlhabend, und es sind wichtige Leute, die über große Macht verfügen. Wenn die dich haben wollen, so ist das ein Glück für dich. Man darf sie niemals abweisen!«

Wieder schlug der Stock zu, und das Mädchen begann zu weinen.

»Wenn du noch einmal unhöflich zu einem Gast bist, werde ich dich in ein dunkles Loch sperren, und du wirst eine Woche ohne Essen und Trinken sein. Du kannst dir wohl ausmalen, wie du dann aussehen wirst.«

Das Mädchen hörte zu weinen auf, doch dann war noch eine dritte Stimme zu vernehmen. Es war offenbar die Bordellbesitzerin, die schrie: »Gieß kaltes Wasser über sie! Wir wollen doch sehen, ob sie es weiterhin wagt, sich zu widersetzen.«

»Ich halte das nicht mehr aus«, sagte An Ming entsetzt, »laß uns fortgehen!«

»Aber wie sollen wir dann etwas über deine Tochter in Erfahrung bringen?« meinte sein Freund.

»Es ist furchtbar, hast du es nicht gehört? Die Eltern haben ihre eigene Tochter hierher verkauft, an einen solchen Ort! Wie kann man nur etwas so Schreckliches tun? Das sind keine Menschen mehr, sondern Bestien!«

»An Ming, das hier ist die Schattenseite von Shanghai, sein wahres Gesicht – trotz all des Wohlstands und der florierenden Wirtschaft. Hinter den roten Laternen und hinter allen Ausschweifungen findet man nur Tränen und Leid.«

An Ming wunderte sich, daß sein Freund diese Situation so gelassen hinnahm. »Wie können Eltern ihr eigenes Kind in ein Bordell stecken, die eigenen Töchter an lüsterne Männer verkaufen«, sagte er aufgebracht.

»Weißt du nicht, daß Menschen alles zu Geld machen, sobald es einen Käufer dafür gibt; vor allem diejenigen, die vom Opium abhängig sind. Um dieses Zeug rauchen zu können, geben sie alles her, was sie besitzen. Auf diese Weise verlieren sie zuerst ihre Würde, dann ihre Arbeit, schließlich ihren Besitz – und manche verkaufen eben auch ihre Frauen und Kinder.«

An Mings Gesichtsausdruck ließ Trauer und Enttäuschung erkennen. »Genau auf diese Weise hat England unser Heimatland korrumpiert«, sagte er. »Und so haben wir Land eingebüßt und unsere Rechte, unsere Würde und unseren Einfluß verloren.«

Sein Freund trat nahe an ihn heran und flüsterte: »Die Revolution wird schon vorbereitet. Wenn du willst, kann ich dich dem Anführer vorstellen. Revolution ist die einzige Chance, China zu retten. Machst du mit?«

An Ming schüttelte den Kopf, und anstelle einer Antwort fragte er: »Ist das vielleicht der Grund, weshalb du mir hilfst, meine Tochter zu suchen?«

»Aber nein«, entgegnete der Freund und klopfte ihm auf die Schulter. »Geh nicht zu weit mit deinen Vermutungen. Ich habe größten Respekt vor deiner Loyalität. Ich helfe dir, weil ich dir helfen will. Und wenn ich jemandem beistehe, erwarte ich keine Gefälligkeit von ihm. Bald wird übrigens die

Kupplerin mit den Mädchen zu uns kommen. Wir wollen uns wie ganz normale Gäste benehmen, damit sie nicht merkt, weshalb wir tatsächlich hier sind.«

Es dauerte nicht lange, und seine Ankündigung erfüllte sich: In Begleitung der Bordellmutter traten einige außergewöhnlich hübsche junge Mädchen ein. Sie waren in teure Kleider gehüllt und trugen erlesenen Schmuck; doch wer ein feinfühliges Wesen hatte, konnte hinter dieser Fassade ihre verletzte Seele entdecken.

»Willkommen«, rief die Kupplerin und bot den beiden Männern Wein an. »Euer Besuch ehrt dieses bescheidene Haus. Ich danke Euch, daß Ihr gekommen seid. Möget Ihr lange und gesund leben!« Sie klatschte zweimal in die Hände, und sogleich wurden delikate Speisen aufgetragen. Mehrere Musiker sorgten im Hintergrund für eine gedämpfte musikalische Untermalung.

»Laßt mich Euch die Schönheiten unseres Hauses vorstellen«, fuhr die Kupplerin fort. »Dieses Mädchen im grünen Umhang ist Aloe; sie verfügt über eine wunderbare Stimme. Die nächste heißt Rubia und ist die beste Tänzerin weit und breit. Dann kommt Tilia, das begabteste Mädchen in unserem Haus: sie spielt mehrere Instrumente, beherrscht die Kunst des Schachspiels und schreibt sogar Gedichte. Jasmin, das Mädchen in Weiß, ist auf wohltuende Massagen spezialisiert und wegen der Kunst ihrer Hände in ganz Shanghai berühmt. Schließlich ist da noch unsere Exotin, Tangita von der Seidenstraße; man sagt, ihr Duft sei so betörend, daß man keinen Wein bräuchte, um berauscht zu werden.«

Die Musik, der Wein und die Mädchen mit ihrem süßen Lächeln sind nicht wirklich, dachte An Ming und versuchte, der Verzauberung zu widerstehen. Alles ist nur ein Theaterstück, und wenn es vorbei ist, muß man feststellen, daß nichts so geblieben ist, wie man es sich erhofft hat. Man genießt vielleicht einige flüchtige Freuden, aber sie sind nicht umsonst, und sie sind nicht ehrlich. Dennoch kommen immer wieder Männer hierher, Nacht für Nacht, auf der Suche nach einer Erfüllung, von der keiner weiß, ob er sie in diesem Leben je erreichen wird.

An Ming und sein Freund hatten das Haus der Freuden besucht, um etwas über das Bandenwesen in Erfahrung zu bringen. Kindesentführung, Prostitution, Rauschgifthandel und Hehlerei gerieten zur Angelegenheit von Kriminellen, die oftmals sogar Mitglieder geachteter Familien waren. Doch insbesondere diese Familien verfügten über viel Macht und Einfluß und verdankten ihre Stellung nicht selten den Übeltätern unter ihren Angehörigen. Aber weder die Kupplerin noch eines der Mädchen hatten von der geraubten Mo Li gehört. Sie gaben überhaupt vor, von solch brutalen Machenschaften überhaupt nichts zu wissen.

An Ming und sein Begleiter beschlossen, ein anderes Viertel in der Stadt aufzusuchen, das in einem äußerst üblen Ruf stand und einen vollkommen verwahrlosten Eindruck machte. Auch hier gab es Frauen und Mädchen, die ihren Körper zum Kauf anboten. Sie standen in schmutzigen Kleidern vor ihren Hütten und warteten auf Kundschaft.

Als käme man aus der Zivilisation in ein unterentwickeltes Gebiet, dachte An Ming und sagte zu seinem Freund: »Stell dir die Männer vor, die zu diesen Frauen gehen. Was für ein Vergnügen mag das wohl sein!«

»Die Lust und der Hunger sind überall gleich«, antwortete sein Freund. »Sagte nicht Konfuzius etwas Ähnliches?«

Es waren nicht nur die Dirnen, die An Ming verunsicherten, sondern auch die unzähligen Bettler, die aus allen Winkeln krochen, sobald sie ein Opfer erspäht hatten. Da gab es alte, verwahrloste Männer, die einen verwirrten Eindruck machten, Kleinkinder, kaum des Gehens mächtig, die ihre Hände nach Almosen ausstreckten, junge Männer, die blind waren oder stumm. Jeder hatte seine spezielle Art und Weise entwickelt, Mitleid zu erwecken: Der eine weinte ohne Tränen, der andere sang Klagelieder ohne eine Melodie; einer zuckte unentwegt am ganzen Körper, ohne sich vorwärts zu bewegen, während ein anderer versuchte, mit Schmeicheleien die Aufmerksamkeit der Passanten auf sich zu lenken. Ein Blinder bot sich an, die Zukunft vorauszusagen, ein Krüppel erzählte von der Tragik seines Lebens. Was immer sie auch unternahmen, um ein wenig Geld zu erbetteln, am Ende eines Tages hatten sie selten etwas eingenommen. Sie waren vom Leben und von der Gesellschaft vergessen worden. Niemand vermißte oder brauchte sie. Überflüssig geworden, blieb ihnen nichts anderes übrig, als auf den Tod zu warten.

Am Hafen von Shanghai verabschiedete sich An Ming von seinem Freund. Sie wünschten einander viel Glück auf ihrer weiteren Suche. Der eine machte sich auf, um nach dem zu fahnden, was er verloren hatte, der andere wollte nach dem suchen, was er zu finden hoffte.

Wenn auch der Winter noch nicht vorüber war, schien hier und in den südlichen Provinzen der Frühling bereits Einzug gehalten zu haben. Die Flüsse und Seen waren nicht mehr zugefroren, und wenn man die Natur betrachtete, fiel einem unwillkürlich ein altes Sprichwort ein: »Schön ist der Himmel über Su-han, doch genauso schön ist das Land, das unter ihm liegt.«

Die Gegend war von Flußarmen durchzogen, die sich

durch das Land wanden, den Ästen und Zweigen eines gewaltigen Baumes gleich. Entlang der Ufer war der Wandel in der Natur unübersehbar geworden: Die Obstbäume hatten zu blühen begonnen und mit ihnen die ersten Orchideen sowie Hibiskus, Päonien und Camelien. Es war kein Wunder, daß die Region Su-han schon von alters her so beliebt war. Seit vielen Dynastien lebten hier immer wieder Dichter und Künstler, welche die Schönheit der Natur in ihren Werken verewigten. Viele von ihnen wohnten auf farbenfrohen Hausbooten, die vor allem bei einbrechender Dämmerung einen zauberhaften Eindruck vermittelten.

Es gab aber auch Schiffe mit Musik und Tanz, und auch dort warteten Mädchen auf Freier. Doch anders als in Shanghai wurde die Liebe hier als Kunst gefeiert, und man genoß nicht nur den Anblick der Verführerinnen, sondern auch die geistige Anregung, die sie boten.

An Ming besuchte nahezu jedes Boot, und überall machte man ihm Hoffnung. Er erfuhr Erstaunliches über sein Land, und manchmal schien es, als würde der Grund seiner Reise endlich den ersehnten Abschluß finden. Doch ein ums andere Mal wurde er enttäuscht, und nach Wochen rastlosen Suchens mußte er sich eingestehen, daß es unmöglich war, eine Perle wiederzufinden, die man auf dem weiten Meer verloren hatte.

Kapitel 3

Als An Ming wieder in Peking eintraf, sah er sich mit einer neuen Aufgabe konfrontiert: Kaiserin Tz'u-hsi hatte sich nach langem Zögern bereit erklärt, das Land durch die Einführung einiger westlicher Neuerungen zu modernisieren. Zu den Errungenschaften, die am schnellsten Fortschritt versprachen, gehörte die Eisenbahn, und die Kaiserin bestellte den Hofbeamten An Ming Song zum Leiter über den Bau dieses neuen Verkehrsmittels.

Nachdem die Nachricht davon in Peking die Runde gemacht hatte, konnte man sich im Haus der Familie Song all der ehemaligen Mitarbeiter An Mings, die nun von ihm einen lukrativen Posten erhofften, kaum erwehren. Gleichzeitig wurden ihm auch zahlreiche Glückwünsche zu seiner neuen Stellung überbracht. Daß er direkt vom Kaiserhaus eingesetzt worden war, verlieh ihm jene Bedeutung, ohne die Politik nicht denkbar wäre – von einem Tag auf den anderen wird man entweder plötzlich äußerst wichtig, oder man bleibt unbeachtet wie ein Sandkorn am Strand.

»Endlich gibt es Hoffnung für unser Land«, sagte ein alter Mitarbeiter zu An Ming. »Aus der Niederlage gegen die Ausländer hat die Kaiserin offenbar einiges gelernt.«

Ein anderer aber meinte: »Glaubst du wirklich, daß Tz'u-hsi in der Lage ist, für unser Land etwas Gutes zu tun?«

»Ich glaube es nicht«, mischte sich ein dritter ein, »sie ist nur fasziniert von Spielzeugeisenbahnen und möchte deshalb jetzt mit einem richtigen Zug reisen.«

Als habe man begriffen, daß er die Wahrheit gesagt hatte, verstummten plötzlich alle, die sich zu An Mings kleiner Feier eingefunden hatten.

»Dann laß uns nur hoffen, daß sie von Spielzeuggewehren, Spielzeugsoldaten und einer Spielzeugflotte ebenso fasziniert ist«, rief einer in der Runde, und alle begannen zu lachen.

»Ich glaube nicht, daß dies so einfach ist. Sie baut auf die Eisenbahn, weil sie damit bequemer zu all ihren Vergnügungen reisen kann«, gab ein anderer zu bedenken und fuhr fort: »Aber ich bin ebenfalls der Meinung, daß sie nur an ihre persönlichen Unternehmungen denkt und nicht daran, das Land wirklich zu modernisieren.«

Um von dem heiklen Thema abzulenken, sagte An Ming: »Laßt uns nun endlich das köstliche Mahl versuchen, das meine Frau den Koch zubereiten ließ.«

Der Vorschlag gefiel auch den Gästen, zumal sie auch hofften, einiges von An Mings Erlebnissen und Erfolgen bei Frauen auf seiner Reise zu erfahren.

»Ich meine, es wäre angebrachter, von Lebens- und nicht von Liebeserfolgen zu sprechen«, meinte An Ming und lieferte ihnen seinen Bericht, den er mit folgenden Worten beschloß: »Jetzt habe ich begriffen, welch bitteres Getränk das Leben ist und an welch ernsthafter Krankheit unser Land leidet.«

Von tiefer Trauer erfaßt, begann er ein Gedicht zu zitieren:

»China, China,
Ein jeder weiß, wo du bist
Aber keiner kennt das Was
Leben, Leben,
Ein jeder weiß, was du bist
Aber keiner kennt das Wie ...«

Einer der Gäste, dem die trübe Stimmung nicht behagte, unterbrach An Ming und ergänzte in launiger Weise.

»... Wein, Wein,
Ein jeder weiß, wie du bist
Aber keiner kennt das Wo ...«

»Verzeiht, meine lieben Gäste, daß ich mich der Trauer hingab«, entschuldigte sich An Ming. »Doch die Ereignisse der letzten Monate haben in mein ehemals fröhliches Wesen ein tiefes Loch des Kummers gerissen. Jetzt aber wollen wir uns an dem allerbesten Wein erfreuen!«

Wieder sollte das Fest der Laternen gefeiert werden, und Yi Mei erinnerte sich an die Schmerzen und an die Freude bei der Geburt ihrer Tochter so deutlich, als wäre alles erst gestern geschehen. Dieses Mal aber war der Schmerz wesentlich größer, und die Freude stellte sich erst gar nicht ein. Niemand in der Familie Song hatte das Bedürfnis zu feiern.

Mit dem Erlöschen der Laternen kam allmählich auch der Frühling mit seinen Sandstürmen zurück. In Peking begann endlich der Schnee zu schmelzen, und die Stadt wurde von ihrer weißen Last befreit.

An Ming, von seiner neuen Aufgabe völlig vereinnahmt, mußte das ganze Land bereisen, um den Bau der Eisenbahn zu überwachen und voranzutreiben.

Yi Mei wurde stiller und stiller und schloß sich manchmal tagelang in ihrem Zimmer ein. Nur wenn An Ming von einer seiner weiten Reisen zurückkehrte, erwachte wieder Leben in ihr, denn sie hoffte stets, daß ihr Mann endlich mit einer guten Nachricht über Mo Li heimkommen würde.

Mit dem Fortschritt beim Bau des neuen Eisenbahnnetzes wuchs auch der Einfluß des Auslands. Man wollte sich die Rechte an dem Projekt und somit auch den Profit sichern, vor allem in den Gebieten im Nordosten des Landes, dort, wo es die meisten Vorkommen an Bodenschätzen gab. Der nächstgelegene Nachbar war Rußland und somit auch jene Macht, die für die häufigsten Probleme sorgte. Da An Ming wegen Grenzstreitigkeiten oft mit den Russen zu verhandeln hatte, fand er während der Frühlings-, Sommer- und Herbstmonde kaum Gelegenheit, die Suche nach seiner Tochter fortzusetzen.

Als 1903 auch noch Japan, Amerika und Großbritannien in dieses Gebiet vordrangen, wurde die Lage äußerst angespannt. Ein Jahr später begann Japan den Krieg mit Rußland, der auf chinesischem Gebiet stattfand. Die meisten Kämpfe spielten sich im Norden des Landes ab, während im Süden Revolutionäre aus ganz China und aus dem Ausland den Aufstand vorbereiteten. Dr. Sun Yat-sen wurde bei der Bevölkerung immer bekannter und beliebter, auch wenn die Regierung ein Kopfgeld auf ihn ausgesetzt hatte. 1905 wurde schließlich durch die Vermittlung Amerikas in Portsmouth ein Friedensvertrag ausgehandelt, der den Krieg im Nordosten Chinas beendete und das gesamte Gebiet Japan zuschlug, das sogleich begann, die einheimische Bevölkerung mit aller Macht zu unterdrücken.

1908 wurde zum Jahr der großen Begräbnisse. Zuerst starb der junge Kaiser Kuang-hsü, einen Tag später seine Tante, die Kaiserin Tz'u-hsi, die kurz nach der Feier anläßlich ihres 74. Geburtstags erkrankt war. In den darauffolgenden zehn Tagen hatte sich ihr Zustand rasch verschlechtert, so daß sie befahl, den minderjährigen Sohn von Kuang-hsüs Bruder zu ihr in den Palast zu bringen. Die Eltern des Kindes ahnten wohl, was das zu bedeuten hatte: Ihr dreijähriger Sohn sollte zum neuen Kaiser des Reiches ausgerufen werden! Das hieß, daß sie von nun an das Kind in fremde Obhut geben mußten und es wahrscheinlich nie mehr zu Gesicht bekommen würden. Sie hielten wenig davon, als Eltern des künftigen Kaisers zu hohen Ehren zu kommen, denn sie fragten sich vor allem, wie ein so kleines Kind ein so mächtiges Amt ausführen sollte. Doch der Wille der Kaiserin galt als oberstes Gebot, und es war zudem ihr wichtigstes Anliegen, die Ch'ing-Dynastie nicht aussterben zu lassen.

Die Bevölkerung hielt den Tod von Kaiser Kuang-hsü für einen politischen Mord, der von seiner Tante veranlaßt worden war. Es konnte jedoch kein Nachweis darüber erbracht werden, und bald nach ihrem Tod erfolgte in der Verbotenen Stadt die feierliche Inthronisation des neuen Kaisers.

Es war Winter in Peking, und die Luft war klirrend kalt, als Pu Yi, das kaiserliche Kind, in den Hauptpalast geleitet wurde. Dort begrüßte ihn der gesamte Hofstaat. Das Protokoll schrieb vor, daß man sich dreimal niederzuknien und den Oberkörper nach vorne zu beugen hatte, bis man mit der Stirn den Boden berührte. Als Pu Yi schließlich auf den Drachenstuhl gesetzt wurde, begann er zu weinen. Die Offiziere knieten vor ihm, doch der Kindkaiser rief unter Tränen: »Ich will nach Hause, ich will nach Hause ...«

Schließlich versuchte sein Vater, ihn zu trösten: »Sei still und weine nicht! Bald ist alles vorbei!«

Die höchsten Ratgeber und Beamten knieten sodann vor dem Thron nieder und riefen: »Wir wünschen dem Land und seinem Kaiser ein langes Leben!«

Als die farbenprächtige und aufwendige Zeremonie endlich vorüber war, tuschelten einige Teilnehmer untereinander: »Habt ihr gesehen, wie der Kaiser weinte, weil er nach Hause wollte?«

»Und habt ihr gehört, wie sein Vater sagte: ›Bald ist alles vorbei!‹«

»Ich fürchte, das wird nicht gut enden.«

Drei Jahre später wurde der junge Pu Yi abgesetzt. Mit

ihm hörte das Zeitalter der chinesischen Kaiser und ihrer Dynastien auf zu existieren. Eine fast viertausend Jahre währende Geschichte hatte ihr Ende gefunden.

Am 10. Oktober des Jahres 1911 war überall auf den Straßen der Lärm von Feuerwerk und Trommeln zu vernehmen. Aufgeregt liefen die Menschen umher und riefen: »Weg mit den Zöpfen! Schneidet die Zöpfe ab! Weg mit der Vergangenheit! Weg damit! Weg damit!« Man tanzte, man feierte und vergnügte sich, und alle dachten, nun endlich frei atmen zu können.

An Ming wagte tagelang nicht, sein Haus zu verlassen. Er wollte sich den Zopf nicht abschneiden lassen, und er wollte auch nicht wahrhaben, daß eine neue politische Ära begonnen hatte. Seit dem Sieg der demokratischen Revolution durch Dr. Sun Yat-sen wußte er auch nicht mehr, wem er nun die Treue halten sollte. Er begann immer verschlossener und schweigsamer zu werden, sogar noch schweigsamer als seine Frau.

Eines Nachmittags überbrachte ihm Yi Mei eine schriftliche Einladung, die für ihn abgegeben worden war: »Xiangon, hier ist eine Nachricht von einem Ingenieur der Britischen Eisenbahngesellschaft.«

»Mit der Eisenbahn habe ich schon lange nichts mehr zu tun. Ich bin auch nicht mehr ein Beamter der großen und mächtigen Ch'ing-Dynastie«, sagte An Ming voller Bitterkeit.

»Ja, aber was sollen wir denn damit tun?«, fragte Yi Mei verunsichert.

»Laß mich erst einmal lesen, was in dem Brief steht.«

Peking, den 18. Oktober 1911

Werter Herr Song!

Ich weiß, daß dieser Brief Sie überraschen wird, doch ich wende mich heute nicht wie früher in einer offiziellen Angelegenheit an Sie, sondern schreibe Ihnen ganz privat.

Nachdem sich nun Ihr Land verändert hat, werde auch ich mich verändern und bald in meine Heimat zurückkehren. Aus diesem Grunde geben meine Frau und ich ein Abschiedsfest für unsere Freunde und Bekannten. Ich halte Sie – das gebe ich ganz unumwunden zu – für den besten Hofbeamten, mit dem ich je zu tun hatte. Ich habe Sie und Ihre Arbeit immer bewundert und bin traurig, daß wir nie Zeit gefunden haben, Freunde zu werden. Jetzt, da ich bald das Land verlasse, werde ich mir dessen besonders bewußt und es bewahrheitet sich wieder einmal mehr die alte Weisheit, wonach man immer erst im nachhinein merkt, was man versäumt hat. Ich bitte Sie also ganz herzlich, zu unserer Feier zu kommen. Es wäre für mich besonders traurig, wenn gerade Sie fehlten, und ich verspreche Ihnen, daß wir nicht über Politik reden werden, denn zu sehr respektiere ich Sie und Ihr Land wegen seiner Leistungen auf kulturellem, moralischem und religiösem Gebiet.

Meine Frau und ich haben vor kurzem ein kleines chinesisches Mädchen adoptiert, doch ehe wir unsere Tochter mit nach England nehmen, wären wir glücklich, wenn uns Ihre Gattin einige Erziehungsratschläge im Hinblick auf die chinesische Tradition geben würde.

Ich bitte also Sie und Madame Song, am letzten Sonntag des Oktober gegen sieben Uhr abends uns die Ehre zu geben.

Mit dem Ausdruck meiner wahren Hochachtung

Ihr sehr ergebener
Peter Grand

»Ich möchte zu diesem Fest gehen«, rief Yi Mei spontan, nachdem ihr An Ming den Brief vorgelesen hatte.

»Aber es werden sehr viele Ausländer dort sein.«

»Das ist mir gleichgültig. Ich möchte dieses chinesische Mädchen sehen.«

»Du glaubst doch nicht ... Nein, das kann nicht sein. Wir wissen ja nicht einmal, wie alt dieses Kind ist. Wenn Mister Grand und seine Frau es gerade adoptiert haben, wird es sicher noch ganz jung sein. Wahrscheinlich hat es seine Eltern in den Wirren der Revolution verloren.«

»Trotzdem möchte ich es sehen«, beharrte Yi Mei.

»Vergiß nicht, daß es jetzt britische Eltern hat.«

»Ich möchte es doch nur sehen«, wiederholte Yi Mei, doch es war sowohl ihr als auch An Ming klar, daß es Hoffnung war, die in ihnen aufkeimte.

Die Männer, die bei Peter Grands Abschiedsfest anwesend waren, trugen allesamt weißes Hemd, Fliege und Smoking; ein jeder hatte sein Haar gescheitelt und mit Pomade behandelt. Als An Ming den Saal betrat, in dem sich die Gäste aufhielten, richteten sich alle Blicke auf ihn, denn schon lange hatte man keinen so vornehmen Chinesen im alten traditionellen Seidengewand und mit einem sorgfältig geflochtenen Zopf zu Gesicht bekommen. Es entstand eine gewisse Unruhe, die sich noch steigerte, als Yi Mei ihrem Gatten folgte. Alle anwesenden Damen bestaunten ihre geschnürten Füße, ihren kostbaren Schmuck und die phantasievollen Stickereien auf ihrem Kleid aus schwerer chinesischer Seide.

Yi Mei war etwas verwundert über die Freizügigkeit der westlichen Frauen in bezug auf ihre Kleidung, doch es war keine wirkliche Überraschung für sie, sondern eher eine Bestätigung dessen, was sie bereits von ihrer Dienerin über die Verhältnisse in Shanghai berichtet bekommen hatte. Was sie verwirrte, war die Tatsache, daß die Damen einerseits Brust und Arme offenherzig zur Schau stellten, während sie andererseits ihren Kopf unter einem riesigen Hut verbargen, der mit künstlichen Blumen oder mit Federn geschmückt war. Jetzt konnte Yi Mei endlich auch miterleben, wie diese westlichen Menschen einander in die Backen bissen, wenn sie sich begrüßten. Sie befürchtete, daß so etwas auch ihr widerfahren könnte, doch als sich der Gastgeber näherte, verbeugte er sich vor ihr und sagte ehrerbietig: »Es ist mir eine große Freude, daß Sie mir erlauben, unsere kleine Feier durch Ihren Besuch zu veredeln.«

Yi Mei wunderte sich über sein fast perfektes Chinesisch und über sein Benehmen, das den Sitten ihres Landes angeglichen war. Dann stellte Peter Grand den beiden Gästen seine Frau vor, die jedoch das Chinesische nur mangelhaft sprach, dies aber durch ihr bezauberndes Lächeln zu überspielen vermochte.

Nach einiger Zeit konnte Yi Mei feststellen, daß die anwesenden Herren keineswegs in die Wangen der Damen bissen, dafür aber in deren Hand, weshalb sie ihnen nun doch etwas mehr Anstand als zuvor zugestand.

»Ich freue mich, daß Sie eine Tochter, noch dazu ein chinesisches Mädchen, gefunden haben«, meinte Yi Mei höflich.

»Sie müssen kommen und die Kleine sehen! Sie ist so entzückend.«

»Es würde mich sehr glücklich machen, wenn ich dafür Ihre Erlaubnis bekäme«, sagte Yi Mei, und An Ming ergänzte: »Ist Ihre Tochter denn nicht hier im Haus?«

»Sie ist heute abend bei ihrem Kindermädchen«, antwortete

Mr. Grand. Er bemerkte plötzlich einen gewissen Ausdruck der Enttäuschung bei seinen chinesischen Gästen und erkundigte sich nach deren Grund.

»Es ist zehn Jahre her, daß wir unsere Tochter verloren haben«, versuchte An Ming die Situation zu erklären.

»Das tut uns leid. Was für ein Verlust für Sie«, riefen die Grands fast gleichzeitig, in der Annahme, das Kind sei gestorben.

»Nein, nein, es ist nicht so, wie Sie denken. Sie wurde während eines Tempelfestes in Xian geraubt, und seither fehlt jede Spur von ihr«, erzählte Yi Mei traurig.

Diese Worte erweckten in Mrs. Grand einen plötzlichen Verdacht, der sie blaß werden ließ.

Sogleich fragte Yi Mei: »Wie alt ist Ihre Tochter?«

»Das können wir nicht genau sagen«, entgegnete Mr. Grand. »Vielleicht ist sie acht oder neun Jahre, möglicherweise auch schon zehn oder elf.«

An Ming fing zu überlegen an: »Wie sind Sie auf das Mädchen gestoßen?« fragte er.

An Mrs. Grands Gesichtsausdruck war abzulesen, daß sie das Gespräch am liebsten abgebrochen hätte, aber ihr Mann hatte bereits zu erzählen begonnen: »Das ist eine lange Geschichte, doch ich werde versuchen, sie so weit wie möglich abzukürzen. Vor einigen Monaten unternahm ich eine Schiffsreise auf dem Yang-Tse. An Bord befand sich auch ein kleines Mädchen, das ohne jegliche Begleitung zu sein schien und mit dem Verkauf von Erfrischungen Geld verdiente. Die Art, wie sie sich bewegte, erregte meine Aufmerksamkeit. Es kam mir vor, als fürchtete sie sich vor jemandem oder hätte etwas zu verbergen.«

Yi Mei und An Ming hörten den Ausführungen Peter

Grands atemlos zu: »Ich nahm ihr eine Erfrischung ab und versuchte, ein Gespräch mit ihr anzufangen. Doch das war anfangs fast unmöglich. Ich spürte, daß sie jedem an Deck mißtraute. Aber im Lauf der Reise gelang es mir, ihr klarzumachen, daß ich ihr Freund sei, und schließlich gestand sie mir, von zu Hause weggelaufen zu sein.«

»Weshalb denn?« fragten nicht nur An Ming und Yi Mei, sondern auch die anderen Gäste, die herangekommen waren und die Ausführungen des Gastgebers aufmerksam verfolgt hatten.

»Das Mädchen schüttete mir ihr Herz aus und erzählte, daß ihr Vater immer wieder versucht habe, sie an gewissen Körperstellen zu berühren. Eines Tages, als sie völlig verstört davon ihrer Mutter berichtet habe, sei diese in Lachen ausgebrochen, habe sie dann gescholten und ihr gesagt, sie solle sich nicht so dumm verhalten. Ihr Vater würde sie schließlich nur auf ihren zukünftigen Beruf vorbereiten. Eine Weile sei dann Ruhe gewesen, bis ihr Vater erneut mit seinen Zudringlichkeiten begonnen habe. Als sie daraufhin wieder zur Mutter gelaufen sei, habe diese sie geschlagen. Dann habe sie ihr höhnisch eröffnet, daß sie gar nicht ihre wahren Eltern seien, sondern daß sie vor Jahren von ihnen gekauft worden war. Nun aber sei es an der Zeit, sie auszubilden, denn sie müsse bald das Geld, das sie verdienen würde, daheim abliefern. Und was ihr ›Vater‹ ihr nun beizubringen versuche, sei keineswegs etwas Böses, sondern etwas sehr Schönes, eine Sache, die Männer und Frauen überall auf der Welt machen würden.

Als ich daraufhin das Mädchen fragte, weshalb sie es riskiere, mir all das zu erzählen, sagte sie mit weit aufgerissenen Augen und mit zitternder Stimme: ›Ich vertraue dir, weil du nicht von hier bist. Du wirst niemandem erzählen, daß ich weggelaufen bin, als die Leute, die sich meine Eltern nennen, einen kranken Verwandten besuchten.‹«

»Mr. Grand, ich bitte Sie inständig, lassen Sie mich dieses Mädchen sehen«, rief Yi Mei aufgeregt und verzweifelt zugleich. »Sie können sich nicht vorstellen, wie wir in den letzten Jahren gelitten haben. Es war für uns unmöglich, ein weiteres Kind zu bekommen.«

Mit typisch westlicher Logik erwiderte Peter Grand: »Wenn Ihre Tochter vor zehn Jahren geraubt wurde, muß sie damals ganz jung gewesen sein.«

»Sie war acht Monate alt«, erklärte Yi Mei.

»Könnte man denn ein Kind nach zehn Jahren wiedererkennen?« fragte Mr. Grand zweifelnd.

An Ming blickte seine Frau unschlüssig an, doch Yi Mei versicherte: »Eine Mutter wird ihr Kind immer erkennen.«

»Das überzeugt mich nicht«, mischte sich nun Mrs. Grand ein, die bisher wortlos zugehört hatte.

Yi Mei versuchte es nun auf andere Weise. »Unsere Tochter hat ein sternförmiges Muttermal über der linken Brust, und der Daumen ihrer rechten Hand läßt sich zurückbiegen.«

Mrs. Grand wirkte etwas skeptisch, doch dann sprach sie voll Mitgefühl: »Kommen Sie doch morgen nachmittag wieder zu uns. Aber seien Sie nicht enttäuscht, wenn es dann doch nicht Ihr Kind ist.«

Yi Mei konnte in der folgenden Nacht nicht schlafen, so aufgeregt war sie. Alle möglichen Gedanken und Vorstellungen peinigten sie, und andauernd fragte sie ihren Mann: »Xiangon, was machen wir, wenn die beiden morgen nicht mehr da sind?«

»Xiangon, was ist, wenn sie uns ein ganz anderes Mädchen präsentieren?«

»Xiangon, was geschieht, wenn sie ihre Meinung ändern?«

»Xiangon, was sollen wir tun, wenn sie ihre Einladung plötzlich absagen?«

Müde und erschöpft meinte An Ming schließlich: »Niangzi, es wäre wirklich gut, wenn du endlich schlafen würdest. Bald schon werden wir ja sehen, welche Bewandtnis es damit hat.«

»Sie ist es! Sieh nur, An Ming, da ist das Muttermal, und ihr rechter Daumen läßt sich tatsächlich zurückbiegen!«

Yi Mei war außer sich. Damals, als ihre Tochter geraubt worden war, hatte sie ihre wahren Gefühle und ihren Schmerz unterdrücken müssen, selbst An Ming gegenüber. Ihre Erziehung hätte es nicht zugelassen, das, was sie zutiefst bewegte, zu zeigen.

»Endlich kommt unsere Tochter heim, nach so vielen Jahren, in denen wir nichts über sie in Erfahrung bringen konnten. Nach einer Zeit, in der sie so bittere Erfahrungen machen mußte. Aber von nun an soll sie von allem das Beste bekommen, die schönsten Kleider, das hübscheste Spielzeug, das beste Essen ...«

»Niemand kann aufgrund von nur zwei Merkmalen sicher sein, daß dieses Kind auch wirklich Ihr Kind ist.« Mrs. Grand riß Yi Mei aus ihrer Euphorie. »Schließlich wurde es von meinem Mann gerettet, und es wird mit uns nach England kommen und britische Staatsbürgerin werden, Bürgerin eines Landes, das eine Weltmacht darstellt. Es wird nicht in diesem verdorbenen China aufwachsen!«

»Bitte beleidigen Sie mein Land nicht«, warf An Ming ein. »Dieses Land ist nicht verdorben, wir erleben derzeit nur einen bitteren Moment in seiner langen und rühmenswerten Geschichte.«

Yi Mei versuchte weiterhin, das Ehepaar Grand zu überzeugen: »Es wird doch wohl kaum zwei oder mehrere Kinder gleichen Alters geben, die dieselben Merkmale aufweisen. Dieses Mädchen kann nur unser Kind sein!«

»Und wenn schon – wir haben es gerettet!«

Peter Grand, der bislang geschwiegen, aber den Streit um das Kind mit Sorge verfolgt hatte, ergriff nun das Wort und sagte: »Ein Kind, das in seinem bisherigen kurzen Leben schon so viel erlitten hat, wird wohl wissen, was für eine Zukunft es sich wünscht.«

Yi Mei nahm die Hand des Mädchens und sprach zu ihr in ernstem, aber liebevollem Ton: »Mein Kind, ich bitte dich, auch etwas dazu zu sagen. Was immer du möchtest, wir werden dir gewiß helfen!«

Besorgt blickte Mrs. Grand auf die Kleine und dachte bei sich: Hoffentlich ist sie klug genug, sich für England zu entscheiden. Wir könnten ihr doch alles bieten: Sie wird in London auf die beste Schule kommen und eine gediegene Erziehung erhalten, sie wird in den teuersten Wagen fahren und nicht in einer Mulikutsche. Wir werden sie in unser Landhaus mitnehmen ...

Ein langes Schweigen war eingetreten, keiner sagte mehr ein Wort. Die Spannung, die in der Luft lag, war für jeden spürbar, doch niemand wollte das Mädchen bedrängen, denn man fürchtete, damit nur das Gegenteil dessen zu erreichen, was beabsichtigt war.

Yi Mei meinte, in der Stille könnten alle im Raum ihren Herzschlag vernehmen. Fast flehend sah sie das Mädchen an, dessen Blicke zwischen den beiden Paaren unsicher hin und her wanderten. Ganz offensichtlich war es von der Situation derart überrascht, daß es nicht in der Lage war, sich festzulegen oder sich irgendwie zu äußern. Einerseits war es der Familie Grand unendlich dankbar, damals von ihr gerettet worden zu sein, andererseits aber, falls An Ming und Yi Mei Song tatsächlich die wahren Eltern waren, bestand nun die Gefahr, sie ein zweites Mal zu verlieren. Die Kleine spürte, wie sich die Blicke der Erwachsenen auf sie hefteten, als wollte sie jeder der Anwesenden für immer besitzen. Sie ahnte, daß sie einem der beiden Paare weh tun mußte, wie immer sie sich entscheiden würde. Doch diese Ahnung verschlimmerte ihre Lage nur. Mit einem Mal konnte sie die unheimliche Stille, die im Raum lag, nicht länger ertragen. Sie sprang auf und versuchte, so schnell sie konnte, aus dem Haus zu rennen.

Yi Mei und An Ming stürmten dem verzweifelten Mädchen hinterher und aufgeregt riefen beide, so laut sie konnten: »Mo Li!«

Als das Mädchen diesen Namen hörte, hielt es inne. Etwas in ihm begann sich zu erinnern. Dunkle Bilder stiegen in ihm auf, doch sie konnte nichts wirklich erkennen. Dann hörte sie es erneut: »Mo Li!«

Das Kind wandte sich um und sah die ausgebreiteten Arme seiner Mutter. Ohne zu zögern, ließ Mo Li es geschehen, von ihnen umklammert zu werden. Sie brachte noch immer kein Wort hervor, doch nun waren es die Tränen, die sprachen.

»Die Macht des Blutes«, sagte Peter Grand und sah seine Frau traurig an. »Noch vor einer Stunde hat sie ihre wahren Eltern nicht gekannt,« wandte er sich, seine Enttäuschung zu verbergen suchend, an An Ming und Yi Mei, »und mit einem Mal weiß sie, wo sie wirklich hingehört. Nicht wir fällen offenkundig die Entscheidungen, sondern es ist das Leben selbst, das bestimmt, was zu geschehen hat ...«

Zum ersten Mal in seinem Leben fand An Ming Song, der

bei jedem großen Ereignis eine noch größere Rede zu halten pflegte, keine Worte. Er konnte kaum glauben, daß sie wirklich ihre Tochter wiedergefunden hatten, und die einzige Geste, zu der er sich in der Lage sah, war, Mr. und Mrs. Grands Hand zu schütteln und mit tiefbewegter Stimme immer wieder »Danke, vielen, vielen Dank!« zu sagen.

Durch die Revolution hatte An Ming seinen Kaiser, die Dynastie und seine Stellung bei Hof verloren, doch er hatte seine viele Jahre lang verschollen gewesene Tochter zurückerhalten, sogar durch die Hilfe eines Ausländers. Er war stolz darauf, daß er durch seine Tätigkeit bei der Eisenbahn zwischen den Kulturen Brücken hatte schlagen können.

In Xian mußte er der Großmutter immer wieder die Geschichte von Mo Lis Rettung und Rückkehr erzählen. Das Familienoberhaupt war sehr alt und gebrechlich geworden und konnte sich kaum mehr bewegen, lebte aber weiterhin auf dem Anwesen der Familie. Die Kinder, die hier wohnten, erzählten der verehrten Urgroßmutter von ihren Spielen in den Gärten und bei den Seen und brachten ihr stets Geschenke aus der Natur: Hibiskus und Päonien im Frühling, Lotus und Jasmin im Sommer, Chrysanthemen und Osmanthus im Herbst; und im Winter Pflaumenblütenzweige. Auf diese Weise konnte die alte Dame trotz ihrer Gebrechlichkeit den Wechsel der Jahreszeiten miterleben.

»An Ming, hast du mit Mo Li schon über die Bedeutung der Inschriften am Hauseingang gesprochen?« fragte sie gleich nach dem Tag, an dem Yi Mei und An Ming mit ihrer endlich wiedergefundenen Tochter nach Xian gereist waren, um sie der Familie vorzustellen.

Als sie das Anwesen betreten hatte, war Mo Li verwundert

stehengeblieben, um die Schriftzeichen auf den beiden hölzernen Rollen zu studieren, die zu beiden Seiten des Eingangs hingen. Hier stand zu lesen: *Besitzen, als besäße man nichts / Nichts besitzen, als besäße man alles.*

»An Ming, bringe Mo Li doch zum Pavillon des Südlichen Blütenlandes und zeige ihr auch die sieben verschiedenen Zugänge zu den Gärten«, wünschte die Großmutter.

»Ich habe schon den ganzen Palast besichtigt und kenne bereits jede Ecke, auch wenn hier alles so weitläufig ist«, rief Mo Li.

An Ming sagte zu seiner Großmutter: »Ist es nicht eigenartig? In dem Augenblick, da man etwas verliert, kann es geschehen, daß man Neues findet.«

»Meinst du damit den Kaiser und mich?« wollte Mo Li wissen.

An Ming lächelte und freute sich über die rasche Auffassungsgabe seiner Tochter. Dann fragte er sie: »Kannst du dir vorstellen, daß es nach 219 chinesischen Kaisern plötzlich, von einem Tag auf den anderen, keinen Kaiser mehr gibt?«

»Nein.«

»Und kannst du dir vorstellen, daß man seine Tochter 3680 Tage lang vermissen mußte, und plötzlich, von heute auf morgen, ist sie wieder da?«

»Nein.«

»Und kannst du dir vorstellen, was das Wichtigste im Leben ist?«

»Nein.«

An Ming nahm seine Tochter bei der Hand und blickte ihr in die dunklen, mandelförmigen Augen. Dann sprach er mit einer Stimme, die nicht wie die eines Vaters und auch nicht wie die eines Lehrers klang, sondern eher wie die eines Freundes:

»Das Wichtigste im Leben ist, vorwärts zu schauen, ohne die Vergangenheit zu vergessen. Nach oben zu blicken, ohne die Wurzeln zu verleugnen. Das Haupt zu senken, um von anderen das Gute zu erlernen. Das Haupt zu erheben, wenn man seine eigenen Fehler wiedergutgemacht hat.«

Mo Li blickte ihren Vater fragend an. Der lächelte und fügte rasch hinzu: »Verzeih mir, eines habe ich noch vergessen zu sagen: Das Wichtigste in meinem Leben bist natürlich du!«

»Für die Grands war es begreiflicherweise ungeheuer schwer, Mo Li herzugeben. Sie hatten sich so sehr eine Tochter gewünscht und wollten ihr die gesamte Kultur Europas vermitteln«, sagt Amy Wang zu Bamboo Melanie und schlägt in ihrem Fotoalbum eine neue Seite auf. »Aber auch für Mo Li war es – nach anfänglicher Begeisterung – nicht einfach, sich daran zu gewöhnen, daß sie nun wirklich ein Zuhause für immer hatte. Sie mußte zunächst auch erst lernen, ihrer Umgebung Vertrauen entgegenzubringen, denn durch die schrecklichen Ereignisse in ihrer frühen Kindheit war sie mißtrauisch und unsicher geworden, so daß es immer wieder zu großen Spannungen zwischen den Eltern und ihrem einzigen Kind kam. Doch die gegenseitige Liebe half ihnen schließlich über alle Schwierigkeiten hinweg.«

Wieder vertieft sich Amy in das Album. Sie scheint ganz in Erinnerungen zu versinken. Plötzlich hält sie inne und deutet auf ein Bild, das einen chinesischen Jungen beim Spielen unter einem Mandelbaum zeigt. Sie lacht auf: »Das, was wir hier sehen, ist kein Knabe, sondern Mo Li, deine Urgroßmutter, also meine Mutter.«

Sie betrachtet das Bild lange Zeit und fährt dann fort: »Warum sollte ein Mädchen nicht wie ein Junge angezogen sein? Wir befinden uns schließlich in der Zeit der Chinesischen Revolution. Es war wirklich eine Epoche der großen Veränderungen: Die

Männer trugen keine Zöpfe mehr, und die Frauen kleideten sich wie Männer und wagten sich in diesem Aufzug sogar auf die Straße. Dennoch darf man nicht glauben, das uralte chinesische Moralsystem wäre zusammengebrochen. Dies geschah nicht – es geschieht ja nicht einmal heute. Aber natürlich war es unvermeidbar, daß sich etliche neue Ideen einschlichen, vor allem solche, die aus dem Westen stammten. Auch meine Mutter konnte sich den Neuerungen nicht entziehen, wenngleich sie nach den alten Traditionen erzogen worden war und all die Qualitäten, die unsere Familie auszeichnete, sozusagen vererbt bekommen hatte.«

Amy blättert weiter und zeigt das Bild einer wunderschönen Braut, die ein eng geschnittenes Kleid aus roter Seide trägt und vor einem Buddha-Altar kniet; neben ihr ein gutaussehender junger Mann in europäischer Kleidung, mit gescheiteltem Haar, Frack und Zylinder.

»Das Hochzeitsfoto deiner Urgroßeltern«, erklärt Amy. »Wenige Paare wagten es damals, in solchen Kleidern zu heiraten, die meisten zogen – trotz der Revolution – doch die voluminösen klassischen Gewänder vor. Aber Mo Li und ihr Mann Ru waren eben ganz besondere Menschen.«

Wieder blättert Amy um. Als wäre die Vergangenheit nun endgültig zurückgekehrt, erzählt sie weiter: »Eines Tages, im Haus meiner Eltern in Peking …«

Kapitel 4

»Es ist doch wirklich nicht zu fassen, daß Dr. Sun Yat-sen, nachdem er elf Jahre lang gekämpft und die Revolution schließlich zum Sieg geführt hat, es plötzlich ablehnt, Präsident zu werden.«

»Die Situation zwang ihn, so zu handeln; was hätte er denn machen sollen?«

»Er tat es nur zum Besten des Landes und seiner Bewohner.«

»Kann ein Mensch tatsächlich so uneigennützig sein?«

Mo Li saß neben ihrem Vater und folgte gespannt der Unterhaltung zwischen ihm und seinen Freunden. Seit An Ming nicht mehr aktiv in der Politik tätig war, genoß er es, wenn Besucher kamen, um mit ihm ihre Gedanken und Meinungen auszutauschen.

»Ich weiß nur, was uns die Geschichte lehrt: Jemand zettelt eine Revolution an, nur um sich selbst an die Spitze des Reiches zu stellen.«

»Dieses Mal ist es aber etwas anderes!«

»Schaut euch den doch an, der nun Präsident ist, Yuang-shi-kai. Ihm untersteht jetzt das gesamte Militärpotential der alten Ch'ing-Dynastie.«

»Genauso ist es.«

»Richtig, und das ist das Problem!«

»Und damit zwang er das Parlament, ihn zum Präsidenten zu wählen.«

»Aber warum hat man das zugelassen?«

»Um einen Bürgerkrieg zu vermeiden.«

»Wenn wir uns die Geschichte unseres Landes ansehen, finden wir keine Friedensperiode, die länger als einhundert Jahre dauerte.«

»Und wenn wir an die letzten hundert Jahre denken, müssen wir zugeben, daß es keine Epoche gab, die schlimmer war als die jetzige.«

An Ming hatte seiner Tochter erlaubt, den politischen Diskussionen beizuwohnen. Er behandelte sie fast wie eine Erwachsene, zumal ihre Denkweise nach all dem, was sie hatte erleben müssen, gewiß nicht mehr die eines Kindes war. Manchmal wünschte er, Mo Li wäre ein Junge geworden, denn dann wäre ihre Vergangenheit sicher anders verlaufen.

»Papa, glaubst du, daß der fette Yuang-shi-kai sich eines Tages zum Kaiser von China machen lassen wird?«

Die ganze Tafelrunde war entsetzt, daß ein junges Mädchen solche Gedanken haben konnte. Doch An Ming war stolz auf seine Tochter und war davon überzeugt, daß sie die Gefahren der gegenwärtigen Situation besser einzuschätzen vermochte als all seine gelehrten Freunde.

Ein ehemaliger Kollege aus dem kaiserlichen Hofstaat war mit der Einmischung eines jungen Mädchens in solch ernsthafte Themen nicht einverstanden, weshalb er An Ming lächerlich machen wollte, indem er sagte: »Habt Ihr denn gar keine Bedenken wegen der Füße Eurer Tochter? Die sind ja wohl viel zu groß geraten!«

Mo Li errötete. Sie schämte sich wegen ihrer unverhältnismäßig großen Zehen und Fersen und dachte an die Nachbarsfrauen, die sich schon einmal darüber lustig gemacht und sie verspottet hatten: »Schaut nur, was für riesige Füße sie hat! Die findet bestimmt einmal keinen Mann. Wie zwei Ruderboote sehen sie aus – nur Dienerinnen haben so große Füße!« Viele Stimmen schwirrten damals in Mo Lis Kopf herum, die sie alle verspotteten. Auch wenn sie noch zu jung war, sich wegen der Männer Gedanken zu machen – häßlich wollte sie auf keinen Fall sein! Weinend war sie damals zu ihrer Mutter gelaufen und forderte: »Mama, bandagiere meine Füße! Ich möchte auch so schöne Goldene-Lotus-Füße haben wie du!«

Yi Mei reagierte mit Entsetzen. Seit Mo Li wieder bei ihnen

war, hatte sie noch kein einziges Mal geweint. Sie benahm sich fast schon wie eine junge Frau, die ziemlich selbständig war. Aber nun erlebte Yi Mei zum ersten Mal Tränen bei ihrer Tochter.

»Mama, bitte bandagiere meine Füße!«

»Aber warum denn, Kind? Weshalb möchtest du plötzlich Lotus-Füße haben? Kürzlich hast du doch noch der Meinung deines Vaters beigestimmt, daß Knaben und Mädchen gleichgestellt sein sollten.«

Mo Li hörte zu weinen auf und gewann ihre Fassung wieder. Sie wirkte nun wie ein erwachsenes Mädchen und meinte: »Ich bin aber kein Junge. Und außerdem möchte ich nicht häßlich sein.«

»Es sind gewiß nicht die Lotus-Füße – zumindest nicht diese allein –, die einer Frau Schönheit verleihen.«

»Was ist es dann?«

»Ihre innere Haltung.«

»Aber jeder sagt doch, nur kleine Füße seien schön.«

»Das genügt aber nicht.«

»Und warum nicht?«

»Schöne bandagierte Füße müssen sich auch weich anfühlen, sie müssen von zarter Beschaffenheit sein – dünn, aber nicht knochig, rund, aber nicht füllig, klein, aber nicht verknotet.«

Als Mo Li verstummte, weil das Problem mit den Lotus-Füßen offenbar doch komplizierter war, als sie es sich vorgestellt hatte, fragte ihre Mutter abermals: »Willst du noch immer bandagierte Füße haben?«

»Ja!«

»Bist du dir wirklich sicher?«

»Ja!«

Yi Mei gab dem Drängen ihrer Tochter nach und ließ die beiden Dienerinnen Yen und Zon lange weiße Baumwollstreifen sowie heißes Wasser vorbereiten. Dann begann die Prozedur, welche Mo Li, weil sie schon viel zu groß dafür war, so starke Schmerzen bereitete, daß sie am liebsten laut aufgeschrien hätte. Sie nahm sich aber zusammen, um nicht das Gesicht zu verlieren, und schwor sich, die Quälerei ertragen zu wollen. Doch schon nach drei Tagen waren die Schmerzen so unerträglich geworden, daß die Bandagen abgenommen werden mußten. Mo Li verzichtete von nun an auf Lotus-Füße und stellte fest, daß das Leben eines Jungen vielleicht doch etwas unkomplizierter war.

Einige Jahre später war in Europa der Erste Weltkrieg ausgebrochen, und in China bekämpfte Präsident Yuang-shi-kai das Parlament, um seinen Traum von einer uneingeschränkten Herrschaft verwirklichen zu können.

In der Familie Song war man damals gerade auf der Suche nach einem passenden Ehemann für Mo Li; und wieder waren es ihre Füße, die zum bevorzugten Gesprächsstoff wurden.

»Xiangon, ich mache mir wirklich Sorgen. Wer wird unsere Tochter mit diesen großen Füßen zur Frau nehmen wollen, auch wenn sie sonst wirklich wunderschön ist?«

»Hast du nicht immer gesagt, wir wollen uns niemals wieder von ihr trennen? Wäre es da nicht besser, sie fände gar keinen Gatten?« meinte An Ming lächelnd.

»Aber ich möchte doch nicht, daß Mo Li eine alte Jungfer wird!«

»Das wird gewiß nicht der Fall sein, mach dir keine Sorgen!«

»Du nimmst die Sache aber wirklich leicht!«

»Warum sollte ich sie schwernehmen? Wenn kein Mann sie haben will, dann wird eben sie sich einen auserwählen.«

Yi Mei wußte nicht recht, ob ihr Mann das als Spaß verstand, doch diesmal konnte sie bei ihm kein Lächeln entdecken, er mußte es also ernst gemeint haben.

»Wir könnten ihn in unsere Familie einheiraten und bei uns wohnen lassen«, antwortete An Ming in jenem überzeugenden Ton, mit dem er früher so oft den Kaiserhof beraten hatte.

»Du meinst, der Bräutigam sollte unseren Familiennamen annehmen?«

»Warum nicht?«

»Und wenn die beiden Kinder haben werden, so sollen auch diese unseren Namen tragen?«

»So sollte es sein!«

»Xiangon, das ist ein großartiger Gedanke«, rief Yi Mei. Bald jedoch kamen ihr Zweifel: »Aber wie wird die Gesellschaft darauf reagieren?«

»Das geschieht doch nicht zum ersten Mal«, versuchte An Ming sie zu beruhigen.

Bald wurde dieses Vorhaben der Familie Song in den entsprechenden Kreisen bekannt, doch viele der wohlhabenden Familien lehnten einen dermaßen progressiven Plan ab. Einige Studenten allerdings, die für jede Art von Neuerung aufgeschlossen waren, vernahmen ihn mit Begeisterung. Und so entstand für An Ming und Yi Mei ein Problem: Entweder war ein Kandidat vorurteilslos, aber arm, oder er war reich, doch zu sehr in der Tradition verhaftet.

Nicht nur aus diesem Grund gab es Schwierigkeiten. Die beiden Partner sollten auch nach den Gesetzen der Fünf-Elemente-Lehre zusammenpassen. Dieses uralte Harmoniegesetz besagt, daß alles in der Natur einem organischen Kreislauf folgt, wobei Holz, Feuer, Erde, Metall und Wasser die fünf Grundelemente darstellen. Stehen diese Elemente in positiver Beziehung zueinander, sind ihre Auswirkungen auf das Schicksal günstig. Die Erkenntnis, die dahinter steht, ist folgende: Holz zieht Feuer nach sich, Feuer erzeugt Asche, aus welcher Erde entsteht, Erde birgt Metall und dort, wo Metall ist, gibt es auch Wasser, welches wiederum Holz wachsen läßt. Gelingt es, die Elemente in Beziehung zum Tag und zur Jahreszeit der Geburt zu setzen, kann man feststellen, welche Menschen miteinander harmonieren werden.

Mo Li war am 15. Januar 1901 geboren, was bedeutete, daß sie dem Element »Frühlingsfeuer« zuzuordnen war. Ihre ideale Ergänzung wäre demnach das Element Holz gewesen, denn Holz hält das Feuer am Leben.

Den geeigneten Bräutigam stellte sich die Familie Song so vor: Er sollte das Element Holz aufweisen, genügend von alter chinesischer Literatur verstehen, um auch den Schwiegervater zu erfreuen. Er sollte nicht arm und nicht zu alt sein, nicht zu häßlich, aber auch nicht zu schön, und er sollte eine gewisse Männlichkeit aufweisen, allerdings durchaus zu Zärtlichkeit fähig sein.

»Meinst du nicht, daß wir etwas zu viel verlangen?« fragte Yi Mei ihren Gatten.

»Glaubst du nicht mehr an das Schicksal?«

»Doch, natürlich!«

»Dann laß uns zu Buddha beten und abwarten, was geschehen wird.«

Etwa ein Jahr später, als Yuang-shi-kai auf dem Höhepunkt seiner Macht stand, feierte man in der Familie Song Mo Lis

Hochzeit. Mit der Wahl des Bräutigams war jeder zufrieden. Geboren am 5. März 1898 war sein Element Holz, er stammte aus guter Familie und wußte in der alten chinesischen Literatur bestens Bescheid. Yi Mei fürchtete nur, er könnte den Ideen des Dr. Sun Yat-sen und seiner Revolutionäre zu sehr anhängen, hoffte aber, daß ihn das Eheleben auf andere Gedanken bringen würde. Mo Li selbst war von Ru, ihrem künftigen Gatten, nicht ganz so angetan wie ihre Eltern, aber sie hatte ihn vor der Hochzeit ja erst zweimal zu Gesicht bekommen, und das auch nur für kurze Zeit. Er erschien ihr wie ein unerfahrener Junge. Dennoch hatte sie in Erinnerung an die Erlebnisse mit ihrem »Stiefvater« Angst vor dem Alleinsein mit Ru.

Nach der Hochzeit setzte Ru Song seine Studien fort. Yi Mei und An Ming waren glücklich, ein neues Familienmitglied gewonnen zu haben, und wegen ihrer Füße verspottete Mo Li nun auch keiner mehr. Alles schien in bester Harmonie zu sein bis auf den Umstand, daß die Eltern Song sich noch nicht über ein Enkelkind freuen konnten.

An einem Nachmittag im Juni des Jahres 1916 kam Ru in höchster Aufregung nach Hause gelaufen und rief: »Habt ihr es schon gehört? Yuang-shi-kai ist gestorben!«

»Es wurde aber auch Zeit«, brummte An Ming vor sich hin.

»Es heißt, die Aufständischen hätten eine Strafexpedition gegen ihn gesandt, und daraufhin sei er vor Zorn und Aufregung gestorben.«

Mo Li konnte ihre Freude über dieses Geschehnis nicht verbergen, zu sehr war sie von ihrem Mann beeinflußt worden und setzte sich voller Enthusiasmus für Dr. Sun Yat-sen ein, der sogar am selben Tag wie sie und Ru geheiratet hatte.

»Die gegenwärtige Situation stimmt mich nicht sehr optimistisch«, meinte An Ming, und seine Miene drückte Besorgnis aus.

»Weshalb?« fragte Mo Li. »Ist es nicht eine günstige Fügung des Schicksals, daß die Ära dieses unfähigen fetten Präsidenten nun zu Ende ist? Jetzt können wir endlich den Weg zur wahren Demokratie einschlagen.«

»So einfach ist das aber nicht! Zunächst muß erst einmal die Gefahr eines Bürgerkriegs abgewendet werden.«

»Aber wir haben doch Dr. Sun Yat-sen!« warf Ru ein.

»Deine Eltern und wir haben dich auf die Universität geschickt, damit du studierst, nicht damit du dich dort irgendwelchen politischen Gruppierungen anschließt«, sagte An Ming streng.

Mo Li versuchte ihren Mann zu verteidigen: »Das tut er doch gar nicht! Und wenn, was wäre daran so schlimm?«

An Ming seufzte. »Ich verstehe ja eure Begeisterung, aber sie ist gefährlich. China erlebt gerade die vielleicht schwierigste Phase seiner jüngeren Geschichte, und niemand vermag zu sagen, wohin der Weg führt und wo er endet. Deshalb ist es besser, ihr haltet euch von jeder politischen Betätigung fern.«

Als er merkte, daß er Ru noch nicht überzeugt hatte, fuhr er fort: »Außerdem weiß man ja wirklich nicht, wem man Glauben schenken soll, denn derjenige, der sich heute Politiker nennt, gleicht einem Baum ohne Wurzeln, der, wo immer man ihn einpflanzt, niemals zum Wachsen kommen wird.«

In diesen Jahren wütete in Europa das Feuer des Hasses zwischen den verfeindeten Staaten. In Rußland begann die Revolution, und durch den Chinesischen Bürgerkrieg wurde das Reich so geschwächt, daß das erstarkte Japan nunmehr genügend Macht besaß, die deutschen Pachtgebiete in China zu besetzen und somit seinen Einfluß immer weiter auszudehnen. In Peking versammelten sich in wachsender Zahl die Studenten, um gegen das Vorgehen der Japaner zu demonstrieren. Viele Frauen wurden von japanischen Soldaten vergewaltigt, und man berichtete sogar, daß Schwangeren mit Bajonetten die Bäuche aufgeschlitzt wurden.

Die Berichte über die Greueltaten der japanischen Armee machten bei Ru Song und seinen Kollegen die Runde, zumal sie von Studenten, die aus dem Nordosten des Landes in die Hauptstadt geflohen waren, bestätigt wurden. Außerdem hatte man in Erfahrung gebracht, daß Japan wegen der Rückgabe der deutschen Gebiete einundzwanzig Forderungen gestellt hatte, die anzunehmen man China zwingen wollte. Zornentbrannt beschlossen die Studenten, sich gegen diese Unterdrückung zur Wehr zu setzen.

Am 4. Mai 1919 zog ein gewaltiger Demonstrationszug durch die Straßen Pekings. Fahnen wurden geschwenkt, auf denen die Parolen der Aufständischen zu lesen waren:

Annullierung der japanischen Forderung!
Kein Friedensvertrag mit Japan!
Schützt China!
Fort mit den Japanern!

Gleichzeitig gaben die Studenten ihre Bestrebungen lauthals kund. Das Besondere an dieser Demonstration war die Tatsache, daß sich ihr auch Studentinnen anschlossen. Sie schrien zwar weniger laut als ihre männlichen Kollegen, zeigten aber ihre Auflehnung in ganz spektakulärer Art und Weise: Anstelle der vorgeschriebenen Universitätsuniform trugen sie Sportkleidung und stellten ihre nackten Beine zur

Schau. Die Polizisten, die den Demonstrationszug begleiten sollten, um Ausschreitungen zu verhindern, gerieten über diese Freizügigkeit außer Fassung und mischten sich unter die Menge, um die Beine der Mädchen aus der Nähe betrachten und sie eventuell sogar berühren zu können.

Darauf reagierten sofort die Studenten und fingen an, sich mit den Polizisten zu prügeln; und auch die Mädchen schlugen mit den Fäusten auf die vermeintlichen Hüter der Ordnung ein, traten nach ihnen und versuchten, ihnen die Uniform vom Leib zu reißen. Immer wüster wurde die Keilerei, alle gingen wie wild aufeinander los, man konnte Freund und Feind nicht mehr unterscheiden. Schließlich mußte die Armee einschreiten und beendete das blutige Treiben mit Schüssen und Schlägen auf noch blutigere Weise.

Einige Tage später entnahm Ru der Zeitung, daß die Vertreter Chinas bei den Friedensverhandlungen in Paris die Forderungen Japans nicht unterzeichnet hatten, weil sie Unruhen im eigenen Lande befürchteten.

Im Sommer 1922 bestand Ru Song die Prüfungen an der Universität von Peking mit Bravour, und wie viele der jungen Akademiker, die voller Hoffnung und neuer Ideen waren, wollte auch er in den Süden des Landes aufbrechen, wo die Revolutionäre ihr Hauptquartier aufgeschlagen hatten. So kam es, daß er nach und nach immer öfter in diese Region reiste, bis er im Januar 1923 Dr. Sun Yat-sen persönlich traf, der nach Guang-Zhou gekommen war, um seine Anhänger in einer flammenden Rede zur Bildung und zum Aufbau einer Organisation zu bewegen. Ru war derart beeindruckt, daß er später Mitglied der Nationalen Volkspartei Kuomintang wurde, des politischen Arms von Dr. Sun Yat-sen. Er schätzte sich glücklich, dort von dessen Stellvertreter Chiang Kai-shek zur Eröffnung einer Militärschule in Shanghai eingeladen zu werden, deren Ziel es war, die besten Talente für die Revolution vorzubereiten, um die Einigung des Landes voranzutreiben. Ru wußte, daß hier seine große Chance lag, am Wiederaufbau Chinas teilzuhaben und seine Ideen in die Tat umzusetzen. Er wollte dem Ruf Dr. Sun Yat-sens folgen – er wußte nur nicht, wie er dies seiner neuen Familie in Peking beibringen sollte.

Was seine Frau betraf, war er weniger besorgt. Er war sicher, daß Mo Li mit den Revolutionären sympathisierte und deren Ansichten und Forderungen bejahend gegenüberstand, doch wie konnte er seine Schwiegereltern dazu bringen, seine politischen Auffassungen ebenfalls zu unterstützen? Und wie sollte er es anstellen, Mo Li zu überreden, Peking mit ihm zu verlassen? Sollte er ihr und ihren Eltern davon berichten, daß er schon einen Eid geleistet hatte und Mitglied der Kuomintang geworden war? Würde dies sein gutes Verhältnis zur Familie Song vielleicht trüben? Würde An Ming seine Tochter deshalb vielleicht sogar zur Scheidung zwingen? Warum nur hatte er all dies nicht bedacht, ehe er sich der Partei verpflichtete?

Plötzlich begriff er, warum viele der Revolutionäre geschieden oder erst gar nicht verheiratet waren. Sollte er die Gelegenheit, die sich ihm nun in Shanghai bot, doch nicht nutzen? Aber wie würde er dies seinem großen Vorbild klarmachen? Immer wieder vergegenwärtigte er sich die Art und Weise, wie Dr. Sun Yat-sen sprach: Feuer lag in seiner Stimme, Hoffnung in seinen Worten, Liebe in seinen Augen und Aufrichtigkeit in seiner gesamten Erscheinung. Nein, diesen Mann konnte er nicht im Stich lassen, er mußte ihm folgen, er hatte es geschworen, und somit war er ihm in Treue ergeben.

Seine Frau und seine Familie aber liebte er ebenso. Hatte er sich also nun zu entscheiden zwischen Liebe und Treue?

Ru fühlte sich wie eine Seidenraupe in ihrem Kokon. Würde er die Kraft aufbringen, diese Hülle zu sprengen? Glücklicherweise dauerte die Bahnfahrt von Guang-Zhou nach Peking ziemlich lange, so daß ihm viel Zeit zum Nachdenken blieb. Doch je tiefer er sich in sein Problem versenkte, desto mehr wünschte er, der Zug würde niemals in der Hauptstadt eintreffen.

Peking lag unter einer geschlossenen Schneedecke, es war kalt und dunkel. Ru hatte niemanden von seiner bevorstehenden Ankunft benachrichtigt, er wollte so überraschend auftauchen, wie er vor einigen Wochen gegangen war. Schon aus der Ferne sah er den mächtigen Parasolbaum neben dem Eingangsportal. Die Blätter waren allesamt abgefallen und lagen unter dem Schnee verborgen; die nackten Äste streckten sich gegen einen abweisenden Himmel. Ru entdeckte eine gewisse Ähnlichkeit zwischen sich und dem Baum: Auch er fühlte sich nackt und allein gelassen. Es gab keine Ausreden, mit denen er die Wahrheit hätte verschleiern können, und er wußte, daß niemand da war, der ihm seine Entscheidung abnehmen würde. Als er näher kam, konnte er die unter dem Dach angebrachte Kalligraphie lesen: *Rechtschaffenheit und Großmut bringen das Leben voran.*

Mit einem Mal wurde ihm klar: Er würde aufrichtig sein, denn nur die Wahrheit konnte ihm helfen. Er mußte alles, was ihn bewegte, seiner Familie mitteilen. War es nicht gerade die Aufrichtigkeit, die er an Dr. Sun Yat-sen so bewunderte? Weshalb sollte nicht auch er so handeln?

Ru war froh, noch vor dem Abendessen das Haus erreicht zu haben. Zu dieser Zeit war An Ming gewöhnlich in seine

Studien vertieft oder meditierte, Yi Mei besprach sich mit den Dienerinnen und sorgte für Ordnung im Nähzimmer oder in der Küche, und Mo Li hielt sich meist in dem Teil des Anwesens auf, den sie und Ru bewohnten. So bot sich ihm die Gelegenheit, unbemerkt zu ihr zu gelangen, um sie als Verbündete – vor allem gegen An Ming – zu gewinnen.

»Ru, wieso bist du denn schon hier? Und warum hast du uns deine Ankunft nicht mitgeteilt, wir hätten dich doch abholen lassen können!« Völlig überrascht schlug Mo Li das Buch zu, in dem sie gerade gelesen hatte, eine Übersetzung von Charles Dickens' Roman *David Copperfield*. »Komm, ich lasse dir heißen Tee bringen.«

Noch bevor Mo Li jedoch nach einer der Dienerinnen rufen konnte, legte Ru seinen Zeigefinger auf ihre Lippen und setzte sich dicht neben sie.

»Weshalb so geheimnisvoll?« fragte Mo Li erstaunt.

Anstatt zu antworten, nahm Ru das Buch und blätterte darin. »Du magst westliche Literatur?« fragte er dann.

»Ich schätze beide, die chinesische und die europäische; jedoch die Art, wie die westlichen Bücher verfaßt sind, erscheint mir sehr direkt. Ich bewundere den Mut dieser Autoren, die es wagen, ihre Gefühle so klar auszudrücken.«

»Möchtest du mit nach Shanghai, Mo Li? Shanghai ist das Herz der europäischen Kultur in China.« Ru blickte seine Frau voll leidenschaftlicher Hoffnung an.

»Shanghai? Du möchtest nach Shanghai?«

»Wir ziehen dorthin, wenn dir diese Idee gefällt!«

Mo Li war sprachlos. Ihr Mann überraschte sie immer wieder: Zuerst nahm er an den Demonstrationen teil, dann reiste er zwischen Peking und Guang-Zhou hin und her, und mit einem Mal zog es ihn nach Shanghai!

Nachdem ihr Ru all das, was in letzter Zeit geschehen war, erzählt hatte, war er es, der sichtliches Erstaunen an den Tag legte, als Mo Li entgegnete: »Wir wußten, daß dieser Augenblick kommen würde.« Und die Art, wie sie dies sagte, ließ volles Verständnis erkennen.

»Wie? Ihr wußtet es bereits?«

»Nicht wir, sondern Vater.«

»Aber wie ist das möglich?«

»Es ist einige Wochen her, da saß ich abends mit ihm zusammen. Wir sprachen über alte Dichtkunst, als er mit einem Mal sagte: ›Wenn die Flügel eines Vogels wohlgeraten sind, kann ihm niemand das Fliegen verbieten.‹ An meinem Gesichtsausdruck konnte er sehen, daß ich nicht recht verstand, was er meinte, weshalb er fortfuhr: ›Glaubc ja nicht, daß Ru sehr gefügig ist. Es findet gerade ein großer Umbruch in ihm statt und bald wird er uns alle überraschen.‹ – ›Wie meinst du das?‹ fragte ich ihn. Er lächelte und sagte: ›Ru gleicht einem Samenkorn in der Wüste. Jeder meint, es sei tot, doch es wartet nur auf den Regen, um alsbald zu einer prächtigen Blüte heranzuwachsen. Ganz sicher wird Ru bald etwas Großes tun.‹ – ›Aber hoffentlich nicht in der Politik?‹ wandte ich ein. ›Doch, gerade in der Politik.‹ – ›Wie kannst du da so sicher sein?‹ – ›Ich habe das Leuchten in seinen Augen gesehen. Ein solches Leuten haben nur Menschen, die bereit sind, für ihre Heimat sogar ihr Leben einzusetzen.‹ Dann schwieg er nachdenklich, um schließlich noch hinzuzufügen: ›Wir sollten vorbereitet sein. Du wirst sehen, bald wird er den Wunsch äußern, Peking zu verlassen!‹«

Ru konnte kaum glauben, was er da hörte; es verstärkte die Hochachtung, die er seinem Schwiegervater ohnedies immer schon entgegengebracht hatte. Dennoch wunderte er sich über dessen Fähigkeit, Zukünftiges vorauszusehen, vor allem deshalb, weil sich An Ming ja gänzlich aus der Politik zurückgezogen hatte. Einen Augenblick lang meinte Ru erkannt zu haben, daß man zu solcher Weisheit nur fähig sein konnte, wenn man frei von täglichen Problemen war und sich allein den Studien der taoistischen Schriften und der Meditation hingab. Doch dann holte ihn Mo Li aus seinen Gedanken zurück.

»Also hatte Vater recht«, sagte sie. »Sollen wir zu ihm gehen und ihm von deinem oder – besser gesagt – unserem Plan erzählen, denn für mich steht es fest, daß ich mit dir kommen werde.«

Ru freute sich, daß seine Frau ohne weiteres gewillt war, ihr Elternhaus zu verlassen, um mit ihm zu ziehen. Er wertete dies als Zeichen ihres tiefen Vertrauens zu ihm, schlug aber doch vor: »Laß es uns deinen Eltern erst beim Abendessen mitteilen.«

Wieder war es An Ming, der dem Geständnis zuvorkam.

»Ich glaube«, meinte er, als alle um den Tisch versammelt waren, »daß Ru genau weiß, wem er sein weiteres Leben anvertrauen möchte.«

Ru erschrak, doch dann nickte er zustimmend.

»Ist es Dr. Sun Yat-sen?« fragte An Ming.

»Ja, er ist es.« Seine Stimme klang belegt, denn Ru war nicht sicher, ob An Ming auf dieses Geständnis wirklich positiv reagieren würde, auch wenn er von seiner Frau wußte, daß ihr Vater gegen seine Pläne wohl nichts einzuwenden hatte.

»Wo ist Dr. Sun Yat-sen jetzt? Wo hält er sich auf? Und hast du ihn schon getroffen?«

»Er ist in Guang-Zhou …« Ru begann von seinen Plänen zu erzählen, auch von der neuen Militärschule in Shanghai.

An Ming schlug daraufhin vor: »Du solltest die Strategeme, die alten Kriegslisten, studieren. Sie können dir in Zukunft helfen, deinem Land zu dienen.«

»Dort, wo du hin möchtest, ist es sehr gefährlich; jeden Tag finden neue Kämpfe statt«, äußerte sich Yi Mei besorgt.

An Ming lachte auf und rief: »Vergiß nicht, Niangzi, eines dieser Strategeme lautet: ›Der gefährlichste Ort ist auch der sicherste.‹«

Ru und Mo Li blickten An Ming dankbar an. Sie erkannten, daß er sich ihren Plänen nicht in den Weg stellen würde. Yi Mei dagegen war weniger leicht dafür zu gewinnen.

»Was ist mit dir, Mo Li? Du gehörst doch hierher. Hast du die Vergangenheit schon vergessen? Jetzt, wo du endlich ein Zuhause hast, willst du es schon wieder aufgeben? Und wofür? Für eine ungewisse Zukunft!«

Mit einem Einspruch seiner Schwiegermutter hatte Ru nicht gerechnet. Er war der Meinung gewesen, sie würde der Ansicht ihres Gatten folgen, wie es Sitte war, aber er kannte ihre Beharrlichkeit nicht.

»Niangzi«, unterbrach An Ming das plötzlich eingetretene Schweigen, »haben wir uns nicht geschworen, daß Mo Li nie wieder leiden soll? Wenn sie mit ihrem Mann gehen möchte, dann müssen wir ihr dies zugestehen; wir wollen schließlich nur ihr Bestes.«

»Wenn es wirklich notwendig ist, daß Ru nach Shanghai geht und Mo Li ihn begleitet, dann soll es so sein«, sagte Yi Mei mit ungewohntem Nachdruck. Sie sprach immer so, wenn sie wider ihren Willen einer wichtigen Entscheidung zustimmen mußte. Schließlich hatte sie ihr Gesicht zu wahren und behielt außerdem gerne das letzte Wort.

Mo Li genoß Shanghai. Sie kam sich wie neugeboren vor und blühte richtiggehend auf. Sie fühlte sich der dort vertretenen westlichen Kultur stärker verbunden, als sie je gedacht hatte. In den Buchläden entdeckte sie die Werke von Cervantes, Boccaccio, Defoe, Fielding, Tolstoj und Dostojewskij. Dessen Roman *Die Brüder Karamasow* hatte es ihr besonders angetan. Sie schätzte dabei vor allem, wie es dem Autor gelungen war, die wirklich böse Seite der Gesellschaft zu beschreiben. Was jedoch Theater und Oper betraf, so gab sich Mo Li den westlichen Formen gegenüber noch nicht so aufgeschlossen. Nach wie vor war sie von der Peking-Oper überzeugt. Auch wenn sie die Schönheit europäischer Opernmelodien schätzte, war sie doch von deren prunkvollen Schauplätzen weniger begeistert. In China verbanden sich Theater und Oper mit dem alltäglichen Leben der Bevölkerung: Die meist historischen Stücke wurden auf Marktplätzen und in Teehäusern aufgeführt, wo sie auch das Herz der Armen erreichen konnten und für diese eine Quelle kulturellen Wissens darstellten – ganz im Gegensatz zur klassischen westlichen Opernliteratur wie *Tosca* oder *Aida*, die nur zur Unterhaltung der gehobeneren Gesellschaft verfaßt zu sein schienen.

Sogar im Kino war Mo Li gewesen. Zusammen mit Ru hatte sie zwei Filme aus England gesehen, welche beide die Mutterliebe zum Thema hatten, und sie war von dem technischen Aufwand der Vorführung sehr beeindruckt gewesen.

Ru hielt sich vorwiegend in der Militärschule auf, nicht nur, weil er dort seiner Arbeit nachging, sondern vor allem, weil das Gebäude so weit außerhalb der Stadt gelegen war, daß ein tägliches Heimkommen nicht möglich war. Gerade dieser Umstand war es aber, der seine Sehnsucht nach seiner Frau steigerte, und wann immer sie sich trafen, glich ihre Begegnung einer neuerlichen Hochzeit.

Kamen Yi Mei und An Ming zu Besuch, empfanden sie das Leben in Shanghai zu aufregend für sich; außerdem vermißten sie den Wechsel der Jahreszeiten, der in Peking viel deutlicher zu spüren war. Dennoch waren sie glücklich, denn noch nie hatten sie ihre Tochter so aktiv gesehen. Tatkräftig unterstützte sie ihren Mann, der seinerseits voller Eifer Dr. Sun Yat-sen Beistand leistete.

In dem Jahr, in dem Ru und Mo Li Peking verlassen hatten, verursachten die verschiedenen Kriegsherren des Landes überall ein heilloses Chaos. Sogar die elektrische Versorgung wurde lahmgelegt, und die Kämpfe dehnten sich bis an die Große Mauer aus.

Auch diese Situation war von An Ming vorausgesagt worden. Was er aber nicht geahnt hatte, war die Schwangerschaft seiner Tochter. Nach neun Ehejahren war es endlich soweit, und ein jeder war glücklich darüber, vor allem Yi Mei, denn nun wußte sie, daß die Schatten der Vergangenheit, die ihrer Tochter so zugesetzt hatten, endgültig vertrieben waren.

Der Winter in Shanghai war außerordentlich mild, immer noch gab es frisches Gemüse und Obst, selbst wenn gelegentlich ein paar Schneeflocken fielen. Ru bereitete eine Reise nach Peking vor, auf der er Dr. Sun Yat-sen begleiten sollte. Wie lange er fortbleiben würde, wußte er nicht.

»Ich danke dir für dein Verständnis und verspreche dir, daß ich zurück sein werde, bevor unser Kind geboren wird«, sagte er zu Mo Li, die seine Worte mit einem zweifelnden Lächeln quittierte.

»Mach dir um mich keine Sorgen und bleibe bei Dr. Sun Yat-sen, er hat deine Hilfe nötiger als ich.« Dann schwieg sie, und Ru spürte, daß sein Vorhaben nicht ganz die erwartete Zustimmung gefunden hatte.

»Offenbar ist es das Schicksal der Frauen in unserer Familie, daß sie ihre Kinder immer dann bekommen, wenn ihre Männer anderswo gebraucht werden«, stellte Mo Li resigniert fest.

Ru nahm sie zärtlich in den Arm. »Du solltest aus den Erfahrungen deiner Mutter nichts ableiten; außerdem weißt du ja gar nicht, ob ich zur Geburt nicht doch zurück sein werde. Du brauchst also das, was noch gar nicht eingetreten ist, auch nicht schon vorher zu fürchten.«

»Hast du die Strategeme auch wirklich studiert?« fragte ihn Mo Li herausfordernd. »Steht dort nicht auch, daß man das Dach reparieren soll, bevor es hineinregnet?«

»Wenn du weiterhin so insistierst, wird es gleich zu regnen beginnen«, antwortete Ru erheitert.

Nach den ersten unproblematischen Wochen der Schwangerschaft begann Mo Li, sich jeden Morgen unwohl zu fühlen. Brechreiz und Kopfschmerzen quälten sie, und ihren Appetit hatte sie fast zur Gänze verloren. Das einzige, das ihr schmeckte, waren in Zucker geröstete Kastanien aus Peking, weshalb Yen und Zon, ihre beiden Dienerinnen, tuschelten: »Unsere junge Herrin ernährt sich nur noch von diesen süßen Früchten.«

»Ich habe versucht, ihr den besten Fisch anzubieten, was für das Kind sicher besser wäre, aber sie ließ sich nicht dazu überreden.«

»Ich fürchte, das kommt von einer gewissen Familienkrankheit«, erklärte Yen mit einem tiefen Seufzer.

»Du meinst diese besondere Beharrlichkeit?«

»Wenn nicht dies, was denn sonst?«

»Ich glaube, sie hat einfach nur Heimweh, gerade jetzt, wo ihr Gatte sich auf dem Weg nach Peking befindet.«

»Wir hätten auch in Peking bleiben sollen«, seufzte Zon.

»Magst du Shanghai nicht?«

»Doch, eigentlich schon. Aber ich war so an unsere Herrin Yi Mei gewöhnt. Schließlich waren wir eine Hochzeitsgabe für die Familie Song und haben den Tag ihrer Vermählung miterlebt; und jetzt sind wir wiederum eine Gabe, dieses Mal für ihre Tochter. Unser Los ist es eben, als Dienerinnen geboren zu sein und deshalb unser Leben nicht in die eigene Hand nehmen zu können.«

Doch dann ergänzte sie dankbar: »Andererseits dürfen wir uns aber glücklich schätzen, solch wohlwollende Herrinnen zu haben; ob Yi Mei oder Mo Li, beide behandeln uns wirklich nicht wie Dienerinnen.«

Yen war damit nicht ganz einverstanden, denn sie sagte: »Aber dennoch sind wir Dienerinnen, und wir werden es wohl auch bleiben.«

»Vergiß nicht, daß uns Yi Mei die Möglichkeit zu heiraten bot, bevor wir nach Shanghai kamen, aber du warst die erste, die das ablehnte.«

Yen blickte Zon mit einem Lächeln an und erwiderte: »Das habe ich nur für dich getan.«

»Was? Für mich?«

»Ja, schließlich sind wir in der Familie Song gemeinsam aufgewachsen. Wenn wir nun geheiratet hätten, wären wir getrennt worden. Würdest du darüber nicht traurig sein?«

»Am besten wäre, wenn wir gemeinsam denselben Mann heiraten könnten«, meinte Zon. »Doch wo finden wir einen, den wir beide mögen und der auch uns in gleicher Weise gern hat?«

»Das ist wirklich schwierig. Ich glaube, da ist es einfacher, bei der Familie Song zu bleiben.«

Während die beiden Dienerinnen weiterhin ihren Wunschvorstellungen nachhingen, traf ein Brief ein; und da sie im Lauf der Jahre des Lesens mächtig geworden waren, erkannten sie, daß er von Ru kam, und sofort liefen sie, um ihn Mo Li zu überbringen. Sie lag noch im Bett, weil sie sich nicht wohl fühlte, doch sobald sie den Brief sah, setzte sie sich auf und vergaß ihre Unpäßlichkeit. Sie liebte die Handschrift ihres Mannes, denn diese hatte die Anmut einer weiblichen Seele und die Kraft eines männlichen Geistes und erinnerte in ihrem Schwung an einen fliegenden Drachen. Mo Li gedachte der Worte ihres Vaters, als der zum ersten Mal die Schrift seines Schwiegersohnes begutachtet hatte. »Hier finden wir Sanftmut in Bestimmtheit und Stärke in Großzügigkeit«, hatte seine Beurteilung gelautet.

Wie immer überflog Mo Li auch diesen Brief zuerst sehr schnell, um alle wichtigen Informationen so rasch wie möglich aufzunehmen. Danach las sie ihn nochmals, vor allem jene Stellen, die für sie persönlich von Interesse waren. Diese Methode wandte sie im übrigen auch bei Büchern an, was den Vorteil besaß, daß sie äußerst schnell all das behalten konnte, was wichtig war.

In dem Brief ihres Mannes erweckten folgende Zeilen ihr besonderes Interesse: *Ich bin hier in Tien-tsin bei Dr. Sun, den sein altes Leiden wieder eingeholt hat. Wir sind daher gezwungen, Rast zu machen, hoffen aber, unsere Reise nach Peking bald fortsetzen zu können. Ich glaube, der Auslöser für Dr. Suns Zusammenbruch war das Wissen um die schlechte Zusammensetzung der gegenwärtigen Regierung, die nur aus Kriegsherren besteht – ohne einen einzigen Volksvertreter. Das ist gänzlich gegen seine Vorstellung von Politik. Er tritt für Nationalismus, Demokratie und Sozialismus ein und dafür, daß ein jeder sein Auskommen hat. Die Kämpfe zwischen den einzelnen Kriegsherren dauern aber unvermindert an. Ich glaube nicht, daß irgendeiner von ihnen etwas anderes im Sinn hat als seinen persönlichen Vorteil, denn keiner kümmert sich darum, daß das Land geeint wird.*

Mo Li übersprang die nächsten Zeilen, bis sie jene Worte fand, die sie selbst betrafen.

Meine Verpflichtung China gegenüber hat mich von dir fortgeführt, doch sie bindet mich auch eng an Dich, denn ich weiß genau, daß meine Arbeit mit Dr. Sun unseren Nachkommen eine gute Zukunft bereiten wird. Kein Kind kann glücklich in einem Land aufwachsen, das zersplittert und zerrüttet ist, in dem kein Friede herrscht und sehr viele in bitterer Armut leben. Mein Kampf für die Einheit soll wie die schönste Blume wachsen: für dich, für unser Kind und unsere Heimat. Ich bin unendlich glücklich, die Unterstützung deiner Liebe zu besitzen, denn diese ermutigt wiederum mich, dem größten Wohltäter Chinas zur Seite zu stehen.

Mo Li las diese Passage mehrere Male, vor allem den letzten Satz, der sie sehr bewegte. Weiterhin empfahl ihr Ru, einen Arzt aus dem Westen aufzusuchen, der am Krankenhaus von Shanghai arbeite und ein guter Freund von Dr. Sun sei. Er würde ihr bei eventuellen Problemen während der Schwangerschaft helfen und sich um sie kümmern. Nun verstand Mo Li, warum dem Brief auch ein Schreiben an einen Dr. Luis Smith-Sutten beigelegt war. Sie lächelte, nicht nur, weil sich ihr Mann offenbar wirklich um sie sorgte, sondern weil Ru Maßnahmen für alles traf. Darin war er ihrem Vater sehr ähnlich. Von ihm hat er viel mehr gelernt als von den Lehrern an der Universität, dachte sie und kam zu der Erkenntnis, daß ihre gegenwärtigen Beschwerden geringfügig waren im Vergleich zu den Sorgen, die ihr Mann und Dr. Sun hatten.

Das Krankenhaus, in dem Dr. Luis Smith-Sutten praktizierte, lag im vornehmsten Viertel von Shanghai. Gerade das war der Grund, warum Mo Li bei ihrem ersten Besuch dort keinen Schmuck angelegt hatte. Es gefiel ihr, so oft wie möglich das Gegenteil von dem zu tun, was Sitte war oder was man von vornherein erwartete. Jedoch verriet zumindest ihre Kleidung, daß sie aus einer wohlhabenden Familie stammen mußte, denn nur wenige konnten es sich leisten, neueste Modelle aus teurem Satin zu tragen. Daß Shanghai ein Zentrum für Mode geworden war, in dem man die schönsten Kreationen aus Paris bewundern konnte, machte Mo Li diese Stadt noch sympathischer. Und daß es dort zudem die schicksten Handtaschen, Schuhe und Accessoires zu erwerben gab, gefiel ihr genausogut wie die Tatsache, daß überall die beste Schokolade und die leckersten Süßigkeiten angeboten wurden. Der Geruch von geröstetem Kaffee durchzog die Straßen, und wenn man am Nachmittag gegen drei Uhr an einer bestimmten Konditorei mit dem Namen *Stern* vorbeikam, konnte man sich am Duft von frisch gebackenem Kuchen delektieren.

Auf ihren Streifzügen durch die Stadt sah Mo Li europäische Frauen, die mit ihren kleinen Hunden am Arm spazierengingen und sich auf der Straße mit Küssen von ihren Begleitern verabschiedeten. Die meisten trugen die zu ihrer Handtasche passenden Schuhe, und mit einem Mal schämte sich Mo Li nicht mehr wegen ihrer großen Füße, denn nur aufgrund dieses Makels konnte sie nun jedes Paar Schuhe anprobieren, das sie in den Schaufenstern sah und das ihr gefiel.

Der chinesische Bürgerkrieg schien hier in weite Ferne gerückt zu sein, und Shanghai war zu einem letzten Zufluchtsort für Luxus und Schönheit geworden. Die feine Gesellschaft hatte nichts anderes im Sinn, als einzukaufen, gut zu essen und zu trinken, zu tanzen und sich im Glücksspiel zu versuchen. Wer immer sich dazu zählte, vergnügte sich mit Pferdewetten und Kartenspielen, und die Bankiers berauschten sich an dem Nervenkitzel an der Börse.

Mo Li näherte sich langsam dem Krankenhaus, einem sehr schönen dreistöckigen Gebäude im Kolonialstil. Trotz aller Lockerheit, die sie aus der Atmosphäre der Stadt sog, war sie angespannt, weil ihr nun die erste Begegnung mit einem westlichen Arzt bevorstand. Zwar hatte sie schon durch ihren Mann verschiedene Ausländer getroffen, aber das Zusammenkommen mit einem ausländischen Arzt, der sie noch dazu wegen ihrer Schwangerschaft untersuchen sollte, bereitete ihr doch einiges Unbehagen. Sie war froh, daß der Besuch bei Dr. Smith-Sutten schon so frühzeitig stattfand, denn noch ließ ihr Körper keinerlei Anzeichen einer Schwangerschaft erkennen. Gleichzeitig schämte sie sich ihrer Eitelkeit und fand die Idee lächerlich, sich dem Arzt so attraktiv wie möglich zu präsentieren. Schließlich war sie eine verheiratete Frau und erwartete ihr erstes Kind.

Nachdem sie durch eine Tür aus buntem Glas eingetreten war, wurde sie von einer chinesischen Krankenschwester, die hinter einem großen Schreibtisch saß, freundlich empfangen. An der Wand waren zweisprachige Schilder befestigt, die darauf hinwiesen, für welches Anliegen man in welchem Stockwerk den richtigen Arzt finden konnte. Mo Li staunte über eine so korrekte Einteilung. Bislang hatte sie nur Erfahrungen mit der traditionellen chinesischen Medizin gemacht, bei der ein einziger Arzt für alle Krankheiten zuständig war.

Die Schwester führte sie zum Sprechzimmer von Dr. Smith-Sutten. Mo Li bedankte sich und verstand nicht sofort, weshalb diese etwas verlegen lächelnd stehenblieb. Als die Schwester schließlich andeutete, daß ihre Arbeit hart sei und nicht sonderlich gut bezahlt werde, ärgerte sich Mo Li über die schlechte Angewohnheit, überall, selbst im Krankenhaus, Trinkgeld zu erwarten, reichte der Frau aber dennoch ein größeres Geldstück.

Vor dem Sprechzimmer des Arztes hing ein Spiegel, in dem sie vor ihrem Eintritt noch einmal ihr Äußeres überprüfte. Sie war zufrieden: Ihr türkisblaues Kleid hob sich angenehm von dem blassen Ambiente des Krankenhauses ab.

»Sie müssen Mrs. Song sein! Es ist mir eine Freude, Sie kennenzulernen. Ich habe schon viel über Ihren Vater und seine frühere Arbeit am kaiserlichen Hof gehört.«

Mo Li war überrascht über eine derart freundliche Begrüßung, die auch noch ihre Familie mit einbezog.

»Übrigens erhielt ich von Dr. Sun vor etwa drei Wochen einen Brief, in dem er Ihr Kommen ankündigt. Sagen Sie mir doch bitte, wie es ihm geht.«

»Doktor«, Mo Li lachte auf, »der Patient bin ich, nicht Dr. Sun.« Sie war froh, daß es keinerlei Verständigungsprobleme zwischen ihnen gab, wenngleich es sie einige Mühe kostete, sich an den Akzent des Arztes zu gewöhnen.

»Ja, natürlich! Es tut mir leid«, entschuldigte sich Dr. Smith-Sutten. »Was fehlt Ihnen denn?«

»Nichts fehlt mir; ich bin schwanger.«

»Gratuliere! Darf ich Ihnen einen Kaffee anbieten?« Er brachte auch gleich das Getränk, ohne eine Antwort abzuwarten. Als er merkte, daß Mo Li die schwarze Flüssigkeit skeptisch betrachtete, meinte er: »Vielleicht möchten Sie lieber Tee, ich lasse die Schwester gleich welchen zubereiten. Entschuldigen Sie!«

Mo Li, die überrascht war, daß er die letzten Worte akzentfrei ausgesprochen hatte, sagte nun ebenfalls: »Entschuldigung!«

»Wofür?«

»Daß ich Ihnen solche Umstände bereite.«

»Ist alles in Ordnung.« Mit diesen Worten stand der Arzt auf, um nach der Schwester zu schauen. Mo Li hatte sich gleichzeitig erhoben, so daß sie beinahe mit den Köpfen zusammengestoßen wären.

»Entschuldigung!« riefen nun beide gleichzeitig und begannen zu lachen.

»Lassen Sie mich den Kaffee probieren; für alles gibt es ja ein erstes Mal, nicht wahr?« meinte Mo Li. »Den Duft kenne ich ja schon.«

Dr. Smith-Sutten war von ihrem Charme beeindruckt. Wenn ein Revolutionär die Tochter eines hochgestellten Beamten der ehemaligen Monarchie zu mir schickt, dann muß das schon eine ganz besondere Frau sein, dachte er. Natürlich fand er auch ihr Äußeres sehr anziehend. Er hatte zwar schon viele chinesische Frauen kennengelernt, aber Mo Li unterschied sich in ihrer schlichten Eleganz sehr vorteilhaft von ihnen allen. Außerdem wunderte er sich, bei der Tochter eines Mannes, der den ganzen Tag mit philosophischen Studien – vornehmlich denen des Konfuzius und des Lao Tse – beschäftigt war, eine solche Offenheit und moderne Einstellung anzutreffen. Verstohlen blickte er auf ihre Füße und stellte erleichtert fest, daß sie nicht bandagiert waren.

Mo Li ihrerseits betrachtete den Doktor ebenfalls sehr genau. Er war vielleicht etwas älter als dreißig Jahre, doch die Art und Weise, wie er sprach und wie er sich bewegte, hatte etwas von einem unbekümmerten jungen Mann an sich, wenngleich verbunden mit der Würde seines Berufes. Wenn ich meiner Mutter erzählen würde, daß ich mich vor einem fremdländischen Arzt ausgezogen habe, wäre sie sicherlich entsetzt, dachte sie, während sie hinter einem Paravent ihr Kleid ablegte.

»Soll ich die Schwester kommen lassen, damit sie Ihnen hilft?« hörte sie den Arzt fragen.

Mo Li verneinte. Sie nahm all ihren Mut zusammen und trat vor den Doktor.

Nach der Untersuchung und nachdem sie sich wieder angezogen hatte, bemerkte sie, daß Dr. Smith-Sutten etwas aufschrieb, und wunderte sich darüber.

Der Arzt registrierte es und fragte: »Ist das etwa Ihr erster Besuch bei einem Doktor aus dem Westen?«

»Dieser Besuch gleicht dem Kaffee, den ich eben trank.«

Er wußte nicht, ob er diese Antwort im positiven oder im negativen Sinne verstehen sollte, und erinnerte sich, daß er von Freunden gewarnt worden war, die Äußerungen chinesischer Frauen auf die Goldwaage zu legen. Wenn sie etwas bejahten, meinten sie sicherlich »nein«, und wenn sie etwas verneinten, dachten sie das Gegenteil. Mo Lis Antwort aber paßte nicht einmal in dieses Schema, weshalb sie ihm noch rätselhafter erschien. Danach überreichte ihm seine neue Patientin das Schreiben ihres Mannes, bedankte sich und versprach wiederzukommen.

In den Tagen danach dachte Mo Li mehr als einmal an die Begegnung mit Dr. Smith-Sutten. Sie suchte sich in Erinnerung zu rufen, wie er sie untersucht hatte, und wunderte sich noch nachträglich über die Sanftheit seiner Berührungen. Sie fragte sich, ob das wohl eine Eigenart aller westlichen Ärzte sei, ertappte sich jedoch bei dem Gedanken, daß diese Sanftheit vielleicht nur ihr alleine gegolten haben mochte. Als sie sich die Szene vergegenwärtigte, in der sie beide beinahe mit den Köpfen zusammengestoßen wären, mußte sie so laut lachen, daß sogar Yen und Zon es noch hören konnten, obwohl sie sich in einem anderen Raum aufhielten. Die beiden Dienerinnen führten im übrigen die Veränderung, die sie seit kurzem bei ihrer Herrin bemerkten, auf deren Zustand zurück, besonders als sie feststellten, daß sie sich nun mehr und mehr um ihr Äußeres kümmerte: Jeden Abend rieb Mo Li sich von oben bis unten mit Ginsengöl ein, das Gesicht behandelte sie mit einem warmen Sud aus gekochtem Reis – das alte Rezept einer Prinzessin, um die Haut seidengleich werden zu lassen; die Fingernägel polierte sie mit warmem Sesamöl, um ihnen noch mehr Glanz zu geben, und das Haar wusch sie mit dem Saft der roten Sojabohne, eine Empfehlung, die sie von ihrer Großmutter erhalten hatte.

Mo Li bestand darauf, mindestens einmal in der Woche in Kristallzucker gekochte Morcheln zu essen, außerdem wünschte sie gedämpfte Mandeln mit Birnenstückchen und Honig sowie gekochten Lotussamen mit süßem Pflaumenmus. Die Dienerinnen ahnten nicht, daß all diese Speisen nicht für den Appetit ihrer Herrin bestimmt waren, sondern allein der Schönheit dienten.

Obwohl der Dezember bereits begonnen hatte, war es noch nicht wirklich kalt. Schneeflocken fielen nur vereinzelt, und man konnte die klare, gute Luft genießen.

»Junge Herrin, junge Herrin«, rief Yen aufgeregt und überreichte Mo Li einen Brief ihres Gatten. Dabei registrierte sie, daß Mo Li weniger begeistert war als sonst, wenn sie eine Nachricht von Ru erhielt; und sie schrieb auch dieses Verhalten der Schwangerschaft zu.

»Leg den Brief auf den Schreibtisch, ich werde ihn später lesen«, sagte Mo Li, was die Dienerin in Erstaunen versetzte, denn ihre Herrin war keineswegs mit einer Arbeit beschäftigt, die nicht unterbrochen werden konnte, sondern nur mit dem Lesen eines Buches. Es war ein Werk über Kunst und Kultur des Westens.

Erst nach einiger Zeit legte Mo Li das Buch beiseite und holte den Brief. Sie erfuhr daraus, daß Ru mit Dr. Sun in Peking eingetroffen war, daß sich dessen Gesundheitszustand aber verschlechtert hatte, so daß ihr Mann alles, was der Führer der Erneuerungsbewegung schriftlich festhalten wollte, aufschreiben mußte. Der Brief enthielt keinerlei Hinweis auf die Rückkehr ihres Mannes, sondern war mit sorgenvollen Gedanken über Dr. Sun und die politische Lage gespickt. Mo Li fühlte sich plötzlich erschöpft und ausgelaugt. Es war anstrengend, mit einem Mann verheiratet zu sein, der seinen ganzen Enthusiasmus nur seinem Land entgegenbrachte. Zum ersten Mal in ihrer nunmehr zehnjährigen Ehe begann sie zu weinen. Zweifel überfielen sie, und sie begann darüber nachzudenken, was Liebe wirklich bedeutete. Sie wußte, daß chinesische Frauen eine andere Vorstellung von Liebe hatten als etwa Europäerinnen. Für sie bedeutete »Liebe«, den richtigen Mann zu heiraten, wenn er aus der passenden Schicht stammte und wenn sie viele Kinder mit ihm hatten. Nahm sich der Ehemann dann auch nicht allzu viele Konkubinen, so nannte man das Liebe. Doch Mo Li hatte in ihren ausländischen Büchern etwas völlig anderes darüber gelesen, nämlich daß Männer und Frauen sich stets nach Liebe sehnen würden, denn diese sei ein Gefühl, das aus der Tiefe des Herzens komme, ein Gefühl, das einem Menschen Flügel verleihen könne, das aber auch in der Lage sei, ihn zu verzehren. Es habe aber überhaupt nichts mit der sozialen Stellung oder gar mit Reichtum zu tun, sondern allein mit der Harmonie zwischen zwei Seelen.

Anstatt sich nun zu Hause einzusperren, beschloß Mo Li, Dr. Smith-Sutten aufzusuchen. Es war ein unbestimmtes Gefühl, das sie zu diesem Schritt veranlaßte, obwohl sie gar nicht wußte, wie er über sie dachte oder ob sie in seinen Augen nichts anderes als eine ganz normale Patientin war.

Da ihr Haus nicht allzu weit vom Krankenhaus entfernt lag, konnte sie den Doktor ohne besondere Mühe zu Fuß erreichen.

»Wohin geht Ihr bei diesem schlechten Wetter, Herrin?« wollte Yen wissen, als sie sah, daß sich Mo Li zum Weggehen bereitmachte.

»Ich habe etwas zu erledigen«, lautete die knappe Antwort.

»Aber Herrin, Ihr seid schwanger, Ihr werdet Euch erkälten. Wollt Ihr nicht warten, bis die Sonne wieder scheint?«

»Ich muß dringend etwas besorgen, solange es noch vorrätig ist; im übrigen wird mir die frische Luft guttun«, entgegnete Mo Li und wollte das Haus verlassen. Sie wunderte sich selbst darüber, daß sie der Dienerin nicht die Wahrheit sagte.

»Zieht wenigstens einen warmen Mantel an!«

Mo Li wandte sich um und sagte mit einem Lächeln: »Yen, du kümmerst dich um mich wie eine Mutter. Dafür danke ich dir, aber ich bin kein Kind mehr.« Dennoch ging sie ins Haus zurück und ließ sich von der Dienerin den Mantel umlegen.

Auf ihrem Weg zum Krankenhaus konnte Mo Li einige interessante Dinge beobachten. Zuerst entdeckte sie einen

Clown mit einer Drehorgel, vor der an Fäden aufgehängte Puppen nach den Melodien westlicher Opern tanzten. Wie viele andere Passanten warf sie einige Münzen in die für Gaben aufgestellte Schüssel, und der Clown bedankte sich höflich mit einer tiefen Verbeugung. An der nächsten Straßenecke erregte ein Stand ihre Aufmerksamkeit, an dem dünne Pfannkuchen mit Schokoladenfüllung angeboten wurden. Gerne hätte sie diese Köstlichkeit genossen, aber im Hinblick auf ihre elegante Kleidung und ihre frisch geschminkten Lippen verzichtete sie darauf.

Kurz darauf kam sie vor dem Krankenhaus an. Sie hatte zwar keinen Termin für eine Untersuchung, hoffte aber dennoch, daß Dr. Smith-Sutten anwesend sein und Zeit für sie haben würde. Plötzlich aber kamen ihr Bedenken, ob ihre Aktion nicht doch unüberlegt und voreilig war. Noch hätte sie Zeit gehabt, umzukehren, aber dann faßte sie Mut und betrat das Gebäude. Dieses Mal bedurfte sie der Orientierungshilfe durch die Schwester nicht mehr. Dennoch gab sie ihr ein üppiges Trinkgeld.

»Möchten Sie wieder zu Dr. Smith-Sutten?«

»Ja, ich habe aber keinen Termin.«

»Bitte, nehmen Sie Platz. Ich werde nachsehen, was sich machen läßt«, versprach die Schwester und begab sich in den ersten Stock.

Mo Li war inzwischen bedeutend ruhiger geworden, und als die Schwester zurückkehrte und meldete, daß der Doktor gerade beschäftigt sei, sie aber bitte, zu warten, fragte sie sich, ob diese junge Frau ihre innersten Gefühle erraten hatte, denn kurz zuvor waren ihr die Worte entschlüpft: »Es scheint, daß sich der Doktor sehr glücklich schätzt, Sie hier zu wissen. Wenn Sie möchten, können Sie auch gerne oben auf ihn warten.«

Mo Li bedankte sich und folgte der Aufforderung. Sie war froh, der Gesellschaft der Schwester entkommen zu sein, denn sie mochte es gar nicht, wenn jemand ihren Gedanken zu nahekam.

Wieder überprüfte sie ihr Aussehen in dem großen Wandspiegel neben der Tür. Sie gefiel sich, der Mantel stand ihr gut.

Es dauerte nicht lange, bis Dr. Smith-Sutten aus dem Behandlungszimmer trat und einen älteren Europäer verabschiedete.

»Guten Tag, Mrs. Song«, rief er fröhlich, als er Mo Li entdeckte. »Bitte kommen Sie herein!«

Während er ihr aus dem Mantel half, fragte er mit besorgter Stimme: »Geht es Ihnen nicht gut? Haben Sie Schmerzen?«

»Nicht ich bin krank, sondern Dr. Sun«, erwiderte Mo Li.

»Dann ist er der Patient und nicht Sie«, stellte der Arzt richtig.

Mo Li war von seinem guten Gedächtnis und seinem Humor überrascht, doch da sie wenig Erfahrung im Umgang mit Männern hatte, wußte sie nicht, was sie darauf antworten sollte. Sie errötete und lächelte verlegen.

Dr. Smith-Sutten war von dieser Reaktion fasziniert. Keine westliche Frau würde sich so benehmen, dachte er, ich werde wohl noch viel zu studieren haben, bis ich diese Chinesinnen verstehen lerne.

Plötzlich brachte er den Mantel, den er Mo Li eben erst abgenommen hatte, wieder zurück, legte ihn ihr um die Schultern und sagte: »Lassen Sie uns irgendwohin gehen und einen Kaffee trinken, denn ich sehe Ihnen an, daß Sie gewiß nicht krank sind.«

Als auch er seinen Mantel anzog, wollte Mo Li wissen: »Können Sie denn das Krankenhaus so ohne weiteres verlassen?«

»Ich bin hier mein eigener Herr. Jede Abteilung hat ihren Leiter, und hier bin ich der Chef. Ich erwarte erst später einen weiteren Patienten; und es gibt auch noch zwei Kollegen, die meine Arbeit übernehmen, wenn ich gerade nicht im Dienst bin. Übrigens: Bei der Geburt kann ich Ihnen nicht helfen, doch ich werde Sie die Zeit bis dahin betreuen. Und wenn es dann soweit ist, stelle ich Ihnen einen Freund vor, einen hervorragenden Gynäkologen, der ebenfalls hier arbeitet.«

Die Schwester an der Information war äußerst erstaunt, als sie die beiden das Krankenhaus gemeinsam verlassen sah.

»Wie schmeckt Ihnen eigentlich Kaffee?« fragte Dr. Smith-Sutten, als sie auf der Straße waren.

»Ich mag den Geruch.«

»Und was halten Sie vom ›Stern‹?«

»Der fernste ist der nächste. Man kann ihn nicht berühren, doch er kommt zu einem, wann immer man danach Ausschau hält.«

Der Arzt war über diese Antwort erstaunt, da er von Mo Li noch immer kein einfaches »Ja« oder »Nein« gehört hatte.

»Ich meine nicht den Stern am Himmel, sondern die Konditorei gleichen Namens«, sagte er heiter.

»Ah«, rief Mo Li, »ist das dort, wo es so gut nach Kuchen riecht?«

»Richtig, aber in der ersten Etage befindet sich auch ein sehr beliebtes Restaurant.«

Mo Li erwiderte nichts, doch sie errötete erneut und blickte etwas verlegen. Dr. Smith-Sutten begann allmählich, dieses bezaubernde Geschöpf besser zu verstehen; er merkte nun auch, wie man in China Zustimmung auszudrücken pflegte.

Es war das erste Mal, daß Mo Li ein westliches Speiselokal betrat. Da gab es große Fenster, von denen aus man das Treiben auf der Straße beobachten konnte, sowie bordeauxrote Sessel und Sofas, die den Gästen das Gefühl gaben, wichtig zu sein.

»Gefällt es Ihnen?« wollte der Doktor wissen, und Mo Lis Augenaufschlag verriet ihm, daß er die richtige Wahl getroffen hatte. Er half ihr aus dem Mantel, was sie sehr beeindruckte, denn die chinesischen Umgangsformen waren in dieser Beziehung weniger rücksichtsvoll.

Als sie sich setzten, stellte Mo Li fest, daß Messer und Gabeln auf dem Tisch lagen, und sogleich fragte ihr Begleiter: »Soll ich uns Stäbchen bringen lassen?«

»Gewiß nicht«, antwortete Mo Li, »wenn Sie mir zeigen, wie man mit diesem Besteck umgeht.«

Dr. Smith-Sutten machte eine umfangreiche Bestellung, worüber sich sein Gast sehr wunderte.

»Das ist mein Mittagessen«, erklärte er.

»Um diese Zeit? Es ist drei Uhr am Nachmittag!«

»In meinem Beruf muß man immer Zeit für andere haben, für sich selbst kann man das aber nicht in Anspruch nehmen«, seufzte der Doktor. Er preßte die Lippen zusammen und fuhr leise fort: »Das war auch der Grund dafür, weshalb meine Verlobte mich verlassen hat.«

Es schien Mo Li, als habe er diesen Satz ganz bewußt geäußert, um sie so über seine private Situation zu unterrichten.

»Sie hatten eine Verlobte?«

»Das ist schon eine ganze Weile her.«

»Und wo ist sie jetzt?«

»Ich glaube in Amerika.«

»Ist sie Amerikanerin?«

»Nein, Engländerin, aber sie wurde in Amerika geboren.«

Für Mo Li waren alle Ausländer Menschen aus dem Westen,

und eine Unterscheidung zwischen England und Amerika gab es für sie nicht.

»Wie sind Sie eigentlich nach Shanghai gekommen?« versuchte sie, die Unterhaltung fortzusetzen.

»Eigentlich stamme ich ebenfalls aus England. Doch 1918 schloß ich mich freiwillig dem Internationalen Komitee vom Roten Kreuz an, weil ich den Soldaten, die während der Kämpfe im Nordosten Chinas verwundet wurden, helfen wollte. Ein Jahr später, als der Krieg zu Ende war, faßte ich den Entschluß, in China zu bleiben; durch die Vermittlung des Roten Kreuzes kam ich dann hierher.«

Nun wurde für Mo Li klar, weshalb sein Chinesisch so gut, wenngleich auch nicht akzentfrei war. Nach sieben Jahren Aufenthalt in China mußte man diese Sprache schon einigermaßen beherrschen.

»Haben Sie kein Heimweh?«

»Ich glaube, ich bin zum Arzt geboren, und solange ich Menschen helfen kann, habe ich keine Zeit für eigene Krankheiten, auch nicht für Heimweh.«

Mo Li blickte ihn voller Bewunderung an. »Und wollen Sie denn nicht heiraten?«

»Die Frau, die ich heiraten würde, habe ich bisher noch nicht getroffen; aber ich hätte ohnehin keine Zeit für sie.«

»Bereitet es Ihnen denn keine Schwierigkeiten, wenn gar niemand da ist, der für Sie kocht und für Sie sorgt?«

Der Arzt lachte über ihre praktischen Ansichten. »Ich glaube nicht, daß man aus solchen Gründen heiraten sollte. Da investiert man schon lieber in eine Wäscherei und in ein gutes Speiselokal. Ich halte es für besser, aus Liebe zu heiraten.«

Daraufhin erklärte ihm Mo Li, daß die jungen Frauen der chinesischen Oberschicht dahingehend erzogen würden, ihre wahren Gefühle zu unterdrücken und daß sie der konfuzianischen Moral nach lediglich dafür da wären, innerhalb der Familie so perfekt wie möglich ihre Aufgaben zu erfüllen.

Dr. Smith-Sutten fand das sehr bedauernswert, aber es bestätigte ihm, was er über die Stellung der Frau in der chinesischen Gesellschaft gehört hatte. Er empfand Mitleid für Mo Li, deren Schönheit und Anmut er bewunderte. Daß sie etwas ganz Besonderes war, konnte er schon aus der Reaktion der Gäste und Kellner im Restaurant ersehen, die sich nach ihr umblickten oder immer wieder einen Grund fanden, an ihren Tisch zu kommen. Er war stolz auf seine Begleiterin, denn er wußte genau, daß die Männer der Gesellschaftsschicht, aus der er kam, solche Frauen auf Händen tragen würden.

Als sie sich voneinander verabschiedeten, weil er zurück ins Krankenhaus mußte, fiel beiden die Trennung schwer.

»Erlauben Sie mir, Sie wiederzusehen?« fragte Dr. Smith-Sutten, und Mo Li erwiderte: »Ich danke Ihnen für die Einladung, dieser Nachmittag wird mir unvergeßlich sein.« Danach, als würde sie etwas Unbestimmtem ausweichen wollen, drehte sie sich um und ging. Der Arzt blieb wie angewurzelt vor dem Eingang des *Stern* stehen und blickte ihr nach, bis er den roten Mantel in der Menschenmenge nicht mehr ausmachen konnte.

In den folgenden Wochen suchte Mo Li das Krankenhaus des öfteren auf. Sie freundete sich mit Fang, der Schwester an der Pforte, sogar ein wenig an und brachte ihr, wann immer sie kam, ein kleines Geschenk mit. Einmal war es ein Paar Seidenstrümpfe, dann wieder etwas Schokolade, meist Dinge, die sich Fang wegen ihres geringen Gehalts nicht leisten konnte. Der Schwester war natürlich nicht entgangen, was sich zwischen Mo Li und Dr. Smith-Sutten offenbar anbahnte, und gerade weil sie Chinesin war, hatte sie Verständnis für all die Entschuldigungen, die Mo Li vorbrachte, wenn sie schon wieder im Krankenhaus erschien, ohne einen Termin zu haben. Fang bewies viel Takt und Diskretion, denn eigentlich war es in China einer Frau nicht erlaubt, einen Mann zu besuchen.

Mo Li vermutete, daß es ihretwegen zwischen der Krankenschwester und dem Arzt eine Absprache gab, denn wann immer sie unangemeldet auftauchte, kam er auch schon herbei, um sie zu begrüßen. Manchmal gingen sie dann in den *Stern* zum Mittagessen. Dr. Smith-Sutten genoß es, Mo Li auszuführen und im Gespräch mit seiner Begleiterin ihre Welt sowie ihre Lebensauffassung näher kennenzulernen.

Es dauerte nicht lange, daß er Mo Lis erstaunliche Kenntnisse der westlichen Literatur entdeckte und feststellte, daß ihre Studien auf einem höheren Niveau angesiedelt waren als die der meisten Europäer. Das einzige Problem dabei war, ihre chinesisch gefärbte Aussprache der westlichen Namen richtig zu deuten. Als Mo Li einmal von »Cha Er Shi – Di Gin Shing« sprach, kostete es ihn einige Mühe herauszufinden, daß sie »Charles Dickens« gemeint hatte; und als sie den Namen »Buo Que Gia« erwähnte, handelte es sich um »Boccaccio«. Er schloß daraus, daß es für Mo Li ebenfalls schwer sein mußte, seiner eigenen chinesischen Diktion zu folgen, doch bald wurde aus der sprachlichen Schwierigkeit ein Spiel, das sie sehr erheiterte: Mo Li übersetzte dabei den Namen eines westlichen Dichters, und ihr Begleiter mußte erraten, um wen es sich handelt: »Du Si Tuo Yie Fu Su Ji?« – »Dostojewski!« Mo Li ihrerseits begann nun auch, einiges von Dr. Smith-Suttens Muttersprache zu erlernen, wobei es ihr nahezu unmöglich war, die

Buchstaben »L« und »R« nicht zu vertauschen. So kam es, daß sie von »Rondon« sprach und von »Palis«, und wenn sie ihn mit seinem Vornamen ansprach, hörte es sich an wie »Ruis«.

Im Januar erreichte Mo Li ein Brief ihres Mannes, sehr kurz und in aller Eile geschrieben. Ru erwähnte darin, daß die Krankheit von Dr. Sun Yat-sen unheilbar und mittlerweile auch sehr ernst geworden war, was die Bevölkerung äußerst beunruhigte, da sein Wohlbefinden einen direkten Einfluß auf die Zukunft des Landes darstellte. Da Ru mit keinem Wort andeutete, wann er wieder nach Hause kommen würde, konnte sich Mo Li denken, daß die politische Situation in Peking sehr angespannt sein mußte.

Trotz der schlechten Nachricht war Mo Li nicht allzu sehr darüber betroffen. Bald darauf kam jedoch eine wirkliche Schreckensbotschaft, ein Telegramm ihrer Eltern, dem sie entnahm, daß ihre Urgroßmutter an Diabetes erkrankt war und die Ärzte der traditionellen chinesischen Medizin alle Hoffnung auf Heilung aufgegeben hatten. An Ming und Yi Mei würden deshalb nach Xian reisen und Mo Li möge ebenfalls dahin kommen.

So schnell wie möglich bereitete Mo Li alles Nötige für die Reise vor und informierte auch Luis.

»Ich würde gerne mit Ihnen fahren«, sagte er.

»Aber wie soll ich Sie denn meiner Familie vorstellen?« Mo Li schien verwirrt, doch Luis fühlte, daß ihr seine Begleitung willkommen sein würde.

»Ich bin doch Ihr Arzt, und eine schwangere Frau sollte nicht alleine reisen«, erwiderte er. »Und vergessen Sie nicht, daß ich Internist bin. Vielleicht kann ich der Patientin helfen; aber dazu muß ich sie natürlich untersuchen.«

Mo Li überlegte nicht mehr lange und dankte ihm für sein Angebot. Beide waren sich wieder ein Stück nähergekommen. Insgeheim träumte Mo Li von einem Mann wie ihm, zärtlich, hilfsbereit und immer für sie da. Außerdem war er eine stattliche Erscheinung, groß gewachsen, gutaussehend und vom Alter her zu ihr passend.

Kapitel 5

Die Zugfahrt nach Xian gestaltete sich schwieriger als gedacht. Von Zeit zu Zeit wurden die Reisenden einer Kontrolle unterzogen, denn man durchquerte die Territorien verschiedener Kriegsherren. Manches Mal, so war zu hören, wurden die Passagiere ausgeraubt, aber niemand wagte es, einen Ausländer anzugreifen. Deshalb war Mo Li äußerst froh, Luis an ihrer Seite zu wissen.

Auch wenn es Dr. Smith-Sutten bekannt war, daß Mo Li aus einer Familie von Han Lins, Mitgliedern der Kaiserlichen Akademie, stammte, war er doch überrascht, als er nun das Anwesen in Xian zum ersten Mal sah. Er hatte schon verschiedene Paläste in China besichtigt, doch keiner konnte sich mit diesem Anwesen an Schönheit messen. Er war auch in der Verbotenen Stadt gewesen, aber dort waren ihm nur Prunk und Macht begegnet. Hier jedoch herrschten die Künste und die Ästhetik. Schon der Name des Anwesens begeisterte ihn: »Päonienland«.

Gleich nach ihrer Ankunft eilten Diener herbei und boten ihnen in der Empfangshalle heißen Tee an. Dann geleitete man sie zu den Gästehäusern. Es gab deren zwei, welche die Familie auch für große Feste benutzte und immer dann, wenn offizielle Besucher und auswärtige Familienmitglieder zu Gast waren. Zu beiden Häusern führte ein mit Steinplatten versehener Weg, an dessen Seiten Bambusstauden wuchsen. Dahinter blühten trotz der Kälte Pflaumenbäume, eine Sorte, die man »wintersüß« nannte. Luis war erstaunt, als man zu einem künstlich errichteten Berg gelangte, aus dem ein Wasserfall hervorsprang.

»Glauben Sie nicht, der Weg sei hier zu Ende«, sagte Mo Li, »hier beginnt er erst!« Sie war über seine Reaktion nicht überrascht und mit merklichem Stolz in der Stimme erklärte sie: »Man sagt, als mein Urgroßvater diesen Garten anlegen ließ, seien seine Pläne vollständig vom Taoismus beeinflußt worden. Dieser lehrt ja, daß das Größte im Kleinsten verborgen ist und das Sichtbare im Unsichtbaren.«

Kaum hatte man den riesigen Felsen passiert, öffnete sich der Park, und der Weg führte in Windungen weiter. Auf der linken Seite standen Hibiskussträucher, rechts wuchsen Jasminbüsche.

»Es ist schade, daß Sie die Farbenpracht jetzt nicht sehen können und auch nicht den Lotus, wie er bei uns blüht.«

Mo Li führte Luis in die Nähe der künstlich angelegten Gewässer. »In den nächsten Tagen wollen wir die Seen genauer betrachten«, meinte sie.

»Kann man im Sommer darin schwimmen?«

»Dies gehört nicht zu unseren Angewohnheiten. Aber wenn das Wetter schön ist, fahren wir hier gerne mit unseren Booten.«

Bei den Gästehäusern begrüßte sie eine Dienerin im Auftrag von Lady Fong. Sie sollte den Doktor ins *Haus des Lotus* führen, wo er wohnen würde, da es, direkt am See gelegen, das schönste Panorama bot.

»Ich glaube, im Winter ist es hier viel zu feucht«, sagte Mo Li, die insgeheim wünschte, daß Luis im selben Haus wie sie wohnen würde.

»Laß für jeden von uns im ›Haus des Jasmin‹ ein Zimmer vorbereiten«, befahl sie daher dem Mädchen.

Bald darauf schleppten einige Diener die Koffer der Gäste herbei, brachten frische Handtücher und Bettwäsche sowie Kohlen für den Ofen.

Auf ihrem Weg zum *Haus des Jasmins* kamen Mo Li und Luis an einer sechseckigen Pagode vorbei, deren Dach aus grünen Ziegeln bestand, die so kunstvoll gebrannt waren, daß sie wie glänzende Jade aussahen.

»Das muß ja ein Vermögen gekostet haben«, rief Luis, »ein Dach aus Jade!«

Mo Li hielt sich höflich die Hand vor den Mund, um nicht laut lachen zu müssen. »Das sind Kacheln aus Porzellan, aber Sie haben recht, sie kosten trotzdem ein Vermögen, denn normalerweise verwendet man solches Material für wertvolles Teegeschirr. Wir nennen diese Art von Porzellan ›Sheng Yu‹, was soviel bedeutet wie ›Schöner als Jade‹.«

»Und die sind auch aus Porzellan?« fragte Luis und berührte die roten Säulen der Pagode.

Dieses Mal vermochte Mo Li ihr Lachen nicht zurückzuhalten. »Aber nein, das ist ein ganz spezieller Marmor, doch er kommt sehr selten vor, und man fertigt meistens Schmuck daraus.« Als sie merkte, daß Luis die Pagode voller Bewunderung betrachtete, erklärte sie: »Mein Urgroßvater hat die seltensten Materialien zusammengeholt, um dieses Bauwerk zu errichten. Und dann gab er ihm den Namen ›Pavillon des Südlichen Blütenlandes‹.«

»Weshalb?«

»Sie können das natürlich nicht wissen: Es gibt ein berühmtes chinesisches Werk, das den Titel ›Buch vom Südlichen Blütenland‹ trägt. Ein großer taoistischer Schriftsteller namens Dschuang Tse verfaßte es.«

»Enthält es nicht auch jene Geschichte, in der jemand träumt, ein Schmetterling zu sein und dann nicht weiß, ob er dieses nur träumt oder ob er wirklich einer ist?«

»Ich wußte gar nicht, daß Sie auch in chinesischer Literatur bewandert sind«, sagte Mo Li erstaunt.

Luis lächelte und meinte: »Ein wenig muß ich doch auch von Ihrer Kultur kennen, sonst käme ich mir neben Ihnen ja wie ein Barbar vor!«

Während die Diener die Gästezimmer vorbereiteten, setzten Mo Li und Luis ihren Streifzug durch die Anlagen fort. Im Orchideengarten kamen sie an eine Brücke aus dicken Bambushölzern, die über einen Teich führte. Am Ende davon stand ein Gebäude, dessen Mauern gemalte Pinien zierten, die so natürlich wirkten, daß man sie von den echten, die ebenfalls am Haus gepflanzt waren, kaum zu unterscheiden vermochte. Mo Li blieb hier stehen und erklärte dem Arzt: »Die Pinie ist in China ein Symbol für langes Leben. In diesem Haus hier wohnt meine Urgroßmutter; Sie werden bald ihre Bekanntschaft machen.«

Dann traten sie den Rückweg an und gelangten schließlich zum *Haus des Jasmins*.

»Willkommen«, sagte Mo Li mit warmer Stimme und schob die beiden Hälften der Eingangstüre, in die schöne Schriftzeichen geschnitzt waren, auseinander. »Jedes der Häuser ist mit passenden Kalligraphien versehen«, fuhr sie fort.

Luis war überrascht, wie geräumig das Haus, das von außen

eher bescheiden wirkte, im Inneren war. Sogar eine Küche war vorhanden.

»Hier wird selten gekocht«, erläuterte Mo Li. »Meist wird alles in der Hauptküche zubereitet, aber jedes Haus hat seine eigene Küche, die vor allem dann sinnvoll wird, wenn ein Gast erkrankt.«

Sie zeigte Luis das Wohnzimmer, den Teeraum, der hinter einem Bambusvorhang lag, und den Arbeitsraum mit Möbeln aus Rotholz. Daran schlossen sich zwei Schlafzimmer an – ein jedes mit Bad –, von denen aus man einen herrlichen Blick auf den Garten genießen konnte.

»Welches Zimmer möchten Sie?« fragte Mo Li. »Das eine hat ein größeres Bad, das andere ein größeres Bett.«

Tatsächlich stand in der Mitte eines der Schlafzimmer ein wunderschönes Himmelbett, das eine Kostbarkeit zu sein schien. Es war reichlich mit Schnitzereien verziert und besaß überdies zahlreiche praktische Schubladen und Fächer. An der Rückwand fand sich eine kleine, kunstvoll geschnitzte Pfingstrose, eine Päonie.

»In diesem Bett wurde ich geboren«, unterbrach Mo Li das staunende Schweigen des Arztes, »und da es im ›Haus des Jasmins‹ steht, nannte man mich Mo Li, was ›Jasmin‹ bedeutet.«

»Ich würde gerne hier schlafen. Immerhin kam hier ein großer Geist zur Welt«, meinte Luis und merkte, wie Mo Li rot wurde.

»Gut, wie Sie möchten! Doch jetzt muß ich Ihnen das Bad zeigen.«

Sie führte Luis in einen völlig aus Holz bestehenden Raum, in dessen Mitte eine große, ebenfalls hölzerne Badewanne stand. Ein Bambusrohr führte von außen durch die Wand in den Zuber. Das Badewasser kam aus einer hinter der Badestube gelegenen Kammer, in der ein großer eiserner Topf auf einem gewaltigen Ofen stand. Erwärmte sich das Wasser, konnte es von hier durch das Bambusrohr direkt in die Wanne geleitet werden. Daneben gab es noch einen weiteren Eisentopf, der mit kaltem Wasser gefüllt war und auf dieselbe Weise funktionierte.

»Bevor wir nachher baden, zeige ich Ihnen, wie man die Wassertemperatur regelt«, sagte Mo Li aufgeregt, da sie merkte, daß Luis alles, was er bisher gesehen hatte, zu gefallen schien.

»Wir?«

Mo Li errötete abermals. »Sie wissen schon, wie ich es meine!« rief sie ärgerlich.

»Ich bitte um Entschuldigung!« lenkte Luis ein.

»Ich auch!« meinte sie wieder versöhnt.

Im *Haus der Pinien* lag Mo Lis Urgroßmutter seit Tagen regungslos in ihrem Bett. Von Zeit zu Zeit erwachte sie kurz, murmelte unverständliche Worte und fiel gleich darauf wieder in tiefen Schlaf zurück. Allein die Tatsache, daß sie gelegentlich nach etwas Reissuppe verlangte, gab Anlaß zu Hoffnung. Yi Mei und Lady Fong wachten abwechselnd an ihrem Bett, und die Diener durften den Raum nur betreten, wenn sie gerufen wurden, damit nichts die Ruhe der Patientin störte. Die Ärzte der traditionellen chinesischen Medizin sahen keinen Sinn mehr darin, ihr weitere Arzneien einzuflößen, rieten aber, ihr den besten Ginsengtee zu kochen. Die Luft im Zimmer roch nach Krankheit und lag schwer über allen, die sich hier aufhielten.

Als Mo Li den Raum betrat, kniete sie zunächst vor den Mitgliedern ihrer Familie nieder – so wollte es das Begrüßungsritual. Dann gab sie Lady Fong und ihrer Mutter durch

Zeichen zu verstehen, daß sie beide außerhalb des Krankenzimmers zu sprechen wünschte. Dort trafen sie auf Luis, den ihnen Mo Li als einen der besten Internisten Shanghais und engen Freund von Dr. Sun Yat-sen vorstellte. Die beiden Frauen hießen ihn mit einem Knicks willkommen. Luis erwiderte die Begrüßung, indem er seinen Oberkörper nach chinesischer Sitte weit nach vorne beugte. Er tat sein Bestes, um einen möglichst guten Eindruck zu machen.

»Darf ich jetzt die Patientin sehen?« fragte er.

»Selbstverständlich, Doktor, Sie sind unsere letzte Hoffnung.«

Er trat an das Krankenlager heran, doch als die Anwesenden hörten, daß zu einer gründlichen Untersuchung die Entblößung von Oberkörper und Bauch der Patientin notwendig wäre, reagierten sie etwas verwirrt, und Mo Li mußte ihnen erklären, daß so etwas in der westlichen Medizin völlig normal sei: »Die Ärzte müssen es sogar tun, denn sonst können sie mit ihren Instrumenten, die von den unseren völlig verschieden sind, keine Diagnose stellen.«

»Mo Li hat recht«, sagte Lady Fong zu Yi Mei, »und gewiß wird uns Großmutter vergeben. Wir lassen es zu, weil wir ihr Leben retten wollen.«

»Wenn es denn sein muß«, erwiderte Yi Mei resigniert.

Nachdem Dr. Smith-Sutten die Patientin eingehend untersucht hatte, entschied er sich dafür, ihr Insulin zu spritzen.

»Eine hervorragende Methode. Das Insulin wurde erst vor drei Jahren entdeckt und hat schon vielen Menschen geholfen.«

Alle waren über seine fachliche Kompetenz erstaunt, als er ihnen medizinische Zusammenhänge erklärte, von denen sie bisher noch nie gehört hatten. Der Doktor gab abschließend noch einige Anweisungen und sagte: »Für heute ist es genug. Sie soll nun schlafen und bekommt vorerst nichts zu essen.«

»Nicht einmal Reissuppe?« fragte Yi Mei besorgt.

»Nein, vorerst gar nichts.«

Die Frauen dankten dem Doktor und schlugen ihm vor, sich nun auszuruhen. Mo Li war sehr froh darüber, daß Luis so gut aufgenommen worden war und daß noch niemand mit ihr über ihre Schwangerschaft gesprochen hatte.

»Sind Sie hungrig, Luis?« fragte sie, als sie gemeinsam das *Haus der Pinien* verließen.

»Eigentlich nicht«, meinte er, »aber ein Bad wäre jetzt sehr angenehm.«

»Dann kommen Sie«, rief Mo Li aufgeregt wie ein kleines Mädchen. »Gut, daß wir den Dienern schon aufgetragen haben, das Wasser heiß zu machen. Auch ich werde ein Bad nehmen.«

Da beide Badezimmer nebeneinander lagen und nur durch eine Holzwand getrennt waren, konnte Mo Li hören, wie Luis das Wasser durch das Bambusrohr in die Wanne laufen ließ.

»Gefällt es Ihnen?« rief sie in das andere Bad hinüber.

»Danke, es ist wunderbar! Leider nur kann ich in all dem Dampf kaum etwas sehen.«

»Legen Sie sich zuerst einmal auf den Holzrost und genießen Sie die Hitze. Nach einer Weile reiben Sie sich mit dem Jasminöl ein, und dann bürsten Sie den ganzen Körper von unten nach oben. Sie werden sehen, wie angenehm das ist!«

»Großartig«, rief Luis bald darauf hinüber. »Ich habe nicht gewußt, daß die Chinesen eine derartige Badekultur entwickelt haben.«

Als sie sich später gemeinsam auf den Weg ins Haupthaus machten, erklärte Mo Li: »Jedes Gebäude in Päonienland ist nach einer Blüte benannt: Jasmin, Hibiskus, Lotus, Orchidee, Aprikose und Pflaume. Außerdem gibt es noch das ›Haus der Pinien‹, das Sie ja schon kennen. Insgesamt sind es sieben Gebäude mit dem Haupthaus, in dem sich die ganze Familie zu den Mahlzeiten trifft.«

»Weshalb ist das ›Haus der Pinien‹ nicht nach einer Blüte benannt?«

»Weil es direkt auf einer Drachenlinie steht. Da bedarf es einer stärkeren Kraft als der einer Blüte, um den Drachen darunter zu bändigen.«

Dieses Mal war Luis nicht in der Lage, Mo Lis Ausführungen zu folgen. »Drachenlinie?« fragte er.

Mo Li suchte nach einer einfachen Erklärung, dem Arzt die antike chinesische Harmonielehre anschaulich zu machen. »Eine Drachenlinie ist eine unsichtbare Energie unterhalb des Erdbodens, die einen positiven Einfluß ausüben kann, so lange man ihren Fluß nicht durch ein falsches Bauwerk stört. Diese Einwirkung der Natur auf den Menschen wurde vor langer Zeit von taoistischen Priestern erforscht, die ihrer Lehre den Namen ›Feng Shui‹ gaben.«

Damit hatte Luis schon wieder etwas entdeckt, das ihn an der chinesischen Kultur und Lebensweise faszinierte, und er ahnte, daß es ihm schwerfallen würde, von hier Abschied zu nehmen.

Nach intensiver Behandlung durch Dr. Smith-Sutten wachte Mo Lis Urgroßmutter am frühen Morgen des dritten Tages auf und fragte mit klarer Stimme: »Wo ist Mo Li?« Eine der Dienerinnen lief sofort, um diese und den Arzt zu holen.

Lady Fong war überrascht, wie schnell die neue Therapie wirkte, gab sich jedoch etwas ungehalten darüber, daß sich die Familie nicht schon früher der westlichen Medizin anvertraut hatte.

Als Mo Li in der Begleitung des Doktors eintrat, sagte die Patientin zu ihr: »Wie schön, daß du ein Kind erwartest!«

Jeder im Raum staunte über diese Worte, denn Mo Lis Schwangerschaft war kaum zu bemerken. Anstatt auf die Worte ihrer Urgroßmutter einzugehen, stellte sie dieser ihren Begleiter vor: »Das ist der Arzt, der dir das Leben gerettet hat.«

»Sie ist nicht außer Gefahr«, warnte Luis, »Wir müssen sie noch eine Weile unter Beobachtung halten.«

Lady Fong warf ihm einen verärgerten Blick zu, da sie der Ansicht war, daß man solches nicht in Gegenwart eines Kranken äußern sollte. Mo Li bemerkte ihre Verstimmung und sagte rasch: »Die westlichen Menschen sind es gewöhnt, das, was sie denken, auch auszusprechen.«

»Streitet euch nicht«, meldete sich plötzlich die Patientin zu Wort, »ich bin alt genug, um glücklich zu sterben. Und jetzt, Mo Li, komm zu mir und laß mich dich genau betrachten.«

»Es ist Zeit für Eure Medizin«, unterbrach sie der Arzt. »Außerdem solltet Ihr jede Aufregung vermeiden. Wir werden Euch sogleich alleine lassen, denn Ihr müßt Euch erholen.« Er bat alle Anwesenden, das Zimmer zu verlassen und verabreichte dann der Kranken ein weiteres Mal Insulin.

Danach schlug Lady Fong vor, im Pavillon des Südlichen Blütenlandes das Frühstück einzunehmen. Man stimmte zu und wies die Dienerschaft an, alsbald die »fünffarbigen Blumen« zuzubereiten sowie den leicht bekömmlichen »frühlingsgrünen Jadetee« zu servieren. Danach machte man sich auf den Weg zum Pavillon. Mo Li und der Doktor folgten als letzte. Plötzlich hielt Mo Li an, zog Luis zur Seite und bat ihn, nicht zu sprechen. Sie hatte bemerkt, daß die anderen, die vor ihnen gingen, über sie redeten. Leise ging sie ihnen nach, um zu horchen.

»Seitdem sie verheiratet ist, zeigt sie viel zu viel Enthusiasmus für die Politik.«

»Einen Drachen kann man nicht im Brunnen halten ...«

»Aber zumindest könnte man verlangen, daß ihr Ehemann in einer Situation wie dieser erscheint; wo es Großmutter doch so schlechtging ...«

»Aber sie lebt ja, also brauchen wir Ru auch nicht wegen seines Fernbleibens zu tadeln.«

»Wir hätten ihn nicht als Gatten für Mo Li wählen sollen. Erst zwingt er sie, mit ihm nach Shanghai zu ziehen, und jetzt läßt er sie dort allein!«

»Aber es steht doch nicht schlecht um die beiden! Mo Li erwartet ein Kind, ist das nicht ein gutes Zeichen?«

Mo Li hatte genug gehört und kehrte zu Luis zurück.

»Ist alles in Ordnung?«

»Gewiß«, antwortete sie, aber Luis fühlte, daß sie etwas bewegte, das sie sich ihm aber nicht mitzuteilen getraute. Deshalb versuchte er, das Thema zu wechseln.

»Diese Gärten sind wunderbar, aber ein wenig weit zum Haupthaus ist es schon«, stellte er fest.

»Man war sich dieses Problems von Anfang an bewußt, weshalb auch ein Weg angelegt wurde, auf dem man jedes Gebäude sogar mit einem Fahrzeug erreichen kann«, erklärte ihm Mo Li.

Als sie den Pavillon erreichten, rief An Mings Tante: »Wer zuletzt kommt, muß für das Abendessen sorgen!«

Alle blickten Mo Li an und lachten.

»Das wird nicht billig werden, wenn man bedenkt, wie viele wir sind«, ergänzte An Mings Onkel.

»Man sollte zuerst frühstücken, bevor man an das Abendessen denkt«, erwiderte Mo Li in einer Mischung aus Heiterkeit und leichter Verstimmung.

Beim Anblick der aufgetragenen Speisen verstand Luis auch, was mit den sonderbaren »fünffarbigen Blumen« gemeint war. Alle Zutaten waren in Blütenform und in fünf verschiedenen Farben arrangiert: weiße Fischbällchen, gelbe Lotuskerne, grüne Bambussprossen, rote Krebsbeine und eine schwarze Creme aus Sojabohnen. Auch der Tee verdiente seinen Namen, und die hauchdünnen Porzellanschalen schienen sein Grün noch zu intensivieren. Leider konnte Luis nicht allem folgen, was bei Tisch gesprochen wurde, dazu reichte sein chinesischer Wortschatz nicht aus.

Nach dem Frühstück fragte ihn Mo Li: »Was halten Sie davon, wenn wir jetzt einige buddhistische Tempel besuchen?«

»Wenn es alte sind, gerne«, stimmte Luis zu.

»In Xian ist alles alt«, versicherte Mo Li stolz und freute sich darauf, Luis etwas von ihrer Kultur präsentieren zu können, genauso wie er sie in Shanghai mit der Wesensart des Westens vertraut gemacht hatte.

»Können Sie ein Automobil lenken, Luis?«

»Warum? Haben Sie denn eines?«

»Meine Familie besitzt ein Automobil, eines der wenigen in Xian. Wir könnten damit zu einem Tempel außerhalb der Stadt fahren.«

Ohne eine Antwort abzuwarten, führte Mo Li den Arzt zum Eingangsportal des Anwesens. Daneben stand eine Hütte aus Bambusstäben, und als Mo Li das Tor dazu öffnete, erblickte Luis zu seinem größten Erstaunen einen silbergrauen Ford. Dieser Gegensatz zwischen chinesischem Handwerk und westlicher Industrie erheiterte ihn, und er dachte an einen Freund in seiner Heimat, der ebenfalls im Besitz eines Automobils war, das jedoch gelegentlich von zwei Pferden zur Reparatur gezogen werden mußte. Luis ging um den Wagen herum und berührte ihn so vorsichtig, als wäre er einer seiner Patienten.

»Wer fährt ihn für gewöhnlich?« fragte er.

»Mein Onkel. Allerdings haben wir auch einen Fahrer. Die beiden sind die einzigen, die damit umgehen können.«

Nach einem Blick auf Mo Lis und seine eigene Kleidung sagte Luis: »Sollten wir für den Ausflug nicht etwas Wärmeres anziehen?«

Mo Li stimmte zu, und bald darauf saßen beide in Lederstiefeln und schweren Jacken, wie Jäger sie trugen, im Automobil.

War die Straße befestigt, kamen sie gut voran, doch meist bestand die Fahrbahn nur aus Sand und großen Steinen. Wenn Mo Li sich umblickte, konnte sie den Abdruck der Reifen im Staub sehen. Auf ihrer Fahrt begegneten sie Bauern mit Maultieren und Ochsen, und ab und an sahen sie auch Straßenhändler, die alles mögliche anboten: Bambusbesen für den Garten, Federwische für das Haus, frische Blumen für die Damen, Zigarettenspitzen aus Silber für die Herren und Papierpuppen für die Kinder. Einige verkauften Hühner und Enten, andere Kalligraphien auf rotem Papier. Luis schätzte solche Kalligraphien sehr und ebenso die Sitte, solche Schriftzeichen an die Türe oder an eine Wand zu hängen. Gewöhnlich verhießen sie Glück und Freude oder ein langes Leben und fanden vor allem vor dem Neujahrsfest regen Absatz, denn es gab kaum jemanden, der nicht auf ihre Zauberkraft vertraute.

»Meinen Sie, daß Dr. Sun bald sterben wird?« fragte Mo Li unvermittelt.

»Dazu kann ich nichts sagen, ich habe ihn nicht untersucht.«

Mo Li spürte, daß dieses Thema Luis innerlich sehr beschäftigte, und fragte weiter: »Machen Sie sich Sorgen um ihn?«

»Ich sorge mich um ihn und das Land. Die Zukunft Chinas ist mit dem Schicksal Dr. Suns eng verbunden. Ihm ist es zu verdanken, daß die große Ch'ing-Dynastie schließlich von der Republik China abgelöst wurde. Doch der Weg zu einer wirklichen Demokratie ist noch weit.«

»Sie meinen wegen der Kriegsherren?«

Obwohl Luis sich eigentlich auf die Straße konzentrieren sollte, erläuterte er Mo Li die Sachlage und erklärte: »Wir Europäer glauben, daß China für eine Demokratie noch nicht reif ist. Zu lange wurde das Land unterdrückt, und das Volk hat sich an diesen Zustand gewöhnt. Niemand weiß hier, wie Demokratie funktionieren soll, denn keiner wurde dazu erzogen. Wäre es anders, gäbe es wohl kaum einen Präsidenten Zao Kun, der vor drei Monaten nur durch Bestechung und militärische Gewalt an die Macht kam.«

Mo Li, die über Luis' genaue Kenntnisse der politischen Lage erstaunt war, fragte: »Meinen Sie, es wäre besser gewesen, mit der autokratischen Monarchie weiterzumachen?«

»Nein, das glaube ich nicht, weil dann die Herrscher der Ch'ing-Dynastie weiterhin das Volk unterdrückt und ausgeplündert hätten. Schon deshalb muß man die politischen Ideen von Dr. Sun bewundern. Sein dreifaches Volksprinzip und seine Fünf-Gewalten-Verfassung sind perfekt.«

»Würden Sie mir das näher erklären?« bat Mo Li, obwohl sie schon von Ru manches über diese neue Verfassung gehört hatte.

»Das erste bedeutet Einheit des Volkes, Rechte des Volkes und Existenzsicherung für alle. Das zweite meint, daß die Regierung in fünf Gewalten aufzugliedern ist: die verwaltende, die gesetzgebende, die gesetzausübende, die rechtsprechende und die überwachende.«

Nach dieser Darlegung schwieg Mo Li eine Weile. Sie ahnte, daß der Weg zu einem wirklich befriedeten Land noch weit war. Schließlich dirigierte sie ihren Chauffeur zu einer Straße, die leicht mit Schnee bedeckt war.

»Diese Gegend sollten Sie im Frühling sehen«, sagte sie und schloß die Augen, als könnte sie sich die Jahreszeit auf diese Weise besser vorstellen.

»Pfirsiche, Birnen, Aprikosen, Kirschen – alles blüht hier in Hülle und Fülle, und die Bäche laufen über die Hügel wie die Sahne, die Sie in den Kaffee gießen.«

Luis lachte über diesen seltsamen Vergleich laut auf. »Wie poetisch!«

Mo Li ließ sich jedoch nicht irritieren und erklärte: »Mein Vater lehrte mich, daß die Sprache der Bilder immer zu dem passen soll, der sie vernimmt.« Sie versuchte, ihren Worten eine liebevolle Bedeutung zu geben, fuhr dann aber wieder ernsthaft fort: »Erzählen Sie mir bitte noch mehr von Dr. Sun.«

»Er hat schon zwei Erhebungen mit Erfolg gemeistert, doch ich fürchte, daß ihm sein härtester Kampf noch bevorsteht.«

»Noch ein Kampf? Aber gegen wen?« rief Mo Li erschrocken.

»Gegen die Kriegsherren. Ein weiterer Grund, weshalb die Demokratie hier noch nicht funktioniert, liegt darin, daß dieses Land nicht geeint ist und keiner der Kriegsherren, die es unter sich aufteilen wollen, auch nur im entferntesten an eine Demokratisierung denkt. Jeder hat nur seinen eigenen Vorteil im Sinn.«

»Wird sich die Situation nun verbessern oder verschlechtern?«

»Das hängt von der Gesundheit Dr. Suns ab; nicht nur weil er der Vater der Republik ist, sondern auch der einzige selbstlose Politiker im ganzen Land.«

»Woher wollen Sie wissen, daß er uneigennützig handelt?«

»Nach dem erfolgreichen Aufstand von 1911«, erläuterte Luis, »hatte er alle Möglichkeiten, vom Parlament zum Präsidenten der Republik gewählt zu werden und die ungerechten Verträge mit den ausländischen Mächten zu annullieren, die noch von der Ch'ing-Dynastie unterzeichnet worden waren. Er überließ jedoch die Präsidentschaft einem anderen, um das Militär auf seine Seite ziehen und mit ihm die Einigung des Landes vorantreiben zu können. Und jetzt versucht er den Bürgerkrieg aufzuhalten, nachdem Präsident Yuang-shi-kai gestorben ist.«

»Ich weiß«, meinte Mo Li, »meine Jugend fiel ja in diese Zeit, als mein Vater wegen der politischen Veränderungen seine Stellung verlor.«

Luis blickte Mo Li erstaunt an. Es schien ihm, als könnte man sich mit ihr über jedes Thema unterhalten. Ihr Einfühlungsvermögen und ihre Verständnisbereitschaft waren außerordentlich.

»Was geschieht, wenn Dr. Sun stirbt?« versuchte Mo Li das Problem weiter zu hinterfragen.

»Es ist zu früh und auch viel zu schwierig, hierauf eine Antwort zu geben«, antwortete Luis und folgte der Straße, die sich in Serpentinen immer höher wand. Bald lag die Stadt unter ihnen, und die Fahrt endete auf einer ausgedehnten Hochebene. Von hier aus begann über eine steile Steintreppe der Aufstieg zum Tempel des Weihrauchs.

»Dies ist der Ort, an dem ich entführt wurde, als ich acht Monate alt war«, erklärte Mo Li gänzlich ungerührt.

Luis, dem von ihren tragischen Kindheits- und Jugenderlebnissen schon erzählt worden war, fragte verwundert: »Holt Sie denn die Erinnerung niemals ein?«

»Nein«, Mo Li lächelte, »alles, was sich damals ereignete, kommt mir vor, als wäre es in einem vergangenen Leben geschehen. Aber dieses grausame, harte Dasein ist vorbei und ein neues, wunderbares ist angebrochen.«

Für Luis war es klar, daß eine solche Einstellung nur aus buddhistischer Tradition herrühren konnte, und er freute sich darauf, bald an eine Quelle dieses Wissens zu gelangen.

Zum Tempel hinauf führten so viele Stufen, daß er nach der hundertsten das Zählen aufgab. Schließlich langten sie beim pinienbekränzten Tempeleingang an und gingen von dort in die große Andachtshalle, in der Mönche und Besucher sich gemeinsam der inneren Versenkung hingaben. Die Buddha-Statuen, die hier aufgestellt waren, sollten die Anliegen der Betenden erhören und jedem Hoffnung schenken. Alle Besucher, egal aus welcher Schicht sie kamen, waren hier im Tempel gleich. Sie sangen dieselben Verse und wiegten sich im selben Takt – mit einem einzigen gemeinsamen Ziel: von Gedanken frei zu werden.

»Wollen Sie an der Zeremonie teilnehmen?« fragte Mo Li leise.

»Wie könnte ich?« antworte Luis. »Ich bin kein Buddhist.«

»Man muß keinem bestimmten Glauben angehören, um zu meditieren.«

»Aber ich habe so etwas noch nie gemacht!«

»Jetzt können Sie damit beginnen.«

»Wie denn?«

»Folgen Sie einfach dem, was die anderen tun.«

Nach und nach gelang es Luis, sich dem Gesang und den Bewegungen der Meditierenden anzupassen. Er hörte, wie der Zeremonienmeister sagte: »Es ist nicht schwer, die Verse abzusingen, aber es ist schwer, dies ohne Gedanken zu tun.« Nachdem er ein langgezogenes »Nan Mo« gesungen hatte, sprach er weiter: »Es ist nicht schwer, die Gesänge ohne Gedanken auszuführen, aber es ist schwer, nicht ohne Gedanken zu singen« und wiederholte das »Nan Mo«. Luis erkannte, daß diese Tonfolge wohl dazu diente, den Geist der Besucher in eine entspannte Ruhe zu versetzen. Zwischendurch intonierte der Zeremonienmeister einen Lehrsatz des Buddha, wohl um sicherzugehen, daß niemand das Meditieren mit einem erholsamen Schlaf verwechselte.

»Ich fühle mich wie neugeboren«, sagte Luis zu Mo Li, als sie die Andachtshalle verließen.

»Ich wußte, daß es so sein würde«, erwiderte sie und quittierte seine Worte mit einem Lächeln.

Ohne daß sie darüber sprachen, spürten sie, wie etwas Einzigartiges zwischen ihnen entstanden war. Luis ahnte, daß es ein tieferes Gefühl als Freundschaft war, und Mo Li genoß es, sich einfach in diese Empfindung fallenzulassen.

Später im Speisesaal beim gemeinsamen Mahl mit den Mönchen schien Luis sogar die einfache Suppe mit Nudeln und Kohl zu schmecken, obgleich er Schwierigkeiten hatte, sie mit Stäbchen zu essen. »Ich komme mir vor wie jemand, der in einem See nach Nahrung fischt«, meinte er lachend.

»Die Mönche essen, weil ihr Körper es verlangt, aber nicht, um die Speisen zu genießen«, erklärte Mo Li.

»Aus der Sicht eines Arztes ist das ebensowenig gesund wie die üppige Ernährungsweise, die ich bei Ihrer Familie kennengelernt habe. Woher stammt eigentlich der Kohl, er wächst doch nicht um diese Jahreszeit.«

Mo Li zeigte ihm im Tempelgarten ein großes Erdloch, das als Vorratslager diente; darin lag ein Kohlkopf auf dem anderen.

»Ich möchte Ihnen etwas erklären«, sagte Mo Li. »Sowohl die Ernährungsweise der Mönche als auch die meiner Familie respektieren das Leben. Die Mönche lehnen den Verzehr von Fleisch aus Mitgefühl zur Kreatur ab: das ist der buddhistische Weg. Wir dagegen empfinden eher taoistisch. Wir töten keine Tiere, um sie zu essen, aber wenn sie bereits getötet sind, ist es sicher richtig, aus ihrem Tod das Beste zu machen, und damit ihr Sterben nicht sinnlos bleibt, sollte ein guter Koch sie so zubereiten, daß sie von denen, die ihren Geschmack zu schätzen wissen, gegessen werden können.«

»Die chinesische Philosophie ist anscheinend nicht leicht zu verstehen, vor allem wenn man bedenkt, daß sich auch für gegensätzliche Ansichten gute Erklärungen finden lassen«, sagte Luis, der Mo Lis Ausführungen mit größtem Interesse folgte und dem Charme, mit dem sie ihre Worte wählte, völlig erlag.

»Diese Haltung hat aber nichts mit China zu tun«, fuhr Mo Li fort, »sondern mit dem Leben selbst. Es gibt eben oft mehr als nur eine Sichtweise der Dinge, und nicht selten ist etwas Gutes die Ursache für etwas Schlechtes – und umgekehrt.

Schauen Sie sich diesen Ort an, blicken Sie auf die Natur, auf das Leben selbst! Eines Tages werden Sie verstehen, was ich meine, und es bedarf dann keiner weiteren Erklärung mehr.«

Sie standen auf der Anhöhe und blickten auf das belebte Xian hinab. Ohne ein Wort zu sprechen, gingen sie zu ihrem Wagen zurück.

»Wir haben Buddha zu danken, daß Großmutter am Neujahrsfest wird teilnehmen können«, sagte Lady Fong zu Yi Mei, die – etwas weniger zuversichtlich – warnte: »Aber Dr. Luis sagte doch, daß die Gefahr noch nicht vorüber sei, auch wenn es ihr von Tag zu Tag besser geht.«

Lady Fong zählte: »Heute ist der fünfzehnte, morgen der sechzehnte, übermorgen der siebzehnte ..., und am dreiundzwanzigsten ist schon Neujahr. Sehr früh dieses Mal, normalerweise feiern wir es doch erst im Februar. Wir haben kaum mehr genug Zeit, um alles vorzubereiten, aber das liegt wohl daran, daß wir ja nicht wußten, ob wir das Fest tatsächlich voll Freude begehen oder ob wir es in Trauer verbringen würden.«

»Dennoch sollten wir den Doktor noch einmal um Rat fragen«, meinte Yi Mei. »Ich werde Mo Li bitten, ihn zu konsultieren.«

Bei dem bald darauffolgenden Gespräch mit Luis über den Gesundheitszustand ihrer Urgroßmutter sagte Mo Li: »Wir Chinesen glauben, daß jemand, der dem Tod kurz vor dem Beginn des neuen Jahres ins Auge sieht, noch lange leben wird, wenn er diesen Tag übersteht. Deshalb haben wir auch die Bezeichnung ›Tor des Jahres‹ dafür. Wer es durchschreitet, wird im nächsten Jahr aller Sorgen ledig sein. Das gilt übrigens nicht nur für Kranke, sondern auch für alle diejenigen, die sich in Schwierigkeiten – welcher Art auch immer – befinden.«

Luis gab darauf keine Antwort, sondern blickte in Gedanken vertieft durch das Fenster in den Garten. Mo Li wunderte sich über das Ausbleiben einer Reaktion und dachte schon besorgt, ihre Worte könnten ihn in seiner beruflichen Ehre angegriffen haben. Schließlich wandte er sich ihr aber zu und sagte: »Wir dürfen hoffen, daß sie das ›Tor des Jahres‹ wohlbehalten durchschreiten wird.« Daraufhin schwieg er wieder. Einen Augenblick lang ergriff Mo Li, wie um ihm zu danken, seine Hand. Luis mußte sich zusammennehmen, die Berührung nicht zu erwidern, denn er wußte, daß eine Chinesin niemals die Hand eines Fremden anfassen durfte; außerdem war er sich darüber im klaren, daß Mo Li verheiratet war.

Als die gute Nachricht von der Genesung der Großmutter in Päonienland die Runde machte, stürzten sich alle mit Feuereifer in die Vorbereitungen für das Neujahrsfest: Die einen sorgten für den Wandschmuck, die anderen für die Beschaffung der Nahrungsmittel und wieder andere für deren Lagerung und Zubereitung. Ein jedes der Häuser wurde von oben bis unten gereinigt, die Möbel wurden poliert, Porzellan, und Gläser auf Hochglanz gebracht. A Wan, der Butler, hielt die Diener an, daß zum Fest auch der Garten und die Wege in Ordnung gebracht wurden, und Yin Yin, die Erste Köchin, die schon seit vielen Jahren im Dienst der Familie Song stand und mit dem Butler verheiratet war, kümmerte sich darum, daß die Hilfsköche die Speisen rechtzeitig vorbereiteten, denn einer alten Glückstradition zufolge sollte am Neujahrstag niemand in der Küche ein Messer benutzen.

Luis versuchte, sich ebenfalls nützlich zu machen, aber er hatte damit wenig Erfolg, denn jeder sah in ihm den Arzt, der fast ein Wunder vollbracht hatte. Ihn konnte man doch nicht mit einer Arbeit belästigen; außerdem war er ja auch Gast. Also versuchte Luis, um überhaupt etwas zu tun, dem Geheimnis auf die Spur zu kommen, weshalb seine Patientin trotz ihres unglaublich hohen Alters ein fast faltenloses Antlitz hatte, ein Phänomen, dem er während seines Aufenthalts in China schon häufiger begegnet war, das er aber noch nie ergründen hatte können.

Auch wenn es ihr nicht erlaubt war, all die kulinarischen Köstlichkeiten zu versuchen, war Dr. Smith-Suttens Patientin überglücklich, das Neujahrsfest mitfeiern zu dürfen und bot dem Doktor an der Festtafel den Ehrenplatz neben sich an. Luis war ebenfalls glücklich, daß seine Therapie von Erfolg gekrönt war. Die Krankheit war zwar nicht mehr ganz zu heilen, konnte aber dank des Insulins unter Kontrolle gehalten werden.

Während des Festmahls registrierte Luis, daß es an der Tafel offenbar eine bestimmte Sitzordnung gab, die dem Rang des jeweiligen Familienmitglieds entsprach. Daß jedoch auch für Ru, der gar nicht anwesend war, ein Stuhl frei gehalten wurde, erstaunte ihn. Später erfuhr er, daß es zur chinesischen Familientradition gehörte, für diejenigen Angehörigen, die an solchen Festen nicht teilnehmen konnten, einen Platz bereitzustellen. Außerdem fiel ihm auch auf, daß die Konkubinen, die Kinder und die Diener in einem der Nebenräume feierten.

Als Luis sich im Festraum genauer umsah, wurde ihm wiederum bewußt, wie reich die Familie Song war: An der Saaldecke hing ein schwerer kristallener Lüster, der allerdings zu den gewaltigen roten Kerzen, die auf dem Buddha-Altar standen, einen seltsamen Gegensatz darstellte. Die Wände schmückten antike Zeichnungen und alte Schriftrollen, deren

Zeichen er, obwohl des Chinesischen einigermaßen mächtig, nicht entschlüsseln konnte. Auch die Teetische und die Stühle aus Rotholz waren antik und mit feinen Einlegearbeiten versehen. Kostbare Seidendecken aus der Region Hunan lagen auf den Tischen, Löffel und Eßstäbchen bestanden aus zarter grüner Jade, die Weinschalen aus Mondstein und die Teller und Schälchen aus feinstem Porzellan. Luis fühlte sich wie ein Gast am Kaiserlichen Hof und brachte dies auch zum Ausdruck.

»Sie sprechen auch fast schon wie ein Mandarin«, lobte Mo Li und empfahl ihm: »Jetzt müssen Sie nur noch jedesmal, bevor Sie essen oder trinken, einen weiteren höflichen Satz aussprechen, dann sind Sie perfekt.« Als sie Luis' Verwunderung merkte, fügte sie schnell noch hinzu: »Außerdem soll diese Formalität Glück für das kommende Jahr bringen!«

»Hören Sie nicht auf das, was Mo Li sagt«, riet ihm die Urgroßmutter, »sie versucht nur, Sie zu necken. Genießen Sie lieber die Speisen, die jetzt gebracht werden.«

Luis traute kaum seinen Augen, als er sah, was da nach und nach aufgetragen wurde: gegrillte Ente in Honig, frische Garnelen mit Chili, frittierte Wal- und Cashewnüsse ...

»Bitte, beginnen Sie«, forderte man den Doktor auf. »In China ist es Sitte, daß der Ehrengast als erster von den Speisen nimmt.«

In kleinen drachenförmigen Fläschchen wurde warmer Reiswein gereicht, und An Ming brachte einen Toast aus: »Auf die Freundschaft zwischen unseren Völkern!« Darauf folgten weitere Trinksprüche: auf die Gesundheit, auf die Familie und auf das hoffentlich bald befriedete Land.

Das Mahl wurde dann mit weiteren Gängen fortgesetzt; es gab gebratenes Huhn mit Gemüse, gewürzte Muscheln, Pilze, Tofu, Bambussprossen und sämtliche Köstlichkeiten der chinesischen Küche. Bevor das Hauptgericht serviert wurde, folgte noch ein mit Mandeln und süßen Sojabohnen zubereitetes Zwischendessert. Der Höhepunkt des Festmahls aber war der Chinesische Feuertopf, in dem jeder seine Lieblingshappen in kürzester Zeit selbst garen konnte, gleichgültig, ob es sich dabei um Fleisch, Fisch oder Meeresfrüchte handelte. Diese Art der Zubereitung erinnerte Luis an das europäische Fondue, ebenso die vielen Saucen, die dazu gereicht wurden.

Plötzlich bat die Patientin um Ruhe und begann zu sprechen: »Ich habe keine Furcht vor dem Tod, denn ich habe im Leben meine Pflichten erfüllt …«

Lady Fong fürchtete bereits, daß nun schwer erträgliche Worte über Sterben und Tod folgen würden, doch An Mings Großmutter blickte sie nur mit einem sanften Lächeln an, als ob sie ihre Gedanken erraten hätte und sagte: »Habt keine Angst, ich weiß schon, was ich sagen will. Daß ich heute abend bei euch sein darf, ist ein Geschenk Buddhas. Ich habe es aber auch den Künsten unseres Doktors zu verdanken, und deshalb möchte ich ihm nunmehr ein Geschenk machen.« Sie wandte sich an Luis und bat: »Doktor, nehmen Sie sich bitte, was immer Sie haben möchten.«

Luis, der im ersten Augenblick erschrocken war, fand rasch seine Fassung wieder und entgegnete höflich: »Ich danke Euch und nehme gerne den Dank und die Freundschaft Eurer Familie als Geschenk an.«

Die gesamte Tafelrunde war über diese Geste gerührt und applaudierte begeistert.

Danach servierten die Diener frischen Tee, Langes-Leben-Gebäck und getrocknete Früchte. Mit großem Geschrei liefen dann die Kinder herein, denn endlich kam der für sie wohl wichtigste Teil des Neujahrsfestes: die Abholung der roten Umschläge. In jeder Familie war es Sitte, daß Großeltern und Eltern ihren minderjährigen Enkeln und Kindern anläßlich des neuen Jahres Geld schenkten, das für ihren weiteren Lebensweg gedacht war. Dieses Geld wurde immer in roten Umschlägen überreicht. Ebenso schenkten auch die schon erwachsenen Kinder ihren Eltern und Großeltern solche Umschläge mit Geld, um ihnen damit nicht nur symbolisch Glück und Gesundheit zu wünschen, sondern um ihnen auf diese Weise auch ihren Dank und Respekt zu erweisen. Die Übergabe selbst glich einer Zeremonie, bei der die Kinder vor ihren Eltern und Großeltern niederknieten, um die roten Umschläge entweder zu überreichen oder zu erhalten.

Zum Abschluß des Festes fand ein großes Feuerwerk statt, bei dem sich die einflußreichen Leute von Xian stets zu übertreffen suchten. Die Familie Song beobachtete das Spektakel vom Pavillon des Südlichen Blütenlandes aus, der höchsten Erhebung von Päonienland. Von allen Himmelsrichtungen her zauberten die Feuerkünstler regelrechte Bilder in den Nachthimmel. Man konnte Drachen, Pferde, Tiger und Schlangen bestaunen, ebenso auch Schmetterlinge und Blumen, und nicht nur die Kinder waren über den bunten Tanz der Lichter entzückt.

Am nächsten Morgen wurden mit den Nachbarn, die nach Päonienland gekommen waren, um der Familie Song ihre Aufwartung zu machen, Glückwünsche ausgetauscht. Lady Fong und Yi Mei sorgten dafür, daß jeder einen roten Umschlag erhielt und mit einer Tasse süßem Neujahrstee aus Long-Yen-Früchten gestärkt wurde.

»Dies war das schönste Fest, das ich je erlebt habe«, meinte Luis am nächsten Tag.

»Ja, es war wirklich sehr schön«, stimmte Mo Li zu, jedoch mit einem leichten Anflug von Melancholie in der Stimme.

Luis spürte, daß sie traurig war und fragte: »Warum sind Sie betrübt?«

»Ich weiß es selbst nicht.« Ihre Worte klangen wie die eines suchenden Menschen, der sein Ziel nicht finden kann; und leise ergänzte sie: »Jeder große Augenblick im Leben gleicht einem Feuerwerk: Alle strengen sich an, das Schönste herzuzaubern, doch am Ende bleibt nichts davon zurück.«

Kapitel 6

In Peking verlief das Neujahrsfest für Dr. Sun, Ru und ihre politischen Weggefährten weniger schön. Obwohl sich etliche Spezialisten um Dr. Sun bemühten, ließen die Schmerzen, die ihm seine Leber bereitete, nicht nach, und er wurde immer wieder von heftigen Fieberattacken befallen. Einige Ärzte befürworteten eine Operation, andere wiederum rieten wegen des äußerst instabilen Zustands des Patienten davon ab. Dr. Suns Gattin hatte sich für eine Operation ausgesprochen, aber Ru wandte ein: »Selbst wenn wir alle unser Einverständnis gäben, fürchte ich doch, daß Dr. Sun selbst sich einem Eingriff verweigern würde. Er ist ja studierter Mediziner, weiß also wohl sehr gut, was für ihn das beste ist.«

Da sich niemand zu einer Entscheidung durchringen konnte, ergriff Madame Sun das Wort und sagte entschieden: »Ich werde ihn davon überzeugen, daß eine Operation unumgänglich ist.«

Als Dr. Sun einige Tage später erneut untersucht wurde,

stellte man fest, daß eine Operation nicht mehr durchführbar war. Sun litt an einem gewaltigen Lebertumor, den zu entfernen sich kein Arzt zutraute. Deshalb versuchte man, nach der neuesten Methode, der Radium-Therapie, vorzugehen, die aber fürchterliche Nebenwirkungen zur Folge hatte. Weder die westliche Medizin noch die traditionelle chinesische vermochten ihm Linderung zu verschaffen, geschweige denn eine Heilung herbeizuführen. Man entließ Dr. Sun nach Hause, wo seine Gattin und seine Freunde alles Menschenmögliche für ihn taten, jedoch wissend, daß ihr Bemühen umsonst sein würde.

Da er immer schwächer wurde, bat ihn Ru an einem Nachmittag: »Dr. Sun, wir alle bedürfen kurzer und klarer Anweisungen von Eurer Hand, damit wir sie ein Leben lang befolgen können.«

Zunächst schien es, als würde Sun zuhören und seine Gedanken ordnen. Dann schloß er die Augen, so daß man meinen konnte, er sei in Schlaf gesunken. Mit einem Mal jedoch setzte er sich auf und sprach: »Was soll ich denn noch sagen? Habe ich nicht schon genug gesprochen? Und in den Büchern, die ich schrieb – gibt es da nicht genügend Lehren und Anweisungen, denen man folgen kann? Wenn ich euch noch weitere Instruktionen gebe, geratet ihr nur in Gefahr.«

Ru ließ jedoch nicht locker: »Dr. Sun, wir haben hier etwas verfaßt, seid uns nicht böse, es ist so etwas wie Euer politisches Vermächtnis. Wenn es Euch recht ist, lese ich es vor, und Ihr könntet es später unterzeichnen.«

Madame Sun, die ebenfalls anwesend war, begann zu weinen, denn sie wußte, daß diese Unterschrift das Ende bedeutete. Dr. Sun nahm sich trotz seiner Schmerzen ihrer an und bat Ru: »Laßt mich jetzt mit meiner Frau allein.«

Einige Tage später ließ er seine Gefolgsleute wieder zu sich rufen. »Die Zeit ist gekommen, von euch zu gehen«, sagte er mit schwacher Stimme, »deshalb will ich jetzt meinen Letzten Willen unterzeichnen.«

Man brachte das Schriftstück, aber Dr. Sun war schon so entkräftet, daß er beim Unterschreiben der Unterstützung seiner Frau bedurfte, die ihm die Hand führte. Danach setzten auch die Weggefährten als Zeugen ihre Namen unter das Dokument. Dr. Sun versuchte, ihnen noch etwas zu sagen, doch er war dazu nicht mehr fähig.

Am 12. März 1925 trugen die Herzen von Millionen Chinesen Trauer. Sie hatten ihren Vater verloren, einen Vater, der seine ganze Kraft und Liebe dafür eingesetzt hatte, seinen Kindern ein besseres Land zu hinterlassen.

Nachdem Dr. Sun Yat-sen gestorben war, hoffte Mo Li auf eine baldige Rückkehr ihres Mannes; statt dessen jedoch mußte sie mit einem Brief von Ru vorlieb nehmen, in dem er ihr erklärte, daß er noch immer nicht heimkommen könne, da er zusammen mit Chiang Kai-shek die Einigung Chinas vorantreiben müsse. Seine Worte betrübten sie, doch was er über Dr. Sun schrieb, bewegte sie noch mehr.

Er war ein Ausgestoßener, von seinem eigenen Land und seiner Heimatstadt im Stich gelassen. Stets war er auf der Flucht, von einem Ort, von einem Land zum anderen. Er trotzte den Gefahren und dem Tod. Eines Tages sagte er zu mir: »Wenn ich mich nicht für ein großes Ziel einsetzen kann, hat mein Leben keinen Sinn!« Seit ich ein Kind war, träumte ich davon, Dr. Sun einmal beistehen zu können und seine Sache zu unterstützen, und nun bin ich so sehr mit meinem großen Ziel verbunden, daß auch mein Leben ohne dieses keinen Sinn hätte. Deshalb, meine geliebte Gattin, erbitte ich Dein Verständnis und Deine Unterstützung für eben jenes Ziel. Dr. Sun mag körperlich nicht mehr existieren, doch seine Hoffnungen werden Gestalt annehmen, und wir werden nicht ablassen, für die Einheit des Landes und die Demokratie in China zu kämpfen.

Den Darlegungen ihres Mannes folgten noch mehrere Seiten, auf denen er die Kämpfe mit den einzelnen Kriegsherren beschrieb. Diese Berichte überflog Mo Li. Sie hatte keine Geduld dafür, den strategischen Ausführungen ihres Mannes zu folgen. Anstatt erzählt zu bekommen, wer gegen wen Krieg führte, hätte sie lieber erfahren, zu welchem Zeitpunkt Ru bereit sein würde, wieder zu ihr zurückzukehren.

Ihre Verärgerung dauerte jedoch nur kurze Zeit, denn sie besann sich dann doch der Freiheit, die ihr die gegenwärtige Situation bescherte. Schließlich hatte sie dadurch auch die Gelegenheit bekommen, Luis zu treffen. Sie versuchte sich vorzustellen, was sie wohl empfinden würde, wenn ihr Mann plötzlich vor ihr stünde. Sie wandte sich wieder dem Brief zu und las die letzten Zeilen.

Meine geliebte Gattin, ich weiß, wie hart es für Dich sein muß, die gegenwärtige Lage zu ertragen, aber ich möchte Dir sagen, daß damit auch Du an der Erreichung des großen Ziels mitwirkst, denn ohne Dein Einverständnis wäre meine Arbeit hier nicht möglich. Oft träume ich davon, bei Dir zu sein, in der Wärme unseres Hauses, und unser Kind in Dir heranwachsen zu sehen, aber ich kann das Leid von Millionen meiner Landsleute nicht ignorieren. Würde ich es tun, wäre ich mit meinem persönlichen Wohlergehen bestimmt selbst nicht zufrieden. Ich kann nicht untätig in einer geschlossenen Muschel leben.

Mo Li bedurfte einiger Zeit, sich mit dem Inhalt des Briefes abzufinden. Danach begann sie ernsthaft, die Charaktere von Ru und Luis miteinander zu vergleichen, obwohl sie überzeugt war, auf diese Weise keine Lösung ihres Problems finden zu können.

An einem sehr sonnigen Mainachmittag postierte sich eine Abteilung Soldaten rund um den Bahnhof von Shanghai. Es war zur Normalität geworden, daß allerorts politische Treffen stattfanden und die Kriegsherren öffentlich auftraten, um große Reden zu halten, gleichgültig, ob sie dafür qualifiziert waren oder nicht. Auch dieses Mal wurde ein Kriegsherr erwartet, und zu seinem Empfang hatten sich zwei Gruppen von Studenten mit verschiedenen Musikinstrumenten am Bahnhof eingefunden. Die einen spielten auf traditionelle chinesische Art mit Gong, Bambusflöte und zweisaitigen Violinen, die anderen versuchten sich an Horn, Trompete, Tuba und Posaune.

Mo Li und Luis waren zufällig vorbeigekommen und mischten sich aus Neugierde unter die Menge.

Als der Zug einfuhr, begannen die Musikkapellen aufzuspielen. Chinesische und westliche Melodien sowie schmetternde Militärmusik versuchten einander zu übertrumpfen, so daß ein äußerst kurioses Orchesterwerk die Ohren der Zuhörer verwirrte. Der Kriegsherr stieg aus seinem Waggon, und die begeisterte Menge warf ihm Blumen zu und klatschte und jubelte frenetisch. Plötzlich hörte man eine klare und kräftige Stimme durch ein Megaphon sprechen: »Volk von China! Es ist Zeit aufzuwachen und die Wahrheit zu erkennen. Das Land befindet sich in einem rasanten Umbruch. Ich nenne nur ein Beispiel: Noch vor einigen Jahren betrug das

Verhältnis der Schriftsteller zur Restbevölkerung 1 : 100 Prozent, heute ist es auf 1 : 1000 Prozent angewachsen. Ist das nicht ein gewaltiger Fortschritt ...?«

Mo Li, Luis und einige Journalisten konnten sich das Lachen nicht verkneifen, denn sie wußten, daß der Begriff »Prozent« gerade erst eingeführt worden war. Der Kriegsherr hatte offenbar das Rechnen in Prozenten noch nicht ganz begriffen, da er eigentlich das Gegenteil von dem meinte, was er gesagt hatte.

»Wirst du darüber schreiben?« fragte ein Reporter seinen Kollegen.

»Besser nicht, denn wenn sich der Kriegsherr dann bloßgestellt fühlt und ärgerlich wird, könnte es mich den Kopf kosten. Und was wirst du machen?«

»Dasselbe wie du, schließlich möchte ich auch noch ein paar Jahre leben.«

Es dauerte noch einige Zeit, bis die Rede zu Ende war. Die Menge verfiel erneut in frenetischen Beifall, um damit dem Kriegsherren zu zeigen, daß man ganz auf seiner Seite stand.

Zu jener Zeit war es in China an der Tagesordnung, daß viele Menschen jede Gelegenheit wahrnahmen, einander zu betrügen und oft vorgaben, mehr darzustellen, als sie tatsächlich waren. Man versuchte, die alten Traditionen abzulegen und sich westlichen Werten und Lebensformen zu öffnen und anzupassen. Unter Journalisten galt es etwa als äußerst modern, Englisch zu sprechen.

Mo Li und Luis waren eines Abends zu einem Essen in ein Restaurant geladen. Auch eine Gruppe konservativer chinesischer Reporter war dort anwesend, die sogleich auf sie aufmerksam wurden. Daß eine Chinesin in Begleitung eines westlichen Mannes war, machte sie zwar der Prostitution verdächtig, doch ihr mittlerweile immerhin sehr erkennbarer Zustand brachte die Presseleute von dieser Vermutung ab. Dennoch konnten sie es nicht lassen, sie zu provozieren.

»Guten Abend, meine Dame, wie schön, daß unsere chinesischen Frauen zum Dinieren ausgeführt werden«, spottete einer von ihnen.

Mo Li, die den Versuch einer Beleidigung wohl erkannte, sich allerdings auch darüber klar war, welches Bild sie und Luis in der Öffentlichkeit abgaben, antwortete höflich: »Die Zeiten haben sich geändert, China hat sich geändert, wir alle haben uns geändert. Heute wird keine Frau mehr in eine Sänfte gesperrt und fortgetragen, heute können auch wir uns an der Seite eines Mannes in der Öffentlichkeit zeigen. Trotzdem respektieren wir die Tradition und die Lehren des Konfuzius nach wie vor.«

Die Journalisten waren über diese treffende Antwort äußerst erstaunt und stellten ihre Anzüglichkeiten sofort ein. Statt dessen versuchten sie, mit Luis eine Unterhaltung in dessen Muttersprache anzufangen, um Mo Li damit zu imponieren.

»Sind Sie hier, um Handel zu treiben?«

»Nein, ich arbeite als Arzt in Shanghai.«

»Wunderbar! In solch kriegerischen Zeiten können wir viele gute Ärzte brauchen. Aber diese Verhältnisse werden nicht mehr lange dauern. Chiang Kai-shek, der große Führer der Nationalen Volkspartei Kuomintang, wird unser Land einen.«

Luis mußte über das fehlerhafte Englisch des Mannes lachen, was von diesem allerdings falsch verstanden wurde: »Warum lachen Sie? Glauben Sie nicht, daß Chiang Kai-shek es schaffen wird?«

»Ich lache, weil Sie mit der völlig falschen Person über dieses Thema sprechen. Ich weiß von den politischen Verhältnissen hierzulande viel zu wenig«, gab er vor, da er die unerwünschte Konversation so rasch wie möglich beenden wollte.

Mo Li war überrascht, wie geschickt sich Luis aus der Affäre gezogen hatte, und nachdem sie endlich an den Tisch ihrer Freunde gelangt waren, genossen sie einen unbeschwerten Abend, in dessen Verlauf es ihr immer klarer wurde, wie wohl sie sich in seiner Gesellschaft fühlte.

Obwohl es in den ersten Junitagen noch nicht wirklich heiß war, konnte man doch schon fühlen, daß der Sommer vor der Tür stand. Mo Li litt häufig unter heftigen Schweißausbrüchen und fühlte sich nicht wohl. Von ihrem Gynäkologen wußte sie, daß der Geburtstermin kurz bevorstand.

Die Bahnverbindung zwischen Shanghai und Peking war schon seit Monaten wegen der Bürgerkriegswirren unterbrochen, weshalb Mo Li jede Hoffnung aufgegeben hatte, daß ihre Mutter kommen könne, um ihr bei der Niederkunft beizustehen. Ru hielt sich in Guang-Zhou bei General Chiang Kai-shek auf, dessen Kuomintang-Partei dort ihr Hauptquartier aufgeschlagen hatte. Da die Eisenbahnstrecke von Guang-Zhou nach Shanghai durch deren Leute kontrolliert wurde, hegte Mo Li berechtigte Hoffnung, daß ihr Ehemann rechtzeitig zur Geburt seines Kindes heimkommen werde.

Am späten Abend des 25. Juni sagte Mo Li zu ihrer Dienerin Yen: »Lauf schnell zu Dr. Luis und bitte ihn, mir einen Wagen zu schicken. Ich spüre, daß es jetzt soweit ist.«

Bald darauf kam der Arzt selbst mit dem Krankenwagen,

um Mo Li abzuholen. Zon, die andere Dienerin, fuhr mit, denn Yen mußte für den Fall, daß Ru unerwartet eintraf, im Haus bleiben.

Im Krankenhaus hatte der Bürgerkrieg, der mittlerweile auch Shanghai erreicht hatte, bereits seine Spuren hinterlassen: Überall lagerten Verwundete, die darauf warteten, versorgt zu werden. Es roch nach Blut und Desinfektionsmitteln. Nicht nur die Zimmer, auch die Flure waren mit Verletzten belegt, weshalb Mo Li mehr als erstaunt war, daß Luis es hatte bewerkstelligen können, sie in einem Raum unterzubringen, in dem nur drei Ausländerinnen lagen. So oft es ihm möglich war, kam er, um nach ihr zu sehen.

Schließlich wurde Mo Li in den Entbindungsraum gebracht. Dort wartete neben dem Gynäkologen auch Luis auf sie, und er schien aufgeregter zu sein als die werdende Mutter. Dem Gynäkologen blieb dies nicht verborgen, und er fragte: »Was ist los, Herr Kollege, Sie sind doch nicht der Vater?«

»Bitte sorgen Sie dafür, daß die Geburt reibungslos abläuft«, bat ihn Luis. »Wenn ich auch nicht der Vater bin, so sorge ich mich doch sehr um diese Dame.«

Kurz nach Mitternacht legte man Mo Li einen prächtigen Knaben in die Arme. Luis war der erste, welcher der jungen Mutter gratulierte. Mo Li war zufrieden, daß es ein Junge war, denn für das Ansehen einer chinesischen Familie war es immer besser, als erstgeborenes Kind einen Sohn zu haben.

Zwei Tage später war vor dem Zimmer, in das man Mo Li mit ihrem Kind gelegt hatte, plötzlich Lärm zu vernehmen. Gleich darauf stürmte Ru herein. An seiner Uniform konnte man erkennen, daß er einen hohen Rang bekleidete; und da er zudem von zwei Soldaten eskortiert wurde, schien er innerhalb der Partei eine wichtige Stellung einzunehmen. Er sah wesentlich reifer aus als früher, und auch sein Tonfall war dem eines Offiziers angemessen.

Mo Li war über das unangemeldete Eintreffen ihres Mannes sehr erfreut, und als sie nach der ersten Begrüßung seine Uniform genauer ansah, meinte sie: »Trotz meines Telegramms hast du mir weder mitgeteilt, daß du kommen wirst, noch daß du befördert wurdest.«

»Mit beidem wollte ich dich überraschen.«

»Sieh dir doch unseren Sohn an«, rief Mo Li glücklich, »seine Nase ist wie die seines Großvaters, und er hat so feine Finger wie du.«

Ru nahm das Neugeborene in seinen Arm und blickte es mit einer Mischung aus Stolz und Zärtlichkeit an, während Mo Li fragte: »Was hältst du davon, wenn wir ihn ›Liezhi‹ – ›Höflichkeit gepaart mit Weisheit‹ – nennen?«

Ru lächelte. »Ich bin sicher, daß dieser Name deinem Vater gefallen wird. Andere mit Höflichkeit behandeln und selbst weise werden: Ja, ich glaube, das ist der rechte Name für ihn – Liezhi!«

Luis war von Rus überraschender Ankunft informiert worden und kam herbeigeeilt. Er schüttelte ihm die Hand und sagte, um seine Unsicherheit zu überspielen, Dinge, die ein Arzt in solch einem Fall eben zu sagen pflegte: »Meine besten Glückwünsche, Herr Song! Sie haben einen bezaubernden und gesunden Jungen.« Luis hatte sich Ru völlig anders vorgestellt, eher wie einen zarten und zerbrechlichen Studenten, wie einen, der nichts als seine Studien im Kopf hat. Doch nun stand ihm ein großgewachsener junger Mann gegenüber, mit sonnengegerbter Haut und muskulösem Körper.

Mo Li blickte die beiden an und fragte sich, was jeder von ihnen wohl dachte. Würde ihr Gatte das besondere Verhältnis zwischen ihr und Luis bemerken? Und würde Luis eifersüchtig auf Ru werden, jetzt, da er ihn kennengelernt hatte?

»Doktor Smith-Sutten, ich bin Ihnen für das, was Sie für meine Familie getan haben, zu großem Dank verpflichtet. Lassen Sie mich wissen, womit ich Ihnen eine Freude machen kann«, unterbrach Ru mit warmer und freundlicher Stimme die etwas angespannte Situation.

»Wir waren beide Freunde von Dr. Sun«, erwiderte Luis verbindlich. »Er war es, der uns zusammengeführt hat; deshalb ist es wohl selbstverständlich, daß wir einander helfen.«

Die Erwähnung seines großen Vorbildes berührte Ru zutiefst, und es dauerte nicht lange, daß er und Luis begannen, ihre Meinungen zur aktuellen politischen Lage auszutauschen.

Im Juli 1925 setzte die Kuomintang-Partei in Guang-Zhou ihre erste Regierung ein. Dem Plan von Dr. Sun folgend, bestand das Parlament aus insgesamt sechzehn Mitgliedern, deren militärische Gefolgsleute zusammengefaßt wurden und die den Namen »Nationale Revolutionsarmee« erhielten. Im Zuge dieser Neugliederung wurde Ru erneut befördert.

Gegen die Kriegsherren im Norden konnten immer mehr Kämpfe gewonnen werden, jedoch innerhalb der Partei traten zunehmend Probleme auf: Während der rechte Flügel treu zu General Chiang Kai-shek stand, neigte der linke dazu, die Kommunisten zu unterstützen. Dennoch war die Kuomintang endlich in der Lage, die Regierung wieder etwas nördlicher und damit näher an ihren angestammten Sitz in Peking zu verlagern.

Ru hatte seinen Sohn nur ein einziges Mal gesehen. Danach war er sofort wieder zu seinen politischen Aufgaben zurückgekehrt. Doch er merkte immer stärker, wie die Sehnsucht nach seiner Familie wuchs. Bisher hatte er sich wie ein tapferer Soldat verhalten, der sogar imstande war, einen Feind zu töten, ohne mit der Wimper zu zucken. In den Augen von Chiang Kai-shek war er ein aufrechter Revolutionär, der keine Auseinandersetzung scheute. Nach und nach jedoch spürte Ru eine Veränderung in sich. Vielleicht kam es daher, daß er älter geworden war, vielleicht aber war er nach vielen Jahren des Kampfes einfach nur müde. Gleichzeitig fühlte er sich auch schuldig: Er wußte, daß er Mo Li bisher kein guter Ehemann gewesen war und seinem Sohn ein schlechter Vater. Deshalb plante er insgeheim eine Fahrt nach Hause. Doch plötzlich brachen zwischen der Kommunistischen Partei und der Kuomintang Kämpfe aus, gerade zu dem Zeitpunkt, da die Einigung des Landes kurz bevorstand, und Ru mußte sein Vorhaben auf unbestimmte Zeit verschieben.

Die Streitigkeiten zwischen Nord und Süd nahmen wieder zu, und die Intervention der japanischen Armee verschärfte die Lange zudem. Seit alters her benahm sich Japan China gegenüber wie ein hungriger Tiger, der auf Beute lauert und zuschnappen würde, sobald sich eine Gelegenheit bot.

Ru kämpfte mit den Truppen Chiang Kai-sheks entlang der Eisenbahnlinie, die den Norden Chinas mit dem Süden verband. Die Strategie bestand darin, in kleinen Gruppen vorzudringen und rasch und unerwartet zuzuschlagen. Dieses Vorgehen erwies sich auch als richtig, denn immer mehr Eisenbahnstationen konnten eingenommen werden. Im Juni 1928 hatten Ru und seine Männer bereits die Außenbezirke von Peking unter ihre Kontrolle gebracht. Die noch verbliebenen Kriegsherren unterstellten sich der Führung der Kuomintang, und gegen Ende des Jahres war das Land endlich geeint. Ru beschloß, sofort nach Hause zu fahren, und diesmal konnte er sogar den Zug nehmen, denn die Bahnverbindung zwischen Peking und Shanghai war inzwischen wieder aufgenommen worden.

Der Frühling, der folgte, war warm und mild. Da nun der Bürgerkrieg endgültig vorbei war, fanden auch die Familien wieder zueinander, denn die Soldaten kehrten zu ihren Frauen und Kindern zurück. Man feierte das Wiedersehen, aber man war arm. Neue Kleider oder neue Schuhe galten als ungeheurer Luxus, und die Lebensmittel, egal, ob Fleisch oder Fisch, Reis oder Mehl, erreichten Höchstpreise. Das Land war völlig ausgeblutet und mußte sich von den Wirren des Krieges erst wieder erholen.

An einem Tag im Mai wurde die Beisetzung von Dr. Sun Yat-sen vorbereitet. Er war zwar schon vor vier Jahren gestorben, aber wegen der Kriegsunruhen hatte er damals nicht entsprechend würdig bestattet werden können. Die Zeremonie fand auf einem Hügel in Nan-king statt, und Ru sowie Mo Li waren als Ehrengäste geladen. Als Mo Li Dr. Suns junge Witwe zum ersten Mal sah, fragte sie ihren Mann: »Ru, warum ist sie nicht traditionell gekleidet?« Ru flüsterte: »Nach dem Tod ihres Mannes hat sie sich die meiste Zeit im Ausland aufgehalten. Jetzt ist sie wegen der Trauerfeier zurückgekehrt.«

»In welchem Land hat sie denn gelebt?«

»Ich glaube, sie war in Rußland. Das ist auch der Grund dafür, weshalb sie mittlerweile die Kommunistische Partei unterstützt.«

Die Zeremonie begann mit einundzwanzig Salutschüssen. Der Sarg, der mit der Landesfahne bedeckt war, wurde von acht Soldaten getragen. Als es zum letzten Abschied kam, hoben alle militärischen Ehrengäste grüßend ihre Säbel. Die Trauernden vermochten ihre Tränen nicht zu unterdrücken, aber sie weinten nicht nur um Dr. Sun Yat-sen, sondern auch um die zerstörte ruhmreiche Vergangenheit Chinas und deshalb, weil sie sich einer ungewissen Zukunft ausgesetzt sahen.

Mo Li hatte sich noch nie so stolz gefühlt, diesem Volk anzugehören, und mit einem Mal erinnerte sie sich an ihre Kindheit und an den Tag, da sie sich zwischen der Familie Grand und der Familie Song entscheiden mußte. Sie bewunderte ihre Landsleute dafür, daß sie jede Art von Leid ertrugen, ohne jemals die Hoffnung aufzugeben. Da sie sich ihrer Wurzeln bewußt waren, lebten und starben sie in der Gewißheit, daß daraus stets neue Triebe sprießen würden.

Nan-king, am Ufer des Yang Tse-Kiang gelegen, war für acht Dynastien die Hauptstadt gewesen. Mit der Errichtung des Mausoleums für Dr. Sun Yat-sen schloß sich dort ein Kapitel der Vergangenheit, und ein neues tat sich auf.

Liezhis Entwicklung machte gute Fortschritte. Er schien sehr intelligent, aber auch sehr still zu sein und zog es schon im Alter von vier Jahren vor, in Büchern zu blättern, anstatt sich mit seinen Spielsachen zu beschäftigen. Yen und Zon, die nun als seine Kindermädchen fungierten, sagten oft: »Er stammt aus einer Han Lin-Familie; kein Wunder, daß er Bücher so sehr schätzt. Sicher wird er eines Tages auch ein Han Lin.«

»Aber den Titel gibt es ja heute gar nicht mehr.«

»Du hast recht; schade eigentlich, das Wort hatte eine solche Magie! Wie wird man Liezhi aber dann nennen?«

»›Doktor‹ natürlich.«

»Ich bezweifle, daß dies so bedeutend klingt wie ›Han Lin‹.«

Mo Lis Familienleben verlief nun in ruhigen Bahnen. Sie

kümmerte sich hauptsächlich um ihren Sohn, und wenn Ru zu Hause war, suchte sie ihm eine gute Ehefrau zu sein. Luis war oft bei ihnen zu Gast und verkörperte für Liezhi den »englischen Onkel«. Für Ru war er ein gern gesehener Gesprächspartner; sie unterhielten sich oft stundenlang über die politischen Entwicklungen.

Eines Abends, nachdem man gegessen hatte, sagte Ru: »Ich glaube, daß Japan uns früher oder später erneut angreifen wird.«

»Wir Ausländer sind derselben Meinung«, bestätigte Luis.

»China hat aber keine Kraft mehr, einen Krieg zu führen, das Volk hat zuviel gelitten«, meinte Mo Li.

»Ich fürchte«, sagte Ru, »daß der Feind darauf keine Rücksicht nehmen wird – im Gegenteil, ein schwacher Gegner wird ihm gerade recht sein. Ich habe lange genug gekämpft, um zu wissen, wie grausam die japanischen Soldaten sind; sie töten sogar Frauen, Kinder und Greise. Und jetzt will man uns wieder zum Kampf zwingen!«

Bilder aus der Vergangenheit tauchten in seiner Erinnerung auf. Er sah wieder die Schlachtfelder mit all den Toten, Verwundeten und Verstümmelten, und seine Stimme war voller Bitterkeit, als er fortfuhr: »Wenn man stark genug ist, kämpft man mit Mut, ansonsten ist es das Blut, das einem die Kraft dazu verleiht.«

Mo Li war über seine Worte so erschrocken, daß sie gleich ihren kleinen Sohn in die Arme nahm, wie um ihn zu schützen. Dann bat sie: »Können wir nicht von anderen Dingen sprechen? Ihr redet andauernd von Krieg und das noch vor dem Kind!«

Ru war bereits aufgefallen, daß sich Luis seiner Frau gegenüber stets besonders zuvorkommend benahm, was ihm ganz und gar nicht gefiel. Da er jedoch wußte, daß der Doktor ein großmütiger und ehrenhafter Mann war und zudem noch ein ausgezeichneter und angesehener Arzt, bemühte er sich, dessen Verhalten keine besondere Bedeutung beizumessen.

Als Ru begonnen hatte, das Familienleben mehr und mehr zu schätzen, fiel die feindliche Armee im Nordosten Chinas ein; auf dieses Territorium hatte Japan schon seit langem ein Auge geworfen.

»Ich muß dir etwas mitteilen«, sagte er zu Mo Li, als er von einer Parteiveranstaltung nach Hause kam.

»Ich dir auch«, rief sie aufgeregt, »aber sprich du zuerst.«

»Nein, fang du an, bei mir dauert es wohl etwas länger.«

Mo Li ahnte schon, was ihr Mann ihr erzählen würde, und wußte plötzlich nicht mehr, wie sie selbst beginnen sollte. Ru nahm ihre Hand, lächelte und sagte: »Komm, spann mich nicht so lange auf die Folter!«

Sie errötete und, anstatt zu sprechen, deutete sie auf ihren Bauch.

»Ist es wahr?« rief Ru freudig überrascht.

»Der Gynäkologe hat es mir heute morgen bestätigt.«

»In welchem Monat bist du schon?«

»Im zweiten.«

Ru begann zu zählen: »Das heißt, daß unser zweites Kind im nächsten August zur Welt kommen wird.« Er schien sehr glücklich zu sein, doch plötzlich trübte sich seine Stimmung.

»Was bedrückt dich?« wollte Mo Li wissen.

Ru antwortete nicht sogleich; es schien, als suchte er nach den rechten Worten. Dann sagte er: »Ich muß euch demnächst wieder verlassen.«

»Wohin gehst du? Und für wie lange?«

»Ich muß die Truppen nach Nordosten führen, um gegen die Japaner zu kämpfen.«

»Weshalb gerade du? Können sie denn nicht einen anderen schicken?« Mo Li ärgerte sich selbst darüber, daß die Furcht sie so plötzlich überfiel, und sie begann zu klagen: »Immer wenn ich schwanger bin, gehst du fort. Ich bin sicher, daß du mir auch diesmal nicht beistehen wirst.«

Ru wußte, daß er vor einer schweren Entscheidung stand, und er begann bereits, an seiner bisherigen Überzeugung zu zweifeln, vor allem, weil sein Einsatzgebiet so weit entfernt lag und der Gegner als äußerst grausam bekannt war. In diesem Konflikt kam ihm Mo Li zu Hilfe.

»Sind deine Truppen nicht die besten? Welche Chance haben wir denn, die Japaner aufzuhalten, wenn nicht mit den besten Soldaten? Und wenn unser Land sich in der Gefahr befindet, vom Feind überrannt zu werden, welche Freude könnten wir dann noch aneinander haben? Ich gehöre nicht zu den Frauen, die ihren Mann mit Liebesschwüren ans Haus ketten.«

Die Reaktion seiner Frau überraschte Ru völlig, und er empfand in diesem Augenblick eine besonders tiefe Zuneigung für sie. Zärtlich besorgt fragte er: »Aber was wird sein, wenn du das Kind wieder ohne mich auf die Welt bringen mußt?«

»Mach dir keine Sorgen«, beruhigte ihn Mo Li, »schließlich bekommen die Frauen die Kinder, nicht die Männer.«

Wegen seiner Beziehungen war es Ru gelungen, im Haus einen Fernsprechapparat installieren zu lassen, und er versprach Mo Li, sie so oft wie möglich anzurufen. Aber das Telefon blieb wochenlang still. Die Zeitungen waren die einzige

Quelle, durch die Mo Li etwas über ihren Gatten und seinen jeweiligen Aufenthaltsort erfuhr. Sie zweifelte zwar nicht an seiner Treue, ertappte sich aber doch bei dem Gedanken, daß er, nun da er bekannt geworden war und in hohem Ansehen stand, dem Charme anderer Frauen erliegen könnte. In solchen Augenblicken wußte sie jedoch auch, daß es nötig war, ihre Phantasie zu zügeln, um das Vertrauen, das sie Ru stets entgegengebracht hatte, nicht aufs Spiel zu setzen.

Eines Abends stand Luis unangemeldet vor der Tür, entschuldigte sich für den unerwarteten Besuch und fragte Mo Li, ob sie ihn in ein Lichtspieltheater begleiten wolle.

»Was wird denn gezeigt?«

»Ein neuer Film mit einer chinesischen Hauptdarstellerin, die Ihnen sehr ähnlich sieht.«

Mo Li lachte. »Sie meinen, daß ich mit meinem Acht-Monate-Bauch einer Filmschauspielerin ähnele?« Dann fügte sie hinzu: »Handelt es sich etwa um Anna May Wong?«

»Ja, kennen Sie sie denn?« fragte Luis erstaunt.

»Nur aus der Zeitung. Sie ist sehr berühmt. Im letzten Jahr stand sie in London zusammen mit Laurence Olivier auf der Bühne.«

»Was, den kennen Sie auch?«

»Ebenfalls nur aus der Zeitung. Und welchen Film wollen wir uns nun ansehen?«

»›Der Dieb von Bagdad‹.«

»Das hört sich gut an.« Mo Li lächelte, worüber Luis sehr beglückt war, denn in letzter Zeit hatte er dieses Lächeln an ihr vermißt, wobei er sich fragte, ob es der Sorge um Ru gewichen war oder ob es einen weiteren, ihm unbekannten Kummer gab.

Nach der Filmvorführung schlenderten sie noch eine Weile

durch die hell erleuchteten Straßen, bevor sie den Weg zu Mo Lis Haus einschlugen.

»Wie fanden Sie sie?« wollte Luis wissen; und als Mo Li nicht gleich antwortete, fuhr er voll Begeisterung fort: »Sieht sie nicht hinreißend aus? Wenn sie lächelt, gleicht sie dann nicht einem Engel? Und ihre Energie: Sie kommt mir vor wie ein westlicher Motor, der in einem chinesischen Gefährt steckt.«

Mo Li war über diesen Vergleich sehr belustigt, doch nun wußte sie auch, wie Luis sie selbst sah, und was sie, wie sie sich eingestand, in leichte Erregung versetzte. Als sich dann noch während des Spaziergangs ihre Hände gelegentlich berührten, begann ihr Herz stärker zu schlagen. Bei Ru hatte sie einen solchen Zustand nie erlebt, und sie spürte, daß nur wenig fehlte, bis Luis sie umarmen würde. Doch so sehr sie sich dies auch wünschte, schreckte sie schon vor dem Gedanken zurück; sie war schließlich zu einem moralischen Lebenswandel verpflichtet.

Luis, der sich über Mo Lis Schweigsamkeit wunderte und befürchtete, er könne sie mit seinem Vergleich vielleicht gekränkt haben, wollte sie noch zum Abendessen einladen, doch Mo Li lehnte mit Rücksicht auf ihren körperlichen Zustand ab und bat ihn, sie heimzubringen. Daß sie dann seinen Arm nahm, bedeutete für ihn eine weitere neue Hoffnung, und als sie sich an der Pforte ihres Hauses verabschiedeten, wußten beide, daß zwischen ihnen ein untrennbares Band der Zuneigung existierte.

Zwei Wochen später brachte Mo Li ein Mädchen zur Welt. Ru war bei der Geburt weder anwesend, noch konnte er verständigt werden, denn alle Verbindungen zwischen Shanghai und dem Nordosten des Landes waren unterbrochen. Niemand wußte von seinem Verbleib.

Einige Tage nach der völlig unkomplizierten Entbindung kam Luis mit einer Zeitung in Mo Lis Zimmer, auf deren erster Seite unter einem großen Foto zu lesen war: *Pu-yi, Kaiser der Mandschurei.*

»Hören Sie nur, was hier steht«, rief Mo Li aufgebracht, nachdem sie den Artikel gelesen hatte. »Die kaiserliche japanische Armee will im Nordosten Chinas einen neuen Staat schaffen, und Pu-yi aus der großen Ch'ing-Dynastie soll ihn regieren. Armer Pu-yi! Vor mehr als zwanzig Jahren war er eine Puppe am Faden der Kaiserin Tz'u-shi, was zum Ende seiner großen Dynastie führte. Jetzt ist er erwachsen und nichts anderes als ein Marionettenkaiser, der einem Marionettenstaat vorstehen soll.«

Plötzlich erschrak sie, denn sie hatte so laut gesprochen, daß ihr Kind davon aufgewacht war und zu weinen begann. Während sie es zu beruhigen versuchte, gingen ihr die verschiedensten Gedanken durch den Kopf. Sie überlegte, ob diese Ereignisse möglicherweise der Grund dafür waren, daß sie schon so lange nichts von Ru gehört hatte. Vielleicht war er in japanische Gefangenschaft geraten und wurde von den Feinden grausam gefoltert. Oder war er etwa gar schon tot? Wer konnte es wissen? Mo Li begann zu schluchzen.

»Hören Sie bitte auf damit«, vernahm sie die besorgte Stimme des Arztes. »Sie schaden nur sich selbst und dem Kind! Haben Sie sich übrigens schon einen Namen für die Kleine ausgedacht?« fragte er, um Mo Li auf andere Gedanken zu bringen. Er nahm das Kind auf den Arm und wiegte es.

Mo Li, der seine zärtlichen Gefühle nicht entgangen waren, antwortete: »Nein, denn eigentlich wollte ich das mit Ru besprechen. Doch nun sieht es so aus, als würde mein Kind wohl für längere Zeit ohne Namen bleiben, wenn ich nicht selbst die Entscheidung treffe.« Ihre Stimme zitterte bedenklich, doch bald fing sie sich wieder und meinte: »Was halten Sie von Pe Lin?«

»Welche Bedeutung hat dieser Name?«

»›Vom herrlichen Regen durchtränkt werden‹.«

Luis, der sich immer wieder über die blumenreiche chinesische Sprache wunderte, sagte: »Mit einem solchen Namen kann sie später sicherlich eine berühmte Schriftstellerin werden: Pe Lin Song!«

Mo Li lachte. »Sie sind nicht nur ein guter Arzt, Sie verstehen es auch, in jeder Situation das Richtige nicht nur zu tun, sondern auch zu sagen.«

Als Mo Li nach einigen Tagen mit dem Neugeborenen von der Klinik nach Hause kam, war es Liezhi, der völlig außer sich war, weil er nun eine Schwester bekommen hatte.

»Mama, laß sie mich auf den Arm nehmen«, rief er, der sonst so still und verträumt war, daß seine Lehrer ihm bereits eine große Zukunft als Gelehrter voraussagten.

»Sie ist noch zu klein, aber in einigen Wochen wird es soweit sein, daß du sie tragen darfst«, erwiderte Mo Li. Als Liezhi weiterhin drängte, sagte die Dienerin Zon zu ihm: »Gib jetzt endlich Ruhe, deine Mutter hat eine anstrengende Zeit hinter sich; nun muß sie sich erst erholen.«

Enttäuscht zog sich der kleine Junge zurück, der eine ganze Woche auf die erste Begegnung mit seiner Schwester gewartet hatte. Mo Li bemerkte, daß er gekränkt war, und fragte sich, wie schwer es wohl für sie werden könnte, beide

Kinder ohne Vater aufzuziehen. Schließlich versprach sie ihm: »Liezhi, du darfst bei deiner Schwester bleiben, sobald sie im Bett ist, aber tragen darfst du sie noch nicht.«

»Warum denn nicht?«

»Weil Neugeborene so empfindlich sind wie Porzellan, das schon bei der kleinsten falschen Berührung zerbrechen kann.«

»Ich habe Yen und Zon jeden Tag beim Abwaschen geholfen und dabei nie etwas zerbrochen.«

»Ich weiß, doch bedenke, daß wir sehr viel Geschirr haben, aber nur ein neugeborenes Kind.«

Schließlich gab Liezhi auf. Als Luis jedoch später kam, um sich nach dem Befinden von Mutter und Kind zu erkundigen, ergriff er die Gelegenheit, den Doktor zu fragen: »Onkel Luis, vor einer Woche noch hatte Mama einen großen Bauch, und jetzt ist er verschwunden, und sie kommt dafür mit meiner kleinen Schwester heim. Wie geht das denn?«

Alle lachten, und Mo Li meinte: »Eines Tages, wenn du groß bist, wirst du wissen, wie das geht.«

Luis nahm Liezhi an der Hand und führte ihn zu dessen Spielzeugeisenbahn. »Schau«, sagte er, »genauso wie der Zug hier aus dem Tunnel kommt, ist deine Schwester aus dem Bauch deiner Mutter gekommen.«

Liezhi verstand zwar immer noch nicht ganz, wie eine Geburt vor sich ging, doch gab er sich mit der Erklärung zufrieden; schließlich stammte sie von Onkel Luis, einem Doktor.

Mo Li freute sich über die Art, wie Luis mit ihrem Sohn umzugehen verstand. »Komm«, sagte sie zu Liezhi, plötzlich ihr ursprüngliches Verbot aufhebend, »ich werde dir zeigen, wie man ein Baby im Arm hält, aber du mußt mir versprechen, es nur zu tun, wenn ich dabei bin.« Als Liezhi das Kind endlich tragen durfte, strahlte er und sang: »Pe Lin, Pe Lin, meine kleine Schwester ...«

Etwa ein halbes Jahr später – Liezhi ging in die zweite Schulklasse – konnte Mo Li erfreut feststellen, daß sich ihr Sohn prächtig entwickelte. Er schien Unabhängigkeit und Eigeninitiative ebenso sehr zu schätzen wie sie selbst, und gleichzeitig interessierte er sich auch für Politik – ganz wie sein Vater. Er liebte es, mit seiner Mutter und Onkel Luis über die staatliche Entwicklung zu diskutieren, so daß Mo Li eines Tages Luis fragte, ob er nicht auch meine, daß Liezhi für sein Alter schon viel zu reif sei.

»Was soll daran falsch sein«, meinte der Doktor, »es ist doch besser, er interessiert sich zu früh für das wirkliche Leben als zu spät.«

Mo Li mußte an Ru denken. Immer mehr glich ihr Sohn ihrem Mann, nicht nur wegen dessen hochaufgeschossener Gestalt und feingliedriger Finger, sondern auch, weil er in seinem Denken ebenso völlig unabhängig zu sein schien.

Als Mo Li von den großen Verlusten der chinesischen Armee im Nordosten des Landes erfuhr, bedauerte sie es, sich Ru gegenüber nicht wärmer und verständnisvoller gezeigt zu haben; und sie stellte sich vor, mit wie viel Liebe sie ihren Mann umfangen würde, sollte er jemals wieder nach Hause kommen. Wegen dieser Selbstvorwürfe begann sie, all ihre Aufmerksamkeit und Zuneigung auf ihren Sohn zu richten, ohne allerdings die kleine Pe Lin zu vernachlässigen.

Als sie eines Tages mit Luis erneut über die frühe Reife ihres Sohnes sprach, stand er, eben von der Schule heimgekommen, plötzlich im Raum. Mo Li scherzte: »Kaum spricht man von jemandem, schon taucht er auf. Wieso bist du denn schon hier?«

»Weil ich morgen zu einer Demonstration muß. Ich führe die Klasse an!« antwortete der Junge voll Stolz. Er holte aus seiner Schultasche ein Schreiben der Direktion hervor, das er seiner Mutter überreichte.

Mo Li las:

Verehrte Eltern unserer Schüler!

Am morgigen Tag fällt der Unterricht aus, denn unsere Schule beteiligt sich an der großen Demonstration gegen den japanischen Vorstoß auf unser Land. Die Teilnahme an der Veranstaltung ist nicht Pflicht, doch wer mit auf die Straße geht, muß seine Eltern darüber informieren, daß sein Handeln freiwillig ist. Der Krieg steht vor der Tür, eine japanische Vorhut ist auf dem Weg nach Shanghai. Teile der Regierung sind gegen den Krieg, andere dafür. Wir wollen uns nicht einer bestimmten Haltung anschließen, doch wir wünschen, daß unsere Kinder verstehen: Es gibt nur eine Wahl – Söhne Chinas oder Sklaven Japans zu sein.

Mo Li, die sich weniger enthusiastisch zeigte, riet ihrem Sohn: »Liezhi, laß doch die anderen demonstrieren, du mußt dich doch nicht in der Öffentlichkeit zur Schau stellen!«

»Das will ich auch gar nicht«, war seine Antwort, »ich tue es für meinen Vater. Hast du mir nicht erzählt, daß er vielleicht in einem japanischen Gefängnis steckt? Wenn wir jetzt gegen die Japaner kämpfen, können wir ihn vielleicht befreien.« Liezhi sprach, als wäre er ein großer Held.

Als seine Mutter nichts darauf erwiderte, rief er: »Danke, Mama, ich weiß, du bist die beste Mutter der Welt!« Dann setzte er sich auf ihre Knie und schlang die Arme um ihren Hals.

Am frühen Morgen des 28. Januar 1932 war Liezhi für seine Mission gerüstet. Mit einer selbst gefertigten roten Schärpe über der rechten Schulter stand er voller Stolz vor seiner Mutter.

»Du siehst wirklich wie ein Volksvertreter aus«, sagte sie mit großer Bewunderung.

»Ich bin einer«, antwortete er überzeugt.

»Aber nach der Demonstration kommst du sofort nach Hause, hörst du!«

»Gewiß, Mama!«

Dann sah Mo Li noch, wie ihr Sohn aufgeregt aus dem Haus lief, viel schneller als an normalen Schultagen. Sie war zufrieden, daß sie seine Freiheit nicht eingeschränkt und seinen Enthusiasmus nicht behindert hatte.

Einige Stunden danach vernahm Mo Li plötzlich lauten Tumult. Sie achtete zunächst gar nicht darauf, da sie dachte, der Lärm stamme von vorüberziehenden Demonstranten. Als sie jedoch aus dem Fenster blickte, sah sie den Direktor von Liezhis Schule auf den Eingang zukommen. Seine Brille schien zerbrochen zu sein, und die Haare hingen ihm wirr ins Gesicht. Hinter ihm kamen, offenbar verletzt, Liezhis Klassenlehrer und eine Anzahl von Schülern. Mo Li zuckte zusammen: In den Armen des Lehrers lag blutüberströmt ihr Sohn.

Geistesgegenwärtig griff sie nach dem Telefonhörer, um Luis zu benachrichtigen, doch sie bekam keine Verbindung zum Krankenhaus. Sie rief nach Yen und Zon: »Lauft schnell zu Doktor Luis und bittet ihn, er möge sofort mit dem Erste-Hilfe-Koffer herkommen ... Nein, sagt ihm, er soll den Rettungswagen nehmen ... Oder laßt es sein, es ist besser, wir bringen Liezhi gleich selbst ins Krankenhaus!« Ihr erstes Erfassen der Situation wandelte sich nun in Verwirrung, der die Dienerinnen entkamen, weil sie noch vor Mo Lis letztem Satz aus dem Haus gestürmt waren.

Dann stand der Schuldirektor vor ihr, blaß wie eine Gipsstatue. Was er sagen mußte, brachte er nur stockend hervor.

»Es … tut uns wirklich leid … es war ein Unfall … völlig überraschend … und alles kam so schnell.«

»Herr Direktor«, rief Mo Li, »das können Sie mir alles später erzählen, jetzt müssen wir meinen Sohn retten.«

»Aber er ist tot«, hörte sie eine Stimme aus der Schar der Schüler.

»Das ist nicht wahr«, rief Mo Li und warf dem Jungen einen ärgerlichen Blick zu.

»Unglücklicherweise hat er recht«, stammelte der Schulleiter.

»Nein, nein, Sie sind kein Arzt, wie können Sie so etwas behaupten!« Sie brach in Tränen aus. »Ihr habt wertvolle Zeit verschwendet! Ihr hättet ihn sofort ins Krankenhaus bringen müssen!«

Da trat der Lehrer vor und versuchte, Mo Li zu beruhigen. Als sie wissen wollte, was genau geschehen war, berichtete er: »Nachdem sich die Schüler zusammen mit den erwachsenen Demonstranten aufgestellt hatten, erschienen plötzlich Soldaten in der Uniform der Kuomintang und schlugen auf die Gruppe ein. Einige Soldaten schossen auf sie, und eine Kugel traf Ihren Sohn; er war auf der Stelle tot.«

»Das kann nicht sein«, stammelte Mo Li entsetzt, »Sie lügen, ich weiß es, Sie lügen, mein Sohn lebt …« Sie entriß den leblosen Körper den Armen des Lehrers und rief laut: »Liezhi, schau mich an! Liezhi, wach auf …«

Als Luis mit dem Rettungswagen ankam, untersuchte er Liezhi sofort, doch auch er mußte das Unfaßbare bestätigen.

Mo Li aber wollte die schreckliche Wahrheit noch immer nicht glauben. »Liezhi, Liezhi ...«, flüsterte sie. Ihre Stimme war so zärtlich und sanft, als fürchtete sie, ihren Sohn aufzuwecken. »Liezhi, ich bin es, ich weiß, du wirst bald aufwachen.«

Luis wußte nicht, wie er sich in dieser Situation verhalten sollte. Was würde geschehen, wenn er sie aus ihrer Illusion riß?

Als es Abend wurde, rief Mo Li noch immer den Namen ihres Kindes und lehnte es ab, Liezhi aus den Armen zu geben. Sie saß da und schaukelte ihn zärtlich, als wollte sie ihn in den Schlaf wiegen.

»Laßt ihn uns zu Bett bringen«, schlugen die Dienerinnen vor, die erkannt hatte, in welchem Zustand sich ihre Herrin befand. Doch Mo Li hörte auf niemanden und begann nun, Wiegenlieder zu singen: »Schlafe, mein Kind, schließe die Augen! Der Mond wacht über unserem Haus. Schlafe, mein Kind, schlaf ein!«

Yen und Zon kannten das Lied gut, denn sie hatten es bisher Liezhi jeden Abend vorgesungen. Die ganz Nacht über konnten sie hören, wie Mo Li ihrem toten Kind dieses Lied sang.

Am nächsten Morgen erschien der Direktor mit einer Abordnung von Schuloffiziellen. Sie wollten Mo Li ihr Beileid bekunden und ihr einen kleinen Sarg für ihren Sohn überbringen. Als die den Sarg erblickte, konnte sie ihre Verzweiflung nicht länger zurückhalten und schrie: »Ihr Mörder, ihr wagt es, hierher zu kommen?« Luis, der vorsorglich die Nacht über im Haus geblieben war, versuchte besänftigend auf sie einzuwirken, doch es gelang ihm nicht.

»Meint ihr, euren Fehler damit gutmachen zu können,

indem ihr mir einen Sarg schenkt«, schrie sie außer sich. »Wir sind nicht arm, unser Liezhi braucht keinen geschenkten Sarg!«

Liezhis Lehrer ergriff nun das Wort: »Glauben Sie uns, wir sind erschüttert über das tragische Geschehen, aber es war nicht unsere Schuld.«

»Nicht Ihre Schuld? Nicht Ihre Schuld? Wessen Schuld war es dann? Wer hat denn diesen Kindern erlaubt, an einer Demonstration teilzunehmen?«

»Es gab genügend Eltern, die ihre Kinder von der Demonstration fernhielten«, warf der Lehrer ein.

Plötzlich überkamen Mo Li Schuldgefühle. Weshalb hatte sie Liezhi nicht zurückgehalten? Warum hatte sie ihm die Teilnahme nicht verboten? Weshalb war sie nicht ihrem ersten Gefühl gefolgt, das ihr gesagt hatte, diese Demonstration würde kein gutes Ende nehmen?

Mo Li verstummte. Sie wandte sich von den Besuchern ab und ging in ihr Zimmer zurück, in dem Liezhi immer noch auf ihrem Bett lag. Betroffen machte sich auch die Schulabordnung auf den Rückweg. Stille legte sich über das Haus, eine große, unheimliche Stille.

In den folgenden Tagen erlaubte Mo Li niemandem, den Körper ihres Jungen zu berühren. Sie aß nicht, sie trank nicht, sie schlief nicht. Vergeblich versuchte sie ausfindig zu machen, was mit Ru geschehen war, wo er, wenn er noch lebte, sich gerade aufhielt und ob es ihm möglich sein würde, trotz des bevorstehenden großen Krieges nach Hause zu kommen. Die Frage, weshalb es gerade Mitglieder der Partei ihres Mannes waren, die Liezhi auf dem Gewissen hatten, verursachte ihr fast unerträgliche Qualen.

Luis machte sich große Sorgen um Mo Li, die von Tag zu Tag schwächer wurde. Eines Morgens fanden sie die beiden

Dienerinnen fast bewegungslos neben ihrem Sohn liegen. Da ergriffen sie die Gelegenheit und legten Liezhi in den Sarg, den die Schulabordnung zurückgelassen hatte.

Durch seine medizinische Versorgung und den Zuspruch, den Luis ihr gab, erholte sich Mo Li zwar einigermaßen, doch ihre unbeschwerte Lebensfreude, die sie einst so attraktiv gemacht hatte, war unwiederbringlich dahin. Dafür hatte das Schicksal ihr nun eine Reife verliehen, die sie nicht weniger anziehend machte. Im Gegenteil, die Trauer und der Schmerz verliehen ihr nun eine entrückte Schönheit, die das Irdische schon hinter sich gelassen zu haben schien.

Obwohl sie ihre Tochter noch nie selbst gestillt hatte, da es bei den wohlhabenden Familien Sitte war, dies einer Amme zu überlassen, entschloß sich Mo Li, von nun ab Pe Lin selbst an die Brust zu nehmen. Doch es war vermutlich der Schock, den sie durch Liezhis Tod erlitten hatte, der ihr Vorhaben verhinderte: Es kam keine Milch. Mo Li verfiel erneut in Schwermut, das Leben erschien ihr sinnlos, und das einzige, das ihr noch Halt gab, war das Wissen um die Pflicht, für ihre neugeborene Tochter zu sorgen.

Kapitel 7

Eine Woche nach Liezhis tragischem Tod begannen Vorauskommandos der japanischen Armee, Häuser und Gehöfte, die auf ihrem Weg nach Shanghai lagen, niederzubrennen.

»Allmählich wird es Zeit, Liezhi zu bestatten«, sagte Luis zu Mo Li, »wenn es so weitergeht, steht Shanghai bald in Flammen. Wir müssen den Sarg auf den Friedhof bringen.«

»Gewiß, Luis«, antwortete Mo Li gereizt, »doch wir haben

soviel Mühe aufgewendet, Liezhi für seine letzte Reise vorzubereiten, und wollen danach mit der Zeremonie in der Trauerhalle fortfahren.«

Luis, der trotz seines Berufes mit den chinesischen Bestattungsriten nicht vertraut war, fragte Mo Li nach der Bedeutung ihrer Worte.

»Wir Chinesen«, erklärte sie ihm, »glauben, daß jede Seele ihre Zeit braucht, um an ihren Zielort zu gelangen. Wird die Trauerzeremonie unterbrochen, ehe diese Zeit vorüber ist, riskiert man, daß die Reise der Seele vorzeitig endet.«

»Und wie lange dauert diese Reise?«

»Sieben mal sieben Tage.«

»Liezhi ist ein so intelligentes Kind, er wird sein Ziel bestimmt viel schneller als andere erreichen«, sagte Luis, der hoffte, die Zeremonie abkürzen zu können, da er fürchtete, sie würden sonst dem japanischen Angriff nicht rechtzeitig entgehen.

»Ich habe Tag und Nacht voller Hoffnung und Liebe für ihn gebetet, damit seine Seele ohne Umwege an ihr Ziel gelangt. Wie könnte ich nun in der Mitte des Weges stehenbleiben?«

»Man zerschneidet den Seidenfaden nicht, bevor das Kleid fertig ist«, fuhr sie fort, als sie an Luis' Gesichtsausdruck merkte, daß er mit ihrer Absicht nicht einverstanden war.

»Mo Li, wir sind in großer Gefahr, die Japaner beginnen, die Stadt niederzubrennen. Hier sind wir einigermaßen sicher, weil man wegen der vielen Ausländer noch nicht gewagt hat, in diese Gegend vorzudringen, aber es ist nur eine Frage der Zeit, bis auch wir bedroht werden.«

»Luis, ich bitte Sie, lassen Sie mich mit meinem Sohn zusammenbleiben«, sagte Mo Li unter Tränen.

Wenn er sie weinen sah, hatte Luis stets das starke Bedürfnis, sie in die Arme zu nehmen und ihr die Tränen von den Wangen zu küssen. »Sie müssen mich nicht darum bitten, ich will Sie nur vor den Japanern beschützen«, äußerte er besorgt. »Wenn die Soldaten eine so schöne Frau wie Sie sehen, können Sie sich wohl vorstellen, was geschehen wird.«

»Wo sollten wir denn hingehen?« wollte Mo Li wissen, nun doch ängstlich geworden.

»Ich werde Sie beim Roten Kreuz unterbringen. Wir haben dort ein Flüchtlingslager mit dreihundert Betten errichtet. Zwar kann ich keinen Komfort bieten, aber ich denke, daß Sie dort zumindest in Sicherheit sind.«

Dieser Vorschlag gefiel Mo Li ganz und gar nicht; außerdem konnte sie sich keineswegs mit dem Gedanken anfreunden, im eigenen Land Flüchtling zu werden.

Luis, der sehr wohl spürte, was in ihr vorging, sagte nur: »Haben Sie mir nicht einmal selbst von jenem alten Sprichwort erzählt, in dem es heißt, daß es nur solange Brennholz gibt, solange der Berg grün ist?« Er fügte hinzu: »Wir wollen aber erst sehen, wie die Situation im Krankenhaus ist. Wenn die Gefahr nicht wirklich akut ist, können Sie und Pe Lin in meinem Arbeitszimmer bleiben.«

»Und was wird mit Yen und Zon?«

»Die beiden kann ich leider nicht mitnehmen, aber im Flüchtlingslager werden sie sich nicht allzu unwohl fühlen. Und Liezhi bringen wir jetzt an den Ort, an dem seine Seele ihr Ziel erreichen kann ...«

Das gesamte Krankenhaus war für die Aufnahme der Verwundeten zur Verfügung gestellt worden, selbst das Büro und das Sprechzimmer von Dr. Smith-Sutten. Um Platz für die Kriegsverletzten zu machen, mußte er das unterirdische

Lager beziehen, in dem alles Material, das im Hospital gebraucht wurde, gestapelt war. Mo Li gefiel es hier besser als im Obergeschoß, denn so mußte sie nicht erst in den Keller laufen, um Schutz zu suchen, wenn die Sirenen heulten; zudem war sie neben Luis die einzige, die einen Schlüssel zu diesem Teil des Krankenhauses besaß. Als Mo Li die kostbaren Medikamente betrachtete, die hier lagerten, meinte sie: »Das ist der teuerste Raum, den ich je betreten habe.«

Das größte Problem, mit dem man hier zu kämpfen hatte, war die Kälte. Außerdem stellte sich noch die Frage, wer Pe Lin stillen sollte. Da sich keine Amme mehr fand und frische Milch nicht erhältlich war, mußte man auf Milchpulvervorräte zurückgreifen.

In den folgenden Wochen verschlechterte sich die Situation zusehends. Es wurden immer mehr Verwundete eingeliefert, und die Zahl der Flüchtlinge, die im Lager Schutz suchten, stieg täglich. Da es nicht genügend Ärzte gab und auch die Gruppe freiwilliger Helfer eingeschränkt blieb, herrschten im Krankenhaus bald chaotische Zustände.

Eines Tages, als Luis einem Soldaten gerade eine Kugel aus der Schulter entfernt hatte, platzte Ru in den Operationssaal. Der Doktor erkannte ihn erst gar nicht, denn Ru war schmal wie ein Strich geworden, und Kinn und Wangen waren von einem langen Bart bedeckt.

»Luis, ich bin es, Ru!« sagte er.

»Ru? Gott sei Dank, daß Sie leben! Wie haben Sie es geschafft, hierher zu kommen, jetzt, wo doch die Japaner auf jeden Chinesen , den sie sehen, Jagd machen.«

»Ich habe da meine Methoden. Aber sagen Sie, wo sind Mo Li und die Kinder? Ich war bei unserem Haus; es ist niedergebrannt, ebenso wie das gesamte Stadtviertel.«

Luis bedeutete Ru zu schweigen. Dann flüsterte er ihm etwas ins Ohr und überreichte ihm den Schlüssel zum Vorratslager. »Ich muß Ihnen noch etwas Wichtiges mitteilen: Sie werden Liezhi dort unten nicht antreffen.« Dann berichtete er von den schrecklichen Ereignissen und wie er und Mo Li das Kind auf dem Friedhof von Shanghai beerdigt hatten. Daß seine Großeltern nicht einmal hatten Abschied von ihm nehmen können, war nur eine der Folgen des japanischen Vorstoßes.

Ru kämpfte mit den Tränen, aber er sagte kein einziges Wort. Er sah nur den dunklen Korridor, der über eine Treppe in den Keller führte und der ihm wie eine geheime Verbindung zwischen Leben und Tod erschien.

»Ich bin es, Mo Li, ich bin wieder hier!«

Mo Li erschrak, denn sie hatte die Rückkehr ihres Mannes zwar erhofft, aber kaum damit gerechnet.

»Ru, bist du es wirklich? Wie wunderbar, daß du lebst!« rief sie.

Da die Stromversorgung des Krankenhauses nicht mehr funktionierte, trug Ru eine Petroleumlampe in der Hand, die sein Gesicht von unten her beleuchtete.

»Ru, du bist ja schrecklich abgemagert«, rief Mo Li, als sie ihn vor sich stehen sah. »Und wie lang dein Bart ist! Komm, du mußt mir alles erzählen. Leider können wir hier nicht kochen, es gibt nur eine Mahlzeit am Tag. Aber ich habe Kekse aufgehoben. Iß! Du mußt schrecklich hungrig sein!«

Es war seit Tagen die erste Nahrung für Ru, der sich völlig erschöpft auf dem Boden niederließ. Jedoch schon nach den ersten Bissen legte er die Kekse beiseite und blickte Mo Li liebevoll an. »Ich weiß, was geschehen ist, Luis hat es mir erzählt. Es scheint, als habe das Glück uns verlassen: Der Krieg hat uns ein Kind geraubt, und auch unser Haus ist zerstört.«

Mo Li blickte kurz auf, aber sie machte den Eindruck, als wäre ihr der Verlust des Hauses gleichgültig.

Ru fuhr fort: »Doch wir haben noch unser zweitgeborenes Kind, unsere Tochter. Wo ist sie? Laß sie mich sehen!«

Später berichtete Ru seiner Frau von seinen Erlebnissen: »Als wir den Kampf gegen die Japaner aufnahmen, waren zunächst beide Seiten gleich stark. Doch während auf internationalen Druck hin bereits Friedensbemühungen stattfanden, lockten uns die Japaner in einen Hinterhalt. Ich werde diesen Tag nie vergessen. Es war der 18. September 1931.«

Mo Li rechnete nach: »Das war vor sieben Monaten. Was geschah damals?«

»Ich hatte Nachtwache – und das war wohl mein Glück, denn auf unser Lager fiel eine Bombe. Sie zerfetzte meine Kameraden, während sie schliefen. Ich war gerade auf dem Rundgang, nicht einmal ein Splitter traf mich. Aber die meisten unserer Leute waren tot. Deshalb mußten wir auch den Nordosten aufgeben, bis auf die Gegend um den Hei Long-Fluß. Dorthin schlug ich mich durch und traf auf einen versprengten Rest unserer Truppen. Von jener Gegend hierher zu gelangen war nahezu unmöglich, denn die gesamte Peripherie von Shanghai ist von japanischen Soldaten besetzt, die jeden Chinesen sofort töten, egal, ob Soldat oder Zivilist, Mann oder Frau, alt oder jung ...«

Ru hielt inne, und Mo Li spürte, daß er, um sie zu schonen, nicht alles von seinen schrecklichen Erlebnissen erzählt hatte. Dann fragte sie: »Warum greifen die Japaner Shanghai an, wenn sie doch den Nordosten des Landes in ihre Gewalt bringen wollen?«

»Eine alte Kriegslist lautet: Im Osten lärmen, im Westen angreifen. Der Überfall auf Shanghai ist ein Ablenkungsmanöver.«

»Und deshalb tötet man lauter Unschuldige?«

»Im Krieg gibt es keine Gerechtigkeit; und die Frage nach Schuld oder Unschuld stellt sich nicht.«

Mo Li versuchte, das Thema zu wechseln, da sie erkannte, daß das, was Ru zur Sprache brachte, auch sein eigenes Tun betraf.

»Wie gefällt dir ›Pe Lin‹, der Name, den ich für unsere Tochter gewählt habe? Wir können ihn immer noch ändern.«

Ru ergriff ihre Hand. »Der Name gefällt mir, ich bin nur überrascht, daß du so kraftvolle Worte für sie gefunden hast.«

Er hielt inne, denn er dachte an Liezhi und fragte sich, ob Pe Lin jemals dessen Platz einzunehmen in der Lage sein würde, trotz ihres klangvollen Namens.

»Wir können uns glücklich schätzen, daß Luis dich und unsere Tochter hier untergebracht hat. Das Krankenhaus und das Lager sind überfüllt mit Flüchtlingen, und es herrscht ein heilloses Durcheinander.« Er senkte seine Stimme und flüsterte: »Aber ich weiß, daß du und Pe Lin diesen Ort bald verlassen werdet können.«

Mo Li, die sich auf eine lange Zeit voll Entbehrungen und Einschränkungen bereits eingerichtet hatte, war erstaunt über die Worte ihres Mannes.

»England, Frankreich und die Vereinigten Staaten von Amerika bedrängen China und Japan auf politischem Wege«, sagte Ru. »Ich bin sicher, daß die japanische Regierung ihre Soldaten in einigen Tagen von Shanghai abziehen wird.«

»Woher weißt du das?«

»Geheiminformation.«

»Würde das bedeuten, daß Liezhi noch am Leben wäre, wenn die ausländischen Staaten schon früher eingegriffen hätten?«

»Wer kann das beantworten, Mo Li? Sicher ist, daß ich die Wahrheit herausfinden werde, was am 28. Januar wirklich geschehen ist. Das schwöre ich dir!«

»Manchmal hilft auch die Wahrheit nicht über die Wahrheit hinweg«, sagte Mo Li. Sie begann wieder zu weinen, als ihr Ru mitteilte, daß er sie gleich wieder verlassen werde müssen. Nicht einmal sein Ziel durfte er ihr verraten, doch er versprach, nicht allzu lange fortzubleiben. Dann umarmte er seine Frau, drückte seine kleine Tochter an sich, verabschiedete sich kurz danach auch von Luis und verschwand in der Dunkelheit – genauso unerkannt, wie er gekommen war.

Ru sollte recht behalten: Es dauerte nicht lange und die japanischen Soldaten zogen sich zurück. Die Einwohner von Shanghai jubelten und machten sich sofort an den Wiederaufbau ihrer zerstörten Häuser. Ru und Mo Li verfügten über genügend finanzielle Mittel, um ihr Heim noch schöner als zuvor ausstatten zu können. Vor allem für Pe Lin wurde alles so gestaltet, als handle es sich bei ihr um eine Prinzessin. Nach wie vor aber wußte Mo Li nicht genau, welche Aufgabe Ru von der neuen Regierung übertragen worden war, doch für sie stand fest, daß seine Tätigkeit nicht ohne Gefahren war.

Eines Abends kam er aufgeregt nach Hause. »Mo Li, ich habe etwas herausgefunden, das mit dem Tod von Liezhi in Zusammenhang steht.«

»Totes Leben ist wie vergangene Zeit, man kann weder das eine noch das andere rückgängig machen«, sagte Mo Li, die begonnen hatte, von dem schrecklichen Erlebnis einigen Abstand zu gewinnen.

»So höre doch«, beharrte Ru, »es ist wichtig. Also: Unter den Mitgliedern der Kuomintang gibt es Verräter, die um jeden Preis einen Krieg mit den Japanern verhindern wollen, weil sie mit ihnen Geschäftsbedingungen eingegangen sind, die sie unbedingt aufrechtzuerhalten trachten. Alles ist natürlich illegal, denn was da als Schmuggelware ge- und verkauft wird, ist Opium! Diese Leute hetzten an jenem unheilvollen Tag ihre Schutzmannschaften auf die Demonstranten, um diese von ihrem Vorhaben abzubringen. Es sind nicht viele Verräter, aber in der Partei sitzen sie ganz oben, und von nun an ist es meine Aufgabe, ihr gewissenloses Handeln an die Öffentlichkeit zu bringen.«

Mo Li fühlte sich unbehaglich bei dem Gedanken, daß ihr Mann eine Verschwörung aufdecken wollte. Auch wenn die gegenwärtige Lage nach außen hin ruhig erschien, konnte sie sich doch vorstellen, daß überall Gefahren lauerten und man sich keineswegs auf einen dauerhaften Frieden einstellen durfte. Außerdem hatte Ru gemeint, die Japaner würden nur vortäuschen, sich wie eine Schlange im Winter zu verhalten.

Doch die Zeit blieb ruhig, und langsam gewöhnte man sich wieder an ein gemäßigtes, normales Leben. Als die Witwe von Dr. Sun Yat-sen einen Empfang gab, erhielten auch Mo Li und Ru eine Einladung. Es war das erste gesellschaftliche Ereignis, seitdem die Waffen ruhten, und fand an einem schönen Februartag 1933 statt. Mo Li trug ein milchfarbenes Kostüm mit einem dazu passenden Hut. Als das Ehepaar Song eintrat, waren bereits zahlreiche Gäste anwesend. Mo Li erkannte einige nach Bildern aus der Zeitung. Sie sah Lin Yü-tan, Lu-xun und Zai Yuang-pei, allesamt berühmte Schriftsteller. Als Ru und Mo

Li näher traten, hörten sie, wie Lin Yü-tan zu einem Europäer mit außergewöhnlicher Barttracht sagte: »Sie können sich glücklich schätzen, nun über Shanghai die Sonne zu sehen.«

»Warum sagen Sie nicht, die Sonne kann sich glücklich schätzen, mich in Shanghai zu sehen?« war die sarkastische Entgegnung des Fremden.

Als er aber kurz darauf Mo Li erblickte, konnte er vor Bewunderung seine Augen nicht von ihr wenden, so schön und apart erschien sie ihm.

»Meine Dame«, sprach er, von Lin Yü-tans Übersetzerdiensten unterstützt, und trat an Mo Li heran, »die Sonne mag sich wohl glücklich schätzen, mich in Shanghai zu sehen, aber noch glücklicher bin ich, Sie hier zu sehen. Ich hoffe, Sie erlauben mir, mich vorzustellen. Mein Name ist George Bernard Shaw.«

»Der berühmte Schriftsteller?« Mo Li zeigte sich begeistert. »Ich kenne sehr viele Ihrer Theaterstücke.«

Die anderen Gäste merkten, daß sich hier eine außergewöhnliche Begegnung anzubahnen schien, und waren sofort zur Stelle, um dies zu unterbinden. Geschickt wurde das Gespräch auf andere Themen gelenkt, bis Lu-xun fragte: »Freunde, was kann Schöneres hervorbringen, die Kunst oder die Natur?« Rasch entspann sich ein lebhafter Wortwechsel, und George Bernard Shaw richtete seinen Blick immer wieder auf Mo Li, als wollte er sie zu einer Antwort bewegen. Schließlich wurde sie auch von den anderen Gästen dazu ermuntert, und leicht errötend sagte sie: »Die Natur ist das größte Wunder, und ohne sie wäre Kunst nicht möglich.«

Man klatschte Beifall, und einer der Gäste fragte sie: »Gehören Sie auch zu den Schriftstellern?«

»Nein, ich bin nur eine einfache Hausfrau«, erklärte Mo Li,

und Madame Sun Yat-sen nutzte die Gelegenheit, sie offiziell vorzustellen: »Diese Dame ist die Tochter von An Ming Song, dem großen Ratgeber der Ch'ing-Dynastie, und ihr Gatte war der wichtigste Berater meines verstorbenen Mannes. Man kann also durchaus sagen, daß unser Gast von jeder Seite her den allerbesten Einfluß erhalten hat.«

Bis spät in die Nacht blieb Mo Li der Mittelpunkt der Gesellschaft. Zum ersten Mal seit langem verspürte sie wieder einen Hauch von Frohsinn und Lebensfreude.

Drei Jahre waren vergangen; an einem milden Dezembertag saß Ru zusammen mit Mo Li in der Küche, um aus Sojabohnen Milch zu pressen. Es war eine der seltenen Gelegenheiten, daß er Zeit für solch eine Tätigkeit fand, und da die beiden Dienerinnen zum Markt gegangen waren, bot sich ihm nun die Möglichkeit, seiner Frau helfen zu können. Dabei dachte er an ihre gemeinsamen Jahre zurück und bedauerte, daß er Mo Li so oft allein gelassen hatte. Sie verbrachte ihr Leben nun als Hausfrau und Mutter, hatte jedoch – selbst wenn sie in der Küche arbeitete – nichts von ihrer Anmut verloren.

»Ich denke gerade an die Verräter in der Kuomintang«, unterbrach Ru ihr gemeinsames Schweigen.

»Diese Rauschgifthändler? Willst du wieder über Liezhis Tod sprechen?«

Ru, der merkte, daß seiner Frau die letzten Worte schwerfielen, sagte rasch: »Das ist nicht der Grund.«

»Welchen Grund gibt es dann dafür, die Wunde wieder aufzureißen?« fragte Mo Li schmerzerfüllt.

»Verräter bleiben wohl immer Verräter«, seufzte Ru. »Dieses Mal arbeiten sie für die Kommunisten. Sie wollen General Chiang Kai-shek entführen!«

»Aber der ist doch eben nach Xian aufgebrochen.«

»Ja, und dort soll es auch geschehen.«

»Ist das nur ein Gerücht, oder muß man dem Glauben schenken?«

Ru legte einen Finger auf seine Lippen, und Mo Li verstand: Der Geheimdienst, dem Ru mittlerweile angehörte, hatte den Plan aufgedeckt.

»Du mußt etwas unternehmen! Was sitzt du hier herum?« rief Mo Li aufgeregt.

»Schon geschehen«, antwortete Ru, »der General ist informiert.«

Obwohl die Entführung gescheitert war, konnte man spüren, daß es noch lange keinen Frieden im Land geben sollte, im Gegenteil, die Lage wurde immer schlechter.

Als Ru eines Tages nach Hause kam, fragte ihn Mo Li: »Hast du gehört, daß die Japaner nach ihrem Manöver bei Peking einen Soldaten vermissen?«

»Natürlich, und wir befürchten, daß dieser Umstand den Grund für eine offizielle Kriegserklärung abgeben wird, denn nun haben sie wieder einen Vorwand, tiefer in das Land vorzudringen.«

Pe Lin hatte die Unterhaltung ihrer Eltern verfolgt, konnte jedoch als Sechsjährige die Bedeutung der meisten Worte noch nicht richtig einordnen und fragte, was ein Vorwand sei. Ru wollte das Thema sofort beenden, da er sich erinnerte, einst mit Dr. Smith-Sutten in Gegenwart von Liezhi über den Krieg diskutiert zu haben. Doch dann sagte er zu seiner Tochter: »Ein Vorwand ist einer Lüge ähnlich.«

»Wer lügt denn, Papa?«

»Die Japaner.«

»Und warum?«

»Um unserem Land Schaden zuzufügen.«

»Das wollten sie doch schon immer«, rief Mo Li dazwischen, um ihre Tochter zu beruhigen. »Aber wir Chinesen sind viel stärker, keiner kann uns bezwingen. Sollten die Japaner wirklich kommen, dann beweisen wir ihnen, daß wir uns nicht fürchten!«

Am 7. Juli 1937 begann tatsächlich der Krieg zwischen Japan und China. Wenn auch die Chinesen wenig Furcht zeigten, so verloren sie doch wegen ihrer veralteten Waffen ein Gefecht nach dem anderen. Die Japaner waren bald in Peking, Tien-tsin und anderen wichtigen Städten eingerückt und zogen dann nach Shanghai.

Wie viele andere flohen Mo Li und Pe Lin aus der Stadt. Sie schlossen sich Rus Einheit an, die sich in die Berge zurückgezogen hatte, da dort die Panzer und die schweren Waffen der Japaner wenig ausrichten konnten.

Nach einigen Wochen hatte die japanische Armee nahezu das ganze Land besetzt, vor allem jene Städte, die an der Küste und an den großen Flüssen lagen. Ru beschloß, mit seinen Gefolgsleuten und seiner Familie nach Xian zu ziehen, um dort Mo Lis Verwandten Beistand zu leisten. Außerdem hoffte er, daß An Ming und Yi Mei, seine Schwiegereltern, sich ebenfalls dorthin hatten durchschlagen können. Auch wenn der Weg nach Xian für alle äußerst gefährlich war: Für die Familie Song war Päonienland die einzige Zufluchtsstätte.

»Nimm dieses Gewehr«, bat Ru seine Frau, doch es hörte sich wie ein Befehl an.

»Nimm dieses Gewehr«, wiederholte er, »du sollst ja nicht wie ein Soldat damit kämpfen, aber im Notfall mußt du dich verteidigen können. Die Japaner werden kein Mitleid mit dir haben, und wenn du nicht schießt, erschießt man dich!«

»Das hast du mir jetzt schon hundertmal gesagt, aber ich fürchte, daß ich im Augenblick der Gefahr versagen werde.«

»Dann erinnere dich an das, was du gesehen hast: An all die Unschuldigen, die man als lebende Fackeln benutzte, an all die Frauen und Mädchen, die vergewaltigt wurden, an die Männer, denen man die Köpfe abschlug, um diese hernach auf die Bajonette zu pflanzen! Willst du noch mehr hören?« rief er zornig.

Mo Li begann zu weinen. »Hör auf! Ich weiß ja, daß du recht hast, und ich schwöre dir: Ich werde so tapfer sein wie jeder deiner Soldaten.«

Ru hatte nicht die Absicht, seine Frau zu verängstigen, doch er war der Meinung, es sei nötig, sie auf eventuell bevorstehende Gefahren vorzubereiten.

»Ich weiß nicht, ob dies der rechte Augenblick ist, doch ich habe dir etwas mitzuteilen«, sagte Mo Li ganz unvermittelt. »Meine monatliche Unpäßlichkeit bleibt seit einiger Zeit aus.«

»Wie lange schon?«

»Ich glaube, es sind schon drei Monate.«

Anstatt irgendeine Regung darauf zu zeigen, begann Ru unverzüglich, den Geburtstermin zu berechnen und sagte dann sachlich: »Ich glaube, der Stand der Dinge ist nicht allzu problematisch. Bis zum Zeitpunkt der Geburt wird sich hier manches geändert haben. Was dann sein wird, darf ich dir noch nicht sagen, aber ich verspreche dir: Du wirst in ein gutes Krankenhaus kommen.«

»Freust du dich denn auch, daß wir noch ein Kind haben werden?« fragte Mo Li besorgt.

»Aber natürlich!« Ru lachte. »Wenn die Kinder durch uns auf die Welt kommen wollen, sind sie herzlich willkommen.«

»Du hast recht«, meinte Mo Li erleichtert, »es ist das Gesetz der Natur, daß alles Leben durch Eltern entsteht, aber es ist dasselbe Gesetz, daß Vater und Mutter verlassen werden, wenn die Zeit hierfür gekommen ist.«

Plötzlich mußte Ru an Liezhi denken. »Ja, unsere Kinder gehören nicht uns, sondern dem großen Kreis des Lebens.«

»Weißt du, wie Urgroßmutter das einmal zum Ausdruck brachte? Sie stellte fest: Kinder sind unsere Schuld dem Leben gegenüber.«

Liebevoll blickte Mo Li auf die in einem Schlafsack liegende Pe Lin. Man hatte ein Zelt aufgestellt, so daß Mutter und Tochter vor der Kälte geschützt waren. Ru und seine Männer verbrachten die Nacht im Freien.

An Ming und Yi Mei hatten auf ihrer Flucht aus Peking weniger Glück. Sie kamen kurz vor Xian nur mehr zu Fuß weiter, was für Yi Mei wegen ihrer geschnürten Füße zu einer kaum vorstellbaren Qual wurde. Als sie einigen versprengten japanischen Soldaten begegneten, wollten die sich sogleich an Yi Mei vergehen. Als sie sich wehrte und laut schrie, versuchte An Ming, ihr mit seinem Wanderstab zu Hilfe zu kommen, einer der Soldaten hielt ihn jedoch mit dem Gewehr in Schach.

»Kommt nur, kommt nur«, rief Yi Mei wie eine Rasende, »wenn ihr meint, an einer Großmutter Gefallen zu finden!«

An Ming versuchte, dem Soldaten das Gewehr zu entwinden, doch sein Gegner war stärker als er und warf ihn zu Boden. Dann hielt er ihm die Waffe vor die Brust und drohte: »Dafür wirst du sterben.«

Yi Mei stieß einen gellenden Schrei aus und stellte sich schützend vor ihren Mann. Wie gebannt blickten die Soldaten auf sie.

»Was für eine appetitliche Großmutter!« Langsam gingen sie auf sie zu.

In diesem Augenblick stürmte eine Einheit berittener chinesischer Soldaten heran. Als sie erkannten, was sich da abspielte, zögerten sie nicht und erschossen die Japaner nach einem kurzen Feuergefecht.

Yi Mei und An Ming waren unverletzt geblieben und setzten in Begleitung der Soldaten ihren Weg nach Xian fort. Völlig erschöpft erreichten sie die Stadt.

Schon von ferne sahen sie eine Rauchsäule über Päonienland aufsteigen. Das Schlimmste befürchtend, bat An Ming die Soldaten erneut um Hilfe.

Der Rauch kam vom *Haus der Pinien* her, jenem Gebäude, das An Mings Großmutter bewohnte. Dort angelangt, stieß man auf A Wan, den Butler.

»Buddha sei Dank, daß Ihr hier seid, Herr«, stammelte der alte Mann mit zitternder Stimme.

»Was ist los, A Wan? Schnell, sage uns, was geschehen ist! Wo ist die Herrin des Hauses? Ist ihr etwas zugestoßen? Und ist genügend Wasser da, um den Brand zu löschen?«

»Das Feuer ist bereits gelöscht, Herr. Die Bauern aus der Nachbarschaft halfen mit. Sie schleppten Wasser herbei und schlugen mit nassen Besen auf die Flammen. Aber ...« A Wan stockte.

»Aber was?« rief An Ming beunruhigt.

»Aber es gelang nicht, Eure Großmutter zu retten.«

An Ming und Yi Mei blickten einander entsetzt an.

»Ist dies das Werk der Japaner?«

»Ja, Herr. Und auch für die anderen Geschehnisse sind sie verantwortlich.«

»Welche Geschehnisse?«

A Wan stockte. Dann erzählte er unter Tränen von den schrecklichen Ereignissen.

»Japanische Soldaten stürmten Päonienland und wollten es ausrauben. Die Frauen konnten wegen ihrer geschnürten Füße nicht schnell genug weglaufen, und die Männer wollten nicht ohne ihre Frauen fliehen.« Wieder hielt er inne und blickte auf Yi Mei, als wollte er sich vergewissern, wie viel an Wahrheit er ihr zumuten konnte. Dann kniete der Butler vor An Ming nieder und stammelte: »Vergebt mir, Herr, ich war nicht in der Lage, ihnen zu Hilfe zu kommen.«

»Steh auf und berichte weiter«, befahl An Ming, der nicht glauben wollte, was er da hörte.

»Die Soldaten verlangten von den Frauen, sich in einer Reihe aufzustellen, um sie anschließend zu … Um dieser Schande zu entgehen, nahmen sich Lady Fong und Eure Tante vorher das Leben. Sie bewahrten ihre Ehre, indem sie sich erhängten … Euren beiden Schwägerinnen und den Dienstmädchen gelang es nicht mehr, sich der Schande zu entziehen … Später wurden sie, zusammen mit meiner Frau Yin Yin erschossen, ebenso Euer Vater, Euer Onkel, Eure zwei Brüder und die Dienstboten, als sie die Frauen beschützen wollten. Nachdem die Mörder auch ihre Beutelust gestillt hatten, zogen sie weiter. Die einzigen, die überlebt haben, sind die Konkubinen und ihre Kinder, mein Sohn und ich.« Nach seinen letzten Worten sackte A Wan zusammen.

An Ming und Yi Mei konnten das schreckliche Geschehen kaum begreifen. Vollkommen verstört rangen sie um Fassung. Wohl hatten sie früher schon genügend Leid gesehen und wußten, wozu Menschen fähig waren, aber die Gewalt, von der Päonienland heimgesucht worden war, übertraf alle ihre Vorstellungen, so daß sie nicht einmal mehr zu Tränen fähig waren.

Später, nachdem die chinesischen Soldaten das Anwesen nach eventuell versteckten Feinden abgesucht hatten, fragte An Ming, auch wenn er und Yi Mei noch immer unter Schock standen: »Wie ist es dir gelungen zu entkommen, A Wan?«

»Mein Sohn und ich waren mit den Kindern und den Konkubinen beim Bauern, um Gemüse zu holen. Als wir zurückkamen, sahen wir schon von weitem die Japaner einrücken und versteckten uns in den Feldern. Wir hielten uns die ganze Zeit über verborgen und wagten uns erst zurück, als die Plünderer abgezogen waren.« Dann begann er bitterlich zu weinen.

Die Soldaten blieben über die Nacht auf dem verwüsteten Anwesen. Am folgenden Morgen hoben sie beim *Pavillon des Südlichen Blütenlandes* die Gräber für die Opfer des Überfalls aus. An Ming, Yi Mei und A Wan halfen wortlos mit.

Aus Furcht vor einer Rückkehr der japanischen Soldaten verzichtete man auf die 49tägige Trauerzeremonie, die den Toten für ihre Reise üblicherweise zustand.

»Nächsten Monat wäre Großmutter einhundert Jahre alt geworden«, flüsterte Yi Mei. »Ich erinnere mich, wie sie einmal sagte, ein wirklich tiefer Schmerz kenne keine Tränen.«

Als Ru und Mo Li in Päonienland eintrafen, stellten sie fest, daß die hölzernen Schrifttafeln über dem Eingang zerstört waren. Der Leitsatz *Rechtschaffenheit und Großmut bringen das Leben voran* schien von fremder Hand unlesbar gemacht worden zu sein. Als sie weiter in das Anwesen vordrangen, ahnten sie schon, was geschehen war. Sie durchsuchten die

Gebäude, fanden jedoch niemanden vor. Im beinahe völlig niedergebrannten *Haus der Pinien* entdeckten sie schließlich An Ming und Yi Mei, die in tiefer innerer Versenkung vor der steinernen Buddhastatue knieten und meditierten.

Ru war der einzige, der in dieser aussichtslosen Situation die Hoffnung nicht aufgab. Er sagte: »Der Feind vermochte zwar manches an sich zu reißen, doch die Erde dieses Landes konnte er nicht mitnehmen. Viele, die einst hier lebten, wurden zu Opfern und kamen um, aber Päonienland selbst darf nicht sterben. Wir werden es am Leben halten.«

Tage später beschloß man, das Anwesen wieder instand zu setzen und auf dem gesamten Gelände ein Flüchtlingslager einzurichten, das schon bald die ersten Heimatlosen aufnehmen sollte.

Im Frühling des Jahres 1938 gelang es Ru, mit seiner Familie nach Shanghai zurückzukehren. Seine Spezialeinheit hatte eine Verschwörung aufdecken können, wobei sich herausstellte, daß die Japaner mit korrupten chinesischen Politikern Verträge ausgehandelt hatten, welche die japanischen Interessen stärken, die chinesischen hingegen schwächen sollten. Es war weitgehend Rus Verdienst, daß diese Vereinbarungen nicht zum Tragen kamen.

Am 9. Juni gebar Mo Li ihr drittes Kind, wiederum im Krankenhaus von Dr. Smith-Sutten, der die Kampfhandlungen der letzten Monate in der Stadt ohne Schaden überstanden hatte. Es war erneut ein Mädchen, und Mo Li war etwas enttäuscht, denn sie hatte sich nach dem Tod von Liezhi einen Jungen gewünscht.

»Ich schätze Mädchen mehr«, versuchte Ru sie aufzumuntern, »sie sind das Herz der Familie. Wenn man einen Knaben erzieht, wird ein vornehmer Mann aus ihm; aber wenn man ein Mädchen erzieht, dann erhält man eines Tages eine vornehme Familie.«

Mo Li stellte fest, daß ihr Gatte und ihr Vater sich immer mehr in ihren Ansichten ähnelten. Dann fragte sie: »Wie sollen wir das Kind nennen?«

»Was hältst du von Amy?«

»›Amy – die die Pflaumenblüte liebt‹, das klingt gut.«

»Außerdem ist die Pflaume in der Literatur ein Symbol für alles Vornehme.«

»Dann wollen wir hoffen, daß Amy ihren Weg in diese Richtung gehen wird.«

Die ungetrübte Freude über den Familienzuwachs währte nicht allzu lange, denn schon nach einigen Monaten wurde die Stimmung durch ein Telegramm aus Xian getrübt. Yi Mei, die mit ihrem Mann wegen der politischen Verhältnisse in Peking noch nicht in die ehemalige Kaiserstadt zurückkehren hatte können, schrieb: *Vater ist sehr krank. Bitte kommt schnell!*

Sofort wurden die Vorbereitungen für die Reise getroffen, und es war Ru, der besonders besorgt war, denn An Ming war für ihn schon immer ein Vorbild gewesen.

Ru und Mo Li waren überrascht, daß inzwischen eine so große Schar von Flüchtlingen im ehemaligen Familiensitz eingetroffen war.

»Wenn das anhält, ist Päonienland bald nicht mehr in der Lage weitere Vertriebene aufzunehmen«, meinte Mo Li.

»Buddha sei gedankt, daß ihr so schnell kommen konntet«, rief Yi Mei, als sie Mo Li und Ru erblickte: »Vater ist an Ruhr erkrankt.« Sie ergriff die Hand ihrer Tochter wie eine Ertrinkende, die sich an ein Stück Holz klammert. »Er hat sehr hohes Fieber und starken Schüttelfrost, aber ich bin sicher, daß er euch erkennen wird.«

»Wo ist er jetzt?« fragte Ru besorgt.

»Wir haben ihn in das Bett gelegt, in dem Mo Li geboren wurde, und seit Tagen wiederholt er immer den gleichen Satz: ›Hier kommt das Leben – hier geht es.‹ Was meint er damit? Das Bett? Ich glaube es fast, denn auch er wurde in diesem Bett geboren.«

»Kann ihm denn ein Arzt noch helfen?« wollte Ru nun wissen.

»Wenn die Zeiten besser wären, vielleicht schon«, seufzte Yi Mei, »aber heutzutage, wo man kaum zu essen hat, gibt es auch keine Medikamente.«

Mo Li merkte, daß ihre Mutter sehr an Gewicht verloren hatte und ihre ehemals so helle Haut nun sonnengegerbt wie die einer Bäuerin war.

»Sollen wir Luis bitten herzukommen?« versuchte sie vorzuschlagen.

»Nein, es hat keinen Sinn. Dein Vater sagte mir, er wolle keine Ärzte, er suche Frieden und möchte um einen gnädigen Tod beten.«

Als sie im *Haus des Jasmins* eintrafen, war An Ming wach und schien glücklich zu sein, seine Tochter und ihren Mann zu sehen. Er fragte nach Pe Lin und Amy, die man wegen der strapaziösen Reise bei den Dienerinnen in Shanghai zurückgelassen hatte. Dann bestimmte er A Wan zum Leiter des Flüchtlingslagers.

Mit letzter Kraft richtete er sich dann auf. »Wie das Leben kommt, so geht es. Betet für mich! Ich bin bereit, den großen Kreis wieder zu betreten. Weint nicht um mich, denn nicht ich verlasse euch, sondern nur mein Körper, der mir ein treuer

Wegbegleiter war. Laßt uns nun alle gemeinsam für das Geschenk des Lebens und des Todes danken …«

An Ming Song starb ohne Schmerzen und in Frieden. Doch niemand hatte vorhersehen können, daß ihn der Tod gerade in einer wirtschaftlich so schwierigen Zeit ereilen würde, was Yi Meis Trauer noch verstärkte. Sie wußte nicht, wie sie ihren Gatten nun beerdigen sollte, denn es war weder genügend Geld für einen besonderen Sarg vorhanden noch für ein seiner ehemaligen Stellung angemessenes Totengewand, und eine offizielle Trauerfeier für einen einstigen Hofbeamten konnte ohnedies nicht stattfinden, da die Zeit der Ch'ing-Dynastie nun schon seit mehr als zwei Jahrzehnten vorüber war.

Ru hingegen war der Überzeugung, daß für einen großen Gelehrten wie An Ming eher eine schlichte Bestattung angemessen wäre, ohne jeglichen Pomp und Prunk.

»Vater war stets sehr großzügig, wenn seine Fürsorge andere betraf, bei sich selbst aber ein Meister der Bescheidenheit«, versuchte er Yi Mei zu trösten, »bestimmt möchte er auch jetzt, daß das Geld nicht für ihn, sondern für Wohltaten ausgegeben wird.«

Mo Li nickte und warf Ru einen bestätigenden Blick zu, doch Yi Mei schien nicht seiner Meinung zu sein. Mit tränenerstickter Stimme stammelte sie: »Wir müssen einen guten Sarg für ihn finden, er hat ein Recht darauf.«

Nach einigen Minuten des Nachdenkens sagte Mo Li, einer plötzlichen Eingebung folgend: »Wir haben doch die neuen Dachbalken, mit denen wir das ›Haus der Pinien‹ endlich wieder herrichten wollten.«

»Aber wer soll daraus einen Sarg machen?« fragte Yi Mei, Hoffnung schöpfend und besorgt zugleich.

Mo Li überlegte kurz: »Ganz bestimmt gibt es unter den Flüchtlingen einen Schreiner und sicher auch einen Schneider, der ihm ein wunderbares Gewand nähen kann.«

An den folgenden Tagen wurde das *Haus des Jasmins* zu einer Trauerhalle umgestaltet, in deren Mitte An Ming Song in einem mit weißer Seide ausgeschlagenen Sarg aufgebahrt lag. Er trug das schwarze siebenteilige Gewand, mit dem man die Toten bekleidete, und hielt in seiner Linken einen kleinen Flußkiesel und in seiner Rechten einige gesalzene Sojabohnen – die letzten Geschenke seiner Tochter.

Als Mo Li an den offenen Sarg trat, blickte sie ihren Vater liebevoll an und sprach, der alten Tradition folgend: »Solange dieser Stein nicht zu Staub wird, solange diese Bohnen nicht sprießen werden – solange werden wir uns nicht wiedersehen.«

Dann entzündete sie mit Ru, Yi Mei, A Wan, dessen Sohn Lai Wan und den Kindern der Konkubinen die Kerzen und Räucherstäbchen vor An Mings Fotografie auf dem Buddha-Altar, bevor man die Reihenfolge derer bestimmte, die in den nächsten sieben Wochen dafür Sorge zu tragen hatten, daß die Kerzen den Raum stets mit Licht und die Räucherstäbchen die Luft mit ihrem Wohlgeruch erfüllen würden.

Die Familie hatte darauf bestanden, daß die Mönche vom *Tempel des Weihrauchs* die Trauerzeremonie leiteten, vor allem, weil sowohl Großmutter als auch Liezhi ohne geistlichen Beistand in den großen Kreis hatten zurückkehren müssen.

»An Ming Song«, sprach der Abt nun feierlich, und schwenkte dabei ein schmales Fahnenband aus gelber Seide, in das die Worte *Nan Mu Wuo Mi Tuo Fu* eingestickt waren – *Gehe den Weg, den Dir die Flagge weist!*

Nun folgte der Sprechgesang der sieben Mönche, die den

Abt begleiteten. »Nan Mu Wuo Mi Tuo Fu«, sangen sie, ihrem Klostervorsteher folgend, während sie den Sarg gemessenen Schrittes immer wieder umrundeten. An Mings Angehörige schlossen sich ihnen an und beteten mit: »Folge der Flagge, folge Buddha, schreite, schreite, schreite voran, ohne dich umzublicken, schreite voran in Buddhas reines Land. Nan Mu ... Du bist nun frei, du brauchst Deinen irdischen Körper nicht mehr, verlasse ihn so schnell du kannst. Schreite voller Mut voran, folge dem Licht, folge Buddha, folge den Gebeten. Vergiß nicht, dich bei denen zu bedanken, die dich lieben und dir in deinem Leben halfen. Schreite voran, schreite voran und fürchte dich nicht. Der Weg, der vor dir liegt, ist lang ... Du wirst ihn gehen, um zu lernen, bevor du eines Tages wieder zurückkehren kannst, um anderen zu helfen. Nan Mu... Schreite voran in Buddhas reines Land.«

Allmählich füllte sich die Trauerhalle, denn nun waren auch die Flüchtlinge gekommen, um von ihrem Beschützer Abschied zu nehmen. Sie schlossen sich den Trauernden an und nahmen wahr, wie sich Yi Meis Tränen langsam in ein entrücktes Lächeln wandelten.

Der Abt half der Familie einen günstigen Bestattungstag zu bestimmen, wie ihn der Mondkalender aufzeigte: Es war der 1. November 1938, der Tag der Winterankunft.

Am Morgen dieses Tages legte man An Ming Song zu Grabe, an der Seite seiner Ahnen, nahe des *Pavillon des Südlichen Blütenlandes*. Nun würde auch er ein unvergänglicher Teil von Päonienland werden.

Einige Wochen später folgte Yi Mei ihrem Gatten nach – sie starb an Unterernährung.

»Als Luis die Herrin von ›Päonienland‹ behandelte,« sagte Mo Li zu Ru, »schalt er uns, daß wir zu üppig und zu oft essen würden … und jetzt geschieht dies! Weshalb quält uns das Leben so sehr?« Sie brach in Tränen aus, mit denen sie gleichzeitig ihr eigenes Schicksal beweinte.

»Es scheint, daß uns ein sehr langer Winter bevorsteht«, wandte sie sich schließlich um und blickte starr in die Ferne.

II

Kapitel 8

Die Dämmerung bricht an und legt sich über das weite Land. Allmählich wird es kühler. Amy ist glücklich zu sehen, wie sehr sich Bamboo Melanie für die Geschichte ihrer Familie interessiert. Wie gebannt lauscht das Mädchen der Erzählung. In ihrem Album ist Amy nun auf eine Fotografie gestoßen, auf der man ein Krankenhauszimmer, einen Mann, eine Frau und ein Neugeborenes erkennt.

»Das bin ich«, erklärt Amy. »Diese Aufnahme wurde am Tag meiner Geburt gemacht.« Sie lächelt und erzählt weiter: »Meine Eltern sagten später, ich sei unter den besten Voraussetzungen geboren, denn es war das erste und einzige Mal, daß mein Vater bei der Geburt eines seiner Kinder zu Hause war. Aber es herrschten auch die widrigsten äußeren Zustände, und meine Mutter mußte oft ein Leben führen, daß beinahe so gefährlich war wie das eines Soldaten und so traurig wie das eines Flüchtlings.«

Sie hält kurz inne, dann fährt sie fort: »Ich entsinne mich noch gut, wie meine Eltern später zu meiner Schwester und mir oft sagten: ›Man merkt erst, welch guten Samen man ausgestreut hat, wenn man sieht, wie schön die Pflanzen gedeihen.‹ Aber sie sagten auch: ›Um eine schöne Pflanze heranzuziehen, bedarf es nicht nur eines guten Samens, sondern auch eines fruchtbaren Bodens.‹ Dieser war zwar vorhanden, aber er genügte nicht, denn bis heute bin ich fast süchtig nach Milch«, erklärten sie.

»Vermutlich weil ich als Kleinkind keine bekam. Damals nämlich herrschte Krieg mit Japan, und das einzige, was ich an Nahrung erhielt, war Reissuppe und Zuckerwasser. Manchmal gab es etwas Schweinemilch, aber das waren schon seltene Glückstage.

1939 brach der II. Weltkrieg aus. Deutschland überfiel Polen, danach verbündete sich Japan mit Deutschland und Italien, während China sich mit Amerika und England verband. Dadurch wurde auch der Krieg zwischen Japan und China zu einem Teil des großen Brandes ...«

Eines Morgens betrat Ru in aller Eile das Büro von General Chiang Kai-shek. Nachdem er sich vergewissert hatte, daß sie beide alleine waren, begann er sein Anliegen vorzutragen: »Herr General, wir sind einer großen Geheimsache auf die Spur gekommen: Die japanische Armee plant einen Überfall auf Pearl Habour, den Stützpunkt der amerikanischen Pazifikflotte auf Honolulu. Sollen wir schweigen oder Amerika darüber informieren?«

Chiang Kai-shek blickte von seinem Schreibtisch auf und sagte, ohne zu zögern: »Amerika ist unser Verbündeter, es ist unsere Pflicht, der Regierung in Washington davon zu berichten. Hoffentlich hat man noch genügend Zeit, Abwehrmaßnahmen zu ergreifen.«

Die Amerikaner schenkten den Informationen des chinesischen Geheimdienstes jedoch keinen Glauben, bis im Dezember 1941 der Angriff auf die Hafen- und Werftanlagen von Pearl Harbour tatsächlich stattfand. Durch diese Aktion wurde die Fackel des Krieges auch zwischen Japan und Amerika entzündet.

Obwohl sich die allgemeine Situation der Bevölkerung in China inzwischen etwas beruhigt hatte, war es für Mo Li nach wie vor nicht einfach, ihre beiden Kinder mit dem Nötigsten zu versorgen.

Pe Lin war bereits zehn Jahre alt. Sie besaß ein starkes Verantwortungsgefühl und wollte daher stets von ihrem eigenen Essen ihrer kleineren Schwester etwas abtreten.

»Ich bin doch schon viel größer als Amy«, sagte sie dann, »sie muß noch wachsen.«

»Aber auch du mußt noch wachsen, Pe Lin«, meinte ihre Mutter und gab ihr von ihrer Portion etwas ab. »Ich bin die einzige, die schon groß genug ist und nicht mehr wachsen muß. Daher brauche ich auch nicht mehr so viel zu essen.«

Mo Li suchte nach Möglichkeiten, weitere Nahrungsmittel aufzutreiben, und stieß dabei eines Tages auf eine Hilfsorganisation, die von der Witwe Dr. Sun Yat-sens gegründet worden war.

»Ru, was hältst du davon, wenn ich in dieser Organisation mitarbeite?« fragte sie ihren Mann.

»Du willst dort als freiwillige Helferin arbeiten? Und was soll mit den Kindern geschehen?«

»Die Organisation erhält so viele Spenden aus Amerika, und wenn ich dort arbeiten würde, könnte ich sicher auch Lebensmittel für die Kinder auftreiben.«

»Jede Mutter will das Beste für ihre Kinder, doch wenn deine Absicht derart eigennützig ist, solltest du es lieber bleiben lassen«, meinte Ru ärgerlich.

»Du verstehst die Gefühle einer Mutter nicht«, verteidigte sich Mo Li. »Was soll denn daran falsch sein, wenn man zuerst sich selbst zu helfen versucht und dann den anderen? Sagt nicht sogar Konfuzius ›Der Himmel hilft dem, der sich zu helfen weiß!‹«

Ru mußte unwillkürlich lächeln. »Ich nehme an, daß ich dir helfen kann, bei dieser Organisation unterzukommen, doch lasse dich bitte nicht in die Zwistigkeiten zwischen Madame Sun und Madame Chiang Kai-shek hineinziehen.«

Mo Li wußte bereits aus der Zeitung, daß die beiden Frauen Schwestern waren und im selben Hilfswerk arbeiteten.

»Was denn für Zwistigkeiten?« frage sie Ru.

»Das Problem besteht schon seit längerer Zeit. Als die jüngere Schwester von Madame Sun 1927 General Chiang Kai-shek heiraten wollte, war ihre Familie dagegen, aber die Tochter setzte ihren Willen durch. Nach dem Tod Dr. Suns wies die Kuomintang-Partei seiner Witwe keine einflußreiche Stellung mehr zu, Madame Chiang Kai-shek dagegen wurde auf der politischen Bühne immer bekannter.«

»Und das ist vermutlich auch der Grund dafür, weshalb Madame Sun sich mehr und mehr nach links orientierte, worüber die Kommunisten natürlich erfreut sind«, ergänzte Mo Li scharfsinnig.

Ru staunte über die treffende Analyse seiner Frau und versprach ihr, in den nächsten Tagen bei Madame Sun vorzusprechen.

Im Jahr 1943 kam es in Kairo zu einem Treffen zwischen Chiang Kai-shek, Roosevelt und Churchill, bei dem vereinbart wurde, daß nach Beendigung des Krieges die Territorien im Nordosten wieder an China zurückgegeben werden sollten. Auch wenn sich nun das Blatt gegen Japan zu wenden begann, setzte die kaiserliche Armee ihre Angriffe mit unverminderter Härte fort.

Erst als am 6. August 1945 die erste Atombombe auf Hiroshima und zwei Tage später eine weitere auf Nagasaki fiel, bedeutete dies auch das Ende des Krieges zwischen den beiden asiatischen Nachbarn.

Ein Jahr danach, bei der Hauptversammlung der Kuomintang in Nan-king, wurde eine Verfassung verabschiedet, die auf den Ideen Dr. Sun Yat-sens beruhte und das Land als Demokratische Republik auf der Grundlage der »Drei Volkslehren«, Nationalismus, Demokratie und Sozialismus in die Zukunft führen sollte. General Chiang Kai-shek wurde von den Parteimitgliedern zum ersten Präsidenten bestimmt.

Wenn auch der Krieg gegen Japan zu Ende war, kam das chinesische Volk trotzdem nicht zur Ruhe. Es verschärften sich die Feindseligkeiten zwischen der Kuomintang und der Kommunistischen Partei, die ihren Einfluß hatte ausdehnen können und im Besitz der allerneuesten Waffen war. Mit russischer Unterstützung flammten die Kämpfe gegen die Kuomintang im April 1948 im gesamten Land wieder auf. Der Bürgerkrieg hatte China erneut fest im Griff.

Im Frühling 1948 blieben die meisten Äcker und Ländereien unbestellt. Reisfelder und Obstplantagen lagen brach, nicht nur wegen der langen Kriegsjahre, sondern auch weil aus der Landwirtschaft kein Gewinn mehr zu ziehen war.

Die Lage begann Mo Li zu verunsichern, und sie zweifelte an den Führungsqualitäten Chiang Kai-sheks. Ihrem Mann gegenüber äußerte sie jedoch kein Wort, da sie genau wußte, wie sehr er dem Präsidenten und der Partei ergeben war. Der einzige Mensch, dem sie sich anvertrauen konnte, war Luis, obwohl sie ihn schon lange nicht mehr aufgesucht hatte. Sie traf ihn nur, wenn eines der Kinder krank war. Dr. Smith-Sutten war deshalb nicht nur überrascht, sondern auch hocherfreut, als ihn Mo Li eines Tages im Krankenhaus aufsuchte. Seine Zuneigung zu ihr bestand immer noch, doch hatte er mittlerweile die Hoffnung auf eine Erfüllung seiner Liebe aufgegeben. Außerdem war ihm klar, daß die Gattin eines hochgestellten Parteimitglieds sich niemals einem Skandal aussetzen würde. Dennoch bewirkte Mo Lis Besuch, daß seine Gefühle sofort wieder aufflammten.

»Geht es Ihnen nicht gut?«, fragte er besorgt.

»Ich fühle mich schrecklich, aber ich weiß nicht, ob Sie der rechte Arzt für mein Problem sind.«

»Sie brauchen einen Arzt? Was fehlt Ihnen denn?«

Als Mo Li merkte, daß sie eigentlich etwas ganz anderes hatte sagen wollen, und als Luis begriff, daß er sich ihr gegenüber eher wie ein Arzt und nicht wie ein Freund verhalten hatte, sagten beide gleichzeitig »Entschuldigung« und mußten lachen, denn sie erinnerten sich an jene Situation, als sie bei ihrem allerersten Treffen beinahe mit den Köpfen zusammengestoßen waren.

»Erzählen Sie mir einfach, was Sie bedrückt«, sagte Luis dann viel gelassener.

»Ich weiß nicht, wo ich beginnen soll.« In einer Mischung aus Verwirrung und Niedergeschlagenheit suchte Mo Li nach den richtigen Worten. Schließlich bekannte sie: »Ich zweifle an dem, was Ru und die Partei tun.«

Luis, der jegliche Kritik an Mo Lis Mann zu vermeiden suchte, meinte: »Aber Ru geht es in der Kuomintang doch gut. Was beunruhigt Sie?«

»Die Zukunft. Die Partei ist seit jeher sein Leben; aber ich frage mich, was mit all ihrem Geld gemacht wird und warum der Sieg über Japan so lange auf sich warten ließ und weshalb der Kampf gegen die Kommunisten immer blutiger wird.«

Auch Luis schien nun von Sorge ergriffen zu sein. »Es gibt da wohl Dinge, von denen Sie vielleicht besser nichts wissen sollten.«

»Luis, was immer Sie wissen, müssen Sie mir erzählen. Ich verspreche, daß ich nichts davon weitertragen werde.«

»Glauben Sie wirklich«, begann Luis, immer noch vorsichtig, »daß die Kuomintang ihre ganze Kraft darauf verwendet hat, gegen die Japaner zu kämpfen?«

»Was soll die Frage?« meinte Mo Li, wohl ahnend, was sie nun zu hören bekommen würde.

»Seit dem Beginn der Auseinandersetzungen mit Japan gab es viele Ungereimtheiten, die man gar nicht alle aufzählen kann. Eines aber ist sicher: Chiang Kai-shek nutzte den Krieg, um die Waffen auch gegen die Kommunisten zu richten. Das wirkliche Ziel von Chiang war es, seine Macht in China weiter auszubauen. Einige einflußreiche Politiker, ebenso auch manche seiner Verwandten nutzten die Gelegenheit und füllten nur ihre eigenen Taschen; zuerst durch die Gewinne aus den öffentlichen Schuldverschreibungen, dann durch direkten Betrug am Volk und schließlich durch Veruntreuung der amerikanischen Unterstützung. Ein Drittel von dem, was die Amerikaner gaben, blieb bei diesen ›uneigennützigen‹ Politikern hängen.«

»Woher wissen Sie das alles?« fragte Mo Li bestürzt und zweifelnd zugleich; schließlich hatte doch ihr Mann immer behauptet, allein der Wahrheit zu dienen.

»Ein amerikanischer Diplomat, einer meiner Patienten, hat mich darüber unterrichtet. Außerdem muß es doch auch einen Grund dafür geben, daß alle Wertpapiere, die nicht von der Regierung ausgegeben wurden, dramatisch an Wert verlieren, was ja wohl auch ein Grund dafür ist, daß zur Zeit die gesamte Wirtschaft daniederliegt. Und haben Sie nicht bemerkt, daß die Partei eine Bank nach der anderen übernimmt, um auf diese Weise eine Monopolstellung zu erlangen?«

Mo Li deutete Luis an, er möge nicht mehr weitersprechen. Sie wußte, er hatte recht, und es wurde ihr klar, daß die Gerüchte, denen sie bislang keinen Glauben geschenkt hatte, doch wahr zu sein schienen. Mit einem Mal betrachtete sie die Partei mit ganz anderen Augen, und der tragische Tod ihres Sohnes kam ihr nun noch sinnloser vor.

»Meinen Sie, die Kommunisten würden das Land besser regieren?« fragte sie Luis.

»Um Himmels willen«, rief er aus, »den Kommunisten würde ich schon gar nicht trauen! In Amerika heißt es, daß man in Rußland nicht einmal ein Recht auf freie Meinungsäußerung hat.«

»Was meinen Sie, wie lange der Krieg zwischen den Parteien noch dauern wird?«

»Darüber bin ich mir nicht sicher, jetzt, nachdem sich Chiang als derart selbstsüchtig herausstellt. Im übrigen zweifle ich daran, daß es ihm gelingen wird, die Kommunisten niederzuringen.«

Luis hielt inne, und es schien, als würde er sich einen Plan zurechtlegen. Dann sagte er: »Mo Li, Sie sollen wissen, daß ich für Sie da sein werde, was immer auch geschehen wird.«

Dieses Angebot bedrückte Mo Li mehr, als daß es sie beruhigte, denn offenbar stand etwas Schreckliches unmittelbar bevor.

Bald verlor Chiang Kai-shek immer mehr das Vertrauen und die Zuneigung der Bevölkerung, und seine Armee mußte sich immer öfter geschlagen geben. Viele seiner Verwandten sowie auch einige Politiker waren bereits nach Amerika oder Hongkong geflohen. Nach dem Neujahrsfest 1949 war es fast unmöglich geworden, ein Flugticket oder eine Schiffspassage zu erhalten.

Eines Nachmittags kam Ru voller Hast nach Hause und rief: »Mo Li, wir können Plätze auf einem Passagierschiff bekommen. Die Partei ist gezwungen, sich nach Taiwan zurückzuziehen. Wir müssen die Chance ergreifen und fliehen, bevor es zu spät ist!«

Mo Li, die sich nach dem Gespräch mit Luis bereits auf eine solche Situation innerlich vorbereitet hatte, sagte: »Nein, Ru, dieses Mal überredest du mich nicht, dir zu folgen. Und ich folge auch nicht der Partei. Sie besteht aus Mördern und Betrügern. Ich habe endgültig genug davon.«

»Mo Li, bitte sei realistisch, wir können nicht hier bleiben!«

»Niemand verlangt von dir, hier bei uns zu leben, aber du kannst sicher sein, daß ich nicht mit den Mördern meines Sohnes fliehen werde!«

Sie war selbst überrascht, mit welcher Heftigkeit der über Jahre hindurch unterdrückte Haß auf die Partei mit einem Mal aus ihr hervorbrach.

»Bitte, es ist jetzt nicht der richtige Augenblick, sich von persönlichen Motiven leiten zu lassen«, versuchte es Ru ein letztes Mal, doch als er merkte, daß er keinen Erfolg haben würde, stürmte er davon. »Ich werde aber trotzdem dafür sorgen, daß man unsere Schiffsplätze nicht an andere verkauft.«

Nachdem Ru das Haus verlassen hatte, lief Mo Li so schnell sie konnte zu Luis. Da sie ihn im Krankenhaus nicht fand, eilte sie zu seiner Wohnung.

»Luis, was soll ich tun? Ru möchte, daß wir mit ihm nach Taiwan fliehen.«

Der Arzt, der Mo Li noch niemals so ratlos gesehen hatte, war über diese Mitteilung keineswegs schockiert, eher hatte er Verständnis dafür, denn auch er trug sich bereits mit dem Gedanken, wegen der bevorstehenden Herrschaft der Kommunisten das Land zu verlassen.

Ohne sogleich zu antworten, füllte er zwei Gläser mit Whisky. Danach forderte er Mo Li auf, sich zu setzen. »Manches Mal bedarf es der Hilfe des Alkohols! Mo Li, auch ich werde das Land verlassen. Komm einfach mit mir!«

Mo Li starrte ihn verwirrt an, auch weil er sie zum ersten Mal, seit sie sich kannten, geduzt hatte.

»Wohin?« fragte sie entgeistert.

»Nach England, in meine Heimat.«

Luis staunte selbst über seinen Mut, doch er sagte sich, daß es wohl nie wieder eine Gelegenheit geben würde, endlich mit der Frau zusammenzusein, die er vom ersten Augenblick an begehrt hatte.

»Du weißt, daß das unmöglich ist«, sagte Mo Li, die vertrauliche Anredeform ebenfalls zum ersten Mal verwendend.

»Weshalb? Du kennst meine Gefühle für dich, und ich möchte dir und deinen Kindern in England eine bessere Zukunft bieten. Demnächst wird in China alles zusammenbrechen. Also komm mit mir!«

Seine Worte erinnerten Mo Li an die Zeit, als sie noch nicht bei ihren Eltern lebte. Damals war ihr von der Familie Grand ein ähnliches Angebot gemacht worden, aber sie hatte es nicht angenommen. Was wäre aus ihrem Leben geworden, wenn sie zugestimmt hätte? Und jetzt stand sie plötzlich wieder vor der gleichen Entscheidung.

»Mo Li, bitte sag ja«, hörte sie die Stimme von Luis wie aus weiter Ferne.

Sie antwortete nicht, aber wie immer in heiklen Situationen stieg ihr plötzlich die Röte ins Gesicht. Luis hatte diese Reaktion schon des öfteren an ihr beobachtet und deutete sie nun als Zustimmung.

»Mo Li, ich verspreche dir, ich werde alles für dich und deine Kinder tun, ich werde euch das beste Leben bieten, ich ...«

»Luis, das ist ein Mißverständnis! Ich habe nicht gesagt, daß ich mit dir kommen werde.«

»Warum denn nicht? Es gibt doch gar keinen Grund, es nicht zu tun.«

»Versteh mich bitte, Luis! Es ist mir nicht möglich, einfach alles hinter mir zu lassen, und ich bitte dich, mir das nicht zu verübeln!«

Er versuchte, ihrem Blick auszuweichen. Wie könnte er ihr etwas übelnehmen? Und wie sollte er sie je vergessen? Doch nach all den Anstrengungen, die er unternommen hatte, um ihr zur Seite zu stehen, war er enttäuscht und fühlte sich verletzt. Mo Li war für ihn noch immer eine Gefangene ihrer selbst.

»Wann wirst du Shanghai verlassen?« fragte Mo Li, um das plötzlich eingetretene Schweigen zu unterbrechen.

»Je früher, desto besser. Unter diesen Umständen kann ich ohnehin hier nicht länger bleiben.«

»Das tut mir leid.« Mo Li fragte sich, ob er nun die politische oder die private Situation meinte. Dennoch hoffte sie inständig, sich seine Freundschaft erhalten zu können.

»Es muß dir nicht leid tun, es ist eben so.« Es schien, als wollte Luis ihre Worte nun auch noch zynisch kommentieren.

Mo Li spürte, wie sehr sie ihn gekränkt hatte. »Wirst du mich jetzt vergessen, Luis?«

»Ich hoffe nicht.« Seine Stimme klang schon wieder etwas freundlicher.

»Luis ...«, begann Mo Li erneut, doch sie vermochte nicht weiterzusprechen. Sie blickte ihn nur an, so als wollte sie sein Bild für immer ihrem Gedächtnis einprägen.

»Mo Li ...« Luis wollte antworten, doch auch ihm versagte die Stimme.

»Ich bin nicht mehr jung genug, Luis, um einen neuen Anfang zu wagen; man kann einen ausgewachsenen Baum nicht verpflanzen.« Sie hatte sich wieder gefaßt und versuchte nun erneut, ihm ihre Haltung verständlich zu machen. Luis blickte sie zärtlich an und lächelte, doch sie merkte, daß es ihm nicht recht gelingen wollte. Dann sagte er: »Ich verstehe schon, was du meinst. Es ist offenbar mein Schicksal, nur ein guter Arzt zu sein, aber niemals ein guter Ehemann zu werden.«

Bei diesen Worten konnte Mo Li ihre Tränen doch nicht mehr länger zurückhalten.

Luis streichelte ihr Haar und dann glitt seine Hand über ihren Nacken. Es war ihm, als würde er die größte Kostbarkeit der Welt berühren, und Mo Li meinte, noch nie eine solche Zärtlichkeit verspürt zu haben. Sie schloß die Augen und gab sich seinen Liebkosungen hin. Jede Faser ihres Körpers genoß das Glück des Augenblicks, und sie wußte, daß dieses Gefühl unauslöschlich in ihrer Erinnerung bleiben würde.

Durch den Krieg mit Japan und wegen der Auseinandersetzungen zwischen der Kuomintang und der Kommunistischen Partei waren Peking und viele andere Städte des Landes in einem völlig desolaten Zustand. Von der einstigen kaiserlichen Pracht war nichts mehr übriggeblieben. Vieles lag in

Schutt und Asche und war unwiederbringlich zerstört. Auch die Menschen hatte ihre Fröhlichkeit verloren, ihr Leben war farblos und öde geworden. Die kommunistischen Kader kleideten sich in graue und erdfarbene Uniformen, und die Zivilbevölkerung trug dunkelblaue Arbeitsanzüge. Sogar die Art, Haare zu schneiden, wurde auf ein einziges Modell reduziert. Privatgeschäfte waren nicht erlaubt, es gab auch keine hohen Löhne mehr, und alles funktionierte nach einem Zuteilungssystem, das insgesamt vier Klassen umfaßte: normaler und mittlerer Standard für die normale und mittlere Schicht, hohe und spezielle Maßstäbe für hochgestellte Politiker und die Führer der Partei. Persönlicher Besitz wurde abgeschafft, und die Paläste der letzten Dynastie konfiszierte man und wandelte sie in Wohnhäuser um, in denen die Kader des Regimes samt ihren Angehörigen untergebracht wurden. Auch der Palast von Mo Lis Eltern war diesem Schicksal nicht entgangen; seine ursprüngliche Schönheit konnte nicht einmal mehr erahnt werden. Er glich nun einem Buch, das man in einzelne Blätter zerlegt hatte; jeder Bewohner hielt eines davon in der Hand.

Weil Ru für die Kuomintang gearbeitet hatte, wurde er als Spion verurteilt und ins Gefängnis gesteckt. Man verdächtigte Mo Li ebenfalls der Spionage, doch durch das beherzte Einschreiten von Madame Sun Yat-sen gelang es schließlich, ihre und auch die Unschuld ihres Mannes zu beweisen, obwohl Ru im Dezember 1936 an der Aufdeckung der Pläne für die Entführung General Chiang Kai-sheks beteiligt gewesen war.

Madame Sun erklärte den beiden: »Ich habe mich dem Großen Vorsitzenden Mao Tse-tung gegenüber für Sie verbürgt. Er weiß nun, daß sich Ihre Arbeit beim Geheimdienst nur gegen die Japaner richtete und nicht gegen die Partei. Das bedeutet aber nicht, daß die Gefahr vorüber ist. Sie müssen sich von nun an wieder das Vertrauen der Regierung verdienen.«

Als Madame Sun merkte, wie sehr Mo Li auch der Kinder wegen litt, wollte sie ihr helfen und riet: »Um Ihre Unschuld zu beweisen, wäre es das beste, Sie würden sich scheiden lassen.«

Mo Li war über diesen Vorschlag entsetzt, doch Madame Sun wiederholte nochmals eindringlich: »Glauben Sie mir, es ist wirklich das beste, was Sie für sich und Ihre Kinder tun können. Nach ein paar Jahren, wenn endlich Ruhe herrscht, können Sie ja wieder heiraten.«

In diesem Augenblick bedauerte es Mo Li zutiefst, daß sie Rus Plan, gemeinsam nach Taiwan zu fliehen, nicht gefolgt war.

Da sie solche Empfehlungen für vorübergehende Fehlentscheidungen der Regierung hielten, beschlossen Ru und Mo Li, dem Rat, sich scheiden zu lassen, nachzukommen.

Ru wurde zum Vorsitzenden Mao Tse-tung gerufen, der ihm erklärte, es sei für ihn nunmehr an der Zeit, von den Büchern zu lassen und das harte Leben eines Bauern kennenzulernen. Dadurch böte sich ihm auch die Gelegenheit, sich vom politischen Geschäft fernzuhalten. Mao, der selbst aus einer Bauernfamilie stammte, war auf seine Herkunft stolz.

In der folgenden Zeit mußte Mo Li als Weberin in einer Fabrik in Peking arbeiten. Die Wohnung in Shanghai, die der Kuomintang gehört hatte, war beschlagnahmt worden, und Mo Li lebte mit ihren beiden Kindern in einem kleinen Zimmer, in dem zwei weitere Frauen untergebracht waren.

Pe Lin war mittlerweile schon eine junge Frau geworden. Während der Kriegsjahre hatte sie so viele Entbehrungen ertragen müssen, daß sie ihre gegenwärtige Lage wenig bekümmerte. Ja, sie hoffte sogar, nach all der Korruption innerhalb der Kuomintang werde die neue Regierung das Land endlich voranbringen. Auch wenn sie für einen Hungerlohn in einer Porzellanfabrik arbeiten mußte, nahm sie dies als persönliches Opfer auf sich, denn sie war der Meinung, es der Entwicklung Chinas schuldig zu sein.

Amy war nun zwölf Jahre alt und durfte eine Schule besuchen. Doch ihre Mutter war von dem neuen Erziehungssystem bald enttäuscht. Es gab kaum mehr qualifizierte Lehrer, und die Kinder waren den ganzen Tag politischer Propaganda ausgesetzt. Dennoch wagte es Mo Li nicht, ihrer Tochter Privatunterricht zu geben, denn wer immer mit Wissen aufwartete, das nicht zum offiziellen Lehrstoff gehörte, lief Gefahr, als Arbeiter auf die Felder geschickt zu werden.

Mo Li zweifelte immer mehr an der neuen Zeit und fragte sich, wie ein Land wachsen könne, das seinen Kindern die Kultur vorenthielt. Pe Lin und Amy allerdings teilten ihre Zweifel nicht, sondern waren voller Begeisterung für das neue China. Sie bewunderten die kommunistischen Kader und meinten, dies wären Leute, die von Jugend an all ihre persönlichen Interessen aufgegeben hätten, um ihrer Nation zu dienen. Wie alle Jugendlichen himmelten sie den Großen Vorsitzenden an, und am Nationalfeiertag jubelten sie in der versammelten Menge am Platz des Himmlischen Friedens, sobald Mao Tsetung als großer Befreier die Ehrentribüne betrat.

Viele Intellektuelle, die im Ausland lebten, kehrten in ihre Heimat zurück, um dort ihr Wissen zur Verfügung zu stellen, aber bald schon merkten sie, daß sie, um überleben zu können, still sein mußten und den Anweisungen des Regimes Folge zu leisten hatten.

In Amerika dagegen führten die Verwandten Chiang Kaisheks mit dem Geld, das sie sich in China unrechtmäßig angeeignet hatten, ein sorgenfreies Leben und unterstützen sogar die Wahlen angesehener amerikanischer Politiker.

Chiang Kai-shek selbst und die Kuomintang etablierten sich auf Taiwan, doch nach wie vor waren auch hier Bestechlichkeit und Veruntreuung an der Tagesordnung. Dennoch wählte man den General zum Präsidenten, der daraufhin die Insel zum Staat »Nationalchina« erklärte.

Die Volksrepublik dagegen veränderte sich mit jedem Tag. Es waren vor allem die Bodenreform und die Umerziehungsprogramme, die bewirkten, daß nichts so blieb, wie es einmal gewesen war. Wer früher über Grundbesitz verfügt hatte, stand nun plötzlich ohne Hof oder Haus da, und wer einmal ein großes Vermögen sein Eigen genannt hatte, wurde an den Pranger gestellt und vor aller Augen stundenlang geschmäht.

Auch Mo Li blieb diese Demütigung nicht erspart. Eines Tages wurde sie nach der Arbeit abgeholt, auf einen Marktplatz geschleppt und dort öffentlich zur Schau gestellt.

»Diese Frau ist ein kapitalistischer Parasit, sie hat sich des Schweißes unserer Bauern bedient«, schrie der Ankläger.

Mo Li blickte nur zu Boden, sie wagte es nicht, sich zu verteidigen. Man brachte auch Yen und Zon herbei, und eine der Frauen, die mit Mo Li und den Kindern das Zimmer teilten, hetzte: »Diese beiden mußten ihr dienen, sie sind die besten Zeugen für das, was sie getan hat!«

Yen, die darauf nicht vorbereitet war, reagierte entsetzt. Erst wollte sie Mo Li verteidigen und erklären, wie dankbar sie ihr sei und wie großzügig und fast freundschaftlich sie von ihr behandelt worden war, doch als sie die Situation erkannte, tauschte sie mit Zon einen raschen Blick, der dieser anzeigte, daß sie, um sich selbst zu retten, ihre ehemalige Herrin verleugnen mußten.

»Los, erzähl uns, wie sie dich geschlagen hat«, forderte die Menge sie auf.

Yen versuchte, durch ihre Worte die Vorwürfe zu mildern und meinte diplomatisch: »Sie hat mich nicht anständig behandelt, weil sie mir nicht genügend Freiheit gab.«

Damit waren die Leute aber nicht zufrieden und forderten nun Zon auf, über ihre einstige Gebieterin auszusagen.

»Du darfst meine Fragen nur mit ›ja‹ beantworten«, befahl der Ankläger. »Hat sie dich geschlagen?«

Zons »Ja« war kaum zu vernehmen.

»Hat sie dich gezwungen, Schweinemist zu essen?«

Die Menge johlte und pfiff, bis Zon die Frage endlich mit »ja« beantwortete.

»Bist du glücklich, daß sie nun kein Land mehr besitzt?«

»Ja.«

»Bist du zufrieden, daß sie dich nun nicht mehr schlagen kann?«

»Ja.«

Nach einer Weile war Zon nicht mehr imstande, die Fragen ihrem Sinn nach zu verstehen, und antwortete auf das, was sie gefragt wurde, nur noch automatisch mit »ja«. Verschämt blickte sie zu Mo Li, doch deren Gesichtsausdruck zeigte ihr, daß sie Verständnis für ihre Lage hatte, als wollte sie sagen: »Ich weiß, daß du so antworten mußt.«

Schließlich rief der Ankläger: »Jetzt haben wir den offiziellen Beweis: Jeder hat gehört, wie schlecht diese Frau ist, die von der harten Arbeit anderer profitierte.«

Abermals johlte die Menge und warf Sand und Steine nach ihrem Opfer. Daraufhin wurde Mo Li vom Ankläger aufgefordert, ihre Schuld einzugestehen, und unter diesem Zwang erklärte sie: »Ich danke euch, daß ihr mir die Augen geöffnet habt. Ich schäme mich für das, was ich getan habe, und gelobe, hart an mir zu arbeiten.«

Sie verachtete diese Menschen zutiefst, die sie so sehr demütigten und nicht einmal in der Lage waren, einen vernünftigen Satz zu bilden, es jedoch wagten, sie zu schmähen und zu beleidigen, sie, die aus einer Familie der größten Gelehrten Chinas stammte.

Auch Pe Lin war von einer öffentlichen Bloßstellung nicht verschont geblieben, da sie schon alt genug dafür war. Veranstaltungen dieser Art fanden nun täglich statt und wurden von der Volksmenge mit Begeisterung aufgenommen.

»Ich schäme mich für meine Familie«, bekannte Pe Lin, wohl wissend, daß sie die Unwahrheit sagte: »Meine Angehörigen haben niemals auf den Feldern gearbeitet oder in einer Fabrik, und dennoch wagten sie es, das beste Essen für sich zu beanspruchen und die teuersten Kleider zu tragen. Es ist nur gerecht, wenn sie nun zu einer Besserung ihres Lebenswandels angehalten werden.« Sie blickte die Leute an, die ihr zuhörten und fuhr fort: »Alle ehemaligen Grundbesitzer sollen jetzt auf den Feldern arbeiten und die Härte des Lebens kennenlernen.«

Um überleben zu können, versuchte jeder, sich selbst und andere zu kritisieren, und die Verleumdung machte sogar vor den eigenen Eltern oder den eigenen Kindern nicht halt.

Selbst die kleine Amy begriff sehr schnell, was man tun mußte, um ungeschoren davonzukommen. Deshalb begann auch sie, an ihrer Familie Kritik zu üben. Mo Li wußte, warum ihre Tochter so handelte, doch sie hoffte, nicht alle Kinder würden die Liebe zu ihren Eltern und die Achtung vor ihnen verlieren, denn sie nahm an, daß es viele Jugendliche gab, die nur aus Begeisterung und Sympathie für die Kommunistische Partei vergessen zu haben schienen, daß es sie ohne ihre Eltern gar nicht geben würde.

Die Reformen des Großen Vorsitzenden waren erfolgreich und zielten auf die Abschaffung des Privateigentums und die vollständige Verstaatlichung aller Bauerngüter und Betriebe hin. Um die Stahlindustrie anzukurbeln, mußten sämtliche Familien alle Gegenstände aus Eisen abliefern, sogar Betten und Küchengeräte. Die Planwirtschaft bereitete indes einige Sorgen, denn Rekordernten wurden zwar verkündet, entsprachen jedoch nicht den tatsächlichen Ergebnissen. Der Grund hierfür lag darin, daß immer mehr Arbeiter von den Feldern abgezogen wurden, um für die Volkskommunen in der Stahlerzeugung zu arbeiten.

Der Große Vorsitzende selbst führte dagegen eher ein Leben in Luxus, obwohl sein Streben angeblich darauf gerichtet war, China zu einem kraftvollen kommunistischen Land umzugestalten, das von der ganzen Welt geachtet werden sollte.

1959 wollte er den Platz des Himmlischen Friedens nach sowjetischem Vorbild vergrößern lassen, so wie er es bei seinem Besuch anläßlich des vierzigsten Jahrestages der Gründung der UdSSR am Roten Platz in Moskau gesehen hatte.

»Eine großartige Idee«, kommentierte die Öffentlichkeit dieses Vorhaben. »China muß der Welt zeigen, was für ein fortschrittliches Land es ist.«

»Was auch immer der Große Vorsitzende tut, er hat unsere volle Unterstützung«, hieß es bei den Genossen, denn da Mao Tse-tung nun auch im Inneren zu Reformen ansetzte, fürchtete man, schon beim geringsten Widerspruch in Umerziehungslager gesteckt zu werden.

»Erinnert sich jemand an einen gewissen Ru?« erkundigte sich eines Tages ein hohes Kadermitglied, als im Zentralrat gerade einige politische Gesetze verabschiedet wurden.

»Jener Ru aus der Familie Song, der Mitglied in der Kuomintang war? Was ist mit ihm?«

»Ich sah ihn kürzlich in einem Betrieb zur Wasseraufbereitung.«

»Arbeitet er nicht in einer landwirtschaftlichen Produktionsgenossenschaft?«

»Offenbar war dort die Arbeit zu schwer für ihn. Es heißt zwar, wer zwanzig Kilogramm tragen kann, der schafft auch vierzig, und wer zehn Stunden zu arbeiten vermag, hält auch zwanzig aus. Aber manche stehen die körperlichen Anforderungen nicht durch und sterben lieber, obwohl eine Umerziehung für sie doch immerhin besser wäre als der Tod.«

Man lachte über diese Einstellung, denn man wußte wohl, daß schon die kleinste Abweichung von der vorherrschenden Meinung dazu führen konnte, als »rechts« eingestuft zu werden, was wiederum bedeutete, daß man dorthin geschickt wurde, wo Schwerstarbeit zu verrichten war.

In der nächsten Zeit gelang es Mao, vor allem die Intellektuellen zum Schweigen zu bringen und jegliche Auflehnung zu unterbinden. Auch Ru hielt sich zurück und unterdrückte seine wahre Meinung über das Regime, weshalb er nach zehn Jahren der Umerziehung den »Schwarzen Hut«, das Symbol für rechtsgerichtete Gesinnung, wieder abnehmen durfte. Er konnte nun in der öffentlichen Bibliothek von Peking arbeiten, und Pe Lin erhielt die Erlaubnis, Archäologie zu studieren. Hierüber war Ru besonders glücklich, weil er hoffte, daß die Beschäftigung mit alten Steinen und Knochen seine Tochter von jeglicher politischen Betätigung abhalten würde.

Worüber er sich aber am meisten freute, war die Tatsache, daß er nun endlich auch seine Frau wiedersehen durfte, die nach wie vor in der Stoffabrik arbeitete, jedoch all ihren Humor und Charme eingebüßt hatte. Sie war durch die belastenden Lebensumstände vollkommen verändert worden, und anstatt in den Kleidern einer Prinzessin sah er sie nun in einem schäbigen Arbeiteranzug.

Mo Li ihrerseits war froh zu wissen, daß Ru noch am Leben war. Gleichzeitig aber war es ihr peinlich, daß sie einander unter solch widrigen Umständen wiedersehen mußten, und sie dachte voll Wehmut an den Tag ihrer Vermählung zurück, als sie beide jung und schön gewesen waren.

»›Die Weidenbäume, die damals gepflanzt wurden, wiegten sich in der sanften Brise des Windes‹«, zitierte Ru ein altes Gedicht, »›jetzt sind sie alt und ausgedörrt wie das Land, auf dem sie stehen.‹« Und er fügte hinzu: »Wenn es schon den Bäumen so ergeht, weshalb sollte den Menschen nicht das Gleiche widerfahren?«

Vollkommen überrascht darüber, daß Ru nach so vielen Jahren Gehirnwäsche zu solchen Äußerungen noch fähig war, rief Mo Li: »Ru, laß uns die Tränen der Trauer unterdrücken, freuen wir uns, daß wir am Leben sind!«

Auch wenn Pe Lin zu den älteren Studenten ihrer Fakultät gehörte, zeigte sie einen Enthusiasmus für die Archäologie, der seinesgleichen suchte. Alle Prüfungen bestand sie stets mit Auszeichnung, wohl auch deshalb, weil sie nach den Jahren ihrer Arbeit in der Porzellanfabrik mit den verschiedenen Techniken der Restaurierungskunst bereits vertraut war. Wegen ihrer hervorragenden Leistungen durfte sie ihr Praktikum in Xian verbringen, um dort gemeinsam mit anderen Archäologen nach Spuren von Chinas erstem Kaiser Chin Shi Huang, dem Sohn des Himmels, zu suchen. Sie war stolz darauf, daß ihre Arbeit von der Regierung derart beachtet wurde, und es berührte sie keineswegs, Päonienland, das ehemalige Anwesen ihrer Familie, nunmehr als Gästehaus für die Parteioberen vorzufinden. Sie stimmte sogar mit dem Großen Vorsitzenden überein, als dieser erneut forderte: »Alle Intellektuellen mögen die Kommunistische Partei bei den Reformen unterstützen, indem sie sich so kritisch wie möglich über die Regierung äußern.«

Die Mauern der Universitäten waren überall mit Mao-Plakaten behängt, und ab dem Winter 1962 begann Pe Lin, in der Campus-Zeitung ihre Kritiken zu veröffentlichen; doch diese waren derart vorsichtig formuliert, daß niemand von ihnen Notiz nahm.

Da das Wetter mittlerweile eine Arbeit im Freien unmöglich machte, war Pe Lin hauptsächlich damit beschäftigt, Fundstücke zu reinigen und zu katalogisieren.

»Genossin Song«, sagte eines Tages der Leiter der Ausgrabungen zu ihr, »ich möchte Ihnen jemanden vorstellen.« Sein freundlicher Tonfall verriet ihr, daß es sich um eine wichtige Person handeln mußte, denn normalerweise war der allgemeine Umgangston sachlich und nüchtern. Pe Lin legte ihre Arbeit beiseite und versuchte, den Staub von ihrem Kittel zu klopfen, da kam der Leiter schon mit seinem Gast zurück. Ein Ausländer, dachte Pe Lin und wunderte sich, denn normalerweise gab es keinerlei Austausch mit den Wissenschaftlern anderer Länder. Es war dies eine Vorsichtsmaßnahme der Regierung, die damit zu vermeiden suchte, daß zu viele Informationen ins Ausland getragen wurden.

»Das ist Professor Leonard König von der Universität

Leipzig.« Der Ausgrabungsleiter versuchte, das Wort »Leipzig« mit westlichem Tonfall auszusprechen, auch wenn er von dieser Stadt noch nie etwas gehört hatte.

»Genossin Song, Professor König ist hier, um uns bei unserer Arbeit zu unterstützen. Er ist ein Fachmann auf dem Gebiet der chinesischen Antike und wird uns wertvolle Hilfe leisten.«

Nach Pe Lins Einschätzung sah der Mann fast zu jung für einen Professor aus, und die Art und Weise, wie er sie anschaute, erstaunte sie ebenfalls, denn bisher hatte sie noch nie jemand mit dieser Mischung aus Neugierde und Wertschätzung betrachtet. Sie erinnerte sich der Worte ihrer Mutter, die gesagt hatte, der Anblick eines Mannes oder einer Frau sei niemals vergleichbar mit dem Anblick des Morgentaus auf einer Lotusblume. Pe Lin jedenfalls genoß den Morgentau auf dem Gesicht des Professors, auch wenn sie gar nicht wußte, weshalb.

»Zeigen sie dem Professor seine neue Wirkungsstätte, niemand kann das besser als Sie, Genossin Song«, befahl der Leiter und fügte noch erklärend hinzu: »Sie ist diejenige, die hier am meisten arbeitet.«

Leonard König war überrascht, daß eine so junge Frau eine derartige Anerkennung genoß, und er stellte sich vor, über welch außergewöhnliche Fähigkeiten sie verfügen mußte. Er sah sie genauer an und konstatierte, daß ihr Haarschnitt einer halben Wassermelone glich und das, was sie am Leibe trug, aus Putzlappen zusammengesetzt sein mußte. Er dachte an die Zeiten, die er in Leipzig, Berlin und Paris verbracht hatte, und überlegte, wie dieses chinesische Mädchen wohl in einem jener knielangen Kostüme mit offenem Kragen und mit hochhackigen Schuhen, wie sie in Europa gerade Mode waren, aussehen würde.

»Lieben Sie Ruinen?« wollte er wissen und lächelte Pe Lin an.

Auch sie lächelte und gab zur Antwort: »Ja, denn sie sind Beweise für eine großartige Vergangenheit. Jedes Sandkorn erzählt von einer goldenen Epoche, auch wenn alles, was es damals gab, längst verfallen ist. Doch wenn man ein Stück aus jener Vergangenheit findet und es fast vollständig zu restaurieren vermag, dann bringt uns dieses Stück in jene Zeit zurück, in der es entstand.«

Leonard König erkannte aus ihren Worten, daß eine derartige Begeisterung für den Beruf nicht angelesen sein konnte, sondern aus einer tiefverwurzelten Berufung stammen mußte.

Pe Lin selbst war erstaunt, daß sie sich dem Professor gegenüber so offen gab, denn für gewöhnlich hielt man sich mit solchen Äußerungen zurück, um jeder Möglichkeit zu entgehen, falsch zitiert zu werden.

In dieser lockeren Atmosphäre begann Leonard König während der kommenden Monate, Pe Lin mehr und mehr über Europa zu erzählen und davon, wie sich dort nach dem Krieg die Demokratie zu entwickeln und zu festigen begann und wie freizügig das Leben in den meisten Ländern dieses Kontinents verlief. Dies konnte Pe Lin auch anhand vieler Fotos in den westlichen Magazinen feststellen, die der Professor regelmäßig mit der Post aus seiner Heimat erhielt. Am meisten jedoch schätzte sie es, daß sie sich mit ihm unterhalten konnte, was während der Arbeit eigentlich nicht vorkommen sollte, doch mit Rücksicht auf den Status, den Leonard König bei den Ausgrabungen einnahm, gestattet wurde. Pe Lin begann zu ahnen, daß der Freiheit, die sie sich gewählt hatte, eine andere gegenüberstand, die offenbar das bieten konnte, was sie sich immer mehr ersehnte.

Ein Jahr später herrschte wegen der schlechten Ernten in vielen Teilen des Landes große Hungersnot, und auch die Schwerindustrie brachte nicht die gewünschten Resultate. Während dieser Zeit führte Mao Tse-tung weitere Reformen durch und forderte die verschiedenen Bevölkerungsgruppen, speziell aber die Intellektuellen, zu weitgehender Kritik auf, woraufhin Pe Lins Artikel einen schärferen Tonfall als früher annahmen. Beeinflußt von Leonard König träumte sie davon, daß China sich durch die Aufdeckung und Beseitigung von Mißständen zu einem demokratisch-kommunistischen Land entwickeln würde. Leonard gegenüber äußerte sie: »Wir wollen den Sozialismus Rußlands und Lenins nicht kopieren, denn er sollte eine Vorstufe zum Kommunismus sein und dieser wiederum nur eine Vorbereitung auf den demokratischen Kommunismus.«

»Es ist nicht gut, sich in die Politik einzumischen«, erklärte Leonard, »schließlich sind wir Archäologen.«

»Ich bitte um Entschuldigung«, meinte daraufhin Pe Lin.

Es gefiel dem Professor, daß sie seinem Rat gerne folgte, und eines Tages sagte er während der Arbeit völlig unvermittelt: »Pe Lin, ich denke, wir sollten heiraten.«

Pe Lin war vollkommen überrascht, denn bisher hatte Leonard außer einigen interessierten Blicken keinerlei Signale im Hinblick auf eine nähere Beziehung ausgesandt.

»Ist das ein echtes Angebot?« fragte sie, ohne ihre eigenen Gefühle zu zeigen. »Und wieso kommt es gerade hier und in diesem Augenblick?«

Leonard war froh darüber, daß sie überhaupt eine solche Frage stellte, anstatt sofort »nein« zu sagen. »Sollte ich denn damit bis morgen warten? Außerdem ist mir aufgefallen, daß man in China offenbar nicht über diese Dinge spricht. Da ich aber Ausländer bin, darf ich es wohl.«

»Über ›diese Dinge‹ spricht man in der Tat nicht und schon gar nicht in der Öffentlichkeit«, sagte Pe Lin. Sie war über seinen Antrag hocherfreut, denn natürlich hatte auch er ihr Interesse erweckt.

»Man will uns anscheinend glauben lassen, daß die Liebe hierzulande tabu sei«, ereiferte sich Leonard, »aber selbst der Große Vorsitzende schämt sich nicht, jeden Tag ein anderes junges Mädchen bei sich zu haben. Während die meisten Chinesen Hunger leiden, führt er das Leben eines antiken Kaisers.«

»Alles darf kritisiert werden, nur der Große Befreier nicht«, versuchte ihn Pe Lin zu beruhigen. »Aber ich verspreche, den Antrag anzunehmen, wenn in Zukunft mit diesem Gerede Schluß ist!«

»Was ich sage, ist die Wahrheit!« beteuerte Leonard.

»Wenn einer keine Beweise hat, soll man ihm auch nicht glauben.«

»Ich werde es beweisen!«

»Wann?«

»Nach unserer Hochzeit!«

»Das klingt ja nach einem Handel, das ist nicht fair.« Pe Lin lachte.

»Eine Ehe ist nie fair, wenn man bedenkt, wer die Kinder auf die Welt bringen muß«, erwiderte Leonard nachdenklich.

Pe Lin errötete, denn sie verstand Leonards indirekte Anspielung. Aber dann lächelte sie und sagte: »Ich bitte noch um etwas Geduld. Ich muß erst meine Eltern befragen.«

»Wir müssen ihnen aber bald unsere Absicht mitteilen«, drängte Leonard und war glücklich über Pe Lins Entscheidung.

»Wir werden um einige freie Tage bitten und dann einen Besuch in Peking machen«, schlug Pe Lin vor, wohl wissend, daß dieser Schritt ihr Leben entscheidend verändern würde. Sie ergriff Leonards Hand, so als wollte sie damit andeuten, daß er sie auf den Weg zum wirklichen Leben führen solle.

Kapitel 9

In der Hauptstadt versuchten die Menschen, den Beginn des neuen Jahres zu feiern, doch es kam keine rechte Freude auf. Nirgendwo gab es farbenprächtige Spektakel wie einst, alles erstickte im eintönigen Grau der Uniformen. Die einzige Abwechslung für die Augen brachte das strahlende Weiß des frisch gefallenen Schnees.

Aber wenn es auch kein Feuerwerk und keinen Drachentanz mehr gab, war Mo Li glücklich wie seit Jahren nicht mehr. Nach der langen Zeit der Trennung durften sie und Ru endlich wieder zusammenleben, und bald würden sie auch die Erlaubnis für eine erneute Eheschließung erhalten. Sie hatten ein kleines Zimmer, etwa fünfzehn Quadratmeter, zugewiesen bekommen, aber es genügte, auch wenn sie Küche und Bad mit den anderen Bewohnern des Stockwerks teilen mußten.

»Ru, weshalb sind sie noch nicht hier?« fragte Mo Li ungeduldig. »Solltest du vielleicht doch noch etwas mehr Essen von den Nachbarn leihen? Haben wir wirklich genug für alle?«

»Wenn du wüßtest, wie viele Nachbarn uns schon etwas geliehen haben«, seufzte Ru. »In dieser entbehrungsreichen Zeit ist es ohnehin großartig, daß sie uns überhaupt etwas von ihrer Zuteilung abtreten.«

In diesem Augenblick hörten sie Pe Lin rufen: »Wir sind hier!« Sie mußte gar nicht erst an die Tür klopfen, denn die

Wände des Raumes waren dünn genug, um von drinnen gehört zu werden.

»Wo seid ihr nur so lange geblieben? Gab es denn unterwegs Schwierigkeiten?« Mo Li blickte verstohlen auf den Mann, den ihre Tochter mitgebracht hatte.

»Laß uns zuerst unseren Gast begrüßen«, unterbrach Ru die mütterliche Fürsorge.

»Vater, Mutter«, begann Pe Lin etwas förmlich und mit stockender Stimme, »das ist der berühmte Archäologe Leonard König.«

Ihre Eltern wußten schon Bescheid, denn in ihrem letzten Brief hatte ihre Tochter von ihrer Begegnung mit dem ausländischen Professor und ihren Heiratsplänen berichtet. Der Besucher erinnerte Mo Li sofort an Dr. Smith-Sutten und an ihren unerfüllt gebliebenen Traum. Sie fragte sich, was wohl aus Luis geworden war. Irgendwie fühlte sie sich schuldig, obwohl sie nicht wußte, ob er nicht schon längst das gefunden hatte, wonach er auf der Suche gewesen war. Um so glücklicher war sie, daß sich für Pe Lin nun offenbar das erfüllte, was sie selbst nicht hatte erreichen können.

Sie bot frischen Tee an und fragte: »Ist ›König‹ nicht ein deutscher Name?« Leonard staunte über ein solches Wissen, aber wegen ihrer äußeren Erscheinung und ihrer immer noch vorhandenen Grazie konnte er sich vorstellen, daß sie aus einer ehemals sehr angesehenen Familie stammte und daher entsprechend gebildet war.

»In der Tat«, antwortete er, »ich wurde 1921 in Deutschland geboren, in Leipzig. Doch kurz vor dem Zweiten Weltkrieg mußte meine Familie nach Paris fliehen, und von dort gelang uns noch rechtzeitig die Überfahrt nach Amerika, wo ich studierte. Nach dem Krieg kehrte ich wieder in meine

Heimat zurück, und wegen meiner Spezialisierung auf die chinesische Antike bot sich mir die Möglichkeit einer Teilnahme an den Ausgrabungen in Xian.«

»Leipzig«, wiederholte Mo Li, »dort hat der große Bach die meiste Zeit seines Lebens verbracht und die größten Werke der Musik komponiert.«

Ihre Kenntnisse verblüfften Leonard, und er empfand tiefe Ehrfurcht vor dieser hochgebildeten Dame.

»Aber nun sagt schon, weshalb ihr so lange gebraucht habt, um hierher zu kommen«, wollte Mo Li endlich wissen.

»Peking ist nicht mehr wiederzuerkennen«, antwortete Pe Lin. »Alle Straßenzüge sind mit neu errichteten Mauern eingefaßt, man findet sich überhaupt nicht mehr zurecht und meint, in einem riesigen Labyrinth zu sein.«

»Wären wir nicht so gute Archäologen und somit auch Spurensucher«, unterbrach sie Leonard scherzend, »hätten wir möglicherweise bis Mitternacht gebraucht.«

Sein Humor erinnerte Mo Li ebenfalls an Luis, und für einen Augenblick fühlte sie sich in eine Zeit versetzt, die schon unendlich lange vergangen zu sein schien.

Pe Lin erzählte weiter: »Wir kamen auch an Großvaters Palast vorbei, in der ›Allee der Eisernen Löwen‹. Es sieht dort furchtbar aus.«

Als Mo Li daraufhin unangenehm berührt zu sein schien, merkte Pe Lin, daß es besser gewesen wäre, dieses Thema nicht zu erwähnen. Da sie ihre Großeltern niemals kennengelernt hatte, war ihre Verbindung zur Familiengeschichte zwar nicht verschüttet, jedoch weit weniger ausgeprägt als bei ihrer Mutter, die in ihrem Herzen die Erinnerung an die damalige Zeit über alles stellte, weil es das einzige war, aus dem sie in ihrer Lage Zuversicht schöpfte.

»Ich bin hungrig. Warum essen wir nicht etwas, und wo ist eigentlich Amy?« fragte Pe Lin rasch, um die leicht gespannte Situation zu überspielen.

Ru antwortete daraufhin: »Deine Schwester arbeitet noch im Laboratorium in der Universität, sie wird etwas später kommen.«

»Amy geht völlig auf in ihrem Studium«, wandte sich Pe Lin an Leonard. »Sie sagt immer, man könne diese kleinen Tiere nicht alleine lassen.«

»Was studiert sie denn?«

»Zuerst waren wir traurig, daß sie ihr anfängliches Literaturstudium aus politischen Gründen aufgab, doch nun sehen wir, daß es gut war, sie Zoologie studieren zu lassen. Tiere können genausowenig Gegenstand politischer Propaganda werden wie alte Steine.«

»Es wäre übrigens besser, auch du würdest aufhören, diese provozierenden Artikel zu schreiben«, mahnte ihr Vater Pe Lin, »sonst wirst du am Ende noch in eine landwirtschaftliche Produktionsgenossenschaft gesteckt!«

Mo Li, die jede Art politischer Diskussion zu vermeiden trachtete, legte einen Finger an die Lippen, um anzudeuten, daß in diesem Hause die Wände möglicherweise Ohren haben könnten.

»Laßt uns mit dem Essen beginnen«, lud sie ein, »man weiß ja wirklich nicht, wann Amy nach Hause kommt. Sie geht ganz in ihrem Studium auf.«

Das Festessen zum Neujahrstag bestand aus einer Schale Reis für jeden, etwas Kohl und einigen Sojabohnen, doch niemand beschwerte sich über das karge Mahl, im Gegenteil: Jeder war froh, überhaupt etwas zu bekommen.

Allmählich wurde Leonard unruhig. Seit Monaten warteten er und Pe Lin nun schon auf die offizielle Bestätigung der Parteibehörde, daß ihrer Heirat nichts im Wege stünde.

»Es ist unglaublich – man muß hier tatsächlich um Erlaubnis bitten, wenn man heiraten möchte«, ärgerte sich Leonard.

Sie verbrachten die meiste Zeit an der Ausgrabungsstätte in Xian, darauf hoffend, daß es ihnen bald vergönnt sein werde, eine gemeinsame Zukunft aufzubauen.

Wenn ihr Weg sie gelegentlich an Päonienland vorüberführte, dachte Pe Lin an ihre Familie und an deren ungeheuren früheren Reichtum. Sie war sich aber nicht im klaren, ob sie darauf stolz sein sollte, daß das Anwesen ihrer Ururgroßeltern nunmehr der Regierung als Gästehaus diente, in dem viele einflußreiche Persönlichkeiten verkehrten, oder ob es bedauerlich für sie war, mit ihrem zukünftigen Gatten nicht mehr hier wohnen zu können, sondern vermutlich mit einer zugewiesenen winzigen Wohnung vorliebnehmen zu müssen.

»Niemand vermag etwas für immer zu besitzen«, erklärte sie Leonard, als sie wieder einmal an dem Grundstück vorüberkamen. »Das sagte einst mein Großvater, wie Mutter mir berichtete. Aber in diese Verlegenheit können wir nicht kommen, wir besitzen ohnehin nichts!«

Leonard hatte sich schon öfter Gedanken darüber gemacht, weshalb Pe Lin manchmal zu Tode betrübt, im nächsten Augenblick jedoch überschwenglich fröhlich sein konnte. Er hielt sie für etwas unausgeglichen und hoffte, nach der Eheschließung mit ihr das Land verlassen zu können. Unter anderen Lebensbedingungen, so dachte er, würden ihre Stimmungsschwankungen verschwinden und sie beide könnten dann wirklich glücklich werden.

»Genossin Song, hier ist ein amtliches Schreiben für Sie«,

rief ein Wärter an der Ausgrabungsstätte einige Tage später und händigte Pe Lin einen Brief aus.

Das kann nur die Antwort auf unsere Eingabe sein, hoffte sie, fürchtete sich aber gleichzeitig vor einem negativen Bescheid. Deshalb wollte sie es Leonard überlassen, den Brief zu öffnen.

»Professor!« rief sie, denn um bei den Mitarbeitern keinerlei Verdacht über ihre Beziehung aufkommen zu lassen, hatten sie es bislang vermieden, sich anders als offiziell anzusprechen.

Aufgeregt reichte sie Leonard den Brief mit der Bitte, ihn zu öffnen. Er riß den Umschlag auf und überflog den Inhalt.

»Und?« fragte Pe Lin ungeduldig.

»Genossin Song, Sie dürfen meine Frau werden. Gratuliere!«

Im Sommer 1964, nachdem Pe Lin an der Universität ihren Abschluß gemacht hatte, fand die Hochzeit statt. Die Trauung wurde im Rathaus ganz ohne große Feierlichkeiten vorgenommen. Amy und deren beste Freundin waren Trauzeugen. Leonard und Pe Lin waren nicht die einzigen, die an diesem Tag heirateten. Auch andere Paare suchten durch diesen Schritt ein besseres Leben zu erlangen. Die Zeremonie war denkbar einfach. Hochzeitskleider konnte sich ohnehin keiner leisten, aber auf dem Standesamt gab es wenigstens für jede Braut einen Blumenstrauß.

»Ich bin traurig, daß wir Pe Lin kein Fest ausrichten können«, sagte Mo Li zu Ru, die beide aus Peking angereist waren.

»Ja«, seufzte ihr Mann, »das ist ein großer Nachteil der neuen Zeit, doch wir sollten nicht die Vergangenheit beschwören, sondern an die Zukunft unserer Tochter denken. Möge sie glücklich werden!«

Als die Trauung im Rathaus begann, mußten die Verwandten in der linken Hälfte eines großen Raumes Platz nehmen, das Brautpaar und die Trauzeugen in der rechten.

Dann sprach der Standesbeamte: »Verbeugt euch nun vor dem Großen Vorsitzenden, um ihm zu danken!«

Alle Anwesenden standen auf, um Mao Tse-tung, dessen Bild an der Stirnseite des Raumes prangte, ihre Ehrerbietung zu erweisen. Daraufhin erfolgte die Verbeugung vor der Fahne der Kommunistischen Partei und schließlich hieß es: »Jetzt kommt die Verbeugung vor dem Genossen Bräutigam ... und nun die Verbeugung vor der Genossin Braut.«

Mo Li schätzte diese von der Partei geforderten Anreden gar nicht. Wehmütig dachte sie an das vertraute, nun aber verbotene »Xiangon« und »Niangzi«.

»Und nun unterzeichnet jede Genossin Trauzeugin die Papiere«, holte sie die Stimme des Bürokraten am Schreibtisch in die Gegenwart zurück.

Nach der Zeremonie begab man sich in die Grünanlagen vor dem Rathaus, wo schon ein Fotograf wartete, um das junge Paar und die Hochzeitsgesellschaft nach herkömmlicher Weise abzulichten.

Die Bestechungsaffären in der Kommunistischen Partei wurden immer ungeheuerlicher und arteten zu einer ständig anwachsenden Seuche aus. Als Mao Tse-tung schließlich begriff, was in der Partei vor sich ging, versuchte er sich der Macht des Volkes zu bedienen und rief die Intellektuellen auf, Vorschläge zur Verbesserung der Lage einzubringen.

Auch wenn Pe Lin nun vollständig in ihrer Ehe und ihrer Arbeit aufging, konnte sie doch nicht aufhören, weiter an ihr Land zu glauben, obwohl Leonard mit Hilfe der Botschaft bereits nach Möglichkeiten Ausschau hielt, sich mit seiner Familie in Amerika niederzulassen.

»Auch ich bin für die Entwicklung Chinas mitverantwortlich«, versuchte sie, ihrem Mann ihren Standpunkt klarzumachen, »und deshalb habe ich meinen Beitrag dafür zu leisten. Ich kann jetzt nicht einfach nach Amerika übersiedeln und die Vorgänge in meiner Heimat ignorieren.«

Sie schrieb nach wie vor Artikel für verschiedene Zeitschriften. Deren Inhalte hatten allerdings nichts mit Archäologie zu tun, sondern mit Politik.

Am 16. Mai 1965 brachte Pe Lin in einem Krankenhaus in Xian ein prächtiges Mädchen zur Welt. Als sich die Familie bei ihr traf, bat sie ihren Mann: »Wenn du nichts dagegen hast, dann sollte mein Vater den Namen unserer Tochter aussuchen, ganz nach alter Sitte.«

»Natürlich habe ich nichts dagegen, auch bei uns wird dieser Brauch gelegentlich noch befolgt«, meinte Leonard.

»Was haltet ihr von ›Ly Na‹?« schlug Ru vor, der mit Mo Li gekommen war, um die neugeborene Enkelin zu bewundern.

»Das bedeutet ›Schönheit in Eleganz‹«, erklärte Pe Lin ihrem Mann, da er manche Ausdrücke ihrer Sprache nicht verstand.

»Es ist ein wunderschöner Name.«

»Und wie denkst du darüber, Großmutter?« wollte Ru scherzhaft von Mo Li wissen.

»Er ist nicht nur sehr schön, sondern auch außergewöhnlich.«

Mittlerweile war der Fotograf gekommen, den Leonard bestellt hatte. Seine Aufgabe war es, die Familie – mit der kleinen Ly Na in der Mitte – so fröhlich und glücklich wie möglich aussehend als Gruppenbild festzuhalten.

Da von der Universität Peking für Pe Lin und ihren Mann ein Lehrauftrag erging, ließ Leonard den Plan einer Übersiedelung nach Amerika vorerst ruhen. Mit einem Säugling wäre die Umstellung des gesamten Lebens ohnedies schwierig geworden, während man in Peking wenigstens Mo Li und Ru hatte, die glücklich waren, wenn sie sich gelegentlich um ihre Enkelin kümmern konnten.

Die Tatsache, daß man das politische Geschehen in der Hauptstadt viel besser verfolgen konnte als in Xian, veranlaßte Pe Lin dazu, mehr und mehr kritische Schriften zu veröffentlichen.

Trotz aller Einschränkungen genoß man den Frühling und freute sich über das Heranwachsen von Ly Na. Mo Li kam sich gelegentlich nicht wie deren Großmutter, sondern eher wie deren Mutter vor, und ganz besonders Ru schätzte es, nach den Jahren der Umerziehung endlich zu einem ruhigen Familienleben gefunden zu haben.

»Sie wird wunderschön werden. Sieh dir nur diese zarten Finger an, wie gut sie schon greifen können ... und die Nase – so elegant wie die ihres Vaters ...« Immer wieder wies Mo Li auf die Vorzüge ihrer Enkelin hin, und Ru machte sich darüber lustig, daß Frauen nie müde wurden, denselben Sachverhalt ständig zu wiederholen.

Jedesmal, wenn Pe Lin kam, um ihre Tochter abzuholen, rief sie: »Wir sind hier!«, auch wenn sie alleine war. Mo Li war dann stets ein bißchen traurig, weil sie sich von Ly Na trennen mußte, doch sie tröstete sich bald, da sie ja wußte, daß Pe Lin sie wiederbringen würde, wenn sie zu ihrer Arbeit in die Universität ging.

Man war froh, daß es endlich keine großen Umwälzungen mehr gab, sondern nur kleinere Veränderungen, die aber nicht die Politik, sondern das alltägliche Leben betrafen, wenn etwa der zugeteilte Reis weniger Sand enthielt als gewöhnlich oder wenn das »Guten Morgen, Genosse Song« der Nachbarn etwas freundlicher klang als sonst.

Eines Tages, als Pe Lin, nachdem sie Ly Na abgeholt hatte, nach Hause kam, fand sie ihren Mann in der winzigen Wohnung nachdenklich am Schreibtisch sitzend vor.

»Komm, ich muß dir etwas zeigen«, sagte er sehr ernst. »Erinnerst du dich daran, wie ich dir vor einiger Zeit versicherte, ich könnte die Wahrheit über das Privatleben des Großen Vorsitzenden beweisen?«

Pe Lin hatte die damalige Diskussion, die kurz vor ihrer Hochzeit stattgefunden hatte, schon längst vergessen, doch nun entsann sie sich. »Ja, ich erinnere mich.«

»Dann sieh dir das hier an!« Leonard gab ihr einige Briefe, verfaßt von einem der Leibwächter Mao Tse-tungs. Sie schilderten das Intimleben des Parteioberhauptes in allen Einzelheiten.

»Wie bist du an diese Papiere gekommen?« fragte Pe Lin entsetzt, nachdem sie deren Inhalt gelesen hatte.

»Ein Mittelsmann gab sie mir in der Universität, damit ich sie im Westen veröffentlichen lasse. Man erhofft sich davon einen stärkeren Druck des Auslands auf Mao.«

Kapitel 10

Einige Tage später lasen Mo Li und Ru einen Artikel ihrer Tochter über das ausschweifende Sinnesleben, das der Parteivorsitzende zu genießen pflegte. Er begann mit dem Satz: »Während die Bevölkerung hungert, gibt sich der Große

Befreier dem Vergnügen hin, die ihm junge Mädchen bereiten …«

Sie konnten kaum begreifen, daß ihre Tochter diese Schrift verfaßt haben sollte, und doch waren sie davon überzeugt, daß es niemand anderer gewesen sein konnte. Mo Li befürchtete das Schlimmste, versuchte sich aber mit dem Gedanken zu beruhigen: »Hat nicht der Vorsitzende selbst jedermann aufgefordert, die Politik zu kritisieren?«

»Die Politik ja«, war Rus Antwort in einer Mischung aus Ärger und Furcht, »aber gewiß nicht ihn persönlich. Seine Position erlaubt es nicht, angegriffen zu werden, er muß stets als Vorbild gelten.«

»Aber er wird doch schon seit Jahren angegriffen.«

»Ja, doch bis jetzt ist noch keiner so weit gegangen, sogar in seine Intimsphäre einzudringen und diese vor der gesamten Öffentlichkeit auszubreiten.«

»Vielleicht wäre es richtig, wenn sich Pe Lin in aller Form bei der Partei und dem Vorsitzenden entschuldigen würde«, schlug Mo Li vor. »Sie könnte sagen, daß sie einen Fehler begangen habe und daß alles auf ein Mißverständnis zurückzuführen sei.«

Kaum hatte sie den Satz beendet, stürmte ein junger Mann herein, der sich als Universitätskollege von Pe Lin zu erkennen gab.

»Sie haben einfach geschossen«, stammelte er, »sie haben einfach geschossen … Es ist unfaßbar!«

Ru packte den jungen Mann an den Schultern und rief: »Wer hat auf wen geschossen?«

»Die Rotgardisten.«

Ru ahnte bereits, was geschehen war und schrie voller Angst: »Haben sie auf Pe Lin geschossen?«

»Ja!« stieß der Überbringer der Nachricht unter Tränen hervor, »Und dann haben sie sie vor dem Eingang zur Universität aufgehängt, um jedem vor Augen zu führen, wie man endet, wenn man den Großen Vorsitzenden öffentlich der Unzucht bezichtigt.«

Mo Li und Ru waren dermaßen schockiert, daß sie vollkommen unfähig zu einer Gefühlsäußerung waren. Zu sehr erinnerte sie das Geschehen an den Tod ihres Sohnes Liezhi. Sie konnten nicht glauben, daß das gleiche Schicksal nun auch ihrer Tochter widerfahren sein sollte.

»Wo ist Professor König?« war Mo Lis erste Reaktion, und der Mann antwortete: »Die Rotgardisten haben ihn verhaftet und abgeführt.«

Ru begriff als erster, in welcher Gefahr sie sich nun alle befanden, und er forderte Pe Lins Kollegen auf, so rasch wie möglich zu verschwinden und dabei darauf zu achten, von niemandem erkannt zu werden, sowie keinem zu erzählen, daß er bei ihnen gewesen sei. Dann befahl er seiner Frau: »Packe das Notwendigste für Amy und Ly Na zusammen und laufe mit dem Kind zum Berg des Westens vor der Stadt! Wir müssen fliehen, ehe uns die Rotgardisten finden!«

»Mögen sie uns finden! Unser Leben hat ohnedies keinen Sinn mehr!«

»Aber wir müssen Amy und Ly Na schützen. Sie dürfen nicht umkommen, ihr Leben soll nicht der Politik geopfert werden! Verstecke dich im Garten des Tempels und warte dort auf mich. Ich will versuchen, Amy zu holen. Und hab keine Angst – ich weiß, wie man unerkannt entkommt.«

Seine Anweisungen klangen knapp und präzise. Für Gefühle war ohnehin keine Zeit, es ging darum, das nackte Leben zu retten.

Es war schwer für Ru, auf dem Weg zu Amy in den Straßen vorwärts zu kommen, da überall Rotgardisten postiert waren. Die Kulturrevolution war in diesem Mai 1966 mit vollster Intensität ausgebrochen, und Pe Lin war nicht ihr einziges Opfer geworden. Zahlreiche Intellektuelle büßten für ihren Mut zur Kritik mit ihrem Leben. Auf diese Weise sorgte der Große Vorsitzende für den Erhalt seiner Macht.

Überall in der Stadt suchten die Rotgardisten »Rechte« und somit »Schwarze« aufzuspüren, all jene, die der »linken« und somit »roten« Gesinnung nicht entsprachen. Mit Mühe gelang es Ru, die Universität zu erreichen. Dort war mittlerweile offenbar wieder Ruhe eingekehrt, denn weit und breit war kein Rotgardist zu sehen. Trotzdem brachte er es nicht über sich, einen Blick auf seine tote Tochter zu werfen, die an einem Galgen hing und auf dem nach unten geneigten Kopf einen hohen Spitzhut trug, auf dem geschrieben stand: *Mitglied der Schwarzen*. Um den Hals hatte man ihr ein Schild mit den Worten *Nun bin ich befreit* gehängt.

Während Ru in den Laboratorien nach Amy suchte, lief ihm eine ihrer Freundinnen in die Arme. Sie führte Ru zu seiner Tochter, die sich hinter einem Schrank mit präparierten Kleintieren versteckt hatte.

»Lauf mit deinem Vater, Amy«, rief sie dem völlig verstörten Mädchen zu, »ich kann dir jetzt nicht mehr helfen! Lauf fort, damit sie nicht dahinterkommen, daß wir befreundet sind.« Dann rannte sie davon, ohne sich von Amy zu verabschieden.

Als Ru und Amy unversehrt beim Tempel am Berg des Westens ankamen, bot sich ihnen ein Bild des Grauens. Die gesamte Anlage war niedergebrannt worden, die Porzellanziegel des Tempeldaches lagen in tausend Stücke zersplittert auf der

Erde, die Jahrhunderte alten Holzsäulen des Eingangs waren zu Asche geworden, und über dem verwüsteten Gelände zogen noch immer dicke Rauchschwaden. Es schien nicht allzu lange her zu sein, daß die Rotgardisten ihr zerstörerisches Werk hier ausgeführt hatten. Die Altäre waren allesamt umgestürzt worden, ebenso die Statuen der Buddhas. Nirgends war mehr ein Mönch zu sehen, nirgendwo wurde gebetet. Unheimliche Stille lag über dem Ort, eine Stille des Entsetzens und des Schreckens.

Ru und Amy begannen um Mo Li und Ly Na zu fürchten und hofften sehnlichst, daß die beiden es trotz aller Gefahren bis hierher schaffen würden. Sie durchstreiften die zerstörten Tempelanlagen, doch nirgends stießen sie auf ein Anzeichen menschlichen Daseins.

»Wir hatten verabredet, uns im Garten zu treffen«, erinnerte sich Ru und lief mit Amy so schnell sie konnten dorthin, aber auch hier fanden sie nur Spuren der Verwüstung: Die Wiesen waren verheert, die Pflanzen ausgerissen und niedergetrampelt.

»Was sollen wir jetzt tun, Vater?« fragte Amy völlig entmutigt und entkräftet. Jegliche Hoffnung auf eine bessere Zukunft war gewichen: Diejenigen, die sie liebte, waren entweder tot oder verschwunden.

Ru hingegen, der in seinem Leben als Soldat oft in fast aussichtslosen Situationen gewesen war, wußte, daß er jetzt nicht aufgeben durfte, auch wenn die Tatsache, daß nun schon zwei seiner Kinder den politischen Umständen zum Opfer gefallen waren, ihn beinahe in die Verzweiflung trieb. Doch ein Blick auf Amy machte ihm klar, daß er nunmehr all seine strategische Erfahrung einsetzen mußte, um wenigstens ihr Leben zu retten.

»Wir warten hier im Garten«, sagte er, und sein Vorschlag klang beinahe wie ein Befehl.

Als die Sonne unterzugehen begann und allmählich Dunkelheit einbrach, hielt es Amy nicht länger aus und wollte Mo Li und Ly Na suchen gehen. Sie vermutete, daß sie sich vielleicht irgendwo anders versteckt hielten.

»Ruhig«, flüsterte Ru plötzlich, »ich höre etwas.« Dann vernahm auch sie Schritte. Ihr Vater packte sie am Arm und zog sie mit sich hinter eine halb zerstörte Mauer.

»Soldaten haben keinen so vorsichtigen Schritt«, stellte er fest, und bald schon sahen sie einen Mönch herankommen, der offenbar nach jemandem suchte.

Die beiden verließen ihr Versteck, traten vor den Mönch, der keineswegs erschrak, falteten die Hände zum Gruß und verneigten sich.

»Meister«, sagte Ru, »alles ist verbrannt, doch mein Glaube an Buddha lebt.«

»Du Gutherziger, wer glaubt, der findet«, erwiderte der Mönch.

»Wenn der Tempel kein Tempel mehr ist, dann ist auch die Familie keine Familie mehr«, setzte Ru die merkwürdige Unterhaltung fort.

»Du bist Ru Song, und du bist Amy Song«, stellte der Mönch fest. »Folgt mir!«

Er führte die beiden zu einem Brunnen am Ende der Tempelanlage und sagte: »Wir müssen hier hinunter. Klettert mir nach!«

Ru und Amy vertrauten ihm und stiegen hinter ihm in die dunkle Tiefe. Nachdem sie den Boden des Schachts erreicht hatten, betraten sie einen schmalen Gang, der zu einer unterirdischen Andachtshalle führte.

»Ru, Amy!« Mo Li stürmte mit Ly Na auf dem Arm ihnen entgegen.

Amy konnte das, was da vor sich ging, nicht begreifen, weshalb Mo Li sie aufklärte: »Deine Großeltern haben diesen Tempel zeitlebens unterstützt. Aus diesem Grund kannte der einzige Mönch, der hier noch übriggeblieben ist, den Namen unserer Familie und bot uns seine Hilfe an. Aber sag uns, Ru, was sollen wir jetzt machen, wir können doch nicht unser Leben lang hier verborgen bleiben?«

Ru zeigte keine Spur von Unsicherheit, denn er hatte bereits einen Plan entwickelt: Amy sollte mit Ly Na den Zug von Peking nach Guang-Zhou nehmen und von dort aus versuchen, mit einem Fischerboot Hongkong zu erreichen, um auf diese Weise vielleicht nach Taiwan zu gelangen.

Mit seinem Vorschlag war Mo Li jedoch nicht einverstanden. Sie fand, das höre sich an, als wolle man dem Tiger ein Stück Fleisch in den Rachen werfen.

Daraufhin meinte der Mönch: »Es ist vielleicht wirklich zu gefährlich, den Zug zu nehmen; vielleicht sollte sie besser zu Fuß gehen.«

»Auch das ist keine gute Idee«, warf Mo Li ein, »vor allem wegen Ly Na.«

»Ich könnte den Bus nehmen und per Anhalter weiterfahren«, schlug Amy vor.

Ru gab zu verstehen, daß er die Diskussion beenden wollte, und sagte: »In den alten Strategemen heißt es doch: ›Der gefährlichste Weg ist oft der sicherste.‹ Ich weiß, daß zur Zeit alle ›Schwarzen‹ die Bahn meiden, was vermutlich auch die Rotgardisten annehmen und deshalb ihre Suche auf die anderen Verkehrsmittel konzentrieren werden.«

Als Ru keinen Widerspruch vernahm, sprach er weiter:

»Aus diesem Grund bin ich der Überzeugung, daß der Zug kaum durchsucht werden wird. Wenn aber dennoch eine Kontrolle stattfindet, sollte Amy das Mittel der Bestechung einsetzen.«

»Aber was, wenn man sich auf keine Bestechung einläßt?« fragte Amy besorgt.

»Hab deswegen keine Angst, in Zeiten des Hungers nimmt jeder gerne etwas an.«

»Ru«, gab Mo Li zu bedenken, »wir haben doch gar nichts, was dafür zu verwenden wäre.«

Daraufhin bot der Mönch ihnen an: »Amy könnte das Geld, das hier noch versteckt ist, für ihre Reise haben.«

»Meister, wir können dem Buddha kein Geld wegnehmen«, entgegnete Ru. »Es besteht die Möglichkeit zur Flucht, allerdings nicht für uns alle; nur Amy und Ly Na können davon Gebrauch machen. Deshalb sollten wir uns daran erinnern, daß es heißt: ›In großer Gefahr die Kutsche aufgeben, um den Kaiser zu retten!‹«

Amy verstand, was ihr Vater mit diesen Worten sagen wollte.

»Wir sind zu alt, um zu fliehen«, sprach Mo Li voller Zärtlichkeit zu ihrer Tochter. »Außerdem werden die Rotgardisten, wenn sie uns zu Hause antreffen, nicht so schnell die Suche nach euch aufnehmen, da wir sie bestimmt eine Zeitlang hinhalten können.« Dann fügte sie noch hinzu: »Unser Blut lebt in dir und in Ly Na, unser Geist wächst mit dir und mit Ly Na. Sorge du nun dafür, daß unser Name seinen guten Ruf behält und daß das Leben durch dich weitergeht.«

»Um uns brauchst du dir keine Sorgen zu machen«, versuchte Ru seine Tochter zu beruhigen. »Die Rotgardisten können uns nichts anhaben, immerhin haben wir dem Regime lange genug gedient. Wir sind wirklich schon zu alt für Repressalien.«

Er wußte wohl, daß seine Worte den Tatsachen nicht entsprachen, denn er hatte während der Zeit, als er auf den Feldern arbeitete, oft genug miterlebt, wie gerade alte Leute unmenschlich behandelt worden waren. Hätte er jedoch Amy die Wahrheit über das wahrscheinliche Schicksal ihrer Eltern gesagt, würde ihre Flucht nur von Zweifeln und Selbstvorwürfen begleitet sein.

Er gab Amy alle Bezugscheine, die er bei sich trug; bis zum Ziel ihrer Reise würden sie ausreichen. Zur großen Überraschung aller griff er sich in den Mund und brachte einen künstlichen hohlen Backenzahn hervor, dem er einen Diamanten entnahm. »Ein Geschenk von Chiang Kai-shek«, erklärte er, »für Notzeiten.«

»Verbirg ihn in der Windel von Ly Na, auch wenn dies ein alter Trick ist. Doch manchmal ist gerade ein alter Trick der beste.«

Dann umarmte er seine Tochter und Ly Na so heftig, als wolle er sie nie wieder loslassen.

»Du bist jetzt ein reiches Mädchen, du besitzt bereits deinen ersten Diamanten«, flüsterte er Amy ins Ohr. Und als er merkte, daß seine Frau vor Schmerz wie versteinert war, sprach er zu ihr: »Mo Li, nimm diesen Abschied wie eine Geburt: Du trennst dich von deinem Kind, damit es leben kann.«

Der Mönch mahnte zur Eile. Man kehrte durch den Schacht wieder in den Garten zurück, und nachdem Amy mit Ly Na auf dem Arm in der Dunkelheit verschwunden war, wollten sich Ru und Mo Li von dem Mönch verabschieden, um in ihrem Glauben an Buddha jenes Schicksal auf sich zu nehmen, von dem sie meinten, daß es unausweichlich sei. Doch der fromme Mann hielt sie zurück und sprach: »Die Dunkelheit birgt Gefahr, und wer weiß, ob das Heim noch ein Heim ist. Ich bitte euch, zumindest bis zum Sonnenaufgang hier zu bleiben.« Dann fügte er Ehrfurcht gebietend hinzu: »Laßt uns für die Zukunft beten, auch wenn wir nicht wissen können, was sie uns allen bringen wird.«

Man hielt die Nacht hindurch zwischen den Ruinen Fürbitte, und als der Morgen anbrach, machten sich Mo Li und Ru auf den Weg in die Stadt zurück. Sie hielten sich an den Händen so fest sie konnten. Dieses Mal verbargen sie sich nicht; was immer geschehen würde, es sollte sie nicht mehr ängstigen, solange sie nur sicher sein konnten, daß Amy und Ly Na den Nachstellungen der Partei entkommen waren.

Sie kamen am Platz des Himmlischen Friedens vorbei und waren erstaunt, dort so viele Rotgardisten und Zivilisten vorzufinden. Jedermann hielt ein rotes Buch in der Hand, verfaßt vom Großen Vorsitzenden selbst. Es war das einzige Werk, das man offiziell lesen durfte, und je besser man über seinen Inhalt Bescheid wußte, um so sicherer konnte man sich fühlen. Worauf die Menge wartete, verkündete ein riesiges Plakat: *Die Professoren der Universität von Peking werden hier ihre Schandtaten bekennen!* In der Mitte des Platzes war eine Bühne aufgebaut und überall hingen Lautsprecher, damit keiner auch nur ein Wort verpassen konnte.

»Meinst du, daß man auch Leonard hierher bringen wird?« fragte Mo Li ihren Mann ängstlich, als sich beide ihren Weg durch die Menge zu bahnen versuchten.

Ru fand keine Gelegenheit zu antworten, denn in diesem Augenblick betrat eine Frau in Militäruniform das Podest und brüllte durch ein Megaphon: »Genossen, Kameraden! Wollt ihr wissen, weshalb es so lange dauert, bis man an dieser Universität seinen Abschluß machen kann?«

Das Volk johlte.

»Wer ist diese schreckliche Person?« entsetzte sich Mo Li.

Ru bedeutete ihr zu schweigen und flüsterte: »Das ist die Frau des Großen Vorsitzenden, eine ehemalige Schauspielerin. Sei vorsichtig mit dem, was du sagst. Hier gibt es überall Spitzel!«

Dann hörten sie die Frau erneut brüllen: »Es ist die Schuld der Professoren!«

Wiederum johlte die Menge.

»Genossen«, ging die Rede weiter, »eigentlich braucht man doch nur drei Tage, um zu begreifen, was in der Grundschule gelehrt wird.«

Dieses Mal applaudierte das Volk.

»Und das gleiche gilt für die höheren Schulen.«

Gelächter mischte sich in den Applaus.

»Und wie lange bräuchte man dann für ein Universitätsstudium? Ich will es euch sagen: nicht länger als sieben Tage. Die ganze Ausbildung von Anfang bis Ende dauert also insgesamt nur dreizehn Tage. Aber weshalb brauchen dann die Professoren so lange, bis sie ihre Studenten entlassen? Weil sie faul sind. Und dafür gehören sie bestraft!«

»Ja, bestraft sie, foltert sie, quält sie!« schrie die Menge, als wollte sie all ihre gescheiterten Hoffnungen loswerden.

»Ru, ich kann Leonard nicht entdecken«, flüsterte Mo Li, als die Professoren auf das Podest geführt wurden.

»Ich auch nicht«, antwortete er, nicht wissend, ob er diesen Umstand positiv oder negativ bewerten sollte.

»Wir wollen unsere Diplome haben!« skandierten die Leute.

»Peinigt die gelehrten Herren!«

»Quält die kapitalistischen Hunde!«

Die Frau des Vorsitzenden wirbelte auf der Bühne herum und versuchte, die Menschen noch weiter aufzuhetzen.

Einige der Professoren wagten es, sich zu wehren. »Hört nicht auf sie! Sie hat niemals studiert! Sie weiß nicht, was Lernen bedeutet! Sie ist unwissend und hat hier gar nichts zu sagen!«

Daraufhin erhob der Rektor der Universität seine Stimme; und obwohl er nicht über ein Megaphon verfügte, erreichten seine Worte die Zuhörer: »Das, was diese Frau ist, hat sie einem Bett zu verdanken! Studenten, Zuhörer und alle, die ihr euch hier versammelt habt: Setzt dieser Dirne kein Denkmal! Studenten …«

Noch bevor er weitersprechen konnte, kamen Rotgardisten herbei, nahmen ihn fest, knebelten ihn und wollten ihn abführen. Doch ehe es soweit war, rief Maos Frau: »Volksgenossen, der Genosse Rektor will wohl seine Fehler nicht eingestehen. Deshalb muß er nun vor uns allen niederknien!«

Mit einem heftigen Schlag seines Pistolengriffes an die Knie des Mannes zwang ihn ein Rotgardist zu Boden. Der Hieb war so brutal, daß der Rektor nicht mehr in der Lage war zu knien, sondern kopfüber auf die Stirn fiel.

»Gestehe deine Schuld, du Bastard!« brüllte die Frau völlig außer sich und gab Befehl, zusätzlich mit Gewehrkolben auf den reglos Daliegenden einzuschlagen.

Mo Li mußte an Pe Lin denken. Sie konnte nur hoffen, daß ihrer Tochter solche Leiden erspart geblieben waren. Wie sehr verabscheute sie diese Zeit und wie sehnte sie sich zurück in jene Tage, da sie ihre Eltern wiedergefunden hatte.

»Haltet ein!« rief einer der Professoren auf dem Podium den Rotgardisten zu. »Ihr tötet ihn ja!«

Sein Protest wurde mit einer Kugel beantwortet, abgefeuert von einem der Peiniger. Blut spritzte auf, und keiner der Professoren wagte noch ein einziges Wort.

Sofort riß die Frau das Geschehen wieder an sich. »Genossen«, rief sie, »wer immer etwas Falsches getan hat, muß sich vor der Kommunistischen Partei rechtfertigen. Das verlangt die Satzung. Und die gilt für jeden!« Nach einer Kunstpause gellte ihre Stimme wie die einer triumphalen Siegerin über die Menge hinweg: »Beifall für die Partei!«

Die Rotgardisten waren die ersten, die der Aufforderung nachkamen. Darauf folgten diejenigen, die sich auf dem Platz eingefunden hatten. Die meisten klatschten frenetisch, und nur einige wenige ließen durch ihre Zaghaftigkeit ihre Furcht vor dem Regime erkennen. Schließlich führte man die Gelehrten ab, und die Versammlung löste sich auf.

Als Mo Li und Ru endlich weitergehen konnten, kam die Angst um Amy und Ly Na sowie um Leonard wieder auf, und es war einzig die Hoffnung, die ihnen einen Rest von Mut verlieh.

Kapitel 11

Die Nacht, in die Amy ging, während sie den Berg des Westens hinter sich ließ, war tief schwarz, doch der Himmel schimmerte wie das Meer vor dem Anbruch eines neuen Tages. Von irgendwoher drangen die Rufe von Nachtvögeln an ihr Ohr, was sie aufschrecken ließ, da sie fürchtete, es könnten auch Verständigungszeichen von Rotgardisten sein. Sie dachte weder an die ungewisse Zukunft, die ihr bevorstand, noch an die Ereignisse, die ihre Familie auseinander gerissen hatten. Ihre einzige Sorge war, so schnell wie möglich weiterzukommen, um Ly Na und sich selbst in Sicherheit zu bringen. Das Stoffbündel, das ihre Mutter ihr mitgegeben hatte, wog fast so schwer wie das schlafende Mädchen, das sie auf dem Arm trug. Auch die wenigen Nahrungsmittel, die sich neben einigen Windeln in dem Sack befanden, bereiteten ihr Kummer, schließlich mußten eine 28jährige junge Frau und ein Kleinkind genügend zu essen und zu trinken haben, sollten sie die Flucht einigermaßen unbeschadet überstehen. Die Bezugscheine, die ihr Vater ihr gegeben hatte, gegen Nahrung oder Kleidung einzutauschen, erschien ihr noch gefährlicher, als irgendwo etwas Eßbares zu stehlen.

Amy blickte zum Himmel und hoffte, daß ihr Verstand genauso klar werden würde. Als sie weiterging, bemerkte sie, daß der *Park der Pflege der Harmonie* ganz in der Nähe lag. Sie erinnerte sich daran, wie sie einige Male das riesige Gelände, das die Kaiserin Tz'u-hsi samt seiner Gebäude wiederherstellen ließ, mit ihrer Mutter besucht hatte, und es kamen ihr die glitzernden Gewässer der Seen, die aufwärts geschwungenen Giebel der Häuser und das vergoldete Dach der Pagode in den Sinn, die sich im Wasser spiegelten, als wären Himmel und Erde eins. Dann fiel ihr die riesige marmorne Barke ein, die wie ein edles Schiff im Wasser lag, und sie erinnerte sich der Worte ihrer Mutter: »All dies wurde mit Geld errichtet, das die Kaiserin nicht zur Verteidigung des Landes, sondern für ihr persönlichen Vergnügen ausgab. Dein Großvater wollte sie von diesem Plan abhalten, doch Tz'u-hsi hatte ihren eigenen Willen. Hätte sie besser Kriegsschiffe bauen lassen! Allerdings gibt es heute kaum ein vergleichbares Beispiel für die Schönheit unserer Gartenarchitektur.«

Plötzlich wunderte Amy sich, daß ihr all dies wieder in den

Sinn kam. Sie wünschte sich, für immer hier bleiben zu können, denn mit einem Mal wurde ihr klar, daß sie nun gezwungen war, ihre Heimat aufzugeben. Auf einmal hatte sie den Wunsch, auf der Stelle verhaftet zu werden, nur um nicht fliehen zu müssen. Vielleicht würde man sie erschießen wie ihre Schwester, aber was machte das schon, sie hatte ohnehin alles verloren. Hier war sie geboren, hier würde sie sterben ... Durch das plötzliche Weinen von Ly Na wurde Amy in die Wirklichkeit zurückgeholt, und sie setzte ihren Weg fort.

Die Gegend, in die sie nun kam, war Bauernland. Als sie sich vorsichtig einer kleinen Ansammlung von Häusern näherte, begannen die Hunde so laut zu bellen, daß Amy sich am liebsten versteckt hätte, doch schon ging eine Tür auf und ein Mann trat heraus.

»Ist da jemand?« fragte er schlaftrunken. Hinter ihm erschien auch eine Frau im Türrahmen. Sie blickte in die Finsternis und entdeckte dabei die Umrisse von Amy mit Ly Na auf dem Arm.

»Wer ist denn da mitten in der Nacht unterwegs?« fragte sie mit sanfter Stimme.

Da das Wort »Genosse« oder »Genossin« nicht ausgesprochen worden war, hoffte Amy, daß sie hier nichts zu befürchten hatte und kam langsam näher. Ly Na hatte wieder zu weinen begonnen, was Amy nunmehr zwang, gänzlich vorzutreten.

»Komm herein und stille dein Kind«, sagte die Bäuerin.

»Habt Dank, aber dies ist meine Nichte. Ich habe keine Milch für sie«, klärte Amy die hilfsbereite Frau auf, die daraufhin ihren Mann in den Stall schickte, um für Ziegenmilch zu sorgen.

»Es ist besser, wenn wir wieder gehen. Wir möchten euch nicht zur Last fallen«, sprach Amy, doch als sie den warmherzigen und vertrauenswürdigen Ausdruck im Gesicht der Frau sah, erzählte sie ihr in kurzen Worten, was geschehen war.

»Wir sind Bauern, wir kümmern uns nicht um Politik«, sagte die Frau, »das einzige, worauf wir bedacht sind, sind Saat und Ernte.«

Amy war erstaunt, daß es trotz der Nähe zur Hauptstadt noch Menschen gab, die den umwälzenden Ereignissen offenbar widerstanden hatten und in der Lage waren, ein normales Leben zu führen. Schließlich kam der Bauer mit der Ziegenmilch zurück, mit der Ly Na sogleich gefüttert wurde.

»Was ist das Ziel deiner Flucht?« wollte die Bäuerin wissen, die ihren Mann inzwischen über Amys Schicksal aufgeklärt hatte.

»Unser Ziel liegt so weit wie möglich von Peking entfernt«, gab Amy noch immer etwas mißtrauisch zurück.

»Aber du solltest erst mit Tagesanbruch weiterziehen«, meinte der Bauer und blickte mitfühlend auf seine beiden Besucher.

»Wir werden auch ganz gewiß niemandem von eurer Anwesenheit hier erzählen.«

Amy war beruhigt, als sie diese Worte hörte, dennoch sagte sie: »Am Tag werden wir bestimmt von den Rotgardisten aufgegriffen. Deshalb müssen wir den Bahnhof erreichen, bevor es zu spät ist.«

»Wenn ihr noch in der Nach dorthin kommt, werdet ihr ganz sicher die Aufmerksamkeit der wenigen erwecken, die dort auf den Zug warten«, überlegte der Bauer.

Seine Frau dachte einen Augenblick nach, dann sagte sie: »Das beste wäre, ihr würdet euch unter die Bauern und Arbeiter mischen, die den ersten Zug nehmen. Ich könnte dir Kleider geben, wie wir sie tragen, dann fallt ihr gewiß nicht auf.«

Amy zeigte sich mit dem Vorschlag einverstanden und war überglücklich, als die Bäuerin außer der Kleidung noch Milch, Reisbrot und Früchte brachte, damit sie beide fürs erste genug zu essen hatten. In diesem Augenblick fielen Amy wieder die Worte ihrer Mutter beim Abschied ein, und zum ersten Mal empfand sie etwas von jener Kraft, von der es heißt, sie sei stärker als der Tod.

Nachdem alle noch zwei Stunden geruht hatten, machte man sich zum Aufbruch bereit. Amy sah aus wie eine junge Bäuerin mit ihrem Kind, begleitet von ihrem Vater, der seine Waren in zwei Körben, die an einer Stange hingen, zum Markt tragen wollte. Voller Ehrfurcht und Dankbarkeit verneigte sie sich vor der Bäuerin, die im Haus blieb und sagte: »Möge eure Erde immer reich sein, so reich wie euer Herz.«

Der Himmel hatte begonnen, seine Farbe zu wechseln und die Morgenvögel zwitscherten ihre ersten Lieder. Amy folgte mit Ly Na dem Bauern, der sie auf einem Pfad durch Wiesen und Felder zur Stadt führte. Die Schönheit des beginnenden Tages vermochte sie allerdings nicht aufzunehmen; sie hatte zwar in ihrer Verkleidung nun etwas weniger Angst, von Rotgardisten entdeckt zu werden, doch sie fürchtete sich vor dem, was noch vor ihr lag.

Als sie Peking erreicht hatten und durch die Straßen gingen, konnte Amy kaum glauben, daß sie die Verbotene Stadt und den Platz des Himmlischen Friedens vielleicht nie mehr besuchen würde, geschweige denn die Universität, wo sie so viel Freude erlebt hatte – und so viel Leid, wenn sie an das Schicksal ihrer Schwester dachte.

»Gleich sind wir da«, riß sie der Bauer aus ihren Gedanken. »Wir gehen jetzt besser getrennte Wege, dann wird keinem von uns etwas geschehen.« Er bemerkte die Tränen in Amys

Augen und sagte: »Nichts geschieht umsonst, alles hat einen tieferen Sinn; die Zukunft ist das, was wir aus ihr machen.« Dann riet er ihr noch: »Sage niemandem, daß du die Tante des Kindes bist. Von jetzt an sei seine Mutter.«

Amy war beeindruckt und gerührt, daß zwei Menschen, die sich erst vor kurzem kennengelernt hatten, mit einem Mal Freude und Leid teilen konnten, als wären sie schon ein Leben lang beisammen. Dann sah sie die Menge, die sich am Bahnhof eingefunden hatte: Händler, die ihre Waren zu den Zügen schleppten, Arbeiter und Studenten, die kamen und gingen, Köche, die den Reisenden Frühstück anboten, Bauern, die ihre Produkte schon hier verkaufen wollten. Stumm blickte sie ihren Helfer an, der ihr eine Fahrkarte besorgt hatte, dann machte sie sich mit Ly Na auf die Suche nach dem Zug, dessen Ziel Guang-Zhou hieß.

Der Vogel, der in die Freiheit entlassen ist, schwingt sich hoch in die Lüfte, dachte der Bauer, als er Amy und Ly Na in den Zug einsteigen sah, ich bete darum, daß ihn die Häscher nicht wieder greifen.

Unter den Gefangenen, die wie Vieh in einem Transportwagen des Militärs, der nach Nordosten unterwegs war, zusammengepfercht waren, befand sich auch Leonard König. Als Ehemann der »Verräterin« Pe Lin Song war er verhaftet und mit anderen »Schwarzen« in einem Gefängnis der Volkspolizei eingesperrt worden. Nach dem Verhör beschloß der Kommandant, den Professor angesichts der Tatsache, daß er Ausländer war, nicht hinrichten zu lassen, sondern ihn in ein Strafgefangenenlager zu schicken. So saß Leonard nun, an Händen und Füßen gefesselt, inmitten ihm völlig Unbekannter, die – ebenfalls gefesselt und teilweise schwere

Verletzungen aufweisend – den Eindruck erweckten, als würden sie zu einem Schlachthaus gebracht.

»Schau, ein Ausländer«, hörte er einen der Gefangenen einem anderen zuflüstern.

»Seltsam. Wie kann denn so jemand ein ›Schwarzer‹ sein?«

»Alles ist möglich in solch düsteren Zeiten«, mischte sich ein dritter in das Gespräch.

»Was wollen solche Leute eigentlich in China?« fragte ein weiterer.

»Den Gestank von Schweinen suchen sie und eine Tracht Prügel«, antwortete der erste Mann.

Die Gefangenen lachten – trotz ihrer mißlichen Lage.

»Seid vorsichtig! Vielleicht versteht der Mann, was wir sagen, oder er ist sogar ein Spion«, warnte nun der, der die Unterhaltung angefangen hatte. Dann wandte er sich an Leonard: »He, du, sprichst du unsere Sprache?«

Leonard, der in den zerlumpten und verwundeten Männern Deserteure vermutete, antwortete mit einer Gegenfrage: »Wißt ihr, wohin man uns bringt?«

Die Gefangenen staunten über die nahezu akzentfreie Aussprache Leonards und faßten allmählich Zutrauen. »Weshalb bist du hier? Was hast du angestellt?« fragten sie.

»Niemand von uns hat etwas angestellt«, war jetzt zu hören. »Die Rotgardisten gehören eingesperrt, nicht wir.«

»Wißt ihr, wohin man uns bringt?« wiederholte Leonhard seine Frage.

»Weit weg von jeder Zivilisation«, sagte einer der Männer.

»In ein Strafgefangenen- und Umerziehungslager, nach Mu Lan«.

»Wohin?«

»Direkt in die Hölle«, antwortete der Mann.

»Dorthin, wo es nichts mehr gibt – außer der Grenze zur Sowjetunion.«

Die kleine Flamme der Hoffnung, die immer noch in Leonards Herz gebrannt hatte, war durch diese Worte endgültig erloschen. Er wußte, daß er nun jeder Möglichkeit beraubt war, die Mitglieder der Familie Song – so sie überlebt hatten – wiederzusehen. Gefühle der Schuld stiegen in ihm auf, und mit ihnen kamen die Bilder der Erinnerung ... Er sah, wie seine Frau von einer Gewehrkugel getroffen vor dem Universitätsgebäude zusammenbrach; er sah, wie Pe Lin noch versuchte, den Namen ihrer Tochter zu rufen; er sah, wie sie ihn mit weit aufgerissenen Augen voller Todesangst anblickte. Dann sah er, wie man einen Galgen errichtete und er, von den Rotgardisten in Schach gehalten, mit ansehen mußte, wie man sie daran aufhängte.

Leonard konnte seine Tränen nicht zurückhalten. Welche Zukunft hätten Pe Lin und er gehabt! Für welche archäologischen Sensationen hätten sie gesorgt! Wie viel Freude hätte ihnen ihre Tochter bereitet! Hätte er ihr nur nicht die Briefe über das Intimleben des Großen Vorsitzenden gezeigt! Hätte er ihr doch verboten, darüber zu schreiben!

Ihm war, als ob er selbst es gewesen wäre, der seine Frau erschossen hatte, und er fühlte sich schuldig an dem Unglück der gesamten Familie, einschließlich dem seiner kleinen Tochter, die nun weder Mutter noch Vater hatte. Die Zeit kann man nicht umkehren, dachte er in seiner Verzweiflung, und auch das Leben kehrt nicht zurück, geschweige denn die Liebe ...

Tagelang war der Transport nach Mu Lan unterwegs, Tage und Nächte, in denen die Lebenskraft der Gefangenen immer mehr schwand, denn sie erhielten nicht den kleinsten Bissen Nahrung. Wann immer der Wagen anhielt, durften sie, sofern sie dazu noch in der Lage waren, hinaustreten und die Reste des Schnees zusammenkratzen, um wenigstens etwas Flüssigkeit zu erhalten. Diejenigen, die unterwegs starben, ließ man einfach am Straßenrand liegen.

»Jetzt gibt es mehr Platz für die anderen«, höhnten die Wachen.

Die Landschaft, die die Gefangenen sahen, war nichts als trostlose Steppe, so weit das Auge reichte, gelbe Erde, einige letzte Schneebrocken, noch nicht wieder erblühtes Gras. Es gab kaum Bäume, nur vereinzelt vermochten Sträucher ihre Zweige auszubreiten. Der Wind pfiff über die Ebene, hart und kalt, und die wenigen Pferde, die dort lebten, waren vollkommen ausgemergelt.

»Raus jetzt!« kommandierte der Fahrer, als man das Strafgefangenenlager erreicht hatte. Leonard kletterte wie alle anderen kraftlos aus dem Wagen. Er blickte um sich, doch in der hellen Frühlingssonne sah er nur Weite, nichts als nie enden wollende Weite. Nirgendwo war ein Dorf oder zumindest ein Gehöft zu erkennen, und die einzige Straße, die es gab, war die, auf der man eben gekommen war.

»In einer Reihe aufstellen!« brüllte der Fahrer. »Hier kommt der Genosse Direktor!«

Ein hagerer Mittfünfziger in grauer Uniform schritt, fast wie bei einer Parade, an den nebeneinander aufgestellten Gefangenen vorüber. Dann stellte er sich vor sie hin und sagte mit lauter und harscher Stimme: »Willkommen, Genossen! In diesem Lager gilt jeder gleich. Ihr werdet hier arbeiten lernen, damit euch eure falschen politischen Ideen vergehen. Denn nur die Arbeit wird euch zu dem machen, was ihr werden sollt: nützliche Mitglieder der Gesellschaft, weit weg von allen falschen Vorstellungen. Nur so kann ein freies und gerechtes

Land erblühen.« Er hielt inne, als wollte er seinen eigenen Worten nachlauschen, dann fuhr er unvermittelt fort: »Die Arbeit beginnt um sechs Uhr morgens, Mittagessen um zwölf Uhr dreißig, erneute Arbeit von vierzehn Uhr dreißig bis achtzehn Uhr dreißig. Wer zu Abend essen möchte, sollte sich sein Mittagessen einteilen, denn nur das, was ihr übrigläßt, könnt ihr dann haben. Jeder von euch erhält einen Blechnapf für Essen und Trinken, aber ihr bekommt ihn nur ein einziges Mal – sorgt also dafür, daß er immer sauber ist …«

Leonard hörte dem Mann nicht mehr zu. Er war müde und erschöpft. Nichts vermochte ihn aus dem unwirklichen Zustand zu befreien, in dem er sich befand. Er sah, wie sich die Gestalten, eine nach der anderen, in Richtung des Lagers schleppten, das von Stacheldraht umgeben war. Man stieß ihn an, damit durch ihn der Zug nicht aufgehalten würde. Er wollte jetzt weder essen noch trinken, nicht einmal zum Schlafen sah er sich in der Lage. Er wußte nur, daß es von hier kein Entkommen gab.

Als Mo Li und Ru das Haus betraten, in dem ihre Wohnung lag, vernahmen sie schon im Flur Geräusche und Stimmen, die sie ahnen ließen, was sich in ihrem Zimmer abspielte. Sie sahen, daß die Eingangstür offen stand und hörten, wie eine Stimme rief: »Sucht! Irgendetwas werden wir schon finden!«

Sie traten ein und starrten entsetzt auf das Durcheinander, das die Rotgardisten angerichtet hatten. Die meisten ihrer ohnehin wenigen Besitztümer lagen verstreut auf dem Boden, und das gesamte Mobiliar war von seinem angestammten Platz entfernt worden. In diesem Durcheinander liefen sieben Rotgardisten von einer Ecke des Zimmers zur anderen, als gelte es, das Chaos noch zu vergrößern.

»Da sind sie ja, festnehmen!« rief die Stimme, die einer Frau gehörte. Sofort stürzten sich zwei Rotgardisten auf Mo Li und Ru und fesselten ihre Hände mit Stricken aus Bambusfasern.

Dann erklärte die Frau mit barscher Stimme: »Wir suchen Beweisstücke für euer Vergehen!«

Mo Li und Ru schwiegen, auch als sie sahen, daß die Frau eine Decke, die Mo Li für Ly Na gehäkelt hatte, in ihrer Tasche verschwinden ließ, ebenso eine kleine Trommel, welche Ru aus Bambus und etwas Leder von seinen alten Schuhen gefertigt hatte.

Der Eßtisch und die beiden Stühle wurden beschlagnahmt sowie alles aus der Gemeinschaftsküche, was irgendwie verwertbar aussah. Einige Kleidungsstücke von Ly Na, die Mo Li immer zu Hause hatte, falls sie ihrer Enkelin etwas anderes anziehen mußte, fanden ebenso ihren Weg in die Tasche der Frau wie sämtliche vorhandenen Stoffwindeln, was Mo Li dazu veranlaßte zu glauben, daß die Frau selbst ein Neugeborenes oder ein noch sehr junges Kind haben mußte. Plötzlich ließ sie der triumphierende Ruf eines der Männer aufschrecken: »Hier ist ein Beweisstück, ein alter Pinsel zum Kalligraphieren! So etwas besitzen nur Kapitalisten.« Er lieferte den Pinsel wie ein Beutestück bei der Kommandantin ab, die nun befahl: »Sucht nach dem, was mit diesem Pinsel geschrieben wurde!«

Mo Li und Ru waren beruhigt, denn sie wußten, daß sich in der Wohnung keinerlei beschriebenes Papier befand; außerdem waren sie froh, daß die Rede nicht auf Amy und Ly Na kam, wohl weil die Kommandantin ihren Diebstahl sonst nicht hätte ausführen können.

Schließlich wurden sie in den Hof der Hausanlage geführt und wie zwei Trophäen aufgestellt. Dann rief einer der Rotgardisten durch ein Megaphon: »Genossen Nachbarn! Hier könnt ihr sehen, wie es jemandem ergeht, der sich dem Willen der Partei widersetzt. Wer noch andere Abtrünnige kennt, melde diese umgehend den Behörden – sonst bricht er das Gesetz und wird genauso bestraft werden wie diese beiden hier!«

Nichts regte sich hinter den zugezogenen Vorhängen, nicht einmal ein Schatten war zu erkennen.

Mo Li und Ru wurden von den Soldaten zum *Tempel der großen Glocke* im Nordwesten von Peking geschleppt, wo ihnen der Prozeß gemacht werden sollte. Diese Andachtshalle war stets für ihre besondere Ruhe bekannt gewesen, doch nun, nachdem die Mönche vertrieben worden waren, füllte sie der Lärm einer Hundertschaft von jungen Gardisten in roten Uniformen, die mit größtem Enthusiasmus der neuen Epoche huldigten. Einer von ihnen löste sich aus der Menge und stieg auf den ehemaligen Buddha-Altar in der Mitte der Halle.

»Genossen«, rief er mit durchdringender Stimme, »seht, was ich hier in der Hand halte: einen alten Kalligraphie-Pinsel.« Er hob den Gegenstand wie eine Trophäe empor, damit jeder der Anwesenden ihn auch zu sehen bekäme. »Dies ist ein eindeutiger Beweis dafür«, fuhr er fort, »daß diese Leute« – er deutete auf Ru und Mo Li –, »in deren Besitz sich der Pinsel befand, das Gift der alten Zeit in sich tragen. Der Pinsel selbst vermag nicht zu schreiben, deshalb ist er auch nicht schuldig, aber die, die ihn gebrauchten, sind es!«

Sogleich wurden Mo Li und Ru ebenfalls in die Mitte der Halle geschleppt und wie eine Kriegsbeute den Roten Garden präsentiert.

»Hier sind sie, die Schuldigen!« ertönte es von allen Seiten.

»Sie tragen das Übel der Vergangenheit in sich!« Dann deutete der junge Mann auf Ru und rief: »Und dieser Hund, dessen Herr einst die Nationale Volkspartei, die Kuomintang, war, wird eine besondere Lektion erhalten!«

»Genosse«, versuchte Mo Li, plötzlich die Notwendigkeit erkennend, ihren Mann zu verteidigen, »habt Nachsicht, er hat bereits zehn Jahre der Umerziehung und der schlimmsten körperlichen Strapazen hinter sich.«

»Dann waren es wohl nicht genügend Jahre«, kam die kalte Antwort, »und außerdem sollte man nie aufhören, die Lehren des Großen Vorsitzenden und der Kommunistischen Partei zu verinnerlichen. Deshalb wird dem Genossen Song auch genügend Zeit zur Selbstkritik gegeben werden.«

Mo Li, die hoffte, daß die Verhandlung weitaus weniger dramatisch als befürchtet enden werde, erwiderte: »Gewiß, Genosse, wir werden unser Möglichstes tun, unsere Fehler einzusehen.«

Der junge Rotgardist lächelte hinterhältig, als habe er Mo Lis Absicht erraten.

Ru hingegen war weniger sicher, daß sich die Angelegenheit so einfach bereinigen lassen würde, zu oft war er im Strafgefangenenlager mit der Willkür der Macht konfrontiert worden. Zudem schmerzte es ihn, daß er nicht mit seiner Frau sprechen durfte, obwohl diese direkt neben ihm stand.

Nein, dachte er, ich werde mich nicht verteidigen und Selbstkritik üben – dieses Mal nicht. Er wußte, daß jede Diskussion angesichts ihrer Lage sinnlos war, und er bedauerte sein Land, das stets, wenn es auf dem Wege der Besserung war, von seinen Bewohnern selbst wieder in eine mißliche Lage gebracht wurde. Er mußte an seinen Schwiegervater denken, der einmal gesagt hatte: »Jeder, der Gutes für dieses sein Land tut, kann sicher sein, daß es einen gibt, der nicht zögert, das Gute in Schlechtes zu verwandeln.« Was für ein großartiger Mensch war dieser An Ming Song gewesen, erinnerte sich Ru, wie geschickt agierte er in der Politik, wie liebte er seine Familie, wie bewahrte er selbst auf dem Sterbebett Haltung und äußerte Worte voller Weisheit ... Er blickte seine Frau an und es war ihm, als wollte sie mit ihrem Blick sagen: Vergib mir, Ru, daß ich deinem Rat, nach Taiwan zu fliehen, nicht folgte.

Sie errötete, wie damals, als er sie zum ersten Male gesehen hatte. Und in Gedanken führte er ihre stummen Worte fort: Doch nun sind unsere Tochter und unsere Enkelin auf dem Weg in die Freiheit und in eine sichere Zukunft.

Als hätte nun Mo Li ihrerseits seine Gedanken gelesen, huschte ein dankbares Lächeln über ihr Gesicht. Ru war glücklich über ihr wortloses gegenseitiges Verstehen, doch gleichzeitig peinigte ihn die Vorstellung, daß es vielleicht das letzte Mal gewesen sein mochte, daß sie diese, in vielen Ehejahren gewachsene Kunst zum Einsatz bringen konnten.

Bevor die Rotgardisten sie trennten und jeden mit unbekanntem Ziel abführten, warfen sie einander einen letzten langen Blick zu. Ru war stolz darauf, daß Mo Li weder weinte noch tobte, sondern sich, ohne zu zögern, in die Hände der Feinde begab. Er wußte, daß sie das Richtige getan hatten, indem sie jenem Strategem gefolgt waren, das besagt: »In der Gefahr die Sänfte aufgeben, um den Kaiser zu retten.« Sie hatten ihr Bestes für die kommende Generation gegeben, so wie es ihre Großeltern und Eltern für sie getan hatten. Sie hatten jenen Spruch erfüllt, der auf der Tafel unter dem Vordach von An Ming Songs Haus geschrieben stand: *Rechtschaffenheit und Großmut bringen das Leben voran.*

Ohne größeren Zwischenfall hatten Amy und Ly Na nach einigen Tagen Guang-Zhou erreicht. Zwar waren sie immer wieder von Rotgardisten kontrolliert worden, doch die bäuerliche Verkleidung hatte niemanden auf die Idee gebracht, es handle sich bei der jungen Frau mit ihrem Kind um ein Mitglied der »Schwarzen«, die überall im Lande verfolgt wurden. Von anderen Reisenden erhielten sie gelegentlich etwas zu essen und zu trinken, so daß auch dieses Problem gelöst war.

Während der Fahrt nutzte Amy die Gelegenheit, die Weite des Landes und seine Schönheit zu bewundern. Um so größer war ihr Schmerz, als sie sich vergegenwärtigte, daß sie ihre Heimat nun vielleicht für immer verlassen mußte. Gleichzeitig war ihr bewußt, daß sie zwar den schwierigsten Teil ihrer Flucht hinter sich hatte, daß ihr aber der gefährlichste noch bevorstand. Ru hatte ihr gesagt, wie schwer es sein würde, einen Platz für sich und das Kind auf einem der wenigen Fischerboote, welche die Küste entlang nach Hongkong fuhren, zu beschaffen. Da diese Stadt britische Kolonie war, konnte man sich dort sicher und frei fühlen. Die Macht der Kommunistischen Partei endete an der Grenze. Doch da die Küste von schwerbewaffneten Soldaten bewacht wurde, die Befehl hatten, auf jedes Boot, in dem sie Flüchtlinge vermuteten, zu schießen, glich hier jede Fahrt einer Reise zwischen Leben und Tod. Dieser Tod aber war vielen willkommener als ein unerträgliches Leben in der Heimat. Aber es blieb immerhin die Hoffnung, die Freiheit unbeschadet zu erreichen, denn die Soldaten erhielten einen Teil von dem, was die Flüchtlinge den Fischern für die Überfahrt bezahlten, so daß ihr eigenes Leben dadurch etwas erleichtert wurde. Das am häufigsten verwendete Zahlungsmittel bestand aus Essen, Kleidung und Bezugscheinen für Benzin; aber es wurde auch mit chinesischen Antiquitäten gehandelt, und natürlich standen Silber, Gold und Diamanten an allererster Stelle. Im Gegenzug versprachen die Soldaten einige Stunden Feuerpause, vor allem während der Nacht. Doch eine Garantie gab es dafür nicht; schließlich mußten auch die Soldaten ihren Auftrag ausführen.

Amy wußte, daß es nun an der Zeit sein würde, den Diamanten, den ihr Vater ihr beim Abschied zugesteckt und den sie in Ly Nas Windel versteckt hatte, gegen die Überfahrt in die Freiheit einzutauschen. Vom Bahnhof machte sie sich zum Fluß Zhu Jiang auf, wo die Boote lagen, die von hier aus auf das Meer hinausfuhren. Als sie auf ihrem Weg dorthin durch den Yuexiu-Park kam, gelangte sie zu einer Gedächtnishalle, die zur Erinnerung an Dr. Sun Yat-sen errichtet worden war. An einer der Wände sah sie sein Testament eingraviert, jene Worte, die er kurz vor seinem Tod als seine politische Hinterlassenschaft deklariert hatte. Was war daraus geworden, dachte Amy traurig.

Als sie schließlich zu der Bootsanlegestelle kam, mußte sie feststellen, daß sie nicht die einzige war, die ihr Heil in der Flucht suchte. Hunderte von ausgemergelten Gestalten versuchten ihre wenigen Habseligkeiten gegen einen Platz auf einem der wenigen Kutter einzutauschen. Doch als einer der Fischer sah, daß sie ein Kleinkind bei sich hatte und ihm überdies ein wertvoller Diamant geboten wurde, war der Weg für sie frei und sie erhielt sogar einen Platz unter Deck.

Im Schutz der Dunkelheit legte das Boot nach einigen Stunden ab. Amy stieg hinauf an Deck, um einen letzten Blick auf die Heimat zu werfen, die sie hinter sich ließ, und als die Finsternis die letzten Lichter verschluckte, wich alle Furcht von ihr. Auch wenn das Schiff jetzt beschossen werden würde und sie mit Ly Na in den Fluten der See untergehen sollte – welche Wahl hätte sie denn gehabt?

Bald aber schien es ihr, als würde sich der Alptraum in ein wundervolles Erwachen verwandeln, denn von Ferne sah sie, wie sich die ersten Strahlen der Sonne in den Fenstern der Hochhäuser an Hongkongs Küste spiegelten.

»Wir sind sicher angekommen«, sagte der Bootsführer schließlich zu ihr. Es war der einzige Satz, den er während der ganzen Fahrt sprach. Ly Na war aufgewacht und begann zu schreien: der erste Schrei in Freiheit.

Amy schlägt eine neue Seite des Albums auf. Eine der Fotografien zeigt eine sehr hübsche junge Frau vor einer katholischen Kirche. Neben ihr steht ein Priester, der ein kleines Kind in seinen Armen hält.

»Das sind deine Mutter und ich«, erfährt Bamboo Melanie, »und der Priester ist Pater Salvatore. Das Kleid, das ich trage, war das erste Gewand, das ich in Hongkong erhielt, und es war auch das allererste westliche Kostüm, das ich in meinem Leben trug. Obwohl Hongkong nicht unter chinesischer Herrschaft stand, war es für einen Flüchtling ohne Geld nahezu unmöglich, dort zu bleiben …«

Kapitel 12

Während Amy mit Ly Na voller Freude über die gelungene Flucht durch die Straßen Hongkongs ging, bemerkte sie, wie anders und faszinierend hier alles war. Jedermann schien sich so zu kleiden, wie es ihm beliebte, und ganz offensichtlich gab es auch keine einheitliche Haartracht. Moderne Häuser standen neben alten, prachtvoll gestalteten Villen, und die Menschen, die in ihnen wohnten, schienen Amy geradewegs jenen westlichen Magazinen entstiegen zu sein, die Pe Lin ihrer Schwester so gerne gezeigt hatte: Die Frauen trugen Stöckelschuhe und Dauerwelle und spazierten mit Diamantringen und Perlenhalsketten auf den Straßen, als gingen sie gerade zu einer Party. Die Männer benahmen sich mit ihren Armbanduhren und ihren englischsprachigen Zeitungen, die sie äußerst distinguiert in der Hand hielten, gerade so, als wären sie keine Chinesen; sie sprachen auch nicht Chinesisch, außer man provozierte sie dazu – dann allerdings verfielen sie in den Kanton-Dialekt. Auch Bezugscheine gab es nicht, denn alles funktionierte hier nach den Regeln des echten Geldes. Amy bedauerte, daß sie nun nicht einmal mehr den Diamanten besaß, denn mit mittellosen Flüchtlingen wollte offenbar niemand etwas zu tun haben. Man kümmerte sich ausschließlich um seine eigenen Besitzstände und ließ sein Geld für sich arbeiten.

Allmählich begann Amy zu verstehen, daß es genauso hart sein würde, sich mit der Zukunft zu arrangieren wie die Vergangenheit hinter sich zu lassen. Für sie bedeutete das, den guten Namen ihrer Familie aufzugeben, genauso wie ihre gute Erziehung in Fragen von Sitte und Moral. Es kam ihr vor, als ob gerade in Hongkong keiner dieser Werte von einst nun noch irgendeine Bedeutung hätte. Geld war das einzige, das in dieser Stadt zählte. So blieb Amy nichts anderes übrig, als dem Rat eines Flüchtlings zu folgen, der mit ihr auf dem Boot gewesen war. Der Mann hatte ihr von der katholischen Kirche in Kowloon erzählt, einem Stadtteil, der Hongkong Island gegenüberlag. Dort gebe es eine Organisation, die sich der Flüchtlinge annehme und von Pater Salvatore geleitet werde. Als Buddhistin zweifelte Amy daran, daß ausgerechnet ein katholischer Priester ihnen helfen könnte. Trotzdem begab sie sich zur Nathan Road, in der die Kirche lag. Diese Straße begann am Hafen, und Amy staunte über die modernen Anlagen an den Piers und die hohen Häuser, die über die See blickten. Links und rechts der Straße waren Bäume gepflanzt, die etwas Schatten spendeten und durch ihre zarten Blüten der Stadt etwas von ihrer Härte nahmen.

Fasziniert betrachtete Amy die Schaufenster der Geschäfte, denn dort sah sie alles, was in China entweder verboten oder nahezu unmöglich zu erhalten war: Radiogeräte, Fernseher, Kühlschränke, Ventilatoren, Schuhe, Kleider, Handtaschen und – Spielzeug: Puppen, die sprechen konnten, und Züge, die von alleine zu fahren schienen. Wie gerne hätte sie irgend etwas davon für Ly Na gekauft.

Nachdem sie einige Häuserblöcke passiert hatte, stieß sie schließlich in der Nähe der Kreuzung zur Kimberley Street auf die Kirche, die sich als prachtvolles Kolonialgebäude mit blauen Fenstern und einem Kreuz auf dem Dach präsentierte. Banyan- und Mandarinenbäume verliehen dem Eingang etwas Liebliches, und Amy atmete tief ein, bevor sie Ly Na und sich selbst etwas zurechtmachte, um einen möglichst guten Eindruck zu erwecken.

Sie lächelte eher zaghaft, doch als sie sah, daß es ein gütig dreinblickender Priester war, der ihr öffnete und »Willkommen, Schwester« sagte, hatte sie ihre Furcht vor dem Unbekannten fast überwunden. Nach weiteren freundlichen Worten zeigte ihr Pater Salvatore die Räumlichkeiten für die Flüchtlinge: Kleine Zimmer mit Betten und sauberem Bettzeug, die von einem Korridor aus zu betreten waren, an dessen Ende sich ein großes Badezimmer samt Dusche und einer

Toilette mit Wasserspülung befand. Nie zuvor hatte Amy ein so modernes und sauberes Bad gesehen.

»Du kannst mit deinem Säugling so lange hier bleiben, bis du Arbeit und eine Wohnung gefunden hast«, hörte sie Pater Salvatore sagen.

»Aber wir wollen nicht in Hongkong bleiben, Pater«, erwiderte Amy schnell.

Der Priester zeigte sich überrascht, denn für die Flüchtlinge, die etwas Geld besaßen, schien Hongkong der schönste Ort auf Erden zu sein.

»Wohin wollt ihr denn dann?« fragte er in gutem Mandarin.

»Nach Taiwan«, kam prompt die Antwort.

»Habt ihr denn Verwandte dort oder kennst du jemanden, der in Taiwan lebt?«

»Nicht direkt«, versuchte Amy diplomatisch zu antworten.

»Es ist sehr schwer, nach Taiwan zu kommen, die Kuomintang-Regierung möchte keine Flüchtlinge aus China«, erwiderte Pater Salvatore.

»Aber Chiang Kai-shek ist doch selbst mit so vielen Leuten nach Taiwan geflohen«, wunderte sich Amy.

»Du hast recht, Schwester«, bestätigte der Priester. »Der Unterschied besteht aber darin, daß diejenigen, die nach Taiwan entkommen konnten, schon viel früher als du dort eintrafen.«

Diese Worte ließen Amy an ihrem Vorhaben zweifeln, zumal Pater Salvatore ihr noch eine Geschichte über die Zustände auf der Insel erzählte: »Ich habe dort einen guten Freund, einen berühmten Maler, dessen Tante in Hongkong lebt. Dreimal im Jahr erhält er ein Visum, um sie zu besuchen. Von seinem letzten Aufenthalt brachte er einige Porzellanteller mit, die in China hergestellt worden waren. Als der

Zollbeamte in Taiwan herausfand, daß er Waren aus China mit sich führte, wollte man sie beschlagnahmen, bis der Maler sagte: ›Ich stamme ebenfalls aus China, weshalb beschlagnahmen Sie nicht auch mich?‹ Daraufhin ließ man ihn mit seinen Tellern einreisen, doch unter einer Bedingung: Er mußte die ›Made in China‹-Zeichen auf der Bodenseite der Teller mit weißer Farbe überpinseln.«

Entgegen ihren Erwartungen wurde Amy wegen des guten Ausgangs der Geschichte nun doch etwas zuversichtlicher und brachte sogar ein Lächeln für Pater Salvatore zustande.

»Die Kuomintang sind keine Unmenschen und auch nicht so unflexibel wie es den Anschein haben mag«, bestätigte der Priester ihre aufkeimende Hoffnung und fügte hinzu: »Wenn du etwas essen möchtest oder etwas für dein Kind brauchst, dann geh in den Garten und suche Schwester Yang, sie wird dir helfen.«

»Ich danke Euch, Pater«, sagte Amy, glücklich über so viel menschliche Wärme.

»Gott schütze euch!« Pater Salvatore machte mit seinem Daumen ein kleines Kreuzzeichen auf Amys und Ly Nas Stirn. Dann ließ er die beiden alleine. Als Amy ihm nachblickte, fiel ihr auf, daß seine Art zu gehen sie sehr an ihren Vater erinnerte. Ly Nas und ihrer Zukunft wegen aber versuchte sie, den Erinnerungen zu widerstehen und die Hoffnung auf bessere Zeiten in den Vordergrund zu stellen.

Es war Amy klar, daß sie, um ihre und Ly Nas Reise nach Taiwan finanzieren zu können, arbeiten mußte. Sie benötigte also vor allem eine Arbeitserlaubnis. Doch um diese Erlaubnis zu erhalten, mußte sie zuerst um eine Aufenthaltsgenehmigung ersuchen und einen Bürgen benennen können, was in ihrem Fall weitaus schwieriger war als bei den Flüchtlingen ohne Kinder. Zudem hatte sie den Einwanderungsbehörden nachzuweisen, daß sie über genügend Geld für sich selbst und für das Kind verfügte. Jede einzelne dieser Aufgaben schien ihr unlösbar zu sein, und wenn sie daran dachte, daß sie alle zusammenhingen oder einander bedingten, schwand ihre kaum gewonnene Hoffnung.

Während sie ziellos durch die Stadt lief und gewahr wurde, daß es hier sowohl Nobelkarossen als auch Bettler gab, die am Straßenrand verhungerten, entschied sie, sich nicht ihren trüben Gedanken hinzugeben, sondern alles daran zu setzen, ihre Probleme zu lösen, denn ewig konnte sie sich dem Schutz der Kirche auch nicht anvertrauen.

Einen Monat später, als Amy noch immer keine einzige der Bescheinigungen erhalten hatte, bat Pater Salvatore sie in sein Büro.

»Ich will mit dir sprechen, Amy«, sagte er, »setz dich bitte.«

Amy war überrascht, daß er sie nicht wie üblich mit ›Schwester‹ angesprochen hatte und fürchtete schon, der Priester würde sie aus der Obhut der Kirche weisen.

»Wie alt ist deine Tochter?«

»Sie kam am 16. Mai 1965 zur Welt«, antwortete Amy wahrheitsgemäß.

»Und wo?«

»In Shanghai.«

»Weißt du, wie die Ausländer jene Chinesen nennen, die in Shanghai geboren wurden?«

»Nein«, gab Amy zurück und wunderte sich über die Frage.

»Sie nennen sie die ›Juden Chinas‹.«

»Und was hat das zu bedeuten?«

»Das bedeutet, daß Chinesen aus Shanghai etwas Besonderes sind und daß sie gut mit Geld umgehen können.«

Amy fühlte, daß Pater Salvatore etwas Wichtiges sagen wollte, aber offenbar nicht den richtigen Einstieg fand, wie es etwa Leonard, ihrem Schwager, dem Vater von Ly Na, immer gelungen war. Aus irgendeinem Grund mußte sie plötzlich an ihn denken.

»Pater, was auch immer Ihr mir mitteilen wollt, bitte tut es«, sagte sie nun ohne Furcht, auch wenn ihr klar war, daß sie schon mehr als vier Wochen Gast der Kirche war und ihr Abschied nun möglicherweise bevorstand.

»Ich habe einen Freund, einen Reeder aus Taiwan, der sucht seit Jahren das rechte Mädchen zu heiraten, doch er findet keines«, stieß Pater Salvatore hervor, »obwohl er wirklich sehr nett ist.«

»Ein Mann, der Reeder ist, muß doch sehr reich sein; eigentlich sollte er jedes Mädchen haben können, das er möchte«, sagte Amy etwas zweifelnd.

»Sein größtes Problem ist sein Reichtum, denn er würde niemals ein Mädchen akzeptieren, das ihn nur wegen seines Geldes heiratet.« Der Priester hielt einen Augenblick inne und machte den Eindruck, als wäre das Leid seines Freundes sein eigenes. »Weil er keine Chance hatte, eine weiterführende Schule zu besuchen, arbeitete er seit frühester Jungend sehr hart. Heute träumt er von einer Frau, die studiert hat und eine gute Erziehung genießen konnte.«

Der Priester blickte Amy so eindringlich an, daß er mit seinen Worten nur sie meinen konnte. Sie erinnerte sich, daß sie ihm einmal über ihren familiären Hintergrund berichtet hatte.

»Ein anderes Problem«, holte der Priester weiter aus, »besteht darin, daß er zwar Geschäfte macht, die Welt der Geschäftsleute aber im Grunde ablehnt. Ich erinnere mich gut, wie er sich einmal bei mir beschwerte: ›Wann immer es ums Geld geht, scheinen die Menschen alles Wertvolle zu vergessen – das sittliche Handeln, die Liebe, die Kunst, die Kultur, die Welt der Gefühle, aber wenn sie aufwachen und begreifen, daß Geld nicht alles bedeutet, ist es meist schon zu spät. Die Geschäftsleute, die sich Frauen kaufen, meinen, Liebe sei etwas, das man kaufen kann, und sie merken nicht, daß sie sich nur eine Lüge einhandeln, die ihrer Gesundheit schadet und ihre Seele verzweifeln läßt.‹«

Pater Salvatore schaute Amy mit durchdringendem Blick an, als wollte er herausfinden, ob sie bereits Feuer gefangen habe. Da er aber keinerlei Reaktion bei ihr feststellen konnte, sprach er weiter: »Mein Freund sagt auch: ›Wenn man mit Geld wirklich alles kaufen könnte, gäbe es keine armen Menschen auf dieser Welt.‹ Was hältst du von meinem Freund? Möchtest du ihn nicht kennenlernen?«

Amy hatte keine Ahnung, wie sie auf diesen relativ plumpen, aber immerhin ehrlichen Versuch, sie zu verkuppeln, reagieren sollte. Auf der einen Seite hätte eine solche Eheschließung alle ihre Probleme mit einem Mal gelöst, auf der anderen aber ließ ihr Stolz eine Einwilligung nicht zu.

»Pater«, sagte sie leise, »wenn dieser Mann kein Mädchen heiraten möchte, das bedürftig ist, meint Ihr nicht, daß meine Situation dann nicht noch schlechter ist?«

Der Priester hatte mit einer solchen Frage nicht gerechnet, doch Amys Worte freuten ihn, und er dachte: Die Enkeltochter eines Han Lin trägt eben doch den guten Charakter der Familie in sich. Er war sogar ein wenig stolz darauf, daß er gerade Amy ausgewählt hatte. Dann antwortete er: »Gewiß nicht, denn ich habe auch wegen deiner Tochter an dich gedacht.«

Amy war peinlich berührt und hatte sich schon erhoben, um den Raum zu verlassen, da rief der Pater Salvatore: »Ich meine es wirklich so! Unglücklicherweise kann mein Freund keine Kinder bekommen, was die Schwierigkeit, die richtige Frau für ihn zu finden, nur noch erhöht.«

Amy verstand, und ihre Aufregung legte sich. Sie setzte sich wieder und sagte nur: »Wie alt ist Euer Freund, Pater?«

»Du wirst schon sehen«, erwiderte der Priester lächelnd und umarmte sie beim Aufstehen, als wäre er es, der sie heiraten wollte.

Am nächsten Morgen wehte ein warmer Wind vom Meer herüber.

Zu Amys Überraschung hatte Pater Salvatore sie gebeten, mit ihm einkaufen zu gehen: Er wolle ihr ein Geschenk machen.

Amy war nicht ganz sicher, was sie davon halten sollte, denn es war ja sehr ungewöhnlich, daß ein Priester mit einer Frau Einkäufe machte. Aber sie willigte ein, da sie wußte, daß Pater Salvatore ein in allen Belangen ungewöhnliches Leben führte – so kämpfte er etwa gegen das kommunistische China, war als Geburtshelfer tätig, wenn kein Arzt in der Nähe war, legte sich mit Drogenhändlern an oder half Prostituierten beim Ausstieg aus dem Milieu. Als sie zu einem großen Kaufhaus gelangten, sagte er: »Amy, ich möchte, daß du dir ein neues Kleid und neue Schuhe kaufst.«

»Wollt Ihr, daß ich das trage, wenn ich Euren Freund treffe?«

Der Priester quittierte ihre Frage mit einem Lächeln.

Noch nie hatte Amy so viele Kleider auf einmal gesehen, so viele verschiedene Schnitte und so viele unterschiedliche Farben. Plötzlich überkamen sie Zweifel, und sie fragte sich, ob sie überhaupt den Mut haben würde, so verrückte Sachen zu tragen. Als sie eine Schaufensterpuppe sah, die mit einem Rock und einem hautengen dünnen Pullover angezogen war, wurde sie sogar rot, denn bislang hatte sie entweder feste Hosen oder knöchellange Röcke getragen. Sie blickte durch das Fenster nach draußen, um zu sehen, wie ihre Altersgenossinnen gekleidet waren, und als sie feststellte, daß es trotz aller Freiheit eine gewisse Uniformiertheit gab, mußte sie unwillkürlich lachen.

Pater Salvatore, der begriff, was sie zu diesem Lächeln veranlaßt hatte, sagte nur: »Ich verstehe die Frauen einfach nicht. Da geben sie enorm viel Geld aus, um so attraktiv wie möglich zu erscheinen, und folgen doch nur dem Diktat der Mode. Wo bleibt da die Freiheit?« Er spürte auch, daß Amy Schwierigkeiten hatte, sowohl den passenden Schnitt als auch die richtige Farbe für sich zu wählen, vor allem, als sie die Kostüme mit dem quadratischen Design von Coco Chanel begutachtete. Das Grün, das Gelb, das Rosa und Lila kamen ihr so intensiv vor, daß sie fast davor zurückschreckte, eines der Stücke anzuprobieren.

»Wie wäre es hiermit?« Pater Salvatore zeigte ihr ein einfaches rotes Kleid: »Möchtest du es nicht anziehen?« Der Priester bat die etwas erstaunte Verkäuferin, für Amy die passende Größe zu besorgen. Als sich sein Schützling einige Zeit später damit im Spiegel betrachtete, meinte er: »Und dazu noch ein Paar schöne Schuhe, dann bist du perfekt.«

»Ich weiß nicht, wie ich Euch all dies zurückzahlen soll, Pater«, meinte Amy etwas hilflos, doch ihr Gönner winkte ab. »Ich mache doch meinem Freund ein Geschenk und nicht dir«, sagte er lachend und suchte noch nach einer passenden Handtasche. Dabei nahm er wahr, daß Amy erneut rot geworden war. »Du mußt dir keine Sorgen machen. Wir

Priester sind zwar zur Armut verpflichtet, aber ein bißchen Privatvermögen haben auch wir, und davon bezahle ich jetzt die Rechnung.«

Auch wenn Pater Salvatore sein Möglichstes tat, um eine Zusammenkunft zwischen Amy und George C. Wang zu arrangieren, entschied er sich, diesem nicht die Wahrheit über Amy und Ly Na zu erzählen, sondern ihm seinen Schützling als Tochter eines Freundes vorzustellen. Er wollte George nicht von Anfang an mit Amys schwieriger Lage konfrontieren, da er hoffte, daß sich all ihre Probleme von selbst lösen würden, wenn sein Plan aufginge. Manches Mal erschrak der Priester über sich selbst, wenn er darüber nachdachte, weshalb es gerade Amy war, die er derart ins Herz geschlossen hatte, er, der gut und gerne ihr Vater hätte sein können. Außerdem stand soviel Sympathie zu einer Frau einem Manne wie ihm eigentlich nicht zu. Doch dann schlug er ein Kreuz vor der Brust und tröstete sich mit Jesus und dessen Zuneigung zu Maria Magdalena.

An dem Tag, an dem das Treffen mit George stattfinden sollte, war Pater Salvatore fast noch aufgeregter als Amy. Gegenüber den anderen Flüchtlingen hatte man Stillschweigen vereinbart, damit der Priester unter Umständen nicht noch mehr Kupplerdienste erfüllen mußte. Ly Na wurde einer älteren Frau zur Betreuung anvertraut, und einige Zeit später sah man eine elegante junge Dame in Begleitung eines Geistlichen die Fähre von Kowloon nach Hongkong Island besteigen. Es war dunkel geworden, und Amy betrachtete die Neonlichter an den Hochhäusern, die sich entlang der Küste auftürmten. Bittere Erinnerungen an ihre Familie, die in China zurückbleiben mußte, überkamen sie und bohrten sich wie Tausende kleiner Pfeile in ihr Herz. Es war gerade ein

Monat vergangen, seit ihre Flucht hierher an diesen Ort einen glücklichen Ausgang gefunden hatte. Am meisten schmerzte es sie, daß sie ohne jegliche Informationen bleiben mußte. Woher sollte sie erfahren, was sich jenseits der Grenze abspielte? Wie könnte sie Nachrichten über das Schicksal ihrer Eltern oder ihres Schwagers erhalten?

»Obwohl die Grenze so nahe ist, wissen wir nicht, was dort drüben geschieht«, sagte sie voller Trauer zu ihrem Begleiter.

»Ja, Amy«, ging Pater Salvatore auf ihre Stimmung ein, »China ist schon ein sehr besonderes Land, und seine Bewohner tragen allesamt schwer an der unglücklichen Vergangenheit und an der nicht weniger unglücklichen Gegenwart. Ich glaube, daß es kaum ein Land auf dieser Erde gibt, das soviel Elend erleiden mußte wie China, daß die Chinesen aber um so stärker werden, je mehr Leid ihnen widerfährt.« Der Priester schaute auf die See, doch er nahm die vielen Lichter auf den Booten und deren Spiegelung im Wasser kaum wahr. »Oft frage ich mich, woher dieses Volk seine Widerstandskraft nimmt; vielleicht von den Einflüssen des Buddhismus und des Taoismus, da diese Lebenshaltungen sie ihr Schicksal akzeptieren und es als einen Teil des Großen Kreises erkennen lassen.«

Amy war erstaunt, wie ein katholischer Geistlicher auch jenseits seines Glaubens zu denken bereit war, und sagte: »Mein Vater hat mir einmal einen Sinnspruch mit auf den Weg gegeben.« Sie blickte in die Ferne, dann sprach sie fast feierlich: »Durch eine Blume vermag man die Welt zu sehen, durch ein Blatt Buddha und durch diesen das Leben.«

Dann sprachen beide eine Weile lang kein einziges Wort mehr, und nur das Geräusch des Bootes, das die Wellen durchpflügte, war zu hören.

»Das Leben in Hongkong ist stets von Hektik erfüllt«, seufzte der Pater schließlich.

»Warum nur?« wollte Amy wissen. »Was ist der Sinn dieser Eile?«

»Eine gute Frage«, antwortete Pater Salvatore, »ich wünschte, die Menschen hier würden sich diese Frage selbst öfter stellen.«

»Was haltet Ihr von den Chinesen in Hongkong, Pater?«

»Auch das ist eine gute Frage. Ich lebe jetzt beinahe zwanzig Jahre in der Kronkolonie, aber ich finde keinen Weg, die Herzen ihrer Bewohner zu erreichen.«

»Weshalb? Was ist das Problem?«

»Die Hauptursache liegt darin, daß sehr viele hier an einem Minderwertigkeitskomplex leiden, der sie zu Größenwahn verführt – gewissermaßen als Kompensation.«

Amy, die in den vergangenen Wochen die Erfahrung gemacht hatte, daß man sich ihr gegenüber oft sehr arrogant gab, war froh über diese Erklärung, weil sie nun einiges besser verstand.

»Gegenüber den Chinesen vom Festland«, fuhr Pater Salvatore fort, »ist die Bevölkerung Hongkongs sehr stolz, nicht nur, weil sehr viele hier sehr reich sind, sondern auch, weil sie sich wie Briten fühlen und auf die anderen herabblicken wie die weiße Rasse auf die gelbe. Außerdem haben sie einen britischen Paß, der ihnen enorme Sicherheit gibt. Aber die wahre Tragödie besteht darin, daß die reinrassigen Engländer die Hongkong-Engländer verachten! Es ist überall auf der Welt das gleiche. Keiner kann mit dem anderen leben – der Mensch ist dem Menschen ein Wolf.«

Auch wenn die Nacht bereits hereingebrochen war, konnte Amy feststellen, daß sich diese Seite der Kronkolonie feiner und reicher präsentierte als Kowloon. Man sah keine Straßenhändler oder Bettler, und in nahezu jedem Bürogebäude gab es einen Türsteher in eleganter Uniform. Die Straßen waren wesentlich sauberer, und die Menschen schienen so fein herausgeputzt, als wären sie Werbeträger der großen westlichen Mode-Imperien.

»Möchtest du ein kleines Gedicht hören, das ich in meiner Jugend verfaßt habe?« fragte der Priester, als er sah, mit welch großen Augen Amy das Geschehen um sie herum verfolgte. Als sie nickte, sah er sie belehrend und wissend zugleich an, bevor er sprach:

»Schöne Kleider in herrlichen Farben
überall in der Stadt.
Doch sind die Kleider
Stets schöner als die Gesichter
Und die Gesichter
Stets schöner als die Herzen.«

Amy wußte, daß er mit seinen Worten recht hatte, sie wußte aber auch, daß sie selbst nicht zu denen gehörte, bei denen das Äußere über das Innere triumphierte, und sie hoffte, daß der Mann, den sie gleich treffen würde, ihrem Ideal ebenfalls nacheiferte.

Sie gelangten an ein sehr hohes, aber vollständig rundes Gebäude, auf dem eine Neonschrift das *Harbour View Restaurant* anzeigte. Amy hielt es für ein gutes Zeichen, daß ihr dieser Ort auf Anhieb gefiel, und sie war stolz darauf, Pater Salvatore bislang keine einzige Frage über seinen Freund gestellt zu haben, doch vielleicht hätte er ihr auch keine Antworten gegeben, um sie in ihrer späteren Entscheidung nicht zu beeinflussen. Als sie zum ersten Mal in ihrem Leben einen Aufzug bestieg, überspielte sie die Situation und erzählte, um ihre innere Spannung abzubauen, eine heitere Geschichte, nach der eine alte Bäuerin, die in eine große Stadt kam und noch nie einen Aufzug gesehen hatte, befürchtete, sie würde ihn als Frau betreten, doch als Mann wieder verlassen.

»Woher weiß man, ob man nicht tatsächlich als jemand anderer den Lift verläßt, als der, als welcher man ihn betreten hat«, meinte Pater Salvatore, und für Amy war die Anspielung auf das, was sich nun ereignen sollte, nicht zu überhören.

Kaum hatte sich die Aufzugtür hinter ihnen geschlossen, trat ihnen ein elegant gekleideter Mann entgegen. Er war viel jünger, als Amy ihn sich vorgestellt hatte, und sein gesamtes Auftreten schien ihr äußerst westlich zu sein.

»Guten Abend, ich bin George«, sagte er mit warmer Stimme, während er Amy die Hand küßte. Da sie nicht wußte, wie man eine solche Art von Begrüßung erwiderte, blickte sie hilfesuchend zu Pater Salvatore, doch der lag schon in den Armen seines Freundes. »Wie schön, dich zu sehen«, sagten beide nahezu gleichzeitig.

George, in dessen Umgebung sich meistens nur geschminkte und mit Juwelen behängte Damen aufhielten, war von Amys unschuldigem, reinem Gesicht fasziniert. Noch nie war er auf jemanden gestoßen, der den Mut hatte, in einer solch luxuriösen Umgebung völlig natürlich aufzutreten. Amy war schön wie ein Juwel und mußte ihr wahres Aussehen nicht hinter Puder und Schminke verbergen.

Auch Amy musterte George verstohlen, aber sehr aufmerksam. Eine angenehme Erscheinung, dachte sie, und dazu noch die guten Manieren.

»Ich muß leider zurück zur Kirche«, unterbrach Pater Salvatore das gegenseitige Bestaunen, wohl wissend, daß er die beiden nun allein lassen sollte.

»Wie schade, wir hätten den Abend so gerne in deinem Beisein verbracht«, sagte George scherzhaft.

»Wir sind doch wie Brüder, George. Du mußt weder unnötig höflich sein noch spöttisch«, meinte der Geistliche streng und fügte hinzu: »Aber versprich mir, daß du Amy noch vor Mitternacht zur Kirche zurückbringst.« Er deutete eine Abschiedsgeste an und eilte zum Aufzug. Amy blickte ihm, etwas unsicher geworden, nach, dann hörte sie Georges Stimme: »Darf ich Sie Amy nennen, Mrs. Song?«

»Aber gewiß doch, Mr. Wang.«

»Und Sie nennen mich bitte George, wie alle meine Freunde«, forderte er freundlich und ließ sich und Amy zu einem der reservierten Tische führen.

»Haben Sie viele Freunde?« wollte Amy wissen, nachdem sie sich gesetzt hatten.

»Eher Bekanntschaften, Menschen, die Geschäfte mit mir machen wollen und vorgeben, Freunde werden zu wollen«, antwortete George.

»Ist Pater Salvatore Ihr bester Freund?«

»Das ist er ganz bestimmt! Er tut alles für die, die er in sein Herz geschlossen hat und dies sogar ohne Dankbarkeit zu erwarten. Und was ist mit Ihnen? Haben Sie wirkliche Freunde?«

Amy legte die Speisekarte, die der Ober mittlerweile gebracht hatte, zur Seite und blickte in die Ferne, als sähe sie etwas längst Verlorenes.

George, dem ihr Stimmungsumschwung nicht entgangen war, fragte sogleich: »Habe ich etwas Falsches gesagt?«

»Ich dachte gerade an meine beste Freundin.«

»Wer ist sie? Weshalb die Sorgenfalten?«

»Es ist meine Schwester, doch sie ist tot.«

»Tut mir wirklich leid, daß ich Sie daran erinnert habe.«

»Es ist nicht Ihre Schuld. Niemand kann sich von seinen Erinnerungen lösen. Ich versuche oft, die guten im Sieb zu behalten und die schlechten durch die Maschen fallen zu lassen. Doch wie Sie sehen, funktioniert das nicht immer.«

»Es muß schlimm sein, seinen besten Freund zu verlieren, vor allem wenn es sich um die eigene Schwester handelt und wenn man weiß, daß einem der Tod jede Hoffnung auf ein Wiedersehen genommen hat.«

Bei den letzten Worten ihres Begleiters war Amy nicht länger in der Lage, sich unter Kontrolle zu halten, und sie begann bitterlich zu weinen – was ihr äußerst peinlich war; doch gerade jetzt mußte sie an Pe Lin denken und an das Schicksal ihrer Eltern. Daher begann sie, George C. Wang ihre gesamte Familiengeschichte zu erzählen. Sie hatte Vertrauen zu diesem Mann gefaßt, der ihr mit gespannter Aufmerksamkeit und voll Ergriffenheit zuhörte. Er wußte von den unmenschlichen Ereignissen auf dem Festland, doch eine derart direkte Begegnung damit war ihm noch nicht widerfahren.

George und Amy bestellten nur wenig, was den Kellner in Erstaunen versetzte, denn das Restaurant gehörte immerhin zu den besten der Stadt. Doch er machte keinerlei Anstalten, die Gäste zu mehr zu bewegen; schließlich hatte jeder das Recht, so viel oder so wenig zu essen, wie er wollte.

Nachdem George solch brutale Wahrheiten aus dem Munde einer so unschuldigen jungen Frau vernommen hatte, war er von Amy noch mehr fasziniert. Für sich verglich er sie mit einer Lotusblume, deren Leben im dunklen Schlamm begann, die aber das Wasser durchstieß, um darüber die schönste Blüte zu entfalten.

»Seien Sie nicht mehr traurig, Amy«, versuchte George sie

zu trösten, »wenn Sie über den Dingen stehen, kann Ihnen kein Ereignis – und sei es noch so schlimm – etwas anhaben.« Er blickte aus dem Fenster auf die Fahrrinne im Hafen, in der die Schiffe ein- und ausliefen; dann sah er zu den Hügeln empor. »Jedesmal, wenn ich hierher komme und den Hafen von oben sehe, erkenne ich eine gewisse Ähnlichkeit zwischen Hongkong und New York, nur daß diese Berge allem einen chinesischen Anstrich verleihen. Ich liebe es, ganz oben zu sein, aber ich mußte hart dafür arbeiten.«

»Wer weiß, wie es am höchsten Punkt ist, weiß auch, wie es am tiefsten ist. Und er gleicht dem Wasser, das stets die Tiefe sucht«, sagte Amy und trank etwas von dem Jasmintee, den ihr George eingeschenkt hatte.

»Ich komme von dorther, ich weiß ganz genau, was es heißt, unten zu sein«, gestand George zu Amys Erstaunen, denn sie hätte nie gedacht, daß ein so reicher Mann jemals von seiner Herkunft berichten würde. »Doch gerade deswegen gelang es mir, den Berg zu besteigen. Geboren wurde ich 1928 in Hongkong, aber noch bevor ich das Licht der Welt erblickte, verließ mein Vater meine Mutter, die bald nach meiner Geburt starb. So wuchs ich bei ihrer Schwester auf, die mit einem indonesischen Seemann verheiratet war und mit ihm acht Kinder hatte. Ihr Leben wurde durch mich nicht gerade einfacher, und doch nahm sie mich zu sich. In ihrem Haus gab es aber nicht genügend Platz. Daher stellte man ein kleines Bett in das Badezimmer, wo ich neben der Toilette schlafen mußte. Meine Tante besaß zu wenig, um mich zur Schule zu schicken, aber ich war so wißbegierig, daß ich überall, wo es möglich war, Arbeit annahm, um mir das Geld zu verdienen, mit dem ich die Abendschule bezahlen konnte. Um fünf Uhr früh stand ich auf, um in einem Geschäft zu arbeiten, das Sojamilch und Sesamgebäck verkaufte, danach ging ich in eine Lagerhalle, um beim Stapeln der Ware zu helfen, und von dort lief ich zur Abendschule. Die Aufgaben machte ich in der Nacht. Durch den Schlafmangel jedoch wurde ich immer schwächer, so daß ich gezwungen war, sowohl die Arbeit als auch die Schule aufzugeben. Ich folgte dann meinem Onkel auf die See und wollte Matrose werden, aber ich war erst fünfzehn, und man durfte diesen Beruf erst ab siebzehn ausüben. Mein Onkel fälschte daher einfach meine Papiere, und so landete ich bei einer der größten englischen Schiffahrtsgesellschaften.«

»Und dort haben Sie dann Karriere gemacht«, unterbrach ihn Amy und deutete an, er möge doch auch von den Köstlichkeiten versuchen, die sie bestellt hatten. George folgte ihrer Aufforderung, nippte an seinem Reiswein und erzählte weiter: »Der finanzielle Durchbruch kam erst 1951; ab da begann ich, Aktien zu kaufen. Ich tat es eher zum Spaß und aus Freude am Spiel, doch bald gewann ich mehr als ich verlor, und so gelang es mir eines Tages, mit meinen Erträgen Hauptaktionär einer kleinen Reederei in Taiwan zu werden.«

»Und seitdem wehten nur noch günstige Winde?«

»Nein, genauso wie kein Seemann nur angenehme Reisen kennt, ging es auch hier auf und nieder, aber ich wiederholte die Fehler, die ich gemacht hatte, nicht mehr und konnte bald meine zweite Gesellschaft erwerben.«

Während der ganzen Erzählung hatte sich Amy vorgestellt, wie es wohl sein würde, Georges Frau zu sein. Sie war belehrt worden, daß die Liebe nach der Eheschließung komme und niemand allein aus Liebe heiraten solle. Auch die Liebe ihrer Eltern und Großeltern hatte erst nach der Hochzeit begonnen. Warum sollte sie mit einer guten und erfolgreichen Tradition brechen? Und sie wußte, daß der Funke, der in der ersten Nacht gezündet worden war, das Leben mit Kraft und die Liebe mit Wärme versorgt hatte – so würde es also auch bei ihr sein. Schließlich gab es keinen besseren Grund für eine solche Eheschließung als Ly Na …

George lächelte, als hätte er Amys Gedanken erraten. Dann beglich er die Rechnung, hakte sich bei Amy ein und brachte sie zu Pater Salvatore zurück. Es gab keinen Zweifel, Amy war die Richtige für ihn. Er hatte genug Erfahrungen mit Frauen gemacht, und gerade deshalb vermochte er ihre Qualitäten zu schätzen. Sie ist das schönste Geschenk, das man mir je machte, dachte er, als sich die Kirchentür hinter ihr schloß.

Amy und George glichen zwei einsamen Seelen, die seit jeher vergeblich auf der Suche nach einer anderen gewesen waren. Um so glücklicher verbrachten sie die nächsten Wochen. George zeigte seiner künftigen Frau all das, was ihn an Hongkong faszinierte: Er führte sie zum Jademarkt, wo es Antiquitäten beinahe im Überfluß gab, alles, was in China zerstört worden oder verboten war; er meditierte mir ihr in einem der vielen Tempel, wo sie Buddha dankten, daß er sie zusammengeführt hatte; sie beobachteten Menschen, die in einer der wenigen Parkanlagen Tai Chi-chuang, die altchinesische Lehre der harmonischen Bewegung übten, oder sie flanierten über den Blumenmarkt bis zum Vogelmarkt in Mong Kok und bewunderten die Zärtlichkeit, mit der sich die Händler ihren gefiederten Freunden widmeten. Obwohl George und Amy sich tatsächlich ineinander verliebt hatten, wären sie nie imstande gewesen, dies in der Öffentlichkeit zu zeigen und schon gar nicht vor aller Augen Zärtlichkeiten auszutauschen – das verbot die Moral.

Amy liebte dieses Viertel von Hongkong, denn hier gab es das echte Leben – die Kinder, die verschwitzt durch die Straßen liefen, die Ehepaare, die hinter geöffneten Fenstern stritten, und die Alten, deren große Freude darin bestand, ihrem Singvogel die schönsten Töne zu entlocken. George schätzte am meisten den Victoria Peak, weil man von dort die beste Aussicht über Hongkong genoß und überdies das Gefühl auskosten konnte, auf der Spitze zu stehen. Außerdem wohnte hier die bessere Gesellschaft. Am liebsten aber verbrachten sie die Zeit an der Stanley Bay, weil Ly Na dort am Strand spielen konnte und man sich danach in einem der meist französischen Restaurants stärkte, wo nicht nur großartige Speisen offeriert wurde, sondern von wo man auch einen atemberaubenden Blick auf die See hatte.

All dies unternahmen George und Amy, während sie auf ihre ehelichen Papiere, die sie im Standesamt beantragt hatten, warten mußten. Die bürokratischen Hindernisse bei der Eheschließung waren indes weit geringer als die bei Ly Nas Adoption. Da Amy keine Geburtsurkunde von Ly Na besaß und nicht einmal selbst irgendwelche Dokumente außer ihrem Flüchtlingsausweis hatte, mußte George mit etwas Geld nachhelfen, damit der zuständige Beamte Ly Na zur Adoption freigab.

Die Trauung selbst fand ganz unspektakulär an einem Dienstagmorgen im Standesamt statt. Pater Salvatore und eine Passantin von der Straße waren die einzigen Trauzeugen. Wen hätte man schon einladen können? George und Amy waren zwei Menschen ohne Familie, und gerade das war es, was sie in dem Wunsch bestärkte, mit Ly Na zusammen das, was ihnen geraubt worden war, wieder zum Leben zu erwecken.

Als sie am Flughafen von Pater Salvatore Abschied nahmen, um gemeinsam in Taiwan ein neues Leben zu beginnen, sagte der Priester zu ihnen: »Wann immer ihr mich besuchen kommt, vergeßt nicht, mir Ananasplätzchen mitzubringen. Möge Gott euch schützen! Möge Buddha euch mit seiner Weisheit erleuchten!«

Als die Maschine die letzte Wolkenschicht durchstieß, konnte Amy den endlos blauen Himmel sehen. Sonnenschein und blauen Himmel.

Am kleinen, aber äußerst geschäftigen Song Shan Airport von Taipeh begann Amy erstmals zu begreifen, daß ihre neue Heimat nun in Taiwan lag. Den ersten Flug ihres Lebens hatte sie genossen, auch wenn Ly Na die meiste Zeit über nicht still geblieben war. Das also war der Ort, den so viele Chinesen vom Festland – oft unter Lebensgefahr – erreicht hatten und der nunmehr auch ihr Zuflucht bieten würde. Da sie noch den Inlandsflug nach Kaoshung erreichen mußten, wo George sein Büro und seine Wohnung hatte, blieb keine Zeit, Taipeh zu besichtigen, doch Amy wußte, daß sie hierfür später noch reichlich Gelegenheit haben würde.

Kaoshung kam ihr unerträglich heiß vor, viel heißer als Peking oder Hongkong, und das, obwohl schon der September angebrochen war. Auch sonst erschien ihr diese Stadt nicht besonders einladend. Die Straßen waren zwar sauber, doch sie erschienen nackt, da hier kein einziger Baum gepflanzt worden war. Die modernen Gebäude, die man allerorts errichtet hatte, strahlten wenig Gemütlichkeit aus und kündeten von der Absicht ihrer Bewohner, die Funktionalität der Schönheit vorzuziehen.

George, der recht schnell merkte, daß diese Stadt nicht das

war, was sich Amy erwartet hatte, fragte: »Fühlst du dich nicht wohl hier?«

»Ich glaube, wir brauchen noch ein wenig Zeit, uns an all das Neue zu gewöhnen«, antwortete Amy und versuchte, ihre Enttäuschung zu verbergen.

Die kommenden Tage vergingen damit, ihre Ehe und Ly Nas Adoption legalisieren zu lassen, was ohne Bestechungsgelder kaum möglich gewesen wäre. Doch Amy schien immer unglücklicher zu werden. Es kam George vor, als hätte er eine Prinzessin aus einem fernen Land geheiratet und wüßte nun nicht, wie er sie zufriedenstellen konnte. Als er sie darauf ansprach, sagte Amy traurig: »Ich sorge mich, weil nun so viele Leute Bescheid wissen, daß Ly Na nicht unsere leibliche Tochter ist. Eines Tages, wenn sie eine junge Frau sein wird, wird sie mit Sicherheit jemanden treffen, der ihr die Wahrheit über ihre Vergangenheit erzählen wird.«

George dachte nach. Ganz unbegründet war Amys Sorge nicht. »Aber was soll ich denn tun? Ich kann doch nicht alle Beamten oder Freunde mit Geld zum Schweigen bringen – und nicht einmal dann könnten wir sicher sein.«

»Wir könnten zum Beispiel in eine andere Stadt ziehen, wo uns niemand kennt, das würde die Gefahr verringern«, schlug Amy vor.

»Das wird nicht einfach sein«, meinte George, doch schon aus diesen wenigen Worten erkannte Amy seine prinzipielle Zustimmung. »Schließlich habe ich hier mein Büro und meine Firma, aber laß mich sehen, was ich machen kann.«

In den kommenden Wochen wurde nach intensiver Suche ein schönes, aber nicht allzu großes Haus in Tainan, der nächst größeren Stadt der Insel, gefunden, etwa eine Stunde von Kaoshung entfernt. Es lag in einer Seitenstraße, war ruhig und von einem kleinen Garten umgeben, in dem ein mächtiger Banyanbaum seine Schatten spendenden Äste ausbreitete. Man einigte sich darauf, daß George in seiner bisherigen Wohnung in Kaoshung übernachten würde, wenn er es aus Zeitgründen abends nicht mehr nach Tainan schaffen würde, und überlegte, welcher Arbeit Amy nachgehen könnte, auch um die Zeit, in der sie nicht mit George zusammen war, besser ausfüllen zu können.

Amy genoß das Leben in Tainan. Es war eine Stadt voller Ruhe und Kultur. Als in der Grundschule eine Lehrerstelle neu besetzt werden sollte, bewarb sie sich darum, und zu ihrer großen Überraschung dauerte es nicht länger als zwei Monate, und sie wurde allerorts mit »Lehrerin Wang« angesprochen. Ihr Haus hatte sie mittlerweile liebevoll mit Möbeln und Antiquitäten, die sie aus Hongkong mitgebracht hatten, eingerichtet, aber es waren vor allem die elektrischen Haushaltswaren, welche die Neugierde der Nachbarn hervorriefen. So kam es, daß Amy immer wieder einen kostenlosen Babysitter für Ly Na begrüßen konnte, denn man vermochte sich nichts Schöneres vorzustellen, als in den Genuß eines Ventilators zu kommen oder Tee und Milchpulver mit Wasser aufzugießen, das aus einem elektrischen Wasserkocher sprudelte.

Jedesmal, wenn George nach Hause kam, brachte er den Nachbarn Dinge mit, die er durch seine Reederei bezog, die aber sonst nicht erhältlich waren. Dann verteilte er amerikanische Schokolade an die Kinder in der Umgebung, amerikanisches Bier an deren Väter, und manchmal erhielten die Mütter einen amerikanischen Lippenstift.

»Amy, ich muß dir etwas erzählen«, sagte er eines Abends. Ernst wie selten sprach er weiter: »Das gesamte chinesische

Parlament ist handlungsunfähig. Vier linksextreme Politiker in Spitzenpositionen haben die Parole ausgegeben, das System zu zerstören. Sie haben einen Bürgerkrieg angezettelt, um Mao Tse-tung zu stürzen.«

Es war fast unmöglich, in Taiwan an solche Informationen zu gelangen, da alles, was das Festland betraf, der Zensur unterlag. George aber erhielt – gewissermaßen über den Seeweg – die neuesten Nachrichten genauso, wie er in den Besitz der amerikanischen Produkte gelangte. Natürlich durfte er solche Informationen nicht in der Öffentlichkeit verbreiten – er wäre sonst als Spion Chinas verhaftet und ins Gefängnis geworfen worden. Amy fürchtete wegen dieser Neuigkeit das Schlimmste für ihre Eltern und ihre Freunde in Peking, denn sie ahnte, daß das Chaos, das dort herrschte, nun noch schlimmer werden würde.

Am 13. September 1971 wurde bekannt, daß der frühere Verteidigungsminister Lin Biao, der einer der führenden Köpfe der Kulturrevolution war, samt seiner Familie in seinem Privatflugzeug geflohen sei, aber auf dem Weg in die Sowjetunion über der Mongolei abgestürzt war.

»Heißt das, daß die Viererbande und die Rotgardisten bald der Vergangenheit angehören?« fragte Amy mit aufkeimender Hoffnung.

»Zumindest wird Mao einige politische Gefangene freilassen, die von der Viererbande, zu der ja auch seine Frau Chiang Ch'ing gehört, zu Unrecht eingesperrt worden waren, Deng Xiaoping etwa oder auch Zhou Enlai.«

»Die Lage verbessert sich also?«

»Nicht wirklich«, meinte George, »es heißt, Mao sei sehr krank – und du weißt, was das bedeutet. Doch demnächst reist Henry Kissinger, der amerikanische Sicherheitsberater, ins Land, um ihm die neuesten medizinischen Instrumente zu bringen. Er wird sogar von einem Ärzteteam begleitet. Man bereitet den Staatsbesuch von Präsident Nixon vor.«

Amy befürchtete, daß dieses Ereignis die amerikanische Taiwan-Politik ungünstig beeinflussen könnte, doch George beruhigte sie: »Keine Angst, unser Schicksal liegt nicht allein in amerikanischen Händen. Auch Japan und Europa spielen da eine gewichtige Rolle. Natürlich hat Amerika große ökonomische Interessen, denn China ist ein gigantischer Zukunftsmarkt, doch gleichzeitig stellt Taiwan ein Bollwerk gegen den Kommunismus dar – und solange dies so bleibt, kann uns hier nichts geschehen.«

»Aber was ist mit den diplomatischen Beziehungen?« Amy war überaus besorgt.

»Wer immer eine Botschaft oder ein Konsulat bei uns eröffnet, kann dies nicht in China tun – und umgekehrt. Eine schwierige, fast unlösbare Situation.« George blickte seine Frau an, als wollte er ihr sagen, daß jede Sicherheit auf der Welt nur eine scheinbare war.

Als George einige Wochen später von einer Geschäftsreise aus Amerika zurückkehrte, zeigte er, kaum daß er die Wohnung betreten hatte, seiner Frau die *New York Times* und erregte sich: »Sieh nur, was hier steht!«

Amy nahm die Zeitung und las die Schlagzeile auf der ersten Seite: *Großer Erfolg für Mao Tse-tungs Außenpolitik. Präsident Nixon mit seinem China-Besuch zufrieden*. Der Artikel begann mit den Worten: *65 Minuten dauerte das historische Treffen der Führer der beiden Weltmächte am 21. Februar 1972.* Die Taiwan-Frage aber blieb ungeklärt. Das Foto auf der ersten Seite zeigte einen lachenden Richard Nixon neben einem chinesischen Baldachinbett. Darunter standen die Worte des Präsidenten: »*Der Besuch in Päonienland wird mir unvergeßlich bleiben.*«

»Präsident Nixon war auf dem Stammsitz meiner Familie!« rief Amy aus. »Wie schade, daß ich unser Anwesen nie sehen konnte, aber ich wurde eben zu spät geboren. Wie oft hat mir meine Mutter von seiner Schönheit und von den dort versammelten Schätzen erzählt.«

»Lies weiter«, sagte George, »es steht noch mehr darüber geschrieben.«

Amy überflog den Artikel und stieß auf die Worte: ... *und so steht Päonienland stellvertretend für die prachtvolle alte chinesische Architektur und Gartenkunst.*

Amy schloß die Augen und versuchte sich vorzustellen, wie das Leben damals gewesen sein mochte. Dann sagte sie zu ihrem Mann: »Wie gerne hätte ich in jener Zeit mit meiner gesamten Familie in Xian gewohnt.«

»Bist du nicht glücklich mit mir?«

»Wie könnte ich nicht mit dir glücklich sein, George, wo du doch mich und Ly Na gerettet hast? Aber manches Mal sehne ich mich eben nach meiner Heimat.«

»Du brauchst mir nicht zu danken, es genügt, wenn du mich liebst.«

»Aber das tue ich doch.«

»Und warum sagst du es dann nie?«

»Es fällt mir so schwer, George. Vergiß bitte nicht meine Erziehung.«

Ihr Mann war etwas enttäuscht, doch er beklagte sich nicht, er versuchte zu verstehen, daß man die Tradition, die in seiner Frau lebendig war, nicht mit der westlichen Freiheit vergleichen konnte, die er von Kindheit an genossen hatte. Nach wie vor scheute sich Amy davor, auszudrücken, was sie wirklich dachte oder fühlte, gleichgültig, ob es sich um etwas handelte, das sie schätzte, oder um etwas, das sie ablehnte.

»Einige meiner Geschäftsfreunde, die den Präsidenten persönlich kennen«, erzählte George weiter, »haben mir berichtet, daß Mao Tse-tung dem Präsidenten das Bett, von dem du mir erzählt hast, geschenkt habe, weil er es so sehr bewundert hatte, und auch als Zeichen seiner Dankbarkeit für die medizinische Versorgung, aber sie sagten auch, man solle dies nicht an die große Glocke hängen.«

»Das würde ja bedeuten, daß das Bett, in dem mein Großvater starb und meine Mutter geboren wurde, nun im Weißen Haus steht und nicht mehr in der Hand der Kommunisten ist.«

»Möglicherweise.«

»Ich weiß wirklich nicht, ob ich mich über diese Nachricht freuen oder traurig sein soll. Natürlich ist es schön, das Bett in der Freiheit Amerikas zu wissen, andererseits aber gehört es zur Geschichte unserer Familie und ist ein Teil von Päonienland und somit auch ein Teil des kaiserlichen China. Wenn es die Wahl gehabt hätte, wo es stehen wolle, hätte es sich dann für Amerika oder für China entschieden?«

George spürte, daß Amy mit diesen Worten auch ihr eigenes Los ansprach. Auf der einen Seite war sie glücklich, George kennengelernt und geheiratet zu haben und mit ihm nach Taiwan gekommen zu sein. Auf der anderen Seite war sie unglücklich, denn der Schmerz über den Verlust ihrer Familie war noch nicht überwunden, und die Wunden, die dieses tragische Ereignis ihrer Seele zugefügt hatten, würden wohl niemals verheilen. Dagegen war es ihre größte Freude zu sehen, daß Ly Na gesund und glücklich aufwuchs. Sie war mittlerweile sieben Jahre alt, doch die Wahrheit über ihre Eltern kannte sie nicht. Sie zeigte großes Interesse für Kunst, von der Malerei bis zum Tanz. Ihr Klavierlehrer bestätigte ihr ein großes Talent für Musik und empfahl einen besonderen Unterricht, doch Amy lehnte es ab, ein Wunderkind heranzuziehen, sie wollte, daß Ly Na ohne Druck und Zwang aufwuchs. Ihre Tochter hatte Talent, aber sie war von ihrer Zukunft noch genauso weit entfernt wie von ihrer Vergangenheit, und Amy wollte, daß sie den Schritt in die Zukunft auf natürliche Weise und nur allmählich vollführte, genauso wie sie ihr später helfen wollte, ihre Vergangenheit zu entdecken. Sie erinnerte sich, was ihr Vater oft gesagt hatte: »Die Zeit ist der größte Führer in die Zukunft, niemand vermag sie anzutreiben; und sie ist der größte Zeuge für die Vergangenheit, niemand kann sie verbergen.«

George war daran gewöhnt, daß seine Frau gelegentlich in tiefes Schweigen verfiel. Er wußte, daß sie dann von der Vergangenheit träumte und in Ruhe gelassen werden wollte. Doch nun träumte sie ihm etwas zu lange, und er unterbrach ihr Schweigen. »Denkst du an China?«

»Nein, ich denke über Ly Na nach und möchte mich an jenen Tag erinnern, als sie mich zum ersten Mal in die Schule begleitete. Es war am 21. Juli 1969. Der Wecker in meinem Schlafzimmer läutete genau um 5:45 morgens. Ly Na beobachtete mich immer, wenn ich vor der Spiegeltür des Schranks das passende Kleid für den Tag anprobierte. Damals wählte ich eine kurzärmelige weiße Bluse und einen knielangen blauen Rock.

›Mama, darf ich heute mit dir in die Schule kommen?‹ rief sie, schon ziemlich munter.

›Für die Schule bist du leider noch zu jung‹, antwortete ich.

›Ich weiß, Mama. Du hast mir schon gesagt, daß ich noch ein Jahr warten muß, aber ...‹ – sie sprang aus dem Bett und streckte sich – ›... ich bin doch schon sooo groß. Warum mißt du mich nicht?‹

Ich lachte. ›Gut, komm her: Schauen wir einmal, wie groß du bist.‹

Ly Na stellte sich neben mich. Im Spiegel war zu erkennen, daß sie mir gerade bis zur Taille reichte.

›Aha!‹ meinte ich, ›es scheint, daß du wirklich schon recht groß bist. In unserer Familie waren die Mädchen schon immer größer als die Jungen. Deshalb scherzte deine Großmutter oft und sagte, die Mädchen glichen den Bäumen und die Knaben den Sträuchern in einem Garten.‹

Ly Na lachte, aber sie vergaß nicht, nachzuhaken. ›Und was ist jetzt mit der Schule?‹

»Wenn ich heute eine Ausnahme mache, mußt du mir aber etwas versprechen‹, sagte ich.

›Ich verspreche dir, was du willst‹, rief sie aufgeregt.

›Du mußt mir versprechen, daß du mich in der Schule nicht Mama nennst.‹

Ly Na zog die Augenbrauen zusammen: ›Wie soll ich dich denn sonst nennen?‹

›In der Schule bin ich die Frau Lehrerin – so sagen auch alle anderen zu mir.‹

Ly Na lächelte zufrieden. Dann hielt sie mir die offene rechte Hand hin, und ich legte meine Hand in ihre. Wir hakten die kleinen Finger ineinander und preßten beide Daumen gegeneinander: Der Vertrag war geschlossen. Wie immer hatte sie das erreicht, was ihr Wunsch gewesen war.

Es war ein sonniger Tag, und die Phönixblumen reckten

ihre feuerroten Köpfe in den blauen Himmel. Der Wind ließ die Blüten wie Schmetterlinge tanzen, und die Gräser am Wegrand wiegten sich im Takt dazu. Wir nahmen eine Abkürzung und gelangten zum ›Tempel des Reinen Wassers‹. Von dort zur Schule oder nach Hause zu gehen war für Kinder nicht so leicht, denn gleich um die Ecke gab es zwei Läden mit Süßwaren. Alles, was ein Kind begehrte, konnte man hier kaufen: bunte Bonbons, schwarze Lakritze, Eis in allen möglichen Geschmacksrichtungen, Mungobohnenpaste und Sojaplätzchen. Außerdem lockte auch eine ganz besondere Lotterie: Für wenig Geld durfte man auf einem Pergamentpapier, das über eine große Holzkiste gespannt war, mit dem Finger eine von hundert Ziffern wählen. Bohrte man den Finger hinein und es verbarg sich hinter der Nummer ein Gewinn, konnte man ihn mitnehmen. Meist waren es kleinere Sachen, ein Spielzeug etwa oder eine Süßigkeit, eine getrocknete Frucht oder aber farbiges Papier, das man nach Belieben falten konnte.

Am Platz vor dem ›Tempel des Reinen Wassers‹ feierte man gelegentlich auch Feste. Es wurde dann eine Bühne aufgebaut, und Gaukler, Puppenspieler und Musikanten kamen aus der ganzen Gegend herbei. Abends glühten die Lampions, und spät in der Nacht zauberte ein Feuerwerk bunte Sterne an den Himmel.

Hin und wieder kam es vor, daß auf der Bühne auch Singspiele aufgeführt wurden. Die Zuschauer waren dabei immer besonders fasziniert von den antiken Kostümen und dem Schmuck aus Perlen und Jade, den die Sängerinnen trugen. Der Schmuck interessierte die meisten weit mehr als das Geschehen auf der Bühne, auch wenn Akteure und Musiker ihr Bestes gaben. Unweit der Bühne waren Garküchen aufgebaut, in denen köstliche Dim Sums aus Teig mit Fleisch- oder Fischfüllung, Süßkartoffeln und Reiskugeln angeboten wurden.

Auf dem Weg zur Schule kam ich stets auch am Konfuzius-Tempel vorbei, dessen Dach besonders schön gearbeitet war, weil sich seine Ecken leicht nach oben schwangen und alle Verzierungen aus blauem Emaille gefertigt waren. Es war vor allem dieses Dach, das mich immer wieder an die alte Heimat auf dem Festland erinnerte.

Als ich mit Ly Na das Klassenzimmer betrat, standen alle Schüler gleichzeitig auf und begrüßten mich: ›Guten Morgen, Frau Lehrerin!‹ Verstohlen betrachteten sie das kleine Mädchen, das ich mitgebracht hatte. Sie tuschelten untereinander, und ich hatte Mühe, mit dem Unterricht beginnen zu können.

Plötzlich schraken alle auf. Aus dem Lautsprecher kam eine Durchsage der Schulleitung: ›Eine Nachricht vom „Meer der Ruhe": Heute hat Neil Armstrong als erster Mensch seinen Fuß auf den Mond gesetzt. Der größte aller Siege gehört den Vereinigten Staaten!‹

Normalerweise hatten die Kinder zu dieser Stunde Handarbeit, ein Unterrichtsfach, das sie besonders liebten. Doch jetzt gab es nichts mehr, das sie in ihrem Klassenzimmer hätte halten können. Spontan sprangen alle auf, umarmten sich, tanzten und lachten und wie auf ein geheimes Kommando stürmten sie auf den Sportplatz in der Mitte der Schulanlage. Aber nicht nur meine Schüler auch die der anderen Lehrer liefen dorthin. Aus sämtlichen Gebäuden der Schule strömten an die dreitausend Kinder, um gemeinsam das einmalige Ereignis zu feiern. Niemand konnte sie davor zurückhalten, ihrer Freude Ausdruck zu geben, die sich nunmehr mit lautem

Jubel Bahn brach. Dieser Jubel war viel gewaltiger als beim Großen Nationalfeiertag, und die Aufregung war wesentlich größer als später beim Tod von Chiang Kai-shek oder von Mao Tse-tung.

Ly Na war zu diesem Zeitpunkt vier Jahre alt, und dies war ihre erste Begegnung mit Amerika.

Um meinen Schülern die Bedeutung dieses Ereignisses noch verständlicher zu machen, erzählte ich ihnen, daß die Landung auf dem Erdtrabanten das Resultat der Anstrengungen von mehr als 500000 Wissenschaftlern aus aller Welt sei und daß dieses Ergebnis der Apollo-11-Mission einen Erfolg für die ganze Menschheit darstelle.

Als die Kinder begriffen hatten, was da gerade geschehen war, steigerte sich ihre Aufregung noch mehr. Sie stellten sich vor, wie nun bald alle Grenzen und Beschränkungen aufgehoben würden, denn sie spürten instinktiv, daß mit diesem großartigen Ereignis ein neues Zeitalter angebrochen war.«

»Auch ich erinnere mich auch an den 21. Juli 1969«, sagte George. »Ich war damals ganz alleine in einem Hotelzimmer, doch in dem Augenblick, in dem Neil Armstrong seinen Fuß auf den Mond setzte, erhob sich draußen überall freudiges Rufen. Die Leute liefen zusammen und umarmten sich, als wäre Armstrong ein Mitglied ihrer Familie.«

»Ist es nicht ein großes Wunder«, fragte Amy, »daß die ganze Welt gerade in solchen Momenten vereint ist? Daß die Menschen plötzlich ihre Rasse und ihre Religion vergessen und daß sie Krieg und Haß nicht mehr kennen und all das, was sie voneinander trennt? Ich denke, die Welt bräuchte mehr solcher Ereignisse.«

George lachte. »Ach Amy, manchmal kommst du mir wie ein unverbesserlicher Idealist vor. Wenn es schon schwer genug ist, ein andauerndes Verständnis zwischen zwei Menschen herzustellen, wie soll es dann mit so vielen funktionieren?«

»Du hast unrecht. Es ist nicht schwer.«

»So? Wie denn?«

»Das Geheimnis liegt in der Kraft der Darstellung.«

»Du meinst also, daß jeder im Publikum einer Aufführung auf derselben Grundlage folgt?«

»Wieso, glaubst du, müssen im Kino alle an derselben Stelle weinen? Oder im Theater? Oder bei anderen Veranstaltungen? Dasselbe gilt auch für das Lachen. Ich glaube, daß Freude und Trauer ansteckend sind genauso wie Lachen oder Gähnen.«

George schmunzelte, denn es kam eher selten vor, daß seine Frau ihre Meinung so vehement vertrat.

»Warum bist du so still, George, bedrückt dich etwas?« fragte Amy ein wenig besorgt.

»Ich denke gerade über unsere Tochter nach,« antwortete George. Der Ausdruck »unsere Tochter« machte Amy besonders froh, denn sie erkannte daran, daß Ly Na von ihm nicht als das Kind eines Fremden, sondern als sein eigenes angenommen und geliebt wurde. »Ich hätte gerne, daß sie etwas unabhängiger aufwächst, damit es ihr auch dann gutgeht, wenn sie nicht so einen wundervollen Ehemann findet wie ihre Mutter.«

»Lege nicht so viel Gold auf dein Gesicht«, empörte sich Amy scheinbar, indem sie ihn mit diesem chinesischen Sprichwort konfrontierte.

»Bin ich es denn nicht,« erwiderte George lachend, »zeige mir einen besseren!«

»Natürlich bist du der beste Ehemann von allen«, besänftigte ihn Amy, »aber vergiß nicht, daß ich unter ganz anderen

Umständen aufgewachsen bin als du. Auch für Ly Na wird es sicher wieder andere Verhältnisse geben. Ich erinnere mich an meine Mutter, die über dieses Thema oftmals nachdachte. Sie empfand es als grundfalsch, daß die Jungen auf der Straße alle Freiheiten hatten, die sie wollten, daß aber die Mädchen sie nicht einmal ansehen durften. Weshalb sollen Frauen den Männern gehorchen? Wenn es der Vater ist, ja, aber dem Ehemann? Oder gar dem eigenen Sohn, wenn sie alt werden? Das Geheimnis einer erfolgreichen Ehe besteht darin, daß sich zwischen Mann und Frau Liebe und Achtung die Waage halten und Verständnis und Geduld sie mit gleicher Kraft begleiten – dies sind die Worte meiner Mutter, die sie mir beibrachte, als wir einmal den Sommerpalast der Kaiserin Tz'u-hsi außerhalb Pekings besuchten.«

In diesem Augenblick kamen Amy wieder die Bilder ihrer Flucht in den Sinn, und sie bedauerte es, diesen Satz gesagt zu haben. George hingegen beneidete Amy für die Weisheit ihrer Eltern, denn ihm hatte es das Leben nicht gegönnt, in einer solch geistvollen Atmosphäre aufzuwachsen. Er bedauerte es sehr, daß sie gelegentlich getrennt waren, wenn er in seinem Büro in der Hafenstadt Kaoshung übernachten mußte, weil er es nicht mehr rechtzeitig nach Hause schaffte. Amy hatte hier nicht nur ihre Arbeit gefunden, sondern fühlte sich auch besonders wohl, denn die Schule, in der sie unterrichtete, befand sich unweit des alten Konfuzius-Tempels, durch dessen Park ein künstlicher Fluß lief, der die Fischteiche der Anlage miteinander verband. Die Straße, die zur Schule führte, wurde von Phönixblumen gesäumt, die im Sommer ihre prallen feuerroten Köpfe in den blauen Himmel reckten. Hier fühlte sich Amy zu Hause, nicht nur weil sie vieles an das alte China erinnerte, sondern auch, weil es überall so köstliche

Dim Sums gab, kleine, mit schmackhaften Spezialitäten gefüllte Teigtaschen, die in Bambuskörbchen gedämpft wurden.

Am liebsten flanierte Amy mit Ly Na an der Hand durch die Straßen und sah den alten Männern beim Schachspielen und den Kindern beim Hüpfen zu. Ly Na dagegen war fasziniert von den Reis- und Mehlpuppenmachern, die in kürzester Zeit farbenprächtige Figuren schufen, meist Gestalten aus der chinesischen Mythologie, mit denen jedes Kind vertraut war. Auch die Erwachsenen schätzten diese Kreationen, etwa den Schweinegott Zhu-Ba-jie oder den Drachengott Ne-Zha, und glaubten, daß deren Geist übernatürliche Kräfte besitze; für einige dieser Götter gab es sogar richtige Tempel, in denen sie verehrt wurden. Hierin lag vielleicht der größte Unterschied zwischen Taiwan und China: Auf der Insel besaß man die Freiheit, jedes himmlische Wesen anzubeten, von dem man sich Kraft und Hilfe erhoffte, auf dem Festland hingegen gab es nur einen Gott – einen in Menschengestalt.

George verstand, daß Amy dieses Leben schätzte, denn gerade weil sie einer ehemals äußerst angesehenen Familie entstammte, freute sie sich am normalen Leben, wohingegen er, der aus sehr niedrigen Verhältnissen kam, gerade das Gegenteil suchte und es in Amy gefunden hatte. Beide achteten sehr darauf, daß Ly Na die beste Erziehung erhielt, denn Amy hatte ihrem Mann von dem Wunsch ihrer Mutter erzählt, als sie ihre Tochter und ihr Enkelkind kurz vor deren Flucht ein letztes Mal gesehen hatte. »Sorge du nun dafür«, hatte Mo Li sie damals unter Tränen gebeten, »daß unser Name seinen guten Ruf behält und daß das Leben durch dich weitergeht.« George und Amy hatten sich geschworen, Mo Lis Wunsch zu erfüllen.

Kapitel 13

Noch im Sommer 1974 stellte sich heraus, daß Mao Tse-tungs Gesundheit so angegriffen war, daß das Ende seines Lebens abzusehen war. Er litt an einer äußerst seltenen Krankheit, deren Ursache man nicht kannte und gegen die es kein Heilmittel gab. Sie äußerte sich darin, daß verschiedene Nervenstränge in der Kopfregion langsam abstarben, so daß die gesamte Motorik des Erkrankten durcheinandergeriet, beziehungsweise überhaupt nicht mehr funktionierte. Bei Mao verschlechterte sich die Sehkraft derart, daß er nur noch in der Lage war, hell und dunkel zu unterscheiden, seine Zunge konnte er kaum noch bewegen, so daß seine Worte niemandem mehr verständlich waren, und der Gaumenapparat zeigte so starke Lähmungserscheinungen, daß der Große Vorsitzende die meiste Zeit im Bett verbrachte und künstlich ernährt werden mußte.

Aber nicht nur Mao lag im Sterben, sondern auch der Premierminister Zhou Enlai, dessen zweite Krebsoperation auch keine Heilung gebracht hatte. Die politische Führung sah sich einem gewaltigen Problem gegenübergestellt, denn solange Mao am Leben war, wagte es niemand, die Viererbande, die von Maos Frau Chiang Ch'ing befehligt wurde, zu stürzen.

Obgleich Mao sterbenskrank war, wußte er doch, daß seine Frau dem Land noch größeren Schaden zufügen würde als ohnehin schon geschehen war, und es gelang ihm, Zhou Enlai zum Vorsitzenden des Zentralkomitees der kommunistischen Partei zu machen und Deng Xiaoping zu dessen Stellvertreter. Da Zhou Enlai sein Amt nicht lange würde ausüben können, so Maos Kalkül, würde Deng Xiaoping früher oder später in der Partei die Hauptrolle spielen.

Am 8. Januar 1976 starb Zhou Enlai im Krankenhaus noch vor dem chinesischen Neujahrsfest. Das Volk war in tiefer Trauer und versammelte sich am Platz des Himmlischen Friedens, um seinem Schmerz Ausdruck zu geben. Man legte Blumenkränze nieder und verbreitete Handzettel, auf denen harsche Worte gegen die Viererbande zu lesen waren. Aus dieser Aktion entwickelte sich eine Monate lang anhaltende Massendemonstration gegen Chiang Ch'ing und ihre Gefolgsleute, die größte Bewegung seit 1949, als die kommunistische Partei den Sieg errang. Mit kleinen Blumenvasen – »Xiao Ping« – in den Händen demonstrierten die Menschen für ein Ende der Kulturrevolution und riefen lauthals nach Deng, bis die Polizei und die Volksbefreiungsarmee den Platz umstellten und den Aufstand niederschlugen.

Acht Monate und einen Tag nach Zhou Enlais Tod hörte auch das Herz des Großen Vorsitzenden zu schlagen auf. Er wurde in der Volksversammlungshalle aufgebahrt, damit ein jeder ihm seine Ehrerbietung erweisen konnte.

Unter den Trauergästen, die sich in endlos langer Schlange vor dem gläsernen Sarg aufgereiht hatten, befanden sich auch Leonard König mit seiner Frau Mary, geborene Marshall. Wäre ihm bewußt gewesen, welche Greueltaten die Partei seiner Familie und ihm angetan hatte, hätte er diesem Ereignis ganz gewiß nicht beigewohnt. Doch Leonard König hatte sein Gedächtnis verloren ...

In jenem bitteren Mai vor zehn Jahren, als er zusammen mit anderen »Schwarzen« in das Strafgefangenen- und Umerziehungslager Mu Lan an der Grenze zur Sowjetunion gebracht worden war, hatte er sich geschworen, wenn er das Lager überleben würde, sofort zurück in seine Heimat zu fahren, falls er nichts über den Verbleib seiner Tochter in

Erfahrung bringen könne. Unter unmenschlichen Bedingungen begann er sein Leben als politischer Gefangener. Manches Mal dachte er an Selbstmord, denn ein Freitod wäre einfacher zu bewerkstelligen gewesen als den ständigen Hunger, die Kälte und die Willkür des Lagerkommandanten ertragen zu müssen. Doch die Hoffnung, Ly Na eines Tages wiederzusehen, hielt ihn am Leben.

Achtzehn Monate war er schon eingesperrt, und der Winter brachte eine Kälte von minus 35 Grad, so daß es unmöglich war, außen zu arbeiten. Die Felder hatten sich in endlose Flächen aus Schnee und Eis verwandelt, über die der Wind erbarmungslos dahinfegte und alles Leben mit seinem weißen Mantel bedeckte. Die Gefangenen blieben im Schlafraum oder suchten sich im Eßraum, in dem eine kleine Feuerstelle Wärme spendete, zu versammeln, um stumm nebeneinander am Boden sitzend in die Flamme zu starren und von besseren Zeiten zu träumen.

Leonard gab sich ebenfalls einem Traum hin; doch er hatte auch einen Plan entwickelt, den er endlich verwirklichen wollte. Er wußte, in welche Richtung er zu laufen hatte, um die Grenze zu erreichen, und er wußte, wie viel Zeit er etwa dafür benötigen würde. Im Sommer hatte er während der Feldarbeit immer wieder die Distanz zu errechnen versucht und herausgefunden, daß er bei Nacht vielleicht sechs bis acht Stunden unterwegs sein würde, im Winter allerdings um einiges länger. Die Strapazen könnte er auf sich nehmen, dachte er, denn durch die Arbeit auf den Feldern hatte er an Körperkraft zugelegt. Seine Muskeln waren hart geworden, so hart, daß er einmal sogar den Pflug alleine durch die Erde gezogen hatte.

Er wollte nun nicht mehr warten. Ihn trieben die Sehnsucht und das Verlangen nach Freiheit. Er wußte, daß das Lager nicht sonderlich gut bewacht war, und er war der festen Überzeugung, daß die Wachen bei solchen Temperaturen nicht besonders aufmerksam sein würden. Er stieg über die dösenden Männer, die sich im Eßraum wärmten, und begab sich dorthin, wo er schon Tage vorher Proviant versteckt hatte, Reste seines Mittagessens. Einige wärmende Kleidungsstücke hatte er in der Wäscherei gestohlen.

Spät nach Mitternacht schlich er sich aus dem Lagergebäude, ohne daß ihn jemand entdeckte. Im Schatten der Baracken gelangte er zum Stacheldrahtzaun. Er band sich Wollfetzen um die Hände und begann hinaufzuklettern. Er war noch nicht oben angelangt, als ein Schuß durch die eiskalte Nacht peitschte. Leonard fiel auf den gefrorenen Boden, während die Alarmsirenen das gesamte Lager in Aufruhr versetzten.

Sofort rückten die Wachmannschaften aus und schleppten den Schwerverletzten zum Kommandanten, der sogleich nach dem Lagerarzt schickte. Man legte Leonard auf den blanken Boden, ohne eine Decke über den Verwundeten zu breiten. Der Doktor mußte feststellen, daß der Flüchtling zwar nicht lebensgefährlich verletzt war, daß er aber eine schwere Wunde am Kopf hatte, einen Streifschuß an der Schläfe.

»Was für ein Pech für ihn, daß er noch am Leben ist«, rief der Kommandant Leonards Kameraden zu, »jetzt wird er sich vor dem Militärgericht zu verantworten haben.«

Doch dazu kam es nicht. Nach einigen Wochen war Leonards Gesundheit wiederhergestellt – bis auf die Tatsache, daß er weder wußte, wer er war, noch woher er kam. Er hielt sich für einen Freiwilligen, der auf der Farm arbeitete, und da er kräftig genug war, ließ man ihn in dem Glauben und dachte nicht länger an eine Bestrafung.

Als der Frühling kam und die Felder bestellt werden mußten, zeichnete sich Leonard durch besonderen Fleiß aus. Er arbeitete mehr und besser als zuvor, er war frei von allen Sorgen, und sein einziges Interesse galt seiner Tätigkeit. Einige Monate später wurde er wegen besonders guter Führung entlassen und nach Peking zurückgeschickt. Er war nun kein »Schwarzer« mehr, kein politischer Häftling, sondern ein freier Mann.

Auch wenn er sein Gedächtnis verloren hatte, so kam ihm die Hauptstadt doch bekannt vor. Geradewegs steuerte er auf das Krankenhaus zu und meldete sich, wie es ihm die Lagerführung geraten hatte, bei der Sammelstelle für Obdachlose. Ihnen war eine medizinische Betreuung zugesichert worden, doch in Wirklichkeit wurden sie als Versuchsobjekte der Ärzte mißbraucht, die gehalten waren, die besten Heilmethoden für die verschiedenen Krankheiten, von denen Mao Tsetung heimgesucht wurde, an ihnen zu erproben. Ohne zu wissen, was mit ihnen geschah, dankten diese Leute der Partei überschwenglich dafür, daß man für ihre Unterkunft, ihr Essen und sogar noch für ihre medizinische Versorgung aufkam.

Auch Leonard König wurde Teil eines dieser Experimente, die von verschiedenen Doktoren durchgeführt wurden. Unter ihnen befand sich sogar eine amerikanische Spezialistin, Dr. Mary Marshall. Sie hatte in New York und Chicago studiert, danach als freie Ärztin praktiziert und war schließlich zur Chefärztin einer Spezialklinik für Nervenkrankheiten in New York berufen worden. Nach einiger Zeit jedoch zog es sie zurück in die Forschung. Da sie wußte, daß die westliche Medizin sehr gut, aber gelegentlich auch unzureichend war, wollte sie alles über die Geheimnisse der traditionellen chinesischen Medizin erfahren. Daher kehrte sie Amerika den Rücken und war glücklich, von der kommunistischen Führung Chinas willkommen geheißen zu werden, was jedoch nur geschah, weil sie eine Kapazität auf ihrem Fachgebiet war und man sich von ihr Hilfe in der Behandlung des Großen Vorsitzenden erhoffte. Schließlich war es Mao Tse-tung selbst, der ihre Aufenthalts- und Arbeitserlaubnis unterzeichnete. Es wurde ihr erlaubt, die traditionelle chinesische Medizin zu studieren und gleichzeitig die westliche Heilkunst zu praktizieren.

Als 1966 die Kulturrevolution ausbrach, sorgte sich Mary durchaus um ihren weiteren Verbleib, doch bald merkte sie, daß sie im Krankenhaus, wo sie neue Behandlungsmethoden an Freiwilligen ausprobierte, sicher war – im Gegensatz zu einigen Vertretern der alten chinesischen Medizin, die von den Rotgardisten aus ihren Ämtern entfernt wurden. Viele ihrer Kollegen fürchteten, als reaktionär eingestuft und, mit einem schwarzen Hut versehen, entweder dem Gespött der Masse ausgesetzt zu werden oder als politischer Gefangener das Tageslicht nie wiedersehen zu können. Mittlerweile bereute es Mary, den Weg nach China eingeschlagen zu haben, doch es blieb ihr nichts anderes übrig, als ihrer Arbeit, ohne Aufsehen zu erregen, nachzugehen.

An einem Tag im Sommer des Jahres 1968 fiel ihr unter den Probanden ein westlich aussehender Mann auf, dessen Gesichtzüge erkennen ließen, daß er einst studiert haben mußte, wohingegen sein Körperbau eher auf jemanden hinwies, der sein Leben lang hart gearbeitet hatte. Was macht dieser Mensch in China, dachte Mary, und warum hat er sich zu diesen armen chinesischen Gestalten gesellt? Je mehr sie den

Mann heimlich beobachtete, um so mehr erweckte er ihr Interesse – was ihr selbst sonderbar vorkam, denn abgesehen von einigen Erlebnissen ihrer Jugend, hatte sie stets ihrer Ausbildung und ihrem Beruf den Vorzug gegeben und war froh gewesen, von Gefühlen wie Liebe und Zuneigung verschont geblieben zu sein. Doch dieser Mann hatte ihre Neugierde geweckt, und sie spürte, daß ihn ein Geheimnis umgab.

In den folgenden Wochen unterzog sie Leonard verschiedenen Untersuchungen. Sie kannte bald den Grund, weshalb er Teile seines Erinnerungsvermögens verloren hatte, doch sie wußte auch, daß sie tiefer graben mußte, wollte sie ihm wirklich helfen. Sie war entschlossen, auf eigene Faust etwas über sein Schicksal herauszufinden, mit dem sie ihn dann konfrontieren konnte, damit er – gewissermaßen durch einen absichtlich ausgelösten Schock – wieder in die Realität zurückfände. Da er zumindest seinen Namen kannte, machte sich Mary auf den Weg in das Parteibüro, in der Hoffnung, daß man dort Unterlagen über den seltsamen Fremden aufbewahrt hatte. Tatsächlich gelang es einem der Beamten, eine Akte zu finden, aus der hervorging, daß ein Leonard König 1959 auf Einladung der Partei ins Land gekommen war. 1962 sei er an den Ausgrabungen des Mausoleums von Kaiser Chin Shi Huang beteiligt gewesen und habe später eine chinesische Kollegin geehelicht, die während studentischer Unruhen von den Roten Garden erschossen und aufgehängt worden war, wohingegen ihr Mann als politischer Gefangener nach Mu Lan gebracht wurde.

Mary wußte aus ihrer jahrelangen Erfahrung mit Amnesiepatienten, daß es nichts nützte, ihnen derlei Informationen vorzulegen, da sie mit ihnen nichts oder kaum etwas anzufangen wußten. So entschied sie sich für ein behutsames Vorgehen.

Mit verschiedenen Behandlungsmethoden wie durch das Vorlegen archäologischer Fachbücher und Zeitungsartikel gelang es Mary, Leonard wieder auf den Weg zu bringen, den er einst beschritten hatte. An einem Tag im August geschah ein erster wirklicher Durchbruch: Leonard erinnerte sich, einst Professor gewesen zu sein. In den Wochen, die folgten, kamen ihm nach und nach immer mehr Orte in den Sinn, an denen er gegraben hatte. Die Fortschritte in Leonards Heilung verschafften Mary eine tiefe Befriedigung. Sie hoffte, daß er eines Tages wieder in seinem Beruf würde arbeiten können, und ahnte, daß sie selbst dann die Frau an seiner Seite sein würde.

Zu Beginn des Jahres 1969 heirateten Mary und Leonard in Peking. Ein Jahr später, im April, gebar Mary einen Sohn, den sie Robert nannten. Leonard war von dem Umstand, daß er Vater geworden war, derart begeistert, daß Mary es unterließ, ihm all das, was sie über ihn herausgefunden hatte, zu erzählen. Sie litt darunter, denn auf der einen Seite wäre es richtig gewesen, Leonard mit seiner Vergangenheit zu konfrontieren, auf der anderen Seite aber konnte ihm ein glückliches Familienleben mehr helfen als das Wissen um seine tragische Vergangenheit.

Die Flamme der Revolution loderte nach wie vor, und die Viererbande mißbrauchte ihre Macht tagtäglich. Um ihre Familie nicht in Gefahr zu bringen, mußte Mary ihren Plan, sich mit Mann und Kind in Amerika niederzulassen, vorerst geheimhalten, und daher kam es, daß sie weiterhin morgens zur Arbeit ging, während sich Leonard um den Haushalt und das Kind kümmerte.

Ganz gegen ihren Willen erlangte Mary hohes Ansehen,

denn völlig unvermittelt wurde sie in das Ärzteteam berufen, das sich speziell um Mao Tse-tung zu kümmern hatte. Sie nahm die Arbeit dankbar an, wissend, daß sie von nun an von politischer Seite nichts zu befürchten hatte.

Als dann 1972 der amerikanische Präsident China besuchte, ergriff sie die Gelegenheit, eine Entlassung aus ihrem Dienst zu erreichen. Da die Partei an einem guten Verhältnis zu den USA interessiert war, gestattete man ihr und ihrem Kind die Ausreise, nicht aber ihrem Mann, da man fürchtete, Leonard könnte im Ausland zuviel über die Kulturrevolution berichten, falls eines Tages sein Gedächtnis vollständig wiederkehren würde.

So blieb Mary nichts anderes übrig, als im Lande zu bleiben und weiterhin darauf zu warten, daß ihrer gesamten Familie die Ausreise genehmigt werden würde. Sie arbeitete nach wie vor als Ärztin für die Spitze der Partei, wobei sie und andere stets befürchteten, daß alle Ärzte schwer bestraft werden würden, falls Mao starb. Auch wagte sie es nicht, ihren nun fast sechsjährigen Sohn eine Schule in Peking besuchen zu lassen, damit er von der dort herrschenden und täglich praktizierten politischen Propaganda verschont bliebe. In Amerika hingegen würde er bald die Grundschule besuchen.

Als Mao Tse-tung schließlich am 9. September 1976 um zehn Minuten nach Mitternacht die Augen für immer schloß, sollten sich die Befürchtungen der Ärzte nicht bewahrheiten: Kein einziger von ihnen wurde auch nur in irgendeiner Weise bestraft. Mary erhielt sogar die so lange erwartete Ausreiseerlaubnis nach Amerika. Ende des Monats verließ die Familie die Hauptstadt der Volksrepublik. Sie wollte mit dem Tod Maos auch das Kapitel Peking und China beenden.

Es war ein lieblicher Herbsttag in Tainan, die Luft war noch warm, doch die flirrende Hitze des Sommers schien vergangen. Ly Na besuchte die fünfte Klasse der Grundschule, in der die Kinder noch gewisse Freiheiten genossen. Erst nach der sechsten, sobald sie auf der weiterführenden Schule waren, mußten alle ihre Schuluniform tragen und sich militärischer und politischer Erziehung unterwerfen. Im Gegensatz zu vielen anderen Kindern freute sich Ly Na auf diese Zeit. Sie kam Amy schon sehr reif vor, besonders weil sie alles, was sich irgendwo ereignete, genau wissen wollte. Dieser Charakterzug erinnerte Amy an ihre eigenen Eltern, die ebenso den Dingen stets auf den Grund zu gehen versuchten.

Ly Na, die zur Klassensprecherin gewählt worden war, trat vor die Schüler und sagte: »Ich bitte um eure Aufmerksamkeit. Ich habe euch eine wichtige Neuigkeit mitzuteilen.« Als sie sicher war, daß alle Schüler still saßen, erhob sie ihre Stimme: »Am 9. September starb Mao Tse-tung, und die Viererbande wurde bald darauf gefangengenommen.« Die Schüler begannen zu klatschen und aufgeregt durcheinander zu reden. »Ist das wahr?« rief einer. »Lebt Chiang Ch'ing noch?« fragte ein anderer. »Und woher weißt du das alles?« wollte ein dritter wissen.

»Meine Eltern haben es mir gestern erzählt.«

»Und woher wissen die es?«

»Sie haben es aus einer amerikanischen Zeitung erfahren.«

Diese Antwort stellte die Schüler zufrieden, und sie begannen erneut, ihrer Freude durch heftigen Applaus Ausdruck zu verleihen.

»Was ist denn hier los?« rief der Lehrer, der hereinkam und mit seinem Unterricht beginnen wollte. Als er hörte, was der Grund der Begeisterung war, ließ er Ly Na vortreten und herrschte sie an: »Du bist die Klassensprecherin und solltest deshalb mit gutem Beispiel vorangehen. Du weißt, daß jedes Gerede über das kommunistische China in der Schule verboten ist. Was fällt dir also ein, solche Dinge öffentlich zu verkünden? Dafür wirst du bestraft werden, nach dem Unterricht kommst du in mein Zimmer!«

Ly Nas Mitschüler schämten sich dafür, daß sie mit ihrem Tumult ihre Klassenkameradin in Schwierigkeiten gebracht hatten. Sie wußten wohl, daß nicht nur das Sprechen über China, sondern auch das Anhören irgendwelcher Neuigkeiten verboten war.

Im Lehrerzimmer mußte Ly Na wiederholen, was sie gesagt hatte, doch es schien ihr, als wollte der Lehrer selbst alles, was sie wußte, von ihr in Erfahrung bringen. Dann sagte er unerwartet milde: »Das nächste Mal, wenn du irgend etwas Neues weißt, erzählst du es mir und nicht der Klasse!«

Ly Na verstand nicht, warum der Lehrer plötzlich so freundlich geworden war und warum das, was verboten war, mit einem Mal erlaubt sein sollte. Sie beschloß, ihre Eltern zu fragen.

Da sie selbst als Lehrerin arbeitete, wußte Amy, daß es zur Politik Chiang Kai-sheks gehörte, alles, was das kommunistische China betraf, aus dem Unterricht auszuklammern. Die Kinder sollten zwar über die gesamte Geschichte des Reiches Bescheid wissen, doch diese endete mit der Machtübernahme Maos, alles andere durfte nicht erwähnt werden. Das konnte Amy ihrer Tochter jedoch nicht verständlich machen, denn auch sie war gehalten zu lehren, wie großartig Chiang Kaishek sei und wie schlecht Mao und daß die Kuomintang die Quelle alles Guten, die Kommunistische Partei jedoch die alles Bösen sei. Ohne die Politik zu kritisieren, konnte sie Ly

Na nicht beibringen, was der Grund dieser Vorschrift war, und so sagte sie zu ihr: »Viele Menschen, die hier leben, stammen wie wir ursprünglich vom Festland, wo sie eine ganz harte Zeit erleben mußten. Die Lehrer haben also beschlossen, über diese Vergangenheit nicht zu sprechen, um ihre Schüler nicht zu verunsichern. Deshalb spricht man besser gar nicht über China.«

»Aber auch die Geschichte, die wir offiziell lernen dürfen, ist oft ganz schrecklich und furchterregend.«

Amy war überrascht, wie ein Mädchen in diesem Alter schon so gut Bescheid wußte und sich so viele Gedanken machte. Sie blickte Ly Na liebevoll an und sagte: »Das ist Vergangenheit, und was damals, vor so langer Zeit geschah, erschreckt heute keinen mehr. Es schmerzt auch nicht länger, sondern gleicht vielmehr einem Spiegel, der uns zeigt, was einst falsch war, damit wir gewarnt sind, dieselben Fehler nicht noch einmal zu begehen.«

»Aber Mao Tse-tungs Tod ist doch auch Vergangenheit.« Ly Na ließ nicht locker.

»Nein, er gehört noch zur Gegenwart, genauso wie meine eigenen harten Erfahrungen in China«, antwortete Amy in der Hoffnung, ihre Tochter damit zufriedenzustellen. Doch da irrte sie sich, denn Ly Na fuhr fort: »Ich glaube, ich verstehe den Unterschied zwischen Vergangenheit und Gegenwart nicht.«

»Das ist auch schwer zu begreifen«, seufzte Amy, als Ly Na fast gleichzeitig weiterfragte: »Welche harten Erfahrungen mußtest du in China machen? Warum hast du mir nie davon erzählt?«

»Ich wollte dir davon berichten, wenn du etwas älter geworden bist.«

»Bin ich es denn noch nicht?«

»Nein«, sagte Amy mit Bestimmtheit.

Ly Na konnte spüren, wie ihre Mutter mit einem Mal sehr traurig wurde, und sie fragte ein letztes Mal: »Wann wirst du mir davon erzählen, Mama?«

»Wenn du in die Mittelschule gehst.«

»Versprochen?«

»Jawohl, versprochen!«

Dann hakten sie, wie sie es immer taten, ihre kleinen Finger ineinander und preßten die Daumen ihrer rechten Hand zusammen als Zeichen dafür, daß der Vertrag geschlossen und gültig war. Beiden war klar, daß sie damit das schweigende Verstehen, das sie ohnedies schon beherrschten, noch vertieft hatten. Dennoch spürte Ly Na, daß es für sie schwer sein würde, ihrer Mutter das Geheimnis, das sie in ihrem Herzen einschloß, zu entlocken.

Als die sechs Jahre Grundschule mit einer Abschlußfeier beendet wurden, stand Ly Na in der vordersten Reihe und vernahm die Worte des Direktors: »Das Wichtigste ist, daß ihr niemals vergeßt, wie notwendig Schulbildung ist. Sie ist der größte Besitz in eurem Leben, den euch niemand wird nehmen können. Ihr seid noch jung, und eure Sonne ist eben erst aufgegangen. Mögen ihre Strahlen manchmal auch hinter düsteren Wolken voller Regen, die von Wind und Sturm getrieben werden, verborgen sein, die Sonne selbst bleibt, wie sie ist. Denkt an diese Worte, wenn die ersten Wolken aufziehen. Und denkt ebenfalls daran, daß die Zeugnisse, die ihr nun erhaltet, Schriftstücke sind, auf denen eure Lernleistungen vermerkt sind, eure beste Leistung aber darin besteht, euren Eltern keinen Kummer zu bereiten.«

Ly Na fühlte Trauer in sich aufsteigen. Sie ahnte, daß die

unbeschwerte Schulzeit nun vorüber sein würde, denn was sie in der Hauptschule erwartete, war eine äußerst strenge Erziehung, der sich alle zu unterwerfen hatten. Sie fürchtete den Haarschnitt, der einer halbierten Wassermelone glich, der aber allen Kindern verordnet wurde, genauso wie die schwarz-weiße Schuluniform. Dann beendete der Aufruf, alle Schüler sollten nun ihren Namen in ein Buch schreiben und sich zum gemeinsamen Foto aufstellen, ihre trüben Gedanken.

III

Kapitel 14

Ein Jahr war nun seit Mao Tse-tungs Tod vergangen. Offiziell trauerte die Nation nach wie vor, doch gleichzeitig war man froh, daß die Kulturrevolution endlich vorüber und die Viererbande gestürzt worden war. Die Politik von Deng Xiaoping versprach eine neue Offenheit, und die Bevölkerung des Landes begann allmählich wieder Hoffnung für die Zukunft zu schöpfen, auch wenn sie ahnte, daß China um Jahre zurückgeworfen worden war und es einiger Generationen bedürfen würde, das, was verloren war, wiederzufinden.

Im Norden Pekings, unweit der Stadtgrenze, war der kalte Wind, der aus der Mongolei kam und ohne Zweifel ein Vorbote des nahenden Winters war, besonders unangenehm zu spüren. Lai Wan, einer der Wächter der prachtvollen Grabanlage aus der Ming-Zeit, die dort zu besichtigen war, schlug den Kragen seiner grauen Uniform hoch, um sich vor dem aufkommenden Herbststurm zu schützen. Er warf einen Blick auf die alten Statuen und dachte: Diese Figuren können sich glücklich schätzen, daß sie keine Kälte spüren. Morgen nehme ich gewiß meinen wollenen Winterschal.

Als er an dieses Kleidungsstück dachte, konnte er es nicht vermeiden, daß seine Gedanken in die Vergangenheit wanderten, denn der Schal war das einzige Erinnerungsstück, das er von seiner Mutter hatte. Er dachte an seine Kindheit, als er mit den Eltern in Xian lebte, im herrschaftlichen Palast der

Familie Song. A Wan, sein Vater, war dort Erster Diener gewesen und seiner Herrschaft treu ergeben, die fast vollständig in jenem bitteren Herbst 1937 bei dem Überfall durch die Japaner umgekommen war. Später war A Wan als Verwalter von Päonienland eingesetzt worden, das man in ein Flüchtlingslager umgewandelt hatte. Vor diesen schrecklichen Ereignissen war seine Mutter Yin Yin die Erste Köchin der Familie gewesen und hatte ihn auf dem Anwesen auch geboren, in dem kleinen Haus auf der Höhe des Haupteinganges, in dem seine Eltern lebten. Natürlich war dieses Haus weit weniger prachtvoll ausgestattet als die anderen Gebäude, doch sie waren froh, hier leben zu können, denn alle wurden trotz ihres niederen Standes mit großem Respekt behandelt. Lai Wan war nach wie vor voller Dankbarkeit gegenüber der Familie Song, die es ermöglicht hatte, daß auch er den Schulunterricht besuchen durfte – zusammen mit all den anderen Kindern, die in Päonienland aufwuchsen.

Lai Wan strich über seinen Nacken und versuchte, sich das wärmende Gefühl des Schals in Erinnerung zu rufen. Diese Wärme war es auch, die er auf dem Bett von An Mings Großmutter gespürt hatte, wann immer er dort – zum Entsetzen seiner Mutter – mit den anderen Kindern spielte. »Verlasse diesen Raum sofort«, hatte sie ihm einmal befohlen, als sie ihn beim Balgen mit den anderen ertappte. Doch die Großmutter erklärte nur lachend: »Du bist wohl eifersüchtig, Yin Yin, daß dein Liebling einer so alten Person wie mir Freude bereitet. Auch wenn dein Sohn etwas anstellt – ich werde mich nicht beschweren, solange du mir diese köstliche süße Erdnußsuppe kochst.«

Plötzlich erinnerte sich Lai Wan an die schrecklichen Einzelheiten des japanischen Überfalls: Er hatte sich mit seinem

Vater und den Kindern der Konkubinen auf einem Feld außerhalb des Anwesens versteckt gehalten. Als sie zurückkehrten und die Luft nach verbranntem Holz roch, entdeckten sie die nackte Leiche seiner Mutter und die toten Körper der anderen Frauen, denen der Bauch mit den langen Bajonetten der japanischen Soldaten aufgeschlitzt worden war.

Einige Jahre später, als er verstand, was sich damals zugetragen hatte, schwor er Rache und schloß sich – gerade siebzehnjährig – der Roten Armee an, um gegen die Japaner zu kämpfen.

Nun war er ein Mann von zweiundfünfzig Jahren, der sich fragte, warum Menschen überhaupt Kriege führen und einander gegenseitig abschlachten anstatt das Leben, das ihnen geschenkt wurde, genauso zu achten wie dasjenige, das anderen gegeben worden war. Es war der letzte Monat, daß er hier arbeitete, denn er war nach Xian versetzt worden, nach Päonienland. Es glich einem Wunder, daß die Behörde ihn gerade dort einsetzen wollte, und er fragte sich, ob es Zufall oder Schicksal sei; doch gleichgültig, was dahinter stand, er sah in der Möglichkeit, zu seinen Ursprüngen zurückzukehren, ein unerwartetes Geschenk, das vom Himmel gefallen zu sein schien.

Lai Wan erinnerte sich auch an die letzten Worte seines Vaters, den er im Winter 1963, viele Jahre nachdem er das Anwesen verlassen hatte, in Xian besucht hatte. Als die Kommunistische Partei alles beschlagnahmt hatte, war A Wan gezwungen worden, in einer Agrargenossenschaft zu arbeiten. Die tägliche Plackerei hatte ihm jedoch derart zugesetzt, daß er vollkommen erschöpft war. Als er Lai Wan noch einmal überglücklich in seine schwachen Arme nehmen konnte, flüsterte er: »Mein Sohn, ich folge jetzt deiner Mutter nach. Ich bin dankbar für dieses Leben, doch traurig darüber, daß ich all die Güte, welche die Familie Song uns entgegenbrachte, nicht erwidern konnte.«

Den Tränen nahe, wollte Lai Wan Worte des Trostes an den Vater richten, doch der fuhr fort: »Als wir Päonienland verlassen mußten, durfte ich nichts mit mir nehmen. Alles mußte zurückbleiben und wurde konfisziert. Aber niemand hat das Album mit den Fotografien der Familie und den Armreif der Großmutter aus Blutjade gefunden.«

Nun erinnerte sich Lai Wan, wie sein Vater kurz nach der Zerstörung von Päonienland gesagt hatte: »Was immer man stehlen kann, wurde erbeutet, und das, was noch übrig ist, erleidet vielleicht dasselbe Schicksal. Laß uns zumindest diese beiden Erinnerungstücke wegbringen, denn was ist wertvoller als das, wodurch die Vergangenheit festgehalten wird? Und laß uns hoffen, daß es überlebende Familienmitglieder gibt, die eines Tages zurückkehren können, um aus den Wurzeln, die sie auf den Bildern sehen, einen starken und mächtigen Baum wachsen zu lassen.«

Dann versteckten sie die beiden Gegenstände im *Haus des Jasmins* unter den Steinkacheln – an jener Stelle, an der das Bett stand, in dem Mo Li geboren worden war.

Die Jahre waren vergangen, und nicht einem einzigen Mitglied der Familie war es gelungen, an den Stammsitz zurückzukehren. Lai Wan blickte sich in dem Gräberfeld um und seufzte. Auch diese Herrscher besitzen nichts mehr, dachte er, da geht es mir sogar besser; ich bin wenigstens am Leben. Doch plötzlich erwachte der Kampfgeist in ihm. Ich werde die Vergangenheit zur Gegenwart machen und nach jenen Gegenständen suchen, sobald ich in Xian bin. Ich hoffe nur, daß sie bisher niemand entdeckt hat.

Wenigstens in den südlich gelegenen Bezirken hatte sich Xian seit den Tagen, in denen Lai Wan seine Jugend dort verbrachte, kaum verändert. Nach wie vor standen die *Pagoden der Großen und der Kleinen Wildgans* und legten ihren eleganten antiken Charme über die Moderne.

Obwohl die Zeit hier fast stehengeblieben zu sein scheint, herrscht jetzt ein anderer Geist, dachte Lai Wan, während er durch die Straßen ging und sich darüber ärgerte, daß die alten Gebäude nur deshalb erhalten geblieben waren, weil sie als Attraktion für jene dienen sollten, die dem Land Devisen brachten. Touristen aus aller Welt kamen vor allem deshalb nach Xian, weil etwa dreißig Kilometer östlich der Stadt im Jahr 1974 die unterirdische Grabstadt des ersten Kaisers, Chin Shi Huang, entdeckt worden war, wobei vor allem die aus siebentausend Soldaten bestehende Terrakotta-Armee des Herrschers höchstes Aufsehen erregte. Keine der Figuren glich der anderen, und es war, als würden die lebensechten Abbilder der Kämpfer samt den Pferden ihren Befehlshaber noch im Tode beschützen.

Lai Wan seufzte, denn er hatte aus Versehen die Narbe auf seiner Brust berührt, die vom Bajonett eines japanischen Soldaten stammte, der ihn damals fast getötet hatte. Nun durfte der ehemalige Feind das Land problemlos bereisen und Stätten wie Päonienland aufsuchen. Der einzige Vorteil, in der Roten Armee gedient zu haben, bestand darin, von anderen Bürgern, selbst von den ehemaligen Rotgardisten, geachtet zu werden, denn es war die Rote Armee gewesen, die Chiang Kai-shek und seine Gefolgsleute zur Flucht nach Taiwan getrieben hatte.

Im Gegensatz zu vielen anderen altehrwürdigen Anwesen war Päonienland kein direktes Opfer der Kulturrevolution geworden – wohl auch wegen der Wertschätzung durch den amerikanischen Präsidenten. Als Lai Wan seinen ersten Inspektionsgang durch das Gelände machte, war er überrascht, zumindest von außen alles so vorzufinden, wie es ihm in Erinnerung geblieben war. Selbst das kleine Haus, in dem er aufgewachsen war, stand noch, nur daß es nun als Wachstube diente. Ihn störte lediglich, daß die Bepflanzung der Gärten nicht mehr mit den Namen der jeweiligen Häuser übereinstimmte. Als er zum *Haus des Jasmins* kam, blickte er vorsichtig hinein und war überrascht, dort nicht mehr das herrschaftliche Bett vorzufinden, sondern nur eine Lagerstatt aus Bambus, deren Ausfertigung eindeutig volkstümlichem Handwerk zuzuordnen war. Noch getraute sich Lai Wan nicht, unter dem Boden nachzusehen, ob das, was er suchte, noch vorhanden war, und setzte deshalb seinen Erkundungsgang fort. Er sah den herrlichen Stamm einer Pinie und dachte an die Worte von An Mings Großmutter. »Du mußt mehr essen, damit du stark wirst wie diese Pinie«, hatte sie einmal zu ihm gesagt. »Weshalb gerade wie eine Pinie?« hatte er damals gefragt: »Weil das Herz eines Menschen dem Lotus gleicht, sein Geist jedoch dem Stamm der Pinie. Das Lotusherz ist hart, aber diese Härte ist nicht zu sehen. Der Pinienstamm ist weich, jedoch kann niemand das Weiche spüren. Im Leben ist es nötig, daß man das Weiche im Harten verbirgt und das Harte im Weichen.«

Plötzlich holte ihn eine Stimme aus seinen Erinnerungen: »Kamerad Lai Wan, was ist denn so bedeutend an dieser Pinie?« Es war einer seiner Kollegen, der ihm diese Frage stellte. Lai Wan, der genau wußte, wie er die anderen Wächter behandeln mußte, um sein Ziel zu erreichen, sagte: »Ich dachte nur, wie traurig es ist, daß in diesem wundervollen Garten keine einzige Blumenanlage zu den Gebäuden paßt – außer dieser alten Pinie.«

»Aber das ist doch kein großes Problem«, meinte der andere Wärter, als wäre es seine eigene Entdeckung gewesen, »wir sollten bei den Behörden eine Eingabe machen.« Er wußte, daß er sich damit ein Lob verdienen würde, weil die Partei großen Wert auf die Erhaltung und Verschönerung des Anwesens legte. Lai Wan pflichtete ihm bei und überließ es dem Mann, die nötigen Schritte zu unternehmen. Es lag ihm daran, so unauffällig wie möglich zu bleiben.

Einige Wochen später trafen die Blumen und Pflanzen ein: Hibiskus, Lotus, Jasmin, Orchideen, Aprikosen- und Pflaumenbäume. Während die Wächter und die Gärtner mit dem Ausladen beschäftigt waren, gab Lai Wan vor, sich schnell umziehen zu wollen, um sich anschließend nützlich machen zu können. Niemand achtete darauf, und so gelang es ihm, unbemerkt das *Haus des Jasmins* zu betreten. So schnell er konnte, schob er das Bambusbett zur Seite und versuchte, mit einer kleinen Blumenschaufel die Kacheln anzuheben, was ihm ohne größere Mühe gelang. Er erinnerte sich genau an die Stelle, wo er und sein Vater die eiserne Kassette in den Boden versenkt hatten.

Nun lag sie vor ihm – wie damals, vor fünfunddreißig Jahren. Lai Wan atmete tief ein. Dann öffnete er den Deckel – und tatsächlich: Sowohl der Armreif wie auch das Album lagen unberührt vor ihm, sie hatten alle Wirren der Zeit überstanden. Schnell deckte er das Versteck wieder ab, denn er wußte, daß der rechte Augenblick, dem letzten Wunsch seines Vaters zu folgen, noch nicht gekommen war. Nachdem er sich umgezogen hatte, ging er in Gedanken versunken zu den Arbeitern zurück. Was ihn beschäftigte, war die Frage, wie es ihm möglich sein würde, Mitglieder der Familie Song ausfindig zu machen – wer auch immer davon noch am Leben sein mochte.

»Sie gehört nicht zu uns! Sie stammt aus der Provinz!«

Nicht nur einmal hatte Ly Na mitbekommen, wie ihre Klassenkameraden hinter ihrem Rücken solche Worte tuschelten. Doch derlei Gerede betraf nicht nur sie alleine, sondern auch andere Schüler und sogar Lehrer, denn alle, die vom Festland auf die Insel gekommen waren, stammten eben aus der Provinz, wie China von den Einheimischen genannt wurde. Auch wenn das Zusammenleben der Bevölkerung friedlich zu sein schien, gab es doch immer wieder Sticheleien, obwohl so viele Bewohner des Festlandes gemeinsam mit Chiang Kai-shek nach Taiwan gekommen waren. Die meisten aber, die sich seiner Führung anvertraut hatten, meinten später, daß das Leben für sie nun noch härter sei als zur Zeit der japanischen Besetzung Taiwans. Schon aus diesem Grund war man den Gefolgsleuten des Generals nicht besonders zugetan und machte sich über sie lustig. Einer der Witze, der unter den Schülern kursierte, lautete: »Könnt ihr euch vorstellen, was die Soldaten Chiang Kai-sheks machten, als sie hier ankamen und feststellten, daß es in unseren Häusern fließendes Wasser gab? Sie kauften einen Hahn, schlugen ihn in die Wand und waren maßlos enttäuscht und verwundert, als kein Wasser floß.«

Ly Na wußte, warum es die Probleme zwischen beiden Bevölkerungsgruppen gab. Ihr Vater hatte ihr erzählt, daß der Grund dafür darin lag, daß die Taiwanesen nach dem Ende der Besatzung von der Festlandsregierung wirkliche Freiheit erwarteten. Man hatte damals Chen Yi und seine Soldaten gesandt, welche die Insel ebenfalls mit Gewalt regierten und nicht einmal ihre Einkäufe zu bezahlen pflegten, doch niemand getraute sich, dagegen vorzugehen. Erst 1947, als der freie Zigarettenmarkt ebenfalls von der Regierung kontrolliert werden sollte, kam es zu einer Großdemonstration, die aber durch weitere Soldaten, vom Festland gesandt, blutig niedergeschlagen wurde. Daraufhin wurde Chen Yi von der Regierung in Peking liquidiert. Als dann Chiang Kai-shek auf die Insel kam, wurde die Freiheit immer mehr beschnitten, bis sogar das Kriegsrecht ausgerufen wurde, mit der Begründung, daß man das Land von feindlichen Spionen säubern müsse. Öffentliche Veranstaltungen wurden verboten und viele Intellektuelle verhaftet oder umgebracht. Willkürlich wurden einschneidende Gesetze erlassen, wie etwa jenes, demzufolge es den Kindern verboten war, in der Schule den Dialekt der Insel zu sprechen. Statt dessen sollte jedes Gespräch in Mandarin geführt werden. In den Schulen wurde ein Spitzelsystem aufgezogen, und jeder, der sich nicht an die Verordnung hielt, mußte sofort dem Klassenlehrer gemeldet werden. Sogar die Worte selbst und die genaue Uhrzeit des Vergehens wurden notiert. Freilich wurde das Spionagenetz mit einem Trick unterlaufen: Die Schüler verwandten Mandarin-Worte, die genauso klangen wie die des Dialekts. Als es Ly Na einmal wagte, das Wort »Sch...« auszusprechen, wurde sie sofort von einem Mitschüler gemeldet. Vor dem Direktor allerdings erklärte sie: »Ich habe nur ›Baseballspiel‹ gesagt.« Niemand konnte sie deshalb belangen, denn beide Worte klangen gleich.

Ein weiterer Grund für die Ablehnung Chiang Kai-sheks durch große Teile der Bevölkerung waren die Steuererhöhungen und die Art und Weise, wie er es verstand, nur Mitglieder

der Kuomintang als Volksvertreter wählen zu lassen. Regelmäßig am Tag der Wahlen fiel der Strom aus, so daß keine andere Partei mehr die Möglichkeit hatte, das Wahlergebnis zu kontrollieren. Anschließend verkündete die Kuomintang, daß sie die absolute Mehrheit erreicht hatte.

Ly Na dachte an die Schulbücher, in denen stand: *Der große Präsident Chiang Kai-shek wird uns führen, wenn wir das Festland zurückerobern.* In der Tat wurde in den Nachrichten nicht selten über Scharmützel bei den Inseln Ging Men und Ma Zu berichtet, die zwischen China und Taiwan lagen. Aber auch daran gewöhnte man sich und bald hieß es: »Montags, mittwochs und freitags schicken wir Raketen nach China. Dienstags, donnerstags und samstags schicken die Chinesen Raketen nach Taiwan. Am Sonntag ruhen sich beide Seiten aus.«

In der letzten Klasse der Mittelschule fand Ly Na immer weniger Zeit, sich um ihr Klavierspiel zu kümmern, denn die einzige Chance, die beste Oberschule besuchen zu dürfen, bestand in einem hervorragenden Abschlußzeugnis, und das Bestehen der Oberschule wiederum war die Voraussetzung für das Studium an einer der wenigen Universitäten des Landes. Vielen Kindern bereitete dieser Druck schlaflose Nächte und gesundheitliche Probleme, doch sie ergaben sich gehorsam ihrem Schicksal. Oft fragte Ly Na ihre Mutter, weshalb sie so vieles zu lernen hatte, wenn sie doch nur Pianistin werden wollte, und Amy antwortete dann stets: »Weil unser Schulsystem eben so ist.«

»Ich mag aber dieses System nicht«, begehrte Ly Na auf.

»Ist es nicht besser, über vieles Bescheid zu wissen, als nur Klavier spielen zu können?« fragte Amy ihre Tochter eindringlich, doch Ly Na bestand auf ihrer Ansicht: »Mir genügt es, Pianistin zu werden!«

»Niemand kann sein Leben planen«, meinte Amy auf Verständnis hoffend, »es dreht sich wie ein Schneeball, der einen Berg hinunterrollt. Keiner vermag vorherzusagen, wie groß er werden wird und welchen Weg er sich sucht. Erst wenn er das Tal erreicht hat, weiß man mehr, doch dann schmilzt er, und sein Wasser läuft in die Erde und von dort in einen Bach – bis man nichts mehr von ihm sieht.«

»Aber irgendwann kann er wieder der werden, der er war«, überlegte Ly Na.

Amy lächelte. »Vielleicht, aber bis es soweit ist, hat er gelernt, was auf der Welt geschieht.«

Ly Na verstand, was ihre Mutter damit sagen wollte, und ging nachdenklich in ihr Zimmer.

Manches Mal empfand auch Amy das Schulsystem als viel zu streng, und sie bedauerte die Kinder, die gezwungen waren, von morgens bis abends zu lernen. Die Lehrer selbst waren gehalten, die Schüler so gut wie möglich auszubilden, doch der Lehrplan nahm keinerlei Rücksicht darauf, daß die Kinder auch noch andere Bedürfnisse und Wünsche hatten. Im geheimen überlegte sie, ob es nicht doch besser wäre, Ly Na im Ausland studieren zu lassen, in Amerika vielleicht oder in Europa. Gleichzeitig hatte sie auch Ly Nas Interesse für Literatur entdeckt; ihre Tochter verschlang alles, was sie zu lesen bekam, egal, ob es sich um klassische chinesische Werke wie *Der Traum der Roten Kammer*, um amerikanische Bücher wie die von Mark Twain oder um europäische wie die Novellen von Maupassant handelte. Sie war stolz auf Ly Na und fühlte sich oft an ihre eigene Mutter erinnert und an das, was sie über ihren Großvater gehört hatte. Die Tochter ihrer Schwester war, so erkannte Amy, die perfekte Kombination aus Mo Li und An Ming. Sie verfügte über die Beharrlichkeit ihrer Mutter und über die herausragende Gabe ihres Großvaters, nämlich die Suche nach Wissen und Wahrheit.

Im Hochsommer konnte die Temperatur im Süden von Taiwan mühelos 35 Grad Celsius erreichen. Die Luftfeuchtigkeit war dann so hoch, daß jede Tätigkeit zur Strapaze wurde. Gerade zu dieser Zeit hatte Ly Na die Aufnahmeprüfung für die Oberschule zu absolvieren, eine zwei Tage währende Prozedur. Doch schon nach dem ersten Termin kam sie gelassen aus dem Prüfungsraum und schlenderte zu ihrer Mutter, die zusammen mit anderen Müttern unter Schatten spendenden Palmen wartete, um sie mit kaltem Tee zu erfrischen. Amy staunte über die Ruhe, die ihre Tochter ausstrahlte, denn sie wußte, daß sie auch ganz anders sein konnte. Sie dachte dabei an die Debattierwettbewerbe, die gelegentlich in der Schule abgehalten wurden, um die Rhetorik zu trainieren. Bei solchen Gelegenheiten versetzte Ly Na sämtliche Anwesenden stets in großes Erstaunen, denn sie war nicht nur exzellent vorbereitet, sondern glänzte auch durch enorme Überzeugungskraft, so daß viele meinten: »Dieses Mädchen wird eines Tages bestimmt Politikerin oder zumindest Strafverteidigerin.« Amy war um die Zukunft ihrer Tochter nicht sehr besorgt, sie wünschte nur, die Voraussetzungen dafür zu schaffen, Ly Na ein freudvolles Leben zu ermöglichen, vor allem nachdem sie ihr die gesamte Geschichte ihrer Familie erzählt hatte – bis auf die Tatsache, daß sie nicht ihre wirkliche Mutter war. Sie gab vor, Pe Lin sei Ly Nas Tante gewesen, was ja unter dem gegenwärtigen Aspekt durchaus stimmte. Daß ihre Schwester Ly Na geboren hatte, verschwieg Amy. Lange hatte sie mit sich gekämpft und die Frage immer wieder mit George besprochen, doch schließlich waren beide übereingekommen, ein harmonisches Familienleben sei für Ly Na wichtiger als die Wahrheit.

Die Geschichte ihrer Abstammung faszinierte und erschreckte das Mädchen in gleichem Maße, vor allem weil bislang niemand über den Verbleib und das weitere Schicksal von Mo Li und Ru Bescheid wußte. Auch Neuigkeiten oder Gerüchte, die gelegentlich vom Festland auf die Insel gelangten, hatten keinen Aufschluß gebracht. Ly Nas Großeltern blieben verschollen. Gleichwohl war Ly Na froh, über ihre Wurzeln nicht länger im unklaren zu sein. Deshalb hatte sie ihren Eltern versprochen, eine möglichst gute Aufnahmeprüfung zu absolvieren, um dem Ansehen der Familie gerecht zu werden.

Der Freude über den Eintritt in die Oberschule folgte bald die Enttäuschung, nicht nur, weil Ly Na wie alle Schüler jeden Morgen unter sengender Hitze eine Stunde lang politische Propaganda über sich ergehen lassen mußte, sondern auch weil die Schule eher einer militärischen als einer pädagogischen Erziehungsanstalt glich. An jedem Montag etwa wurde die Länge der Haare nachgemessen. Dabei erschien einer der Lehrer mit einem Lineal vor den in einer Reihe aufgestellten Schülerinnen und prüfte, ob deren Haar auch exakt bis zu den Ohrläppchen reichte, wie es die Vorschrift befahl. Jeder Millimeter darüber mußte von den Mädchen selbst entfernt werden, die zu diesem Zweck stets nach einer Schere suchten, meist aber nur eine für Papier finden konnten, so daß manche Frisur anschließend aussah, als hätte ein Hund daran genagt.

Wenn Ly Na mit dem Fahrrad nach Hause fuhr, wagte sie es, gelegentlich einen Blick auf die Schüler der Knabenschulen zu werfen. Anhand der verschiedenen Uniformfarben war leicht zu erkennen, wer welche Anstalt besuchte. Auf der Schulkleidung war zudem der Name der Lehranstalt vermerkt sowie die Registrierungsnummer. Die Jungen hatten kurzgeschorene Haare, weil die Ansicht herrschte, daß sie dadurch weniger Zeit beim Friseur vergeuden mußten – Zeit, die somit dem Lernen zugute kam. Für die Mädchen galt ähnliches: Je häßlicher sie sich präsentierten, um so weniger wurden sie beachtet – was wiederum für ihre Ausbildung günstig war.

Amy schwieg zu diesen Regulierungen, suchte insgeheim aber immer wieder nach Möglichkeiten, ihre Tochter später im Ausland studieren zu lassen. Ohne einen triftigen Grund war ein solches Vorhaben kaum möglich – die Regierung hätte es nicht zugelassen. Doch die Tatsache, daß George Geschäfte mit dem Ausland machte, ließ sie hoffen, daß ihr Wunsch eines Tages in Erfüllung gehen könnte. Sie haßte das strenge System, dem auch sie unterworfen war, vor allem, wenn es darum ging, Verfehlungen wie Zuspätkommen oder Unaufmerksamkeit zu bestrafen. Diese Bestrafungen geschahen nicht sofort, sondern erst am Ende des Schuljahres, wenn alle »Schwarzen Punkte«, die sich ein Zögling eingehandelt hatte, zusammengezählt wurden. Man verschwendete dabei auch keine Zeit mit persönlicher Namensnennung, sondern beschränkte sich auf die Nummern, unter denen die Schüler registriert waren.

Der Unterricht selbst stellte sich als so belastend heraus, daß Ly Na immer weniger Zeit für ihr Klavierspiel fand. Ständig wurden sportliche Wettbewerbe ausgetragen, und zudem hatten die Schüler noch für die Sauberkeit ihrer Erziehungshölle zu sorgen – sie mußten sogar die Fenster und die Toiletten putzen. Dennoch zwang sich Ly Na, ihre musikalische Ausbildung fortzusetzen, denn es war ihr klar, daß sie nichts anderes im Sinn hatte, als eine berühmte Pianistin zu werden.

Obwohl der Tag noch jung war, war es schon unerträglich heiß. Ly Na stand unter den Schülerinnen und ließ die morgendliche Zeremonie über sich ergehen. Während die Flagge gehißt wurde, mußten die Schülerinnen die Nationalhymne anstimmen und anschließend Gymnastikübungen verrichten. Dabei hieß es, mit erhobenem Kopf und vorgestreckter Brust die Augen geradeaus auf die Tribüne am Sportplatz zu richten, wo der Schuldirektor seine tägliche Ansprache hielt. Niemand wagte es nach links oder rechts zu blicken, doch Ly Na wurde das Gefühl nicht los, daß sie jemand beobachtete. Daß es kein Junge sein konnte, war ihr bewußt, schließlich befand sie sich in einer Mädchenschule.

Am nächsten Morgen wiederholte sich dieses Gefühl. Als sie zu ihrer Schulbank ging, fand sie dort einen Brief ohne Adressat und ohne Absender. Verwundert öffnete sie ihn und las:

Schöne Fremde! Unbekannte Schönheit!

Seit dem Tag, an dem ich Dich das erste Mal sah, wußte ich, daß wir nicht im Schweigen leben sollen. Wir bedürfen der Freundschaft. Bitte warte auf meinen zweiten Brief.

Ly Na war mehr als überrascht und verbarg den Brief sogleich in ihrer Schultasche. Sie spürte, wie ihr Herz pochte. Ein bisher völlig unbekanntes Gefühl stieg in ihr auf.

Am nächsten Tag fand sie an selber Stelle die angekündigte Nachricht. Sie trug dieselbe schöne Handschrift, und ihr Inhalt bestand wiederum aus nur wenigen Worten.

Leider habe ich noch nicht den passenden Namen für Dich gefunden. Sei geduldig, gib mir Zeit, bald wird es soweit sein.

Wieder war Ly Na tief berührt davon, daß sich irgend jemand offenbar große Mühe machte, ihre Aufmerksamkeit zu erregen. Das Warten auf den nächsten Brief versüßte ihr die strengen Erziehungsmethoden, und sie konnte es kaum erwarten, herauszufinden, wer sich hinter den Zeilen verbarg.

Genau eine Woche später kam eine sehr blasse und scheu wirkende Schülerin auf sie zu und drückte ihr im Vorübergehen ein weiteres Schreiben in die Hand, indem sie flüsterte: »Jemand bat mich, dir diesen Brief zu überreichen.«

Hoffentlich ist dieses Mädchen nicht meine unbekannte Absendern, dachte Ly Na und öffnete den Umschlag, sobald sie sicher sein konnte, daß niemand sie beobachtete. Dieses Mal war auf dem Brief eine große *3* und darüber *Für Stone* geschrieben. Was Ly Na las, war ein kurzes Gedicht:

Die Woge kommt, die Woge geht.
Sie muß ihr Fließen so gestalten,
daß sie den Stein von neuem stets berührt.

Die Woge kommt, die Woge geht.
Doch der Stein bewegt sich nicht
und läßt sich nicht befühlen.

Laß Stein und Woge eines werden
in des Meermondes Armen.

Ich hoffe, Du hast nichts dagegen, daß ich Dich »Stone« nenne, und wünsche mir, daß Du meine Freundschaft nicht ablehnst.

Komme morgen mittag zum Bodhibaum, damit sich Stein und Woge endlich treffen können.

Wave

Aufgeregt las Ly Na die Zeilen wieder und immer wieder. Sie konnten unmöglich von einem Jungen stammen. Aber von einem Mädchen? Was erwartete Wave von ihr? Ly Na begann die Stunden zu zählen, denn sie konnte es kaum erwarten, hinter das Geheimnis zu kommen. Warum nur war gerade ein Bodhibaum für das Treffen vorgeschlagen worden? Weil unter einem solchen Buddhas Erwachen stattgefunden hatte?

Der Bodhibaum stand am äußeren Ende des Schulgeländes. Als sich ihm Ly Na langsam und mit pochendem Herzen näherte, erkannte sie schon von weitem, daß es ein Mädchen war, das dort wartete. Insgeheim hatte sie gehofft, es möge ein Junge sein, doch sie war nicht enttäuscht, denn sie hatte das Geschöpf, das dort im Halbschatten wartete, schon seit geraumer Zeit bewundert, aber nie gewagt, es anzusprechen. Wave war ungewöhnlich groß, die größte von allen Schülerinnen. Aber nicht nur dadurch hatte sie Ly Nas Aufmerksamkeit erregt, sondern auch durch die Art und Weise, wie sie scheinbar mühelos ihre Klassenkameradinnen beherrschte. Es ging fast eine Art Magie von ihr aus, die Ly Na jetzt, da sie vor ihr stand, ganz deutlich spürte.

»Da bin ich«, sagte sie etwas unbeholfen, weil ihr nichts anderes einfiel. Als Wave nicht antwortete, fügte Ly Na hinzu: »Du bist sehr groß.«

»Du aber auch.« Wave lachte. Ihre Stimme ließ Zuneigung und Freundlichkeit erkennen. »Ich möchte, daß wir Freunde werden. Du wunderst dich vielleicht, daß ich dich hierher gebeten habe, aber wie du siehst, freue ich mich, daß du gekommen bist. Weißt du, ich habe oft gesehen, wie viele künstlerische Talente du hast. Es hat mir gefallen, wie du singst, wie du tanzt, wie du malst, wie du deine Reden hältst. Ich glaube, aus dir wird einmal eine große Künstlerin.«

»Und aus dir eine große Dichterin«, gab Ly Na das Kompliment voller Ehrlichkeit zurück.

»Danke, daß du das sagst, aber ich glaube es kaum. Ich weiß, daß der Künstler geboren ist, der Welt Schönheit zu schenken, mein Schicksal aber wird es sein, immer hart zu arbeiten, wie ein richtiger Mann.«

»Wieso bist du so überzeugt davon?«

»Ich spüre es – und es wird so kommen.« Wave hielt einen Augenblick inne, dann hob sie ihre Stimme und sprach, als wäre sie Buddha selbst: »Wir beide müssen das Leben vom Schmerz befreien; du durch deine Kunst, ich durch meine Arbeit. Das wird unsere Aufgabe sein.«

Es war das erste Mal, daß jemand auf diese Weise zu Ly Na sprach. Und es war das erste Mal, daß jemand den tiefsten Wunsch ihres Herzens erkannt und in Worte gefaßt hatte. Sie ahnte, daß die Begegnung mit Wave einen Wendepunkt in ihrem noch so jungen Leben herbeiführen würde; sie hatte jetzt eine echte Freundin, die sie dorthin führen würde, wohin zu gehen sie sich allein nie getraut hätte. Ly Na erkannte, daß ihre Bestimmung nicht darin lag, so wie alle anderen zu leben, sondern daß sie einer Berufung folgen mußte.

Es war der zweite Herbst, den Leonard König nun in New York verbrachte, aber der erste, in dem er wieder an einer Universität lehrte. An der New York University war eine Professur ausgeschrieben gewesen, und wegen seiner hervorragenden Reputation hatte er sie erhalten. Seit ihrer Ankunft fühlte sich seine Familie in dieser Stadt wohl; nur daß viele mit der korrekten Aussprache des Nachnamens Probleme hatten, störte ein wenig. Weil ein »Konich«, ein »Koenich« oder ein »Kanig« immer nur zu Verwirrung und Verwechslung führte, entschied man, sich in »King« umbenennen zu lassen.

Leonard mochte das freie und unkomplizierte Lebensgefühl der Stadt am Hudson River. Vor allem die Tatsache, daß so viele unterschiedliche Rassen und Kulturen hier offenbar problemlos miteinander lebten, beeindruckte ihn zutiefst. Die Wohnung, die er mit Mary und Robert bewohnte, lag zwischen dem Madison Square Garden und dem Washington Square Park, so daß er zur Universität zu Fuß gehen konnte. Auch wenn sein Gedächtnis nicht zurückgekehrt war, war sein Fachwissen vollständig vorhanden. Um die Lücken in seiner Biographie wieder zu füllen, war Mary auf die Idee gekommen, die Familie solle jeden Sonntag mit dem Rad durch den Central Park nach Chinatown fahren; sie hoffte, daß die chinesischen Gesichter, Gewänder und Düfte die verlorene Erinnerung ihres Mannes zurückrufen würden. Aber Leonard ging oft auch alleine nach SoHo, denn dort hatte er viele kleine und größere chinesische Antiquitätenläden entdeckt. Er liebte es, stundenlang durch diese Geschäfte zu streifen, deren fast antike Atmosphäre zu atmen und sich mit den Händlern in zwei Sprachen zu verständigen. Bald schon freundete er sich mit einigen Ladenbesitzern an, trank grünen Tee mit ihnen und verstrickte sie in tiefsinnige Diskussionen über den Wert der Vergangenheit. Genauso aber genoß er es, seine Frau in der »Praxis für westliche und östliche Medizin« aufzusuchen, welche sich Mary an der Canal Street eingerichtet hatte. Ließ es ihre Zeit zu, tranken sie einen Espresso oder einen Cappuccino in einer der zahlreichen italienischen Bars oder aßen ein Stück Pizza und genossen das fast mediterrane Flair. An Chinatown liebte Leonard besonders die Gerüche: Eine Straße roch nach Ginseng und getrockneten Kräutern, eine andere nach verschiedenen Teesorten, und in einer dritten stieg ihm der Duft von Sandelholzstäbchen, der einem buddhistischen Tempel entströmte, in die Nase.

Leonard bewunderte den Fleiß und die Ausdauer der Menschen, die hier arbeiteten – jeden Tag oft mehr als sechzehn Stunden. Ihm war klar, daß ihnen keine Zeit blieb, sich den sogenannten schönen Seiten des Lebens zu widmen, und trotzdem schienen sie ihm in ihrer Schicksalsergebenheit zufriedener zu sein als manch andere, die er kannte und die sich problemlos alles leisten konnten, was auch immer es sein mochte. Wenn Leonard dann später an der Brooklyn Bridge stand und auf die Untergrundbahn nach Hause wartete, überlegte er gelegentlich, ob sich die Mühe, der Vergangenheit hinterher zu laufen, wirklich lohnte, wo doch die Gegenwart so aufregend und schön war. Warum sollte es nicht möglich sein, ohne das, was unwiederbringlich vorbei war, zu leben?

Während ihr leiblicher Vater nunmehr seit sieben Jahren in New York lebte, ohne daß seine Tochter überhaupt von seiner Existenz wußte, hatte Ly Na endlich ihre Oberschulzeit mit Bravour abgeschlossen. Dank eines Empfehlungsschreibens der Musikschule, dem eine bespielte Kassette beilag, auf der Ly Nas außergewöhnliche Begabung zu hören war, und durch den Einfluß einiger Geschäftsfreunde von George war es gelungen, für sie einen Termin zum Vorspielen an der Hochschule für Musik in Wien zu erhalten. Ly Na war außer sich vor Freude, denn die Vorstellung, in der Heimat der größten

Komponisten studieren zu können, war, seitdem sie mit dem Klavierspielen begonnen hatte, ihr größter Wunsch gewesen. Viele ihrer ehemaligen Klassenkameradinnen waren eifersüchtig, daß sie nach Europa reisen durfte, aber auch Ly Nas Aussehen und ihre Anmut erzeugten Neid, nun, da die Mädchen ihre Schuluniform abgelegt hatten und ihr Haar wieder zu angemessener Länge gewachsen war. Natürlich schmerzte es Ly Na, ihre Familie und ihre Freunde bald verlassen zu müssen, doch letztlich überwog die Faszination des Unbekannten, auch wenn sie ihre Heimat und die wundervolle Nähe zu Wave schmerzlich vermissen würde. Ihre beste Freundin studierte mittlerweile Medizin an einer der angesehensten Universitäten im Land.

»Mein großes Vorbild ist Albert Schweitzer«, hatte Wave immer wieder gesagt. Ihre Überzeugungskraft, den einmal eingeschlagenen Weg nicht mehr verlassen zu wollen, ermutigte Ly Na letztlich dazu, ihren Traum ebenfalls nicht aufzugeben. Schließlich hätte sie dann vor Wave ihr Gesicht verloren. Sie übte jeden Tag wie eine Besessene und begann sogar damit, Deutsch zu lernen. Ihr letztes Neujahrsfest aber wollte sie unbedingt noch zu Hause verbringen; die Aufnahmeprüfung fand ohnehin erst einige Wochen danach statt.

Die Straße, die zum internationalen Chiang Kai-shek Airport führte, war Ly Na bereits vertraut. Schon oft hatte sie mit Amy zusammen ihren Vater in Tao Yuan abgeholt, wenn er, von einer seiner Geschäftsreisen zurückkommend, hier gelandet war. Dieses Mal aber nahm Ly Na alles, was durch die Scheiben des Wagens an ihr vorüberzog, ganz bewußt wahr. Selbst die Oleanderbüsche auf dem Mittelstreifen der Autobahn, hatten es ihr angetan, denn die Pflanzen vermochten auch unter den härtesten Bedingungen zu überleben. Wie würde sich das Leben von jetzt an für sie gestalten? Wie würde es sein, sich ohne den Schutz der Familie in einem fremden und fernen Land aufzuhalten, dessen Sprache sie kaum beherrschte? Natürlich war es ihr möglich, jederzeit nach Hause zurückzukehren, doch sie würde diesen Schritt nie unternehmen, ohne vorher erfolgreich gewesen zu sein. Sie wollte es nicht jenen Kindern der Reichen gleichtun, die im Ausland studierten, denen dann aber das wärmende und beschützende Nest fehlte, weshalb sie oft recht bald wieder zu Hause auftauchten, vollbepackt mit nützlichen und unnützen Gegenständen aus ihrem Gastland.

»Du bist so schweigsam, Ly Na«, unterbrach Amy die Gedanken ihrer Tochter.

»Ich schaue mir nur den Oleander an«, sagte Ly Na.

»Die Straße ist kein schöner Ort, um zu wachsen und zu gedeihen«, warf George ein.

»Wie wahr«, gab Ly Na zurück, »aber die Pflanzen verschönern die Autobahn.« Dann schwieg sie erneut, ehe sie fortfuhr: »Viele Menschen haben nicht das Glück, sich den Ort, an dem sie gerne Wurzeln schlagen würden, auszusuchen, und deshalb möchten auch sie ihre Umgebung mit Schönheit erfüllen.«

Amy blickte ihre Tochter erstaunt an. Zum ersten Mal kam sie ihr nicht mehr wie ein Kind vor. Diese Erkenntnis half ihr, sich keine allzu großen Sorgen wegen Ly Nas weiterer Zukunft zu machen; sie wußte, daß ihre Tochter Reife und Verständnis besaß. In die Ferne blickend, dachte sie darüber nach, wie sich die Insel verändert hatte, seit sie vor achtzehn Jahren hierher gekommen war. Die einzigartige Schönheit war zwar immer noch vorhanden, doch immer mehr verunstalteten häßliche Betongebäude die einstmals unberührte Natur. Aber das war wohl der Preis, den man für den Fortschritt zu bezahlen hatte. Damals hatte auch kaum ein Haus über ein Badezimmer verfügt, und es war stets ein Großereignis für die Familien, einmal in der Woche das Badehaus aufzusuchen, wo sich die Mädchen beinahe verstecken mußten, weil die Jungen immer wieder versuchten, Löcher in die Bambusabgrenzungen zu bohren, um das sehen zu können, wovon sie nachts träumten. Mittlerweile gab es keine Wohnung mehr, die nicht über ein eigenes Badezimmer und einen Gasboiler verfügte, und das einzige Badehaus, das noch existierte, war zu einem Sanatorium ausgebaut worden, weil dort heißes Quellwasser vorhanden war, das direkt aus dem Fels kam.

Sie vermißte auch die Kinder auf den Straßen, die damals immer, wenn es regnete, voller Freude ins Freie gehüpft waren, um in den Pfützen Schiffchen aus Zeitungspapier schwimmen zu lassen. Nun waren die Straßen so perfekt asphaltiert, daß das Wasser keinerlei Chance hatte, sich in Unebenheiten oder Schlaglöchern zu sammeln.

Nachdem Ly Na ihr Gepäck aufgegeben und ihre Bordkarte in Empfang genommen hatte, war es wiederum Amy, die das traurige Schweigen brach. »Vergiß nie die Worte deiner Urgroßmutter«, sagte sie, während sie mit den Tränen kämpfte. »Beuge deinen Kopf und blicke auf deine Wurzeln, erhebe dein Haupt und schaue auf die anderen. Lerne von ihnen, doch vergiß niemals, woher du stammst.«

Nun konnten Amy und George ihre Tochter nur noch durch die dicke Scheibe sehen, welche die Abfertigungs- von der Abflughalle trennte. Ly Na trat ganz nahe heran und legte ihre Hände flach auf das Glas. Ihre Eltern taten es ihr nach. Plötzlich sah sie eine Gestalt ganz unbeweglich weit hinter ihren Eltern stehen: Wave; und es war Ly Na, als würden die Augen ihrer Freundin sagen: Mögen Stein und Woge sich wiederfinden, um eins zu sein in des Meermondes Armen.

Kapitel 15

Obwohl es schon Ende Februar war, herrschte in Wien noch tiefster Winter. Straßen, Dächer und Bäume lagen unter der weißen Last des Schnees, die jedoch der ganzen Stadt einen Zauberglanz verlieh. Am meisten faszinierten Ly Na die Straßenmusikanten an vielen Plätzen der Innenstadt, die ihrem Publikum meist klassische Werke zu Gehör brachten, was die Passanten mit Applaus und einigen Geldstücken belohnten – trotz oder vielleicht gerade wegen der Kälte.

Sie war erst einige Tage in der Stadt, und bislang war alles so abgelaufen, wie ihr Vater es arrangiert hatte. Joseph, der Sohn eines alten Freundes von George, hatte sie am Flughafen Schwechat abgeholt. Erstaunt vernahm er, wie Ly Na seinen Willkommensgruß auf deutsch erwiderte, und er war sogar ein bißchen stolz, vor aller Augen eine so schöne junge Dame begleiten zu dürfen. Es faszinierte ihn nicht nur ihr asiatisches Aussehen, sondern auch der Charme, den sie ausstrahlte.

»Ich habe gehört, daß Ihr Vater ein bedeutender Physiker ist«, sagte sie während der Fahrt in die Stadt.

»Noch bedeutender ist er als Gastgeber«, meinte Joseph. »Er liebt es, seinen ausländischen Gästen Wien von seiner besten Seite zu zeigen, und setzt alles daran, daß Sie sich bei uns zu Hause wohl fühlen.«

»Und Ihre Mutter?«

»Sie ist noch schlimmer als er«, Joseph lachte, »denn sie zwingt unsere Gäste immer dazu, ihre selbstgebackenen Kuchen zu essen.«

Nun lachte auch Ly Na. »Sind alle Österreicher so freundlich zu Ausländern?«

»Wer weiß«, antwortete Joseph, während ein Anflug von Nachdenklichkeit über sein Gesicht huschte, »meine Eltern sind es auf jeden Fall. Sie selbst lieben es, zu reisen und fremde Kulturen verstehen zu lernen. Und so haben sie gelernt, daß Gastfreundschaft eine der wichtigsten Voraussetzungen für einen globalen Frieden ist.«

»Und was studieren Sie?« wollte Ly Na wissen.

»Ich studiere Literaturwissenschaft.«

Ly Na war beeindruckt. Während sie vom Flughafen in die Stadt fuhren, dachte sie an die unsterblichen Werke Mozarts, Beethovens und Schuberts. Wie sehr vermochte doch die Kultur den Menschen das Wesen der Schönheit zu offenbaren! Ly Na fragte sich, warum sie dennoch so oft das Gegenteil suchten. Zwangsläufig kam ihr die Geschichte ihrer Familie in den Sinn, der alles Schöne durch Krieg und Revolution geraubt worden war.

»Wir wohnen in der Lilienbrunngasse«, holte Joseph sie aus ihren Gedanken zurück. »Ich hoffe, Sie können sich diesen Straßennamen einprägen.«

»Diese deutschen Namen sind so lang, es ist schwer, sie sich zu merken«, klagte Ly Na.

»Aber wir sind doch keine Deutschen«, erwiderte Joseph, »wir sind Österreicher – genauer gesagt Wiener.«

Ly Na verstand den Sinn seiner Worte nicht ganz und fragte nach deren Bedeutung.

»Viele Menschen hier bestehen darauf, Wiener zu sein, weil sie sich selbst als etwas ganz Besonderes sehen«, erklärte Joseph. »Aber man muß das nicht allzu ernst nehmen, das hat eher mit der heiteren Lebensweise der Österreicher zu tun.«

Der Gast aus dem Fernen Osten war beruhigt, denn die Unterscheidung zwischen Wienern und Österreichern hatte ihren ersten positiven Eindruck doch etwas getrübt, gerade weil sie die Differenzen zwischen Chinesen aus Taiwan und solchen vom Festland noch in allzu starker Erinnerung hatte. Später staunte sie darüber, so viele Menschen mit frei laufenden Hunden zu sehen, denn in ihrer Heimat wurden Hunde entweder angeleint oder in Zwingern gehalten.

»Wir lieben die Freiheit«, meinte Joseph. »Und die Gemütlichkeit. Das Leben darf nicht der Geschwindigkeit geopfert werden.«

»In Taiwan tut man dies täglich, aber wir haben uns daran gewöhnt«, erklärte Ly Na und freute sich darüber, nunmehr einen gänzlich neuen Lebensstil kennenzulernen.

Als sie am Haus von Josephs Eltern ankamen, geriet Ly Na fast außer sich vor Freude: Von einem solchen Bauwerk hatte sie immer geträumt, seitdem sie in Magazinen und Zeitungen europäische Häuser gesehen hatte. Es war ein schönes Barockgebäude mit reichen Verzierungen an der Vorderfront und einem kleinen Garten.

Dr. Lenz und seine Frau Annemarie standen schon in der Haustür und begrüßten ihren Gast voller Herzlichkeit. Ly Na war überrascht, sogleich in eine derart freundliche Umgebung zu kommen, daß sie gar nicht wußte, wie sie sich verhalten sollte. Sie war eher förmliche Begrüßungen gewöhnt, die einem komplizierten Ritual unterworfen waren, bei dem es entweder um das Alter oder um das Ansehen der Beteiligten ging. Hier nun schienen überhaupt keine Barrieren zu existieren.

»Kommen Sie, Ly Na, ich zeige Ihnen Ihr Zimmer«, sagte Annemarie schnell, da sie die Verunsicherung ihres Gastes erkannt hatte.

Sie führte das Mädchen in ein geräumiges Mansardenzimmer, das sogar über ein eigenes Bad verfügte. Ly Na war entzückt. Niemals hätte sie gedacht, daß sich ihr Eintritt in eine völlig neue Welt derart problemlos gestalten würde. Sie dankte ihrer Gastgeberin und versprach, gleich nachdem sie sich etwas frisch gemacht und ausgepackt hatte, in das Wohnzimmer zu kommen, wo Tee und selbstgebackener Kuchen auf sie warteten.

Es verging kein Tag, an dem Ly Na ihr Klavierspiel nicht zu perfektionieren suchte, schließlich stand ihre Aufnahmeprüfung kurz bevor. Und es verging kein Tag, an dem sie nicht auch Deutsch studierte. Sie lernte die Stadt kennen, fuhr mit der Straßenbahn zur Universität, um entweder Joseph oder seinen Vater zu überraschen, hörte den Straßenmusikanten zu oder bestaunte die Süßwaren in den Schaufenstern der zahlreichen Konditoreien. Endlich hatte der Frühling Einzug gehalten, und Wien präsentierte sich ihr wie eine Oase der Ruhe, der Schönheit und der Liebenswürdigkeit. Nur daß das Leben hier wesentlich teurer war als zu Hause, störte sie. Doch sie tröstete sich damit, daß diese Stadt steingewordene Musik zu sein schien, und sie liebte den Dialekt ihrer Bewohner.

Mit großem Interesse betrachtete sie auf den Märkten, was in der Region wuchs, und machte sich einen Spaß daraus zu raten, wer welches Wintergemüse, welchen Käse oder welches Brot kaufen würde.

Eines Abends überkam sie das Heimweh, so daß sie sich hinsetzte und einen Brief schrieb.

Liebe Wave,

wir alle, die wir zu Hause unter größter Anstrengung versucht haben, die westlichen Instrumente zu lernen, um jene Musik spielen zu können, die sich von der unsrigen so unterscheidet wie der Mond von der Sonne, haben nie verstanden, was Musik wirklich bedeutet. Erst hier, in dieser Stadt, habe ich erkannt, daß das Geheimnis, welches die Musik von Beethoven, Mozart, Schubert oder Haydn umgibt, nicht gelöst werden kann – es sei denn, man lebt in Wien. Die ganze Stadt ist Musik, der Wind trägt sie einem an das Ohr. Jeder scheint hier ein Instrument zu spielen, selbst der Metzger …

Wenn nur das Leben selbst überall Musik wäre! Ich denke oft an die Spannungen zwischen den Menschen unseres Heimatlandes und wünschte mir so sehr, sie würden ihre Waffen gegen Geigen tauschen oder ihre Drohungen in Klänge verwandeln. Ich glaube fest daran, daß die Musik den Menschen Frieden bringen kann. Und ich vergesse nie Deine Worte, als Du sagtest: »Wir beide müssen das Leben vom Schmerz befreien; Du durch Deine Kunst, ich durch meine Arbeit.« Ich hoffe, Du bist unserem Ziel schon näher gekommen, und ich wollte, mir ginge es ebenso. Bald wird die Stadt noch schöner sein, denn schon haben die Bäume zu blühen begonnen, und überall sprießen Blumen aus der Erde.

Schade, daß Du nicht bei mir bist. Vergiß mich nicht!

Stone.

Sie versuchte ihre Tränen zu unterdrücken, doch es gelang ihr nicht. Sie fühlte, wie nahe ihr Wave war, und wußte, daß dieses Gefühl weder mit Liebe noch mit Freundschaft zu vergleichen war. Es glich einer unsichtbaren Verbindung zwischen zwei alten Seelen, die lange Zeit getrennt gewesen waren, um sich endlich wiederzufinden. Und sie mußte an Waves Worte denken: »Kennst du den Grund, weshalb das menschliche Herz vier Kammern hat?« hatte ihre Freundin einmal gefragt. Als Ly Na verneinte, hatte Wave geflüstert: »Eines ist für die Liebe, das zweite gehört der Familie, das dritte der Freundschaft und das vierte der Arbeit.«

Ly Na hoffte, eines Tages alle vier Kammern ausfüllen zu können.

Die Aufnahmeprüfung an der Musikhochschule hatte Ly Na problemlos bestanden, auch wenn sie in den Tagen davor häufiger an ihrem Können gezweifelt hatte. Doch als die Professoren nach ihrem Vorspiel sogar Beifall klatschten, wußte sie, daß ihre Mühe nicht umsonst gewesen war; sie war stolz, das Vertrauen ihrer Eltern nicht enttäuscht zu haben. Auch ihre Sprachstudien machten Fortschritte, und sie war glücklich, in Joseph einen gleichaltrigen Begleiter gefunden zu haben, bei dem sie das Erlernte sogleich anbringen konnte – auch wenn es gar nicht zum Gesprächsthema paßte. Die Sympathie für ihn aber war in nichts mit der Zuneigung zu Wave zu vergleichen.

Auch wenn wir so weit voneinander getrennt sind, dachte Ly Na, so gleichen wir doch einem Baum, dessen Äste zwar in verschiedene Richtungen wachsen, dessen Stamm aber von denselben Wurzeln gehalten wird und der an seinen Zweigen dieselben Früchte trägt.

Als Joseph sie einmal zu einem Konzert im Stephansdom mitnahm, begriff sie zum allerersten Mal die wirkliche

Bedeutung geistlicher Musik. Unter anderem wurde das *Te Deum* von Anton Bruckner gespielt. Ly Na wurde von der Musik so ergriffen, daß sie sich in ihrer Unbekümmertheit sogar überlegte, ihre Religionszugehörigkeit zu wechseln. Noch nie hatte sie die Anrufung der himmlischen Mächte so bewegt wie bei diesem Meisterwerk. Noch nie war sie von einem Chorgesang so überwältigt gewesen, und noch nie hatte sie ein so überzeugendes Wechselspiel zwischen Chor und Solisten erlebt.

Joseph bewunderte den Gast aus dem Fernen Osten, und es faszinierte ihn alles, was Ly Na sagte oder tat. Die Anmut, die sich auch in ihrem grazilen Körper ausdrückte, bezauberte ihn geradezu. Ly Na spürte seine Zuneigung, doch sie dachte auch an all die Anstrengungen, die ihre Eltern unternommen hatten, um sie zum Studium nach Wien zu schicken.

Ich bin hier, um zu lernen, überlegte sie, und nicht, um mich zu verlieben – und schon gar nicht in den ersten Mann, den ich treffe, der zu allem Unglück auch noch blond ist. Außerdem erinnerte sie sich an die Abschiedsworte ihrer Mutter: »Du wirst eine völlig neue Welt kennenlernen und ganz andere Menschen, als du es gewohnt bist. Wache sorgsam über dein Herz, denn auch wenn niemand den Weg der Liebe vorherbestimmen kann, so ist es doch wichtig, sein Gefühl im Zaum zu halten.«

Amy hatte dabei an ihre eigene Mutter und an deren Treffen mit Dr. Smith-Sutten gedacht, von dem ihr Mo Li einmal in einer schwachen Stunde erzählt hatte. Sie befürchtete, daß Ly Na irgendwann einmal ihrer Großmutter nachgeraten würde, denn für chinesische Männer hatte sich ihre Tochter nie interessiert – aber vielleicht war sie dafür einfach noch zu jung gewesen. Ly Na hatte verstanden, was Amy sagen wollte, und hatte lachend gefragt: »Würdest du mich eines Tages lieber als Braut oder als gefeierte Künstlerin sehen, Mama?«

»Niemand sollte die Liebe der Karriere opfern, und niemand sollte nur für seinen Ruhm leben, denn der Preis dafür ist bittere Einsamkeit, auch wenn es nach außen hin ganz anders aussieht.«

Plötzlich holte sie Josephs Lachen in die Gegenwart zurück.

»Warum lachst du?« fragte sie, als würde sie soeben aus einem langen Schlaf erwachen.

»Weil man uns ganz gewiß nicht für ein Pärchen halten kann, denn du gleichst eher einem meditierenden Mönch!«

»Wir sind ja auch kein Liebespaar«, versuchte sich Ly Na zu verteidigen.

»Und wir werden auch nie eines werden«, witzelte Joseph, »denn du bist viel zu häßlich für mich, und ich verfüge über keinerlei Humor, den die Angebetete ja so schätzt.«

»Du mußt dir keine Sorgen machen«, gab Ly Na ebenso heiter zurück, »denn erstens habe ich, was dich betrifft, überhaupt keine Absichten, und zweitens habe ich doch eine wirkliche Freundin – zwar zu Hause, aber immerhin.«

Dann hakte sie sich bei ihm ein, so wie sie es bei vielen Paaren in Wien gesehen hatte, und bat ihn, ihr weitere Sehenswürdigkeiten seiner Heimatstadt zu zeigen.

Im Mai blühten die Kastanien weiß und rot. Obwohl sich Ly Na mit Wien sofort angefreundet hatte, vermißte sie doch gelegentlich die kleinen Köstlichkeiten, die es in ihrer Heimat zu essen gab: die Fischbällchensuppe, die sie fast jeden Morgen am Chi-Kan-Tempelplatz genossen hatte, oder die heiße Sojamilch mit den dünnen Sesamkeksen, die auf offenem Feuer gebacken wurden, und auch die gedämpften Reiskuchen, die man mit Shrimps oder Fleisch aß und die man am besten vor dem Himmelstempel erstand. Sie ahnte aber, daß sie, würde sie Wien eines Tages wieder verlassen, dann ganz genauso die hiesigen Spezialitäten vermissen würde: die Apfeltaschen, die gesamte Naschwerkpalette der K. & K. Hofzuckerbäckerei Demel, die Sachertorte und auch die Maroni-Torte der Konditorei Oberlaa, die sie besonders schätzte.

Neben Musik und Kunst besteht Wien aus Süßigkeiten, schrieb sie in einem Brief an ihre Eltern, *und man muß aufpassen, daß man in einer Woche nicht fünf Kilo zunimmt, was ganz gewiß ohne weiteres möglich ist.*

Besonders hatte es ihr das Spittelbergviertel angetan; hier fand sie jenen Lebenszustand, der in Asien nicht bekannt war. Die vielen engen Gassen mit ihren Restaurants und Trödelläden, in denen sich das Leben zwar aktiv abspielte, aber in einem Tempo, das weit von jenem der großen Städte entfernt war, vermittelten ihr ein Gefühl von dem, was Joseph »gemütlich« genannt hatte, eine Empfindung, die sie in einen Zustand versetzte, der mit nichts zu vergleichen war. »Frei von Last und Pflicht« nannte sie ihn.

Je wärmer es wurde, um so mehr offenbarte die Stadt ihre Schönheit und ihre innere Einstellung zum Leben. Zuerst entsetzt, dann aber neugierig sah Ly Na bei einem Spaziergang an der Donau, daß sich offenbar niemand daran störte, wenn sich einige Sonnenhungrige all ihrer Kleider entledigten. In Taiwan wäre man deshalb wegen »Erregung öffentlichen Ärgernisses« ins Gefängnis gekommen, aber es war nicht nur die öffentliche Nacktheit, die in ihrer Heimat gesetzlich verboten war, auch die öffentliche Zurschaustellung langer Haare wurde – zumindest bei Männern – geahndet. Ly Na entsann sich eines berühmten Malers, der ein Freund ihrer Familie war und dessen Haar so lang war wie sein Bart; eines Tages war er von der Polizei aufgehalten und mit einem Bußgeld belegt worden. In Wien hingegen schienen selbst die Polizisten diesem Ideal zu huldigen.

Die Professoren der Musikhochschule schätzten Ly Nas Begabung als außerordentlich ein. Sie war dabei, in ihrem Klavierspiel jene Freiheit zu finden, die großen Pianisten zu eigen ist. Aufführungen vor Publikum, wie etwa beim Jahreskonzert der Studenten, gefielen ihr zwar, allerdings hatte sie auch Angst zu versagen. In solchen Momenten besann sie sich dann auf die Debattierwettbewerbe, die sie in ihrer Schulzeit so erfolgreich absolviert hatte, und vermochte auf diese Weise ihr Lampenfieber zu überwinden.

Gelegentlich wurden internationale Größen eingeladen, ein Konzert zu geben oder einen Vortrag zu halten. An diesen Veranstaltungen nahmen die Studenten mit Begeisterung teil, denn nur so hatten sie die Gelegenheit, die Berühmtheiten hautnah zu erleben oder sogar einige Worte mit ihnen zu wechseln. Den Reden vermochte Ly Na mittlerweile ohne größere Mühe zu folgen, egal, ob sie auf englisch oder auf deutsch gehalten wurden. Oft wurde sie nach einem solchen Ereignis von Joseph abgeholt, so daß einige Kommilitonen spöttelten: »Die taiwanesische Orchidee mit ihrem Beschützer.«

Ly Na schätzte es gar nicht, daß sie und Joseph als Paar angesehen wurden, doch sie hatte sich daran gewöhnt und rechnete das Gerede der liberalen Haltung ihres Gastlandes zu.

Wer mit wem zusammen war oder wer sich von wem gerade trennte, war zwar einer kurzen Bemerkung wert, doch wirkliche Bedeutung hatte es letztlich nicht.

Die Europäer haben eine viel längere Erfahrung im Umgang mit der Freiheit, dachte Ly Na und hoffte, daß die Menschen ihrer Heimat eines Tages begreifen würden, was wirkliche Demokratie bedeutete. Bis jetzt war ihnen dazu nie die Gelegenheit geboten worden.

Auch wenn die Rede von der »taiwanesischen Orchidee« und ihrem Beschützer in der Hochschule immer mehr die Runde machte, zögerten einige Studenten nicht, Ly Na einzuladen, mit ihnen auszugehen. Aber je mehr Einladungen sie annahm und je mehr Männer sie kennenlernte, um so mehr begann sie Joseph zu schätzen. Er verfügte über all die Qualitäten, die man sich von einem Mann wünschte, doch nach wie vor hielt sich Ly Na zurück und stellte ihr Studium in den Vordergrund.

Eines Tages, als sie im Stadtpark unterwegs waren, hörte sie schon von ferne Walzerklänge.

»Das ist der wahre Rhythmus von Wien«, erklärte Joseph, »hör nur diese wunderschönen Melodien von Johann Strauß!«

Als er merkte, daß Ly Na längst über dieses Thema Bescheid wußte, entschuldigte er sich: »Es tut mir leid, daß ich mit meinem Wissen gerade eine Musikerin beeindrucken möchte.«

»Noch bin ich nicht wirklich in den Tempel der Musik eingetreten«, entgegnete Ly Na lächelnd, »ich weiß nicht einmal, wie man Walzer tanzt.«

»Das weißt du nicht? Dann werde ich es dir beibringen!«

»Wo?«

»Hier natürlich.«

»Im Stadtpark?«

»Ja, warum denn nicht? Gibt es einen geeigneteren Ort dafür? Komm! Walzer kann man überall tanzen.«

Dann nahm er sie in den Arm und begann sie zu führen: »Links zwei drei, rechts zwei drei … Nicht so langsam, mehr Bewegung, folge einfach dem Rhythmus.«

Ly Na, der dieser öffentliche Auftritt etwas peinlich war, versuchte abzulehnen: »Ich bin nur so langsam, damit ich dir nicht auf die Füße trete.«

»Wenn man Walzer lernen will, ist es wichtig, die Schuhe seines Partners kaputtzumachen – nur so findet man den rechten Rhythmus.« Joseph lachte und begann, sich mit Ly Na, so gut es ging, zu den Klängen der Musik zu drehen.

»Das ist aber gar nicht einfach«, klagte sie.

»Ich weiß«, sagte Joseph. »Und genauso schwer ist es, diese Musik zu spielen. Nicht einmal der große Leonard Bernstein schaffte es, sie perfekt zu dirigieren.«

»Man sollte einen Star nicht kritisieren«, warf Ly Na ein, während sie sich weiter im Kreise drehten.

Joseph verteidigte sich: »Das habe nicht ich gesagt, das kam von den Musikern.«

Ly Na genoß es, mit ihrem Tanzpartner so unbeschwert sprechen zu können – ganz wie mit einem Bruder. Plötzlich erkannte sie, was Joseph für sie war: der Bruder, den sie sich immer gewünscht hatte. In ihrer Kindheit war sie oft traurig gewesen, wenn ihre Spielkameradinnen und Freundinnen von ihren großen oder kleinen Brüdern erzählten; und wenn sie dann ihre Mutter fragte, ob sie nicht auch ein Brüderlein haben könnte, hatte die nur geantwortet: »Es steht nicht in meiner Macht, ob wir noch ein Kind haben werden oder nicht.«

»Ich kann niemanden unterrichten, der sich nicht auf die Schrittfolge konzentriert«, wies Joseph sie zurecht.

»Tut mit leid«, sagte Ly Na ernst.

Joseph stellte die Tanzschritte ein und meinte: »Du mußt dich nicht entschuldigen. Wenn jemand nicht lernen will, so ist das sein Problem, nicht das des Lehrers.«

Ly Na blickte ihn mit ihren schwarzen Mandelaugen an wie ein Kind, das etwas Unrechtes getan hatte.

»Na gut, dann üben wir eben das nächste Mal«, schlug Joseph vor, und als er merkte, daß sich seine Partnerin wieder etwas gefangen hatte, fragte er: »Möchtest du ein Eis?«

Als sie mit zwei riesigen Waffeltüten durch den Park schlenderten, wurde Ly Na klar, wie sehr sie dieses Leben genoß. Sie bewunderte die mächtigen Kastanienbäume, die Schatten spendeten, und staunte über den kleinen Pavillon, an dem man all die Süßigkeiten kaufen konnte, sie sog die Walzerklänge gierig in sich auf, und sie verneigte sich vor der goldenen Statue von Johann Strauß, die mitten im Park stand, als wollte sie darüber wachen, ob die Kompositionen des Meisters auch richtig interpretiert würden.

Allmählich warfen die Kastanienbäume ihre Früchte ab, und die roten und gelben Ahornblätter begannen, die Stadt in ein buntes Spiel von Farben zu tauchen.

Ly Na hatte begonnen, sich mit Debussy auseinanderzusetzen, und je mehr sie dessen Kompositionen studierte, um so mehr erinnerte sie seine Musik an die Poesie der Tang-

Dynastie. Während sie in der Hochschule am Flügel saß und spielte, kam ihr dabei eines der Gedichte aus dieser Zeit in den Sinn:

Jaderein der Himmel
gelb vom Laub die Erde.

Des Wassers Farbe wandelt der Herbst
und des Berges Rücken.

Die Sonne ahnt des Jahres Gehen
doch Heimweh kennt die Weide nicht.

Ohne Kraft die Seele voller Trauer
ohne Ziel des Wanderers Gedanke.

Nacht für Nacht
wärmen dich die guten Träume.

Hoch wie der Mond
ist der Turm nicht zu erreichen.

Nur der Wein im Magen
vermischt sich mit der Heimwehträne.

»Halt, halt, Sie haben ja völlig das Tempo verloren!« Die Stimme ihres Professors holte sie in die Realität zurück. »So kann man Debussy nicht spielen. Nehmen Sie auch von den Pedalen Notiz. Hier liegt die Seele dieser Musik, nicht in der Tastatur.«

Noch nie hatte sich der Professor derart aufgeregt wie jetzt, da er Ly Nas Spiel verfolgte. »Sie müssen sich doch an die Vorgaben halten, immerhin sind die Tempi ja angegeben. Sie sollten sie unbedingt befolgen!«

Ly Na überlegte, wie sie dem Musiklehrer beibringen könnte, daß dies ihre Interpretation des Stückes war und daß diese eben so ausfiel, weil sie eine Verbindung zur alten chinesischen Dichtkunst herzustellen versuchte, doch bevor sie eine Entschuldigung vorbringen konnte, klopfte es an der Tür.

»Verzeihung, daß ich Sie störe, Professor Schiltzer«, sagte der Direktor der Hochschule und trat ein.

Ly Na hoffte, daß er die Konversation nicht mitbekommen hatte, denn es wäre ihr lieber gewesen, als gute Schülerin vor dem Direktor dazustehen denn als eine zurechtgewiesene. Doch dann sah sie, daß der Direktor nicht allein gekommen war.

»Professor Schiltzer, ich möchte Ihnen einen Gast aus Amerika vorstellen, den bekannten Filmproduzenten Edward Lamatina.«

Die beiden Herren begrüßten sich mit einem freundlichen Handschlag. Dann fuhr der Direktor fort: »Mr. Lamatina folgte einer Einladung unseres Bürgermeisters, und wir haben die Chance ergriffen, ihn zu bitten, einen Vortrag über die Kunst der Filmmusik zu halten. Nun braucht er jemanden, der ihm am Piano assistiert.«

»Wenn ich weiß, was genau er braucht, dann kann ich ihm den geeigneten Studenten geben«, schlug der Professor etwas geschmeichelt vor.

»Ich möchte erklären, wie stark die Filmmusik auf das Unterbewußtsein des Zuschauers wirkt, obwohl oder gerade weil man sie oft gar nicht wahrnimmt«, ergriff der Produzent das Wort, »und dazu benötige ich einen einfühlsamen Pianisten.« Er sprach klar und deutlich, so als hätte er lange Übung darin, seine Wünsche und Vorstellungen problemlos denen zu vermitteln, von denen er sich Unterstützung in seinem Vorhaben erhoffte.

»Alle unsere Schüler verfügen über einen ungewöhnlich hohen Standard, ich glaube, Sie müssen sich keine Sorgen machen. Ich werde den geeignetsten für Sie auswählen«, schlug Professor Schiltzer vor, »dann wird auch Ihr Vortrag erfolgreich sein.«

Der Direktor bemerkte ebenso wie Ly Na die leichte Arroganz in diesen Worten und versuchte, die Situation diplomatisch zu entschärfen, indem er schnell sagte: »Wie wäre es denn mit Ihrer chinesischen Studentin hier?«

Während der Professor den Vorschlag noch überlegte, ergriff Ly Na das Wort. »Herr Direktor, ich bin im ersten Semester, ich fürchte, das übersteigt mein Können.«

»Keine Sorge, Sie schaffen das! Ich habe einen guten Blick für das, was in den Menschen steckt«, meinte Edward Lamatina, »und außerdem habe ich ein bißchen von dem mitbekommen, was Sie gerade spielten, bevor wir hier eintraten.« Als er sah, daß Ly Na noch immer zögerte, wandte er sich an den Professor: »Haben Sie nicht eben gesagt, daß alle Ihre Schüler über einen ungewöhnlich hohen Standard verfügen?«

»Gewiß, gewiß – sie ist sicher in der Lage, Ihren Anforderungen zu genügen, außerdem muß sie ja wahrscheinlich nur einige Motive spielen und nicht gleich ein ganzes Klavierkonzert.«

Ly Na wollte schon nach den Noten fragen, doch dann besann sie sich eines besseren, denn sie wollte alle Anwesenden damit beeindrucken, daß sie eine solche Aufgabe auch ohne Vorbereitung zu erfüllen imstande war.

Als hätte Edward Lamatina ihre Gedanken erraten, sagte er: »Falls Sie Noten zum Üben brauchen, kann ich Sie Ihnen von meinem Hotel aus zukommen lassen, aber ich glaube, Sie haben das gar nicht nötig.«

Ly Na nickte nur. Der Mann gefiel ihr. Er war vielleicht vierzig Jahre alt, schlank und großgewachsen mit dunklem Haar. Edward Lamatina merkte, daß sie ihn musterte, und als sich ihre Blicke begegneten, sagte er: »Schön, dann sind wir uns also einig. Meine Herren, ich danke Ihnen.« Dann verbeugte er sich vor Ly Na. »Ich bin entzückt, Madame.«

Da der Oktober nach wie ungewöhnlich warm war, konnte Ly Na an jenem Abend, an dem sie dem Filmproduzenten aus Amerika assistieren sollte, eines ihrer chinesischen Kleider anziehen. Drei traditionelle Gewänder hatte ihr Amy vor der Abreise eingepackt, alle aus kostbarer Seide und vom besten Schneider Taiwans gefertigt. »Bei wichtigen Anlässen ist es nötig, daß wir Anmut zur Schau stellen«, hatte ihre Mutter gesagt, »und dies gelingt am besten in einer chinesischen Aufmachung, wie sie unsere Ahnen schon getragen haben. Man muß aber auch die Farben beachten: Trage ›rot‹ bei wichtigen Anlässen aller Art, nur nicht bei kulturellen Ereignissen, denn hier ist ›gelb‹ vonnöten, wohingegen ›himmelblau‹ dem Sonntagmorgen vorbehalten ist.«

Trotz dieser Empfehlung probierte Ly Na alle drei Kleider vor dem Spiegel an, doch dann gelangte sie zu der Überzeugung, daß es sinnvoll war, den Rat ihrer Mutter zu befolgen.

Daß ihre Entscheidung richtig war, konnte sie nicht nur an Edward Lamatinas Gesichtsausdruck ablesen, als er sie hinter der Bühne begrüßte und kurz mit seinem Redekonzept vertraut machte, sondern auch an der Reaktion des Publikums, das während des Vortrags offenbar die Augen mehr auf sie gerichtet hatte als auf denjenigen, der in interessanten Worten über den Einfluß der Musik auf die Psyche eines Filmbetrachters referierte.

Nach einem heftigen Applaus des Auditoriums flüsterte Edward Lamatina seiner Assistentin zu: »Es wäre wohl besser gewesen, ich hätte jemand anderen ans Piano gebeten; jetzt haben alle Anwesenden nur auf Sie geblickt.«

Zuerst erschrak Ly Na, doch als sie merkte, daß der Filmproduzent sie mit seinen Worten eigentlich loben wollte, scherzte sie: »Vielleicht hätten auch Sie ein chinesisches Gewand tragen sollen.«

»Das habe ich mir auch schon überlegt, aber selbst wenn ich es getan hätte, so wäre doch niemals ein so zauberhaftes chinesisches Mädchen aus mir geworden.«

»Ich stamme aus Taiwan, nicht aus China«, erwiderte Ly Na mit ernster Stimme.

»Ich weiß. Natürlich habe ich mich über Sie informiert.«

Ly Na überraschten diese Worte, doch sie versuchte ihr Erstaunen zu verbergen.

Schließlich gesellte sich Joseph zu ihnen und fragte: »Soll ich dich nach Hause bringen, Ly Na?« Er stieß seine Worte so schnell hervor, als wäre er in höchster Eile.

»Mr. Lamatina, darf ich Ihnen Joseph Lenz vorstellen«, sagte Ly Na etwas indigniert, da sie sich durch den plötzlichen Auftritt des Sohnes ihrer Gastfamilie verunsichert fühlte.

Geschickt überspielte Edward Lamatina die Situation, indem er vorschlug: »Ich wollte Ly Na gerade für ihre Hilfe danken. Warum trinken wir nicht alle ein Glas Wein zusammen?«

»Ich danke für die Einladung, aber leider muß ich gleich zu einer Verabredung. Ich wollte Ly Na nur schnell vorher zu Hause abliefern«, sagte Joseph, dem klar war, daß es nun plötzlich noch einen Mann gab, der um Ly Nas Aufmerksamkeit warb.

»Wie schade«, meinte Edward Lamatina freundlich, doch siegesgewiß, »vielleicht das nächste Mal.«

Plötzlich fühlte sich Ly Na unwohl, denn es wurde ihr bewußt, daß sie die kommenden Stunden mit dem Filmproduzenten allein verbringen würde.

»Wollen wir gehen?« meinte Edward. Seine Worte klangen eher nach einer Aufforderung als nach einer Frage.

Ly Na nickte nur, lächelte Joseph verlegen zu und folgte Edward zum Ausgang, ohne zu wissen, wohin sie ihr Weg führen würde.

»Haben Sie Geschwister in Taiwan?« setzte Edward das Gespräch auf der Straße fort.

»Ich bin das einzige Kind meiner Eltern«, antwortete Ly Na wahrheitsgemäß.

»Das ist aber ungewöhnlich. Ich dachte immer, chinesische Familien seien riesengroß.«

Ly Na lachte. »Sie haben recht, aber meine Familie ist eine Ausnahme. Vermutlich weil die meisten von uns mehr Zeit auf das Lernen verwendet haben als auf zwischenmenschliche Dinge.«

Ihre Offenheit erstaunte sie selbst. Vielleicht lag es daran, dachte sie, daß ihr Begleiter Amerikaner war. Von ihrem Vater hatte sie gehört, daß man sich mit Menschen aus diesem Land völlig ungeniert unterhalten konnte.

»Was haben Ihre Vorfahren denn gemacht, wenn sie sich so intensiv dem Studium hingegeben haben?«

»Sie waren Mitglieder der Kaiserlichen Akademie und Hofberater.«

Edward blickte Ly Na voller Hochachtung an. Dann fragte er: »War diese Position denn vererbbar?«

»Sicherlich nicht, jeder mußte hart dafür arbeiten, um vom Kaiser auserwählt zu werden«, antwortete Ly Na mit Stolz in der Stimme.

»Sie sprechen jetzt von der Familie Ihres Vaters«, sagte Edward Lamatina noch immer voller Bewunderung.

»Nein, von der Familie meiner Mutter. Mein Vater wuchs ohne Eltern auf. Aber auch er arbeitete sehr hart, so daß er heute ein erfolgreicher Reeder ist.«

»Ich wußte gar nicht, daß ich die Ehre habe, mit der Tochter von Onassis auszugehen«, scherzte Edward und sah belustigt, wie Ly Na plötzlich errötete.

Als sie im Hotel Imperial, in dem Edward logierte, ankamen, staunte Ly Na über die Pracht, die sich schon in der Eingangshalle entfaltete. Der Kristallüster warf sein Licht auf ihr gelbes Seidenkleid, das sich vorteilhaft von dem marmornen Boden abhob und gleichzeitig mit den überall arrangierten Blumen harmonierte. Sie schlenderten zur Rezeption, und schon hatten sich sämtliche Blicke der Anwesenden auf sie gerichtet. Edward wollte eine Bemerkung dazu abgeben, doch Ly Na kam ihm zuvor und sagte: »Diese Leute schauen uns an, weil Sie ein so berühmter Filmproduzent sind.«

Edward mußte laut auflachen: »Meine Liebe, die Menschen merken sich nur die Gesichter und Namen von Schauspielern, aber niemals von denen, die ihre Arbeit überhaupt erst ermöglichen. Oder wissen Sie vielleicht, wer diesen oder jenen Film produziert hat?« Als Ly Na schwieg, fuhr Edward fort: »Sehen Sie, genauso ist es. Glauben Sie mir, niemand kümmert sich um den Produzenten. Einige wenige beschäftigen sich mit den Regisseuren, aber nur, wenn diese weltberühmt sind, doch Schauspieler kennt man, gleichgültig, ob sie gut oder schlecht sind.«

»Aber die Menschen, die hier im Hotel arbeiten, scheinen Sie alle zu kennen«, erwiderte Ly Na, nachdem sie mitbekommen hatte, wie freundlich ihr Begleiter an der Rezeption behandelt wurde.

»Das liegt aber nur daran, daß man auf der Hotelfachschule lernt, Gäste, die eine Suite gebucht haben, mit Namen anzusprechen.«

Ly Na war über diese Form der Höflichkeit ebenso erstaunt wie über den Prunk, den das Hotel außen wie innen entfaltete. Sie hatte keinerlei Erfahrung mit solchen Palästen, denn in ihrer Heimat hatte sie zwar oft mit ihren Eltern an den besten Adressen die Ferien genossen, etwa am Sun Moon Lake oder an den heißen Quellen des Berges Lü, doch einem solchen Luxus war sie bislang noch nicht begegnet.

»Wollen wir in meiner Suite etwas essen, oder bevorzugen Sie das Restaurant?«

»Ich habe keine Angst, mit Ihnen alleine zu speisen, schließlich haben Sie ja wohl meistens wunderschöne Hollywood-Schauspielerinnen um sich«, antwortete Ly Na etwas neugierig und furchtsam zugleich, doch als Edward sehr ernsthaft sagte: »Alle denken so von mir«, ließen ihre Zweifel nach. Dann fügte er noch hinzu: »Aber wenn ich mich anders verhielte, wäre die Öffentlichkeit enttäuscht, und niemand würde mir meinen Beruf abnehmen. Es ist alles ein großes Spiel.«

In seiner Suite bat er Ly Na, sich zu setzen, und überreichte ihr die Speisekarte. Nachdem sie gewählt hatte, griff er zum Telefonhörer und bestellte.

»Es ist nicht einfach, Filmproduzent zu sein,« knüpfte er an seine vorherigen Worte an, »nicht nur wegen der komplizierten Finanzierungen, sondern vor allem wegen der vielen Schauspielerinnen, die mit allen Mitteln versuchen, eine Rolle zu ergattern. Doch ich bin der Ansicht, wer genug Talent und Können besitzt, wird seinen Weg machen, ohne zu unlauteren Mitteln greifen zu müssen. Man muß aber als Mann mit einer gewissen Macht ständig gewappnet sein, nicht in eine der vielen Fallen zu tappen, die einem gestellt werden. Deshalb bin ich überglücklich, daß Sie keine Schauspielerin sind.«

Ly Na mußte unwillkürlich lächeln, und mit einem Mal kam ihr Edward gar nicht mehr wie ein bedeutender Filmproduzent vor, sondern eher wie ein Mann, der einem etwas melancholischen Philosophen glich, vor allem, als er plötzlich sagte: »Es ist leichter, die Filmträumereien Realität werden zu lassen, als die Wirklichkeit in einen Traum zu verwandeln.«

»Haben Ihre Worte etwas mit Ihrer Karriere zu tun?« wollte Ly Na wissen, doch bevor Edward antworten konnte, klopfte es an der Tür. Ein Kellner brachte auf einem silbernen Tablett heiße Schokolade und ein Sandwich für Ly Na sowie ein Glas Weißwein und geräucherten Lachs für ihren Gastgeber, der aufgestanden war, um sie mit einladender Geste an den kleinen Tisch zu bitten, der in der Mitte des Salons stand.

»Um Ihre Frage von eben zu beantworten«, sagte Edward, nachdem er einen Schluck Wein getrunken hatte, »ja, ganz gewiß. Aber um das zu verstehen, muß ich Ihnen von meinem Leben erzählen. Hoffentlich langweile ich Sie nicht.«

Ly Na verneinte und war froh, etwas mehr von dem Mann zu erfahren, dem Sie durch eine merkwürdige Laune des Schicksals nun gegenübersaß – kaum acht Monate, nachdem sie ihre Heimat verlassen hatte.

»Ich wurde in Boston geboren«, begann Edward seine Lebensgeschichte, »wo ich auch aufwuchs. Ich hätte nie gedacht, daß ich meine Heimatstadt einmal verlassen, geschweige denn, daß ich Filmproduzent werden würde. Ich studierte Philosophie mit dem Ziel, Professor zu werden.« Er nippte an seinem Glas. »Eines Tages aber, als ich zur Geburtstagsfeier meines Doktorvaters eingeladen war, begegnete mir Jenny. Es war, so kitschig es klingen mag, Liebe auf den ersten Blick. Das Fatale daran war nur, daß sie seine Frau war. Anfangs hielten wir uns an die Moral und tauschten nur Briefe aus, und wenn wir uns sahen, küßten wir uns lediglich auf die Wangen oder berührten einander zärtlich an den Händen. Doch irgendwann kam es zum Unvermeidlichen. Obwohl sie viele Jahre älter war als ich, wollte Jenny sich scheiden lassen, ich aber bestand nach wie vor auf Geheimhaltung, schließlich stand meine Promotion bevor. Doch aus beidem wurde nichts, denn eines Tages entdeckte der Professor meine Briefe an seine Frau und ließ mich durch die mündliche Prüfung fallen. Außerdem hielt er meine Arbeit über ›Die Anfänge der Philosophie bei den Griechen‹ für ungenügend.« Edward biß sich auf die Lippen, als hätte ihn die Enttäuschung jener Zeit eingeholt.

»Aber Sie hätten doch die Prüfung wiederholen können«, warf Ly Na ein.

»Nein, darin sah ich keinen Sinn mehr, denn Jenny hatte sich mittlerweile entschieden, bei ihrem Mann zu bleiben, und verließ mich. Ich war am Boden zerstört. Zu dieser Zeit starb auch noch mein Vater, der mir einige Grundstücke und diverse Firmenbeteiligungen hinterließ. Ich verkaufte fast alles, da ich plante, nach Japan zu reisen, um dort in ein buddhistisches Kloster einzutreten.«

»Sie wollten Mönch werden?« fragte Ly Na erstaunt.

»Ja, aber leider wurde auch daraus nichts.«

»Vielleicht ist das gut so. Denn ich meine, daß alles seine Zeit hat«, sagte Ly Na. »Sicher ist es nicht der rechte Zeitpunkt, Mönch zu werden, wenn man in großen Schwierigkeiten steckt. Die Tempel und die Buddhastatuen sind dafür da, den Menschen Gelegenheit zu bieten, Leben und Tod, Liebe und Schmerz sowie Werden und Vergehen besser zu verstehen, aber sicher nicht, um ihnen Schatten zu spenden, welche Probleme auch immer sie in der Gesellschaft haben mögen.«

Edward war überrascht, derart reife Gedanken aus dem Munde eines jungen taiwanesischen Mädchens zu vernehmen, doch als Ly Na sagte: »Entschuldigung, daß ich Sie unterbrochen habe, bitte erzählen Sie weiter«, fuhr er fort.

»Ein Freund aus meinen Kindheitstagen hatte von meinem Vorhaben gehört und wandte sich an mich: ›Du willst also ins Kloster gehen, Edward. Ich hoffe, du weißt, daß Mönche nichts besitzen dürfen. Wieso gibst du mir nicht dein Geld, damit ich einen Film produzieren kann?‹«

»Und so kamen Sie nach Hollywood?« fiel ihm Ly Na ins Wort.

Edward ging nicht auf ihre Frage ein, sondern erzählte weiter: »Der Film wurde sehr erfolgreich, und mein Freund gab mir mehr als das Doppelte meiner Investition zurück. Schließlich überredete er mich, ihm in das Filmgeschäft zu folgen – erst so wurde ich zu dem, der ich heute bin.«

»Eine unglaubliche Geschichte«, sagte Ly Na verblüfft, »und auch noch von Erfolg gekrönt.«

»Ich weiß nicht, ob mich der Erfolg wirklich glücklich macht«, gab Edward zurück. »Vielleicht hätte ich doch lieber Mönch werden sollen.« Er schien ganz ruhig zu sein, und auf seinem Gesicht waren weder Zeichen der Reue noch der Befriedigung zu erkennen.

Plötzlich fragte Ly Na: »Was erwarten Sie vom Leben? Was brauchen Sie, um sich wirklich glücklich zu fühlen?«

»Ich weiß es nicht. Ich weiß nur, daß ich nach etwas suche, das ich nicht kenne.« Dann sah er Ly Na mit klarem Blick an: »Und Sie? Was ist mit Ihnen? Haben Sie keine Lebensträume?«

Ly Na schwieg. Sie hielt Ihre Augen auf den Boden gerichtet, als suche sie nach der richtigen Antwort. Schließlich sagte sie: »Ich habe nur einen einzigen Traum.«

»Wollen Sie ihn mir erzählen?« Edwards Stimme klang beinahe väterlich.

»Ich möchte meine verlorene Familie wiederfinden und das, was man ihr weggenommen hat.«

»Aber Sie haben mir doch gesagt, daß Sie bei Ihren Eltern aufgewachsen sind?«

»Ich meine auch nicht meine Eltern, sondern meine Verwandten in China: Meine Großeltern und den Schwager meiner Mutter, meinen Onkel. Wir haben keinerlei Nachricht von ihnen. Wir wissen nicht einmal, ob sie noch am Leben sind.«

Da Edward schwieg, wagte es Ly Na, einen Blick auf die Uhr zu werfen, die auf dem Kaminsims stand. Auf ihre Armbanduhr zu sehen erschien ihr unhöflich. Es war bereits kurz vor Mitternacht, und da sie gewöhnt war, rechtzeitig zu Bett zu gehen, erhob sie sich und sagte: »Es ist schon sehr spät. Leider muß ich jetzt gehen, denn wenn ich Ihnen die ganze Geschichte meiner Familie erzähle, dauert das bis morgen früh.«

»Können Sie nicht noch etwas bleiben?« fragte Edward. »Ich höre Ihnen so gerne zu – nicht nur beim Klavierspielen.«

Ly Na lachte. »Nein, es geht wirklich nicht. Die Geschichte erstreckt sich über vier Generationen.«

»In Hollywood ist es üblich, daß ein Drehbuchautor dem Produzenten seine Story in ganz wenigen Worten erzählt – sonst hat er keine Chance.«

»Aber der Unterschied besteht darin, daß diese Leute Ihnen eine Geschichte verkaufen wollen, was ich ganz gewiß nicht im Sinn habe.«

»Warum nicht? Vielleicht kann man einen erfolgreichen Film daraus machen!«

»Der Sinn einer Familie besteht für uns darin, daß jedes Mitglied glücklich ist, nicht, daß es sich selbst auf einer Leinwand im Kino oder im Fernsehen wiederfindet«, antwortete Ly Na mit Bestimmtheit.

»Gut, dann bringe ich Sie jetzt nach Hause«, entschied Edward.

»Danke, das ist nicht nötig, ich kenne den Weg«, entgegnete Ly Na ebenso höflich.

»Aber Sie könnten mir noch ein bißchen von Ihrer Geschichte erzählen.«

Ly Na vermochte nicht, seine Bitte abzuschlagen, und so verließen sie das Hotel.

»Ich hätte Ihnen meinen Mantel geben müssen«, sagte Edward, als er merkte, daß Ly Na etwas fröstelte, während sie durch die Straßen gingen.

»Wir können auch ein Taxi nehmen«, schlug Ly Na vor. »Dort vorne ist ein Stand.«

Sie ließen sich auf der Rückbank eines Wagens nieder, und nachdem sie einige Meter gefahren waren, meinte Edward: »Bald werden wir getrennt sein, und wir haben uns noch nicht einmal mit Namen angesprochen.«

»Ly Na«, sagte sie leise, und ein Lächeln huschte über ihre Lippen.

»Ich muß morgen nach Paris fliegen, Ly Na«, sagte Edward.

Sie antwortete nicht, sondern dachte bei sich: Ich will nicht traurig sein. Er kam aus Amerika, also wird er auch dorthin zurückkehren. In Wien war er nur zu Gast. Doch jeder Gast muß einmal gehen. Was macht es für einen Unterschied, ob sein Ziel Frankreich oder Amerika heißt?

Edward, der spürte, daß seine Begleiterin über seine Erklärung nicht sonderlich froh war, aber ihre Gefühle zu verbergen suchte, fragte: »Wären Sie damit einverstanden, mich wiederzusehen? Dann will ich versuchen, nach Wien zurückzukehren, wenn ich mit meiner Arbeit in Paris fertig bin.«

»Und wie lange werden Sie dort bleiben?« antwortete Ly Na mit einer Gegenfrage.

»Ich weiß es nicht genau, vielleicht einen Monat, vielleicht aber auch zwei oder drei.«

»Sie können mich ja anrufen, wenn Sie wieder hier sind.« Dann bat sie den Taxifahrer anzuhalten.

»Hier wohne ich! Es ist das Haus der Eltern jenes jungen Mannes, den Sie nach Ihrem Vortrag kurz kennengelernt haben.« Als sie merkte, daß Edward nicht reagierte, fügte sie hinzu: »Bitte verstehen Sie das nicht falsch. Ich bin hier nur zu Gast.«

Edward ergriff ihre Hand und drückte sie. Dann stieg er aus und öffnete ihr die Tür.

Von seinem Fenster aus konnte Joseph, der Ly Nas Rückkehr voller Sorge abgewartet hatte, sehen, wie die Frau, die er insgeheim begehrte, von ihrem amerikanischen Begleiter innig umarmt wurde.

Mehr als zwei Wochen waren vergangen, und Ly Na hatte noch immer nichts von Edward gehört. Allmählich begann sie an seinen Worten zu zweifeln und hielt sein Benehmen für eine typische Playboy-Attitüde. Solche Männer, so dachte sie, laden häufig schöne Mädchen ein und wenn sie nicht sogleich erfolgreich sind, folgen charmante Versprechungen, die dann nicht eingehalten werden. Sie fühlte sich aber nicht gut dabei, Edward auf diese Weise beurteilen zu müssen, denn gleichzeitig sagte ihr der Verstand, daß dieser Mann doch eigentlich viel zu ernsthaft für derartige Spielchen sei. Vielleicht war er zu beschäftigt, sie anzurufen. Vielleicht hatte er ihre Telefonnummer verloren. Vielleicht ... Sie versuchte, eine Entschuldigung für sein Verhalten zu finden, doch dann überlegte sie, daß jemand, der wirklich interessiert wäre, gewiß Mittel und Wege finden würde, mit dem Menschen, an dem ihm gelegen war, in Kontakt zu treten. Aber es konnte auch sein, daß er sie schon längst vergessen hatte, weil er bei seiner Arbeit sicher von anderen Frauen umgeben war. Sie versuchte, Edward und das, was er gesagt hatte, zu vergessen. Warum sollte sie sich verrückt machen? Sie hatte ihre Aufgabe, und die bestand darin, zu studieren. In der Hochschule sagte man ihr, daß sie große Fortschritte machte – und das war schließlich das Wichtigste.

Joseph hatte sein Studium inzwischen beendet und volontierte bei der angesehenen Tageszeitung *Die Presse*, was ihn aber nicht wirklich befriedigte, denn eigentlich wollte er Fernsehjournalist werden; doch beim Österreichischen Rundfunk gab es keine Stelle für ihn. Durch seine Arbeit bot sich ihm immer seltener die Gelegenheit, Ly Na zu sehen, was er jedoch für einen Vorteil hielt, denn es war ihm klargeworden, daß ihn der Gast seiner Familie, schon wegen der räumlichen Nähe, eher wie einen Bruder ansehen mußte. Seine Tätigkeit brachte es mit sich, daß er immer öfter bedeutende Persönlichkeiten traf, die er interviewen mußte, doch meist war er von ihnen enttäuscht und begann sich zu fragen, weshalb es offenbar keinerlei persönlicher Qualitäten bedurfte, um berühmt zu werden. Diese Begegnungen waren es, die ihn noch mehr für Ly Na einnahmen, und er begann zu verstehen, warum sie, wenngleich noch Studentin, so einmalig war – was sein Verlangen nach ihr noch verstärkte. Vor seinen Eltern konnte er seine Gefühle nicht verbergen, so daß sie hofften, ihr Sohn würde eines Tages sein Glück mit Ly Na finden.

Josephs Mutter litt unter der Situation fast noch mehr als er, denn sie hatte Ly Na derart in ihr Herz geschlossen, daß sie sich nicht vorzustellen wagte, daß das Mädchen eines Tages ihr Haus wieder verlassen würde. Sie versuchte auf jede erdenkliche Art, Ly Na von den Vorzügen ihres Sohnes zu überzeugen, was sie freilich nicht offensichtlich machte, sondern nahezu unmerklich. Nicht einmal Joseph bekam etwas von der Vorgehensweise seiner Mutter mit, die jedesmal, wenn Edward aus Paris anrief, Ly Na verleugnete. Einmal war sie einfach nicht zu Hause, ein anderes Mal gerade in der Hochschule, ein drittes Mal soeben fortgegangen. Dieses Manöver zog sich über Wochen hin, doch Annemarie Lenz hatte kein schlechtes Gefühl dabei, im Gegenteil, sie wußte, was sie tat, geschah aus Liebe zu ihrem Sohn.

In Paris war das Wetter nicht weniger kalt geworden als in Wien. Edward war gezwungen, sich ausschließlich um seinen Film zu kümmern, dennoch oder gerade deshalb war es ihm unmöglich, nicht an Ly Na zu denken. Sie war in seinen Gedanken ebenso präsent wie in seinen Handlungen, da ihn bei allem, was er unternahm, die Hoffnung nicht losließ, das schöne Mädchen, dessen Anmut und für eine Asiatin untypische Direktheit er gleichermaßen bewunderte, eines Tages an seiner Seite zu wissen. Weil er sie aber telefonisch offenbar nicht erreichen konnte, blühte auch seine Phantasie, und er fragte sich, ob sie sich vielleicht bewußt verleugnen ließ. Möglicherweise war er schon zu alt für sie, oder sie hatten zu wenig Zeit miteinander verbracht, als daß er hätte erwarten können, sie würde seine Rückkehr herbeisehnen. Je mehr er versuchte, seinen Vorstellungen mit Logik entgegenzutreten, um so mehr Verwirrung erzeugte er bei sich selbst.

Eines Abends traf er seinen Freund aus Kindheitstagen und Co-Produzenten Carlo Priori im traditionsreichen Lokal *La Coupole*, in dem schon Picasso und andere große Männer gespeist hatten.

»Irgend etwas stimmt nicht mit dir«, meinte Carlo besorgt, »du scheinst mir nicht ganz anwesend zu sein.«

Edward antwortete nicht, sondern trank lustlos einen Schluck Chardonnay und aß ein wenig von der Gänseleberpastete.

»Ich habe dir die Möglichkeit gegeben, in diesem Geschäft äußerst erfolgreich zu sein«, redete Carlo weiter, »doch wenn du weiterhin so unkonzentriert bist, ist es bald mit dem Erfolg vorbei. Vergiß bitte nicht, daß Amerika nicht unsere wirkliche Heimat ist, daß dieses Land aber allen Menschen große Möglichkeiten bietet. Besonders wir mit unseren italienischen Wurzeln, unserer lockeren Lebensweise, unserer kreativen Phantasie und unserer Flexibilität, was das Lösen von Problemen angeht, haben gewaltige Chancen, und unser Erfolg wird noch größer werden, als er es ohnedies schon ist.« Carlo nahm einen Schluck aus seinem Glas und blickte Edward in die Augen.

»Entschuldige mein Verhalten«, sagte Edward mit einem Mal und sah Carlo etwas verstört an.

»Warum erzählst du mir nicht einfach, was dich so bedrückt?«

»Ich wünschte, ich könnte es, aber ich weiß nicht einmal, womit ich beginnen sollte.«

»Madonna! Ich fürchte, du bist verliebt!«

»Vielleicht hast du recht«, entgegnete Edward.

»Die Liebe ist das schönste Ereignis im Leben. Warum bist du denn so ängstlich? Du bist doch kein Schuljunge mehr, dessen Gefühle zum ersten Mal erwachen.«

»Meine nicht, aber ihre«, sagte Edward leise.

»Madonna, wie alt ist denn diese Freundin?«

»Sie ist noch nicht meine Freundin, und ich habe sie auch erst ein Mal getroffen.«

»Und schon willst du aufgeben?«

»Natürlich nicht, ich versuche ja ständig, sie in Wien anzurufen, aber ich erreiche sie nie.« Dann erzählte Edward, was sich einige Wochen zuvor zugetragen hatte.

»Und jetzt benimmst du dich wie John Wayne, der sich von seiner Liebe verabschiedet und einsam dem Sonnenuntergang entgegenreitet! Edward, wir sind doch nicht in einem Western!«

»Aber was soll ich denn machen?«

»Nimm den nächsten Flug nach Wien, anstatt auf deinem Pferd herumzusitzen.«

»Und was wird aus meiner Arbeit?«

»Keine Sorge, darum kümmere ich mich schon«, antwortete Carlo mit väterlicher Stimme und ergänzte lachend: »Deine

Arbeit kannst du deinem besten Freund überlassen, die Frau, die du liebst, aber nicht.« Dann zündete er sich eine Zigarre an.

Edward fühlte, wie mit einem Mal die Sorgen von ihm abfielen, und er machte sich auch keine Gedanken mehr wegen seiner Arbeit. Carlo und er hatten mit ihrem letzten Film *Fly over the sky* einen großen Erfolg verzeichnet, so daß sie sogleich nachlegen mußten, denn auch im Filmgeschäft galt, daß man das Eisen schmieden mußte, solange es heiß war. Doch anstatt eine Fortsetzung zu drehen, hatten sie sich für einen eher künstlerischen Film mit dem Titel *Montparnass* entschieden, weswegen sie sich nun in Paris aufhielten. Edward war seinem Freund unendlich dankbar, und er wunderte sich, daß Carlo sich so verständnisvoll zeigte, denn er hatte nicht vergessen, wie er ihm einmal gesagt hatte: »Jede Arbeit, die mit Liebe getan wird, wird auch erfolgreich sein. Doch wenn die Arbeit von Liebeskummer beeinflußt wird, entsteht nur Chaos. Du mußt dich also entscheiden: für die Arbeit oder für die Liebe.«

Kapitel 16

Als der Schnee die Dächer Wiens mit silberweißem Glanz überzog, verzauberte er die Donaumetropole nicht nur, indem er die Konturen kontrastreicher erscheinen ließ, sondern er vermochte es auch, den Lärm zu dämpfen, als hätte er auf die Straßen und Plätze Wattebäusche gelegt. Da das Weihnachtsfest bevorstand, war die Stadt doppelt so voll von Menschen wie sonst, denn ein jeder suchte nach Geschenken für den Heiligabend.

Auch Edward Lamatina lief durch die Stadt – auf der Suche

nach einem Ring für Ly Na. Er wußte, daß er sich mit seinem Geschenk vielleicht lächerlich machte, schließlich hatte er das Mädchen bisher nur einige Stunden lang gesehen, doch er wollte sich durch sein Handeln selbst ermutigen. Gleichzeitig aber mußte er bedenken, daß Ly Na sein Geschenk vielleicht zurückweisen würde, schließlich hatte sie auf seine Telefonanrufe auch nicht geantwortet.

In dem Haus, in dem Ly Na wohnte, war Annemarie Lenz dabei, den Weihnachtsbaum zu schmücken. Dieses Jahr hatte sie eine besonders schöne Tanne gefunden, die sie nun mit Strohsternen, silbernem Lametta und goldenen Engeln behängte. Sie hoffte inständig, daß die Schutzgeister ihrer Familie Glück bringen würden. Da sie eine sehr gläubige Frau war, hatte sie schon tags zuvor in der Ruprechtskirche gebeichtet, wie oft sie am Telefon gelogen hatte. Der Priester war jedoch der Ansicht gewesen, daß ihr Verhalten eine läßliche Sünde sei, da der Zweck, ihren Gast nicht einem fremden Mann ausliefern zu wollen, ja im Vordergrund gestanden habe, was eindeutig von ihrer guten Absicht zeuge. Trotz ihres nunmehr reinen Gewissens hoffte Frau Lenz, daß dieser aufdringliche Amerikaner nicht mehr anrufen würde.

Je näher der Heilige Abend rückte, um so aufgeregter wurde Joseph, da er diesen Tag dafür auserkoren hatte, Ly Na seine Liebe zu gestehen. Er fühlte sich dazu durchaus in der Lage, denn er hatte endlich die Stelle beim Österreichischen Rundfunk, Abteilung Fernsehen, bekommen, und er wußte, daß er begabt genug war, seiner künftigen Frau ein gesichertes Leben zu bieten. Obwohl sie unter dem selben Dach lebten, hatte er Ly Na in den letzten Wochen kaum gesehen, da sie sich auf ihr erstes Examen vorbereitete und er selbst seiner Arbeit wegen meist auf Reisen war. Bei seiner Mutter hatte er sich immer wieder erkundigt, ob Ly Na irgendwelche Einladungen angenommen habe, und als seine Frage verneint wurde, hielt er es durchaus für möglich, daß sie ihm zuliebe so häuslich geworden war. Er hegte die Vorstellung, daß wahre Liebe nur dann entstehen könne, wenn das gegenseitige Verlangen nicht sofort erfüllt würde. Deshalb hätte er auch durchaus nichts dagegen gehabt, wenn Ly Na schon über einige Erfahrungen verfügt hätte. Diese Auffassung hatte er von seiner älteren, mittlerweile verheirateten Schwester übernommen, die ihm einmal gesagt hatte: »Bei Frauen gleicht die Suche nach einem Ehemann dem Kauf von Schuhen.« Als Joseph sich über diesen Vergleich aufgeregt hatte, klärte sie ihn weiter auf: »Die meisten kaufen fast nie das Paar, das sie als erstes im Schaufenster gesehen haben, sondern jenes, welches ihnen, nachdem sie in viele Schaufenster geblickt haben, am besten gefällt.«

»Aber wie kann eine solche Frau sicher sein, daß sie auch die wirklich besten Schuhe gefunden hat?«

»Es heißt nicht, daß sie die besten Schuhe finden wollte, es genügen ihr die richtigen, die passenden!«

»Aber sind die passenden nicht auch die besten?«

»Keineswegs. Denn die besten müssen nicht unbedingt passen, wohingegen die passenden sich nicht immer als die besten erweisen. Außerdem muß die Frau jetzt darauf achten, daß alles andere an ihr ebenfalls zu den Schuhen paßt.«

»Das ist ja absurd. Gerade das Gegenteil sollte der Fall sein.«

»Vielleicht. Aber es ist eben so. Und ich verrate dir noch ein Geheimnis: Niemand sollte Schuhe wegwerfen, weil man noch nicht so gut darin gehen kann und sich womöglich einige Blasen holt. Aber irgendwann sind sie eingelaufen, und man kann sich täglich an ihnen erfreuen.«

Es bedurfte einiger Zeit, bis Joseph die Theorie seiner Schwester verstanden hatte, und obgleich sie ihm nicht gefiel, wollte er sie praktizieren, schon um Ly Na zu zeigen, daß er ihr ein verläßlicher und guter Ehemann sein würde. Er hoffte nur, daß sie seinen besonderen Charakter auch erkennen und schätzen würde, denn er wollte sie nicht zu einer Entscheidung drängen. Er hielt es für das beste, ihr genügend Freiheit zuzugestehen und sich geduldig zu zeigen, um gerade dadurch ihr Herz zu erobern.

Es waren die Erinnerungen an ihre Kindheit, die Ly Na einholten, während sie über den Weihnachtsmarkt ging und die verschiedenartigsten Bilder und Gerüche in sich aufnahm: Menschen, die sich zwischen den Ständen hin und her schoben, als müßten sie alles, was dort feilgeboten würde, zu sehen bekommen; Menschen, die Glühwein tranken und Plätzchen aßen; Eltern, die sich mit ihren Kindern durch die Budengassen drückten, um alles, was funkelte, zu bestaunen. Nichts anderes hatte sie in Taiwan bei den Straßenhändlern und den Betreibern von Garküchen erlebt – nur daß die Waren und die Düfte unterschiedlich waren. Ly Na begriff, daß offenbar alle Menschen das Bedürfnis nach Gemeinschaft hatten und daß sie dieses am liebsten an hohen Festtagen wie Weihnachten oder dem Neujahrsabend zum Ausdruck brachten. Ob in Asien oder in Europa – der Wunsch, mit anderen, seien es nun Familienmitglieder oder Freunde, zusammenzusein, schien überall derselbe zu sein. Ihr fiel wieder der Brief ein, den sie am Morgen erhalten, den sie aber bisher nur überflogen hatte. Sie suchte sich eine Bank, auf der sie ungestört war, holte den Umschlag aus ihrer Tasche und begann zu lesen.

Mein liebes Kind,

seit Du von zu Hause fort bist, hat niemand mehr auf Deinem Flügel gespielt, doch ich staube ihn jeden Tag ab und poliere ihn, um sicherzugehen, daß er auch in Ordnung ist und so gut wie neu, wenn Du eines Tages wieder heimkommst. Allmählich gewöhne ich mich an die Einsamkeit, die sich hier nach Deiner Abreise eingestellt hat.

Seit Deng Xiaoping rehabilitiert wurde, verbessert sich die Situation in China täglich, wie man hört. Ich freue mich darüber, denn es erscheint mir wie ein Himmelsgeschenk. Das Land hat so viele Schrecknisse hinter sich, Katastrophen, sowohl von der Natur als auch von den Menschen verursacht; doch diejenigen, für welche die Menschen verantwortlich sind, sind schlimmer als alles, was die Natur anzurichten vermag. Deng Xiaoping düngt jetzt die Saat, die das chinesische Volk in der Vergangenheit ausgestreut hat, und ich hoffe von ganzem Herzen, daß unsere beiden Nationen der Welt endlich zeigen können, was sie an Gutem zu tun vermögen. Du erinnerst Dich doch an das fürchterliche Erdbeben in Tang Shan. Die ganze Stadt war damals dem Erdboden gleichgemacht worden. Aber jetzt haben die Menschen sie wieder aufgebaut, weil sie begriffen haben, daß nur der Zusammenhalt aller in der Lage ist, Großes zu bewirken. Leider weiß ich nicht, wie lange es dauern wird, bis unsere Familie wieder vereint ist, doch wo Leben ist, da ist auch Hoffnung.

Es scheint mir, als würde sich die chinesische Politik immer mehr dem Westen öffnen. Aber nach wie vor haben viele Menschen, die wie ich vor langer Zeit vom Festland nach Taiwan flohen, denselben Traum: unsere Geburtsstadt noch einmal sehen zu dürfen, bevor wir sterben. Immer noch nicht dürfen wir nach China reisen, und man kann nur hoffen, daß unser

Wunsch nicht nur ein Traum bleibt, den wir in unseren Herzen verschließen müssen.

Bald wird Weihnachten sein, das ja auch bei uns gefeiert wird – wenn auch nicht aus religiösen Gründen –, und ich freue mich für Dich, daß Du endlich die Möglichkeit hast, zu erleben, wie der Schnee auf Wien fällt und wie die Kirchenglocken läuten – so wie wir es uns zu Hause gemeinsam vorgestellt haben. Die Geschenke, die wir an die Familie Lenz geschickt haben, sollten eigentlich schon eingetroffen sein. Das eine ist der beste Woo-Long-Tee, den man hier erhalten kann – bitte erkläre Frau Lenz, wie man ihn korrekt zubereitet. Die Ananasplätzchen sind für Dich – viel lieber hätte ich Dir aber Dim Sums geschickt, doch Du weißt ja, daß das leider nicht möglich ist. Dein Vater schickt Dir all seine Liebe, genauso wie ich.

Frohe Weihnachten!

Mama

Auch wenn Ly Na nicht leicht zum Weinen zu bringen war, wurden ihre Augen während der Lektüre des Briefes feucht; aber es war nicht Heimweh, was diesen Gemütsausbruch bei ihr hervorrief, sondern vielmehr die Tatsache, daß besonders an Weihnachten alle danach strebten, mit ihrer Familie das Fest der Liebe zu begehen. Es wäre auch ihr größter Wunsch gewesen, doch Ly Na hatte begriffen, daß sie lernen mußte, ohne ihre Familie auszukommen, und daß sie darüber auch keinen Schmerz empfinden sollte. Schließlich war das Leben selbst ein Kreislauf der Einsamkeit: Allein wurde man in diese Welt geboren, allein hatte man sie wieder zu verlassen. Die Freuden der Familie währten nur für kurze Zeit – vielleicht war das der Grund, warum man sie so wertschätzte. Nun aber hatte Ly Na nur einen Wunsch: so schnell wie möglich nach Hause zu laufen, um das Paket aus Taiwan zu öffnen. Seltsam, dachte sie, wie viele unterschiedliche Bedeutungen die Worte »Haus« und »Heimat« doch haben konnten.

Da das Eingangsportal der Hochschule für Musik fest verschlossen war, wußte Edward, daß er Ly Na hier nicht finden würde. Offenbar hatten die Semesterferien schon begonnen. Er hoffte nur, daß sie über die Weihnachtsfeiertage nicht weggefahren war. Bei ihrer Gastfamilie anzurufen schien ihm nach den bisherigen Erfahrungen keine gute Idee zu sein, also blieb ihm nur die Möglichkeit, ihr zu schreiben. Er besorgte sich eine Briefkarte und schrieb:

Ly Na, Sie müssen mir nicht erklären, weshalb Sie mich telefonisch nicht sprechen wollten, doch ich bin wieder in Wien und würde mich freuen, Sie zu treffen. Bitte rufen Sie mich doch im Hotel Imperial an. Ich bitte Sie auch, mich nicht länger im unklaren zu lassen. Egal, wie sie ausfallen wird – ich erhoffe Ihre Antwort.

Edward Lamatina

Kaum hatte er die Karte per Expreß abgesandt, fühlte er sich ruhiger. Er schlenderte zu seinem Hotel zurück, um dort auf Ly Nas Anruf zu warten. Natürlich wußte er, daß Warten keine besonders außergewöhnliche Tat war – verglichen mit dem, was sich in Hollywood-Filmen abspielte, doch was hätte er anderes tun sollen? So saß er also in seiner Suite und starrte auf das Telefon, als wollte er es beschwören, endlich zu läuten. Es hatte wieder zu schneien begonnen, und der Schnee glitzerte wie der Turmalinring, den Edward aus der dunkelblauen Samtschachtel genommen hatte, um sich vorzustellen, wie er ihn Ly Na anstecken würde.

»Ist Post für mich da?« rief Ly Na, während sie in das Haus stürmte und sich gleichzeitig ihres Hutes und ihres Mantels entledigte. Da ihr niemand antwortete, lief sie in die Küche, wo sie auf Annemarie stieß, die dabei war, Plätzchen zu backen.

»Ja, es ist ein Paket für dich gekommen, aus Taiwan«, erwiderte Annemarie. »Ich habe es dir auf dein Zimmer gelegt.« Daß vor einigen Stunden ein Expreßbote die Karte des amerikanischen Filmproduzenten gebracht hatte, verschwieg sie. Ihr Verhalten überraschte sie selbst, aber sie hatte ja sogar das Einverständnis der Kirche, und außerdem war es ohnedies zu spät, irgend etwas zu ändern. Jede Mutter der Welt hätte wohl dasselbe getan, wenn es um das Glück ihres Kindes gegangen wäre. Und Joseph und Ly Na gehörten zusammen, dessen war sie sich mittlerweile sicherer als je zuvor.

Während Ly Na die Weihnachtsgeschenke für ihre Gastgeber verpackte, überkamen sie Zweifel, ob sie Joseph tatsächlich nur als großen Bruder ansah oder ob sie nicht doch eine gewisse Zuneigung ihm gegenüber entwickelt hatte. Gleichzeitig aber dachte sie an Edward Lamatina, der ihr versprochen hatte, zurückzukehren, aber ganz augenscheinlich sein Wort nicht gehalten hatte.

Es war der 24. Dezember, und der große Weihnachtsbaum im Wohnzimmer der Familie Lenz stand prächtig dekoriert da und wartete darauf, daß seine Kerzen am Abend angezündet würden. Zuerst aber würde die Familie das Abendessen zu sich nehmen, dann die Geschenke auspacken, und schließlich würde man zur Mitternachtsmesse in die Kirche gehen, wie es schon seit jeher Brauch war.

Bereits am Morgen hatte es zu schneien aufgehört, und die Sonne schickte ihre Strahlen auf die schneebedeckten Rasenflächen.

»Schau nur, wie märchenhaft alles aussieht«, sagte Joseph beim Frühstück voller Begeisterung. »Wir sollten zum Skilaufen gehen, auf die Rax, von dort sieht die Welt so wunderbar aus. Man erblickt sie da mit ganz anderen Augen, Ly Na.«

»Aber ich kann nicht Skilaufen. In Taiwan gibt es keinen Schnee«, meinte Ly Na etwas traurig, denn sie konnte sich durchaus vorstellen, wie schön es sein mußte, auf weichem Schnee einen Berg hinunterzugleiten.

»Man kann alles lernen«, ermutigte Professor Lenz die junge Frau, in der er mittlerweile ebenfalls mehr als nur einen Gast sah.

»Nein, nein«, antwortete Ly Na widerstrebend, »ich werde doch keinen Beinbruch riskieren, und schließlich kann man sich auch die Hand oder einen Finger brechen. Wie sollte ich dann mein Klavierspiel perfektionieren können?«

Joseph wollte sie beruhigen: »Natürlich mußt du nicht Skilaufen, wenn du nicht möchtest, aber ich würde gerne auch die Aussicht mit dir genießen. Dort oben wird man eins mit der Natur und spürt plötzlich, wie unbedeutend alles ist, was man an Sorgen mit sich herumschleppt.«

Ly Na blickte Joseph an und stellte fest, daß er in den vergangenen Monaten sehr gereift war.

»Warum fahrt ihr nicht ein paar Tage einfach weg«, schlug Josephs Mutter vor. »Im Moment habt ihr doch beide keinerlei Verpflichtungen.«

Plötzlich klingelte es an der Tür. »Wahrscheinlich ein Nachbar mit einem Weihnachtsgeschenk«, brummte Professor Lenz und begab sich zum Eingang.

»Guten Tag, bitte entschuldigen Sie, ich würde gerne Ly Na sprechen. Ist sie hier?«

Ly Na hörte, wie Professor Lenz nach ihr rief. Als sie kam

und sah, wer da geläutet hatte, reagierte sie mit einer Mischung aus Entsetzen und freudiger Überraschung. Es dauerte einige Augenblicke, bis sie ihre Sprache wiedergefunden hatte, dann sagte sie: »Jetzt tauchen Sie ganz unerwartet auf und tragen nicht einmal ein Weihnachtsmannkostüm!«

Auf eine solche Begrüßung war Edward nicht gefaßt, weshalb ihm auch keine passenden Antwort einfiel.

»Möchten Sie nicht hereinkommen?«

»Liebend gerne, aber leider habe ich keine Zeit. Ich wollte nur vorbeikommen, um mich zu verabschieden, bevor ich wieder nach Los Angeles reise.«

»Haben Sie Ihre Arbeit in Paris schon beendet?«

Edward meinte eine leise Enttäuschung in Ly Nas Stimme zu vernehmen. »Nein, ich habe alles liegengelassen, um Sie wiederzusehen.«

Ly Na wurde rot, und da sie es selbst bemerkte, richtete sie ihren Blick auf den Boden.

»Warum gehen wir nicht irgendwohin, wo wir uns besser unterhalten können«, schlug Edward vor.

»Können Sie kurz warten?« fragte Ly Na und lief, ohne Edwards Antwort abzuwarten, zurück ins Haus, holte sich Hut und Mantel und erklärte der überraschten Familie Lenz, daß sie sich entschuldige, aber das Frühstück nicht beenden könne, da sie überraschenden Besuch erhalten habe.

Joseph war genauso schockiert wie seine Mutter, als er sah, mit wem Ly Na fortging. Annemarie hingegen fürchtete, daß ihre Ausreden am Telefon nunmehr aufgedeckt werden würden. Einzig Professor Lenz blieb gelassen und sagte mit ruhiger Stimme: »Sie kann machen, was sie will. Schließlich ist sie unser Gast, nicht unser Besitz.«

»Warum wollten Sie mich nicht sprechen? Habe ich etwas falsch gemacht?«

Edwards Fragen verunsicherten Ly Na. »Haben Sie mich denn angerufen?«

»Nahezu jeden Tag, aber Ihre Gastgeberin teilte mir stets mit, Sie wären nicht zu Hause. Daraus habe ich natürlich meine Schlüsse gezogen. Aber irgendwie konnte ich es nicht glauben. Also flog ich her, um mich selbst zu überzeugen.«

Ly Na konnte es kaum fassen, daß Annemarie Lenz solch ein falsches Spiel gespielt hatte. Vielleicht war es ja Joseph gewesen, der sie dazu angestiftet hatte, doch war er zu einer so abstoßenden Handlung überhaupt fähig?

Edwards Gedanken wanderten in die gleiche Richtung, aber sein Taktgefühl verbot ihm, ein Urteil über jemanden zu fällen, den er gar nicht kannte. Eines jedoch wußte er sicher: Er hatte einen Rivalen.

Im Restaurant des Hotels Imperial waren Edward und Ly Na die einzigen Gäste.

»Es ist so still hier«, sagte Ly Na, als sie zum Tisch zurückkehrte, nachdem sie ihre Gastfamilie telefonisch informiert hatte, daß sie nicht zum Mittagessen kommen würde. Professor Lenz hatte zwar versucht, sie umzustimmen, jedoch ohne Erfolg. Zu tief saß Ly Nas Enttäuschung über die Telefonate, die man ihr verschwiegen hatte, und zu groß war gleichzeitig die Freude, Edward wiederzusehen.

»Es ist so still hier, weil die meisten Leute zu Hause sind, um mit ihrer Familie das Weihnachtsfest vorzubereiten«, erklärte Edward.

»Sind Sie nicht traurig, daß Sie heute nicht bei Ihrem Bruder sind?« suchte Ly Na seine Gefühle zu erkunden.

»Wenn meine Mutter noch am Leben wäre, dann würde ich

es mir nicht verzeihen, Weihnachten ohne sie zu verbringen; aber mit meinem Bruder ist das etwas anderes. Er ist glücklich verheiratet und hat drei Kinder. Natürlich lädt er mich jedes Jahr ein, aber ich werde das Gefühl nicht los, daß er es eher aus Pflicht und nicht aus wirklicher Liebe macht.«

»Kommen Sie nicht gut mit ihm aus?«

»Doch, wir mögen einander sehr, und meine Neffen verehren mich geradezu. Sie halten mich für den Schlüssel zu ihrer Zukunft.«

»Und werden Sie ihnen helfen?«

»Ich habe nichts dagegen, mit Verwandten Geschäfte zu machen – vorausgesetzt, sie sind die richtigen Partner.«

»Wissen Sie, welcher Regel man in einem solchen Fall folgen sollte?«

»Welcher?«

»Einer, die von Konfuzius stammt.«

Edward lachte. »Ich frage mich, welchen Einfluß die Chinesen auf dieser Welt hätten ohne ihren Konfuzius!« Dann wurde er wieder ernst und sagte: »Meine Ohren sind geputzt. Was also sagte der große Meister?«

Nun war es Ly Na, die über Edwards Versuch, die chinesische Höflichkeit zu imitieren, lachen mußte. Doch nun sagte sie, ebenfalls wieder ernst geworden: »Weise einen guten Rat von einem schlechten Menschen nicht zurück. Und nimm keinen schlechten Rat von einem guten Menschen an.«

Bevor sie weitersprechen konnten, trugen die Kellner das Essen auf, und während Edward für einen Augenblick schwieg, empfand Ly Na den Unterschied zwischen ihrem Begleiter und Joseph ganz deutlich. Natürlich schätzte sie die lockere Atmosphäre im Hause seiner Eltern und auch die Gespräche mit ihm, aber Edward war ein vollendeter Gentleman, und er hatte wegen seines Berufs viel Welterfahrung. Außerdem fragte sich Ly Na, wie sie je wieder zu Joseph Vertrauen fassen könnte, nach all dem, was er offensichtlich gegen sie unternommen hatte.

»Jetzt erzählen Sie mir aber die Geschichte Ihrer Familie«, forderte Edward. »Schließlich haben wir nun genügend Zeit.«

»Die gesamte Geschichte, vier Generationen lang?«

»Ich bitte darum.«

Ly Na versuchte ihre Gedanken zu ordnen, um ihre Erzählung so kurz wie möglich zu machen, ohne dabei auf wesentliche Aspekte zu verzichten. Doch es gelang ihr nicht, sich zu konzentrieren, denn immer wieder wurde sie von den Ritualen rund um das Essen gestört. Zuerst erschien der Chefkoch, um mit Pomp über die wenigen Scheiben Entenbrust etwas Alkohol zu träufeln und ihn anschließend in Flammen aufgehen zu lassen. Dann brachten zwei Kellner einen Servierwagen, um einige gekochte Karotten und Zucchini als Beilage zu offerieren. In diesem Augenblick sehnte sich Ly Na nach den unkomplizierten herzhaften Garküchen ihrer Heimat, fühlte sich aber sogleich undankbar, denn in der Speisekarte hatte sie zuvor den exotischen Preis des *Menue Imperial* entdeckt. Also begann sie mit ihrer Erzählung, die, je länger sie andauerte, Edward immer mehr in Staunen versetzte. Als er hörte, auf welch grausame Weise Ly Nas Tante von den Roten Garden ermordet worden war, schämte er sich seiner Tränen nicht, die er nicht unterdrücken konnte. Was ihn aber am meisten überraschte, war die Verbindung Ly Nas zu Päonienland. »Ich habe darüber in der Zeitung gelesen«, sagte er, »als Präsident Nixon 1972 China besuchte.«

»Und haben Sie auch das Bett gesehen – vielleicht im Fernsehen?«

»Nein, daran würde ich mich erinnern, aber ich sehe noch das Bild vor mir, wie sich Mao und Nixon die Hand reichten.« Dann fragte er weiter: »Jetzt müssen Sie mir noch erzählen, wie Ihre Mutter es schaffte, nach Taiwan zu fliehen.«

Ly Na berichtete wahrheitsgemäß alles, was sie von Amy über die damalige Zeit gehört hatte: Wie ihre Mutter nach Hongkong gekommen war, wie ihr Pater Salvatore geholfen hatte, wie ihre Mutter George kennengelernt und geheiratet hatte.

»Eigentlich hätten Sie katholisch werden müssen nach dem, was der Priester alles für Ihre Familie getan hat«, sagte Edward.

»Man verändert seine Religion nicht, nur weil man jemandem dankbar sein muß«, meinte Ly Na lächelnd. »Genausowenig sollte man versuchen, die Überzeugung eines Menschen mit Geld zu erkaufen.« Sie hielt inne und überlegte kurz. »Es sei denn, man ist Politiker. Doch, was immer diese Herren kaufen mögen, lange hält es gewiß nicht!«

»Wie reagierten die Taiwanesen eigentlich auf den Tod von Chiang Kai-shek?«

Edwards Frage weckte eine lange verloren geglaubte Erinnerung in Ly Na, und sie sah sich plötzlich wieder als Schulmädchen bei der morgendlichen Flaggenzeremonie …

Dieses Mal war alles anders. Eine seltsame Stille lag über dem Schulhof, als Ly Na eintraf. Kein Lehrer, kein Direktor, niemand war da, der die gewohnte Morgenansprache gehalten hätte. Ein sonderbares Gefühl überkam sie, als sie sich an die anderen Kinder wandte, um zu erfahren, was geschehen sei. Die Hitze lag schon über dem Gelände, doch noch keiner der Schüler war ohnmächtig geworden, was sonst gelegentlich passierte. Wem dies widerfuhr, der wurde sogleich in ein Schulzimmer getragen, das als Sanitätsstation fungierte und in dem eine alte Krankenschwester das Regiment führte.

Während die Schüler unschlüssig herumstanden, ohne zu wissen, was zu tun war, ertönte plötzlich die Stimme des Direktors durch einen zentralen Lautsprecher: »Schüler und alle, die lernen wollen! Heute müssen die Übungen leider ausfallen, denn ich habe euch mitzuteilen ...,« hier stockte die Stimme, »... daß unser Präsident Chiang Kai-shek gestorben ist.«

Mit einem Mal breitete sich eine unheimliche Stille über dem Platz aus, bis vereinzeltes Weinen zu hören war, das sich jedoch bald in vielstimmiges Klagen wandelte.

»Wir bitten nun alle Schüler, sich zum Sportplatz zu begeben, wo sie die Trauerbinde erhalten werden«, ertönte es weiter aus dem Lautsprecher.

Als man sich dort eingefunden und in Reih und Glied aufgestellt hatte, hißten zwei Lehrer die Fahne Taiwans auf Halbmast, doch der rote Stoff, in dessen linker oberen Ecke eine weiße Sonne auf blauem Hintergrund leuchtete, hing schlaff von der Stange, als wollte der Wind nicht länger den Stolz des Inselstaates verkünden.

Nachdem alle die Binde als Zeichen der kollektiven Trauer angelegt hatten, begann das Weinen und Wehklagen erneut, und die Kinder dachten an jene Worte, die in ihren Schulbüchern standen: *Chiang Kai-shek ist der große Führer Chinas.*

Ly Na aber erinnerte sich der Worte ihrer Mutter, die einmal zu ihr gesagt hatte: »Wenn eine bedeutende Persönlichkeit gestorben ist, werden seine Worte mit einem Mal unsterblich und seine Fehler ganz schnell vergessen.«

Bald darauf wurde Yien Gia Gan Präsident, doch die Bürger

ahnten, daß er es nicht lange bleiben würde, da die Partei mit Sicherheit einen der Söhne Chiang Kai-sheks zu seinem Nachfolger bestimmen würde. In der Tat wurde drei Jahre später Chiang Ging Guo, der älteste Sohn Chiang Kai-sheks, Präsident der Insel. Obwohl auch er vom Festland gekommen war, schätzten ihn die Bewohner sogar wesentlich mehr als seinen Vater, denn seit seiner Jugend hatte er mit ihnen am Aufbau des Landes gearbeitet, und zwar nicht vom Parteibüro aus, sondern als Feldarbeiter, Bergmann, Fischer und Eisenbahner.

Merkwürdig, dachte Ly Na, da sitze ich in einem Luxushotel und spreche über meine Vergangenheit, als wäre sie weit, weit weg von mir. Aber vielleicht ist sie das ja auch.

Edward fühlte sich immer mehr von Ly Nas Aussehen und ihrer Stimme angezogen, da sich das, was in ihr vorging, auf ihrem Gesicht widerspiegelte und seinen vermittelnden Ausdruck im Klang ihrer Worte fand. Mit der richtigen Ausbildung könnte sie eine perfekte Schauspielerin werden, dachte er und begann ihr Talent zu prüfen. In Ly Na vereinigten sich die Abstammung von einer alten, reichen Kultur und das liebevolle Wesen einer strahlenden weiblichen Seele – und genau diese Kombination war es, von der Edward dachte, daß sie nicht nur auf ihn, sondern auch auf ein großen Publikum wirken würde.

»Was empfanden Sie«, kam Edward wieder auf das Thema Politik zurück, »als die diplomatischen Beziehungen zwischen Amerika und Taiwan 1979 abgebrochen wurden?«

»›Es kann nicht zwei China geben!‹, lautete der Slogan des Festlands. Und danach richtete sich auch die Außenpolitik. Für uns war klar, daß an dem Tag, an dem Amerika die Trennung anerkennen würde, wir nicht länger auf den Schutz der USA hoffen konnten.«

»Das tut mir leid«, meinte Edward, als wollte er sich für sein Heimatland entschuldigen.

»Es muß Ihnen nicht leid tun. Die Situation entwickelte sich eben auf diese Weise. Es war, als wäre eine Melone in zwei ungleiche Hälften geteilt worden, und man hätte es Amerika überlassen, sich eine von beiden zu greifen.«

»Jeder hätte nach der größeren Hälfte gegriffen.«

»Ja, und wir waren sogar darauf vorbereitet. Chiang Gin Guo war noch nicht zum Präsidenten gewählt worden, da hatte er schon verkündet, daß das Land ›Zehn große Bauvorhaben‹ ausführen würde – und zwar ohne finanzielle Unterstützung des Auslands. Wir wollten zeigen, daß wir auch ohne fremde Hilfe in der Lage waren, ein fortschrittliches, modernes Land zu sein.«

»Ich war bei der Eröffnung des Chiang Kai-shek International Airports dabei. Auch dieses Projekt gehörte zu den ›Zehn großen Bauvorhaben‹.«

Je länger Ly Na mit Edward sprach, um so mehr erstaunte sie sein Wissen über ihre Heimat. Es kam nicht allzu oft vor, daß jemand überhaupt von der Existenz Taiwans wußte, denn meist wurde es mit Thailand verwechselt. Plötzlich fiel ihr auf, daß sein Haar für jemandem aus dem Westen viel zu dunkel war.

»Sie sehen gar nicht wie ein typischer Amerikaner aus«, stellte sie fest.

»Und Sie nicht wie eine typische Chinesin«, gab er zurück.

»Ich bin auch keine reine Chinesin.«

»Und ich kein reiner Amerikaner. Meine Vorfahren stammen aus Italien.«

Dann hielt er einen Augenblick inne. Schließlich sprach er mit fordernder Stimme weiter: »Ly Na, komm mit mir nach Amerika.«

Seine Augen blickten dabei so ernsthaft, daß Ly Na wußte, er würde sich keinen Scherz mit ihr erlauben. Als sie aber nicht sogleich antwortete, zeigte Edward sein Verständnis, indem er sagte: »Ich weiß, das kommt alles viel zu schnell, aber du mußt dich ja nicht sofort entscheiden. Und verzeih bitte, daß ich dich duze, aber du bist mir so nah, daß ich dich unmöglich weiter mit ›Sie‹ anreden kann.«

Die Kerze auf ihrem Tisch war erloschen, doch sogleich brachte ein Kellner eine neue, obwohl es noch immer Mittagszeit war. Als er sie angezündet hatte, griff Edward in sein Jackett und zog eine kleine, mit dunkelblauem Samt bezogene Schachtel hervor: »Ich möchte dir ein Geschenk machen. Bitte öffne es.«

Ly Na fand einen Ring mit einem grünen Turmalin, der in der Mitte etwas rötlich schien, was sie an die Farbe alter chinesischer Tempel erinnerte – rot die Säulen und grün das himmelwärts gebogene Dach.

»Das kann ich nicht annehmen!«

Edward versuchte herauszufinden, was Ly Na in diesem Moment fühlte. Natürlich konnte er sich vorstellen, daß gerade eine Chinesin eine solche Entscheidung nicht ohne die Erlaubnis ihrer Eltern würde treffen können. Daher sagte er: »Ich möchte auch deine Eltern nach Amerika einladen.« Da Ly Na noch immer nicht antwortete, fuhr er fort: »Ich glaube, es dürfte nicht allzu schwer für sie sein, eine Ausreisegenehmigung zu erhalten. Die Bedingungen sind doch jetzt wesentlich leichter als früher.«

»Du bist ja ein Experte für Taiwan«, stellte Ly Na fest.

Edward gefiel es, daß sie ihn nun ebenfalls duzte. »Nun ja«, gab er bescheiden zurück, »dies zu wissen ist nicht allzu schwer. Immerhin kommen schon seit vielen Jahren taiwanesische Reisegruppen nach Hollywood, um sich die Studios anzusehen. Aber wenn es Schwierigkeiten geben sollte, kann ich bei der Beschaffung der Visa helfen.«

»Ich glaube, das wird nicht nötig sein. Mein Vater unterhält viele Geschäftsbeziehungen zu den Staaten und reist auch regelmäßig dorthin«, bemerkte Ly Na so sachlich, als hätte sie Edwards Antrag gar nicht beeindruckt. »Übrigens ist er schon total verwestlicht. Er spricht Englisch mit britischem Akzent, er ißt Steaks und Kartoffelchips wie ein Amerikaner und schätzt Pünktlichkeit wie ein Deutscher.«

»Der Mann gefällt mir«, sagte Edward. »Und du – hast du dich entschieden?« fragte er unvermittelt.

»Ich muß erst mit meinen Eltern sprechen«, antwortete Ly Na freundlich, »doch den Ring darf ich vorerst nicht annehmen. Ein Ring symbolisiert die Einheit zweier Menschen, zwischen denen keine Leere mehr herrscht, da sie sich dem Kreislauf der Liebe überantwortet haben. Dies ist ein so bedeutendes Geschenk, daß ich erst darüber nachdenken muß.«

Trotz dieser Worte war Edward nicht enttäuscht, im Gegenteil, er war überzeugt, gewonnen zu haben.

Zu Ly Nas Verwunderung erhob er sich plötzlich, ging durch den Speisesaal und setzte sich an den Flügel, der in einer Ecke stand. Dann fing er an, ein melancholisches Stück von Franz Liszt zu spielen. Obwohl dieses Werk für zwei Hände komponiert war, saß mit einem Mal Ly Na an seiner Seite und begann, ihn zu begleiten.

Kapitel 17

Wieviele Jahre waren nun bereits vergangen, seit Amy Taiwan zum ersten Mal betreten hatte! Damals war die Insel arm gewesen, nun war der Wohlstand überall wahrzunehmen, ganz besonders in der Hauptstadt Taipeh: Unzählige Restaurants boten die exquisitesten Speisen aus sämtlichen Regionen Chinas an und wetteiferten mit neuen Kreationen um die Gunst der Gäste, ebenso wie jene Gaststätten, die sich auf die europäische Küche spezialisiert hatten. Ein Fünf-Sterne-Hotel nach dem anderen säumte die breiten asphaltierten Straßen. Diskotheken wurden eröffnet und Nachtclubs, Oben-ohne-Bars und Friseursalons, die auch spezielle Massagen im Angebot hatten. Karaoke-Bars schossen an nahezu jeder Straßenecke aus dem Boden.

Amy kannte mittlerweile fast jeden Winkel der Hauptstadt, denn nachdem Ly Na das Haus verlassen hatte, um in Wien zu studieren, hatte George in einem vornehmen Viertel von Taipeh eine kleine Wohnung gekauft, damit er auch von hier aus seine Geschäfte betreiben konnte. Amy wunderte sich oft darüber, daß es manchen Leuten anscheinend nichts ausmachte, für ein einziges Abendessen genauso viel auszugeben, wie sie in drei Monaten verdienten. Aber schließlich stammte der Ausdruck »Pflaumenblütenmenü« vom Präsidenten selbst, der mit diesem Wort den Wohlstand der Nation umschrieben hatte. Gleichwohl empfahl er, sich bei Feiern auf fünf Gerichte samt Suppe zu beschränken und sich nicht – wie üblich – an unzähligen Köstlichkeiten zu delektieren. Dies tat er, nachdem eine Statistik vermeldet hatte, daß man mit dem Geld, das die Menschen in nur einem Jahr für ihr Essen ausgaben, eine neue Autobahn vom Norden bis zum Süden der Insel hätte bauen können.

Die Intelligenz und der Arbeitswille der Nation hatten aus dem einst unterentwickelten Taiwan ein hochtechnisiertes Land gemacht. George hatte mit der Entwicklung Schritt gehalten und nicht nur in Taipeh ein neues Büro eröffnet, sondern auch in Taichung. Amy sah ihn immer seltener, und wenn sie sich trafen, mußte sie feststellen, daß sein einstmals pechschwarzes Haar immer grauer wurde. Es geschah auch des öfteren, daß sie aus Zeitmangel wichtige Angelegenheiten am Telefon besprachen.

»George«, sagte sie nun aufgeregt am Telefon, »ich muß dir dringend einen Brief von Ly Na vorlesen.«

»Wann ist er angekommen?« fragte George, der die seelische Anspannung seiner Frau spürte und hoffte, daß nichts Ernstes geschehen war. Gleichzeitig aber sagte er sich, daß seine Tochter, wenn sie in Not wäre, sicher angerufen und nicht geschrieben hätte.

»Gerade eben.«

»Dann lies ihn mir bitte vor.«

Lieber Papa, liebe Mama!

Dies ist das erste Mal, daß ich nicht weiß, wie ich meinen Brief beginnen soll, denn ich bin völlig verwirrt. Gerade hatten wir eine wunderbare Weihnachtszeit mit viel Schnee und sogar mit Glockengeläut! Es sind noch immer Semesterferien, deshalb ist es gut, daß ich noch nicht wieder studieren muß, denn wie es scheint, stehe ich vor der wichtigsten Entscheidung meines Lebens. Ich habe einen Mann kennengelernt, einen Italo-Amerikaner. Er ist Filmproduzent und lebt in Los Angeles. Er hat mir vorgeschlagen, zu ihm nach Amerika zu gehen, und würde sich sehr freuen, Euch kennenzulernen. Offenbar ist es ihm ernst mit mir, und auch ich bewundere ihn sehr. Aber ich kenne ihn erst seit kurzem und möchte eine solche Entscheidung nicht ohne Euch treffen. Ich habe große Fortschritte beim Klavierspielen gemacht, und man hat mich sogar für ein Stipendium vorgeschlagen. Und gerade jetzt soll ich nach Amerika! Was wird dann aus meinem Studium? Und was soll ich Joseph sagen, dem Sohn von Professor Lenz? Ich bin sicher, daß er sich in mich verliebt hat, und auch ich schätze ihn.

Bitte helft mir!

Eure Tochter Ly Na
(am zweiten Weihnachtsfeiertag)

»Weshalb hat sie nie etwas erwähnt, was sich zwischen ihr und dem Sohn von Professor Lenz abspielt? Hätte ich solches auch nur geahnt, hätte ich sie niemals nach Wien gehen lassen« empörte sich George.

»George, unsere Tochter ist erwachsen! Sie muß doch nicht alles erzählen«, versuchte Amy ihren Mann zu beruhigen.

»Und dieser Filmproduzent – wie hat sie ihn kennengelernt?«

»Ich weiß es doch nicht, George. Aber wenn du dich beschweren willst, dann bitte nicht bei mir. Ich habe doch genausowenig Ahnung wie du von dem, was geschehen ist!«

Als George diese Worte hörte wußte er, daß es besser war, seine Frau nicht länger mit solchen Fragen zu quälen. Gleichzeitig aber bewegte ihn ihre Antwort, denn er erkannte darin eine gewisse Stärke, die Amy früher nicht zu eigen gewesen war, da sie all seinen Taten oder Worten nie ihre Zustimmung verweigert hatte. Unwillig sagte er: »Der Filmproduzent hat sich in Ly Na verliebt!«

»Woher willst du das wissen?«

»Männlicher Instinkt.«

»Sonderbar«, sagte Amy, mehr zu sich selbst als zu George, doch ihr Mann hatte es gehört und fragte sogleich nach: »Was ist sonderbar?«

»Es ist das erste Mal, daß Ly Na einen derart kurzen Brief schreibt. Offenbar ist sie wirklich etwas verstört.«

Dann schwiegen beide, bis George erklärte: »Wir müssen sofort zu ihr reisen.« Es klang fast wie ein Befehl. »Ich werde meine Tochter weder einem arbeitslosen Österreicher überlassen noch einem reichen Filmproduzenten aus Hollywood. Sie darf weder den einen noch den anderen heiraten!«

»George, bitte zügle deine Phantasie. Sie hat doch gar nichts von Heirat erwähnt.«

»Das kommt schon noch.«

»Und woher willst du nun das wieder wissen?«

»Ebenfalls männlicher Instinkt.«

»Aber George, wir leben doch nicht im vorigen Jahrhundert! Und du mußt auch nicht in den Wald zum Jagen gehen, um deine Familie zu ernähren.«

»Du brauchst gar nicht erst zu versuchen, mich zu beruhigen, Amy. Meine Entscheidung steht fest, und ich bitte dich, dir ein Beispiel an den Frauen zu nehmen, die genau in diesem vergangenen Jahrhundert ihren Männern noch gehorchten!« Als Amy schwieg, setzte er hinzu: »Wir fliegen also nach Wien – und zwar sobald wie möglich.«

»Was ist mit den Visa?« fragte Amy, deren Vorstellung, ihre Tochter bald wieder in die Arme schließen zu können, ihre Angst vor einer so langen Reise besiegte.

»Ich werde das Reisebüro darum bitten.« George schien nun endlich zufrieden, schließlich hatte er seinen Willen durchgesetzt. Er überlegte kurz, dann sagte er fast nebenbei: »Und laß noch zwanzig Paßfotos von dir machen.«

»Seit wann braucht man so viele Aufnahmen für ein einziges Visum?« fragte Amy überrascht.

»Weil wir nicht nur nach Österreich, sondern auch nach Deutschland, Belgien, Luxemburg, Italien, Frankreich und Amerika fahren werden. Ich möchte mit dir und Ly Na eine kleine Weltreise machen!« Dann hielt er inne, doch als von Amy keine Reaktion kam, erklärte er sein Vorhaben: »Du hast dein Leben ganz und gar deiner Familie geopfert. Erst Ly Na, dann mir. Niemals wolltest du sie im Stich lassen und immer für sie dasein. Du hast für uns gesorgt, ohne an dich selbst zu denken. Ich meine, es ist an der Zeit, daß du das Leben auch ein wenig genießen solltest.«

Amy war gerührt, daß ihr Mann solche Überlegungen anstellte. Doch anstatt ihre Freude über den Vorschlag zu zeigen, sagte sie nur: »Und was ist mit der Schule?«

»Du bittest einfach um verlängerte Ferien. Schließlich hast du nie gefehlt oder warst krank. Auch der beste Lehrer braucht einmal eine Pause. Und denke nur daran, was du deinen Schülern nach einer solchen Reise alles zu erzählen haben wirst.«

Erneut schwieg Amy. Dann hörte George plötzlich drei Worte von ihr, die er während der gesamten Zeit, in der sie nun verheiratet waren, noch nie aus ihrem Munde vernommen hatte: »Ich liebe dich!«

Seit November 1977 versah Lai Wan seinen Dienst in Päonienland. In den vergangenen acht Jahren hatte sich das chinesische Volk einigermaßen von der großen Hungersnot erholt, doch die Wunden, für die die Viererbande verantwortlich zeichnete, waren noch längst nicht verheilt. Nach wie vor waren die Schrecken der vergangenen Zeit in die Herzen der Menschen eingebrannt.

Lai Wan hatte die Veränderungen im Land mit ebenso großer Freude verfolgt wie das Gedeihen der Blumen und Pflanzen in Päonienland. Doch seine Tätigkeit füllte ihn nicht gänzlich aus, und so hatte er damit begonnen, Englisch zu lernen. Es war einer seiner Kollegen gewesen, der ihm seinen eigenen Kassettensprachkurs geschenkt hatte. In seinem Alter fiel es Lai Wan nicht leicht, eine völlig fremde Sprache zu erlernen, und die einzige Möglichkeit, sie wenigstens ansatzweise zu begreifen, bestand darin, die Lektionen immer und immer wieder zu studieren und sich mit dem Kollegen, der den Kurs schon hinter sich hatte, zu besprechen. Die anderen Angestellten des Gästehauses der Regierung spotteten: »Seht nur, der Genosse, wie eifrig er büffelt. Vielleicht geht er nach Amerika und wird ein Spion!«

»Ihr seid ja nur neidisch«, schimpfte Lai Wan, doch insgeheim lachte er, denn in der Tat hegte er den Wunsch, nach Amerika zu reisen, auch wenn er wußte, daß dies ein unerfüllbarer Traum bleiben würde. Doch warum sollte er diesen Gedanken nicht weiterverfolgen? Nach all dem, was er durchgemacht hatte, hegte er für sein Vaterland keine allzu großen Gefühle. Seine Mutter war von japanischen Soldaten bei dem Überfall auf das Anwesen vergewaltigt und anschließend ermordet worden, sein Vater war durch die falsche Politik der Kommunisten an Hunger gestorben, und er selbst war weder verheiratet, noch hatte er Kinder. Oft dachte er: Wenn ich wirklich die Möglichkeit haben sollte, das Land zu verlassen, so werde ich es sofort tun.

Ihn trieb lediglich die Sorge um, daß er weiterhin nichts über den Verbleib der Familie Song wußte und daß die Gegenstände, die er einem Mitglied der Familie aushändigen wollte, noch immer unter dem Bambusbett verborgen lagen. Über Ru und Mo Li hatte er nichts Genaues herausbekommen; es stand aber zu vermuten, daß sie längst gestorben waren. Von ihrer Tochter Pe Lin wußte er jedoch, daß Rotgardisten sie vor der Universität von Peking erschossen und aufgehängt hatten. Vom Schicksal ihrer zweiten Tochter Amy hatte niemand etwas gehört, genausowenig wie von deren Nichte Ly Na.

Wahrscheinlich sind sie in den Wirren der Zeit umgekommen, dachte Lai Wan. Daß sie fliehen hatten können, bezweifelte er, denn nur wenigen war dies nach 1949, nach der großen Flucht von Chiang-Kai-shek, gelungen.

Vielleicht sollte er die Gegenstände der Familie Song einfach an sich nehmen, wenn er eines Tages in den Ruhestand geschickt würde, überlegte Lai Wan. Schuldig müßte er sich deshalb nicht fühlen, schließlich hatte er alles getan, um ihren Besitzer ausfindig zu machen. Da es offenbar niemanden mehr gab, blieben ihm nur zwei Möglichkeiten: entweder die Gegenstände der kalten Erde des Vergessens zu überlassen oder sie später einmal an sich zu nehmen und dadurch die Erinnerung am Leben zu erhalten.

Was Joseph betraf, so konnten Ly Nas Eltern, nachdem sie in Wien eingetroffen waren, beruhigt sein. Er war ihnen zwar äußerst sympathisch, und die Art, wie er lächelte, nahm auch sie gefangen. Doch schon bald erkannten sie, daß der junge Mann ihre Tochter zwar durchaus begehrte, Ly Na aber in ihrer Zuneigung äußerst zurückhaltend war. Sie schlossen daraus, daß es sich zumindest von der Seite ihrer Tochter doch mehr um Sympathie handelte, die man jemandem gegenüber zeigt, den man gerne zum älteren Bruder haben möchte.

Der Aufenthalt in der Donau-Metropole war für George und Amy die Erfüllung eines lange ersehnten Traums, nicht nur, weil sie ihre Tochter endlich wiedersehen und zugleich deren Gastfamilie danken konnten, sondern vor allem, weil es für beide das erste Mal war, daß sie gemeinsam ein fremdes Land aufsuchten. George, der durch seine Geschäftsreisen wesentlich weltgewandter war als seine Frau, lächelte insgeheim, wenn er sah, daß Amy alles, was sie neu entdeckte, mit großen Kinderaugen ansah. So erging es ihr nicht nur in Wien, sondern auch in Salzburg, der ersten Station ihrer weiteren Reise. Auch Ly Na war entzückt von der Schönheit der Natur und der Kultur, die sie kennenlernten. Sie beschloß, von jeder ihrer Reisestationen, Salzburg, München, Hamburg oder Brüssel, eine Postkarte an Wave zu schicken, damit diese ihre Eindrücke mit ihr teilen konnte.

Von Belgien fuhren sie dann nach Luxemburg und nahmen ein Flugzeug nach Rom. Ly Na war voller Vorfreude, denn endlich konnte sie die Heimat von Edward Lamatina aufsuchen. Als sie am Flughafen Leonardo da Vinci landeten, war sie entzückt und überrascht zugleich, wie blau der Himmel war. Ly Na kaufte eine Postkarte in Übergröße, welche die Spanische Treppe mit ihrem Blumenschmuck zeigte, und schrieb an Wave:

Meine Mutter erzählte mir einmal, daß schon ihre Mutter gesagt habe: »Es gibt keinen Ort auf der Welt, an dem der Himmel so blau ist wie in Peking, denn es ist der Himmel des Kaisers und der Kaiser ist der Sohn des Himmels.« Jetzt habe ich den blauen Himmel von Rom entdeckt und zu meiner Mutter gesagt: »Es gibt keinen Ort, an dem der Himmel so blau ist wie in Peking und in Rom. Denn es ist der Himmel des Kaisers und der des Papstes.«

Zwei Tage später schrieb sie aus Neapel:

Von hier stammen Edwards Eltern. Ich liebe diese Stadt schon so sehr, als wäre ich da geboren. Wenn man Neapel nicht selbst erlebt hat, wird man niemals verstehen, weshalb hier so viele Künstler ihre Wurzeln haben. Kein Ort auf der Welt vermag die Phantasie mehr anzuregen. Die Schönheit der Motive und das, was die Menschen an Schönheit schaffen, wetteifern um die Gunst der Touristen. Doch sie kämpfen nicht gegeneinander, sondern erwachen jeden Tag erneut eng umschlungen unter den Strahlen der ewigen Sonne.

Sie besuchten auch Capri und flogen dann von Neapel nach Paris. George träumte davon, das *Moulin Rouge* zu sehen, Amy freute sich auf eine Schiffahrt mit anschließendem Essen auf der Seine; und Ly Na war glücklich, daß dies die letzte Station vor ihrer Reise nach Amerika war.

Sie schrieb an ihre Freundin:

Paris ist der schönste Ausdruck der europäischen Kultur. Die Schaufenster quellen über von außergewöhnlichen Dingen, und an jeder Ecke findet man Blumenstände. Jetzt verstehe ich, warum so viele junge Künstler hierher kommen, um Malerei zu studieren: Die ganze Stadt ist ein einziges wunderschönes Gemälde. Aber ich kann diese Schönheit gar nicht genießen, denn mein Herz sehnt sich zu sehr, nach Amerika zu fliegen und Edward endlich wiederzusehen. Je länger ich von ihm getrennt bin, um so mehr sehne ich mich nach ihm. Nennt man dieses Gefühl »Liebe«?

Es war der letzte Abend für Ly Na und ihre Eltern in Paris, und auf Amys Wunsch hin wurde er auf einem Restaurantboot auf der Seine verbracht. Trotz der überwältigenden Erlebnisse der letzten Zeit war George traurig, denn er wußte, daß seine Tochter erwachsen geworden war. Ly Na war längst nicht mehr das kleine Mädchen, das auf seinen Knien sitzend mit ihm gespielt hatte, sondern eine junge, schöne Frau, die mit ihrem Wesen alle in ihren Bann zog.

»Sei nicht traurig, George«, tröstete ihn Amy, »wir müssen immer wieder Abschied nehmen, selbst von unserer Tochter.«

»Ich weiß«, seufzte George und erhob sein Champagnerglas. »Laßt uns also auf ein glückliches Wiedersehen anstoßen.«

Auch Ly Na hatte ihr Glas erhoben: »Auf eine glückliche Zukunft! Auf Amerika!« Als sie das letzte Wort aussprach, wurde sie rot, was Amy an ihre eigene Mutter Mo Li erinnerte, bei der sich dasselbe Phänomen gezeigt hatte, wenn sie aufgeregt war. Überhaupt hatte sie das Gefühl, daß Ly Na immer mehr Mo Li ähnelte, nicht nur was ihr Aussehen betraf, sondern auch in ihrem starken Wunsch nach Freiheit und Unabhängigkeit. Plötzlich kamen ihr Szenen aus ihrer Kindheit in den Sinn, und sie sah Dr. Smith-Sutten vor sich. Sie überlegte, wie wohl ihr eigenes Leben verlaufen wäre, wenn ihre Mutter damals das Angebot des Freundes angenommen hätte, um mit ihm nach England zu gehen.

»Mama, laß deine Gedanken nicht auf den Grund der Seine sinken«, scherzte Ly Na, als sie den melancholischen Ausdruck auf Amys Gesicht sah. »Freue dich doch mit mir, daß wir morgen nach Amerika fliegen.«

Da George New York sehr gut kannte, hatte man beschlossen, drei Tage in der Metropole am Hudson River zu verbringen und erst dann nach Los Angeles weiterzufliegen. George wollte seiner Familie die Gelegenheit bieten, die schönsten Plätze der Stadt zu besuchen, wenn man schon einmal hier war. Ly Na war darüber weniger glücklich, doch Amy hatte erklärt: »Das ist eine wunderbare Idee. Schließlich kann ich meinen Schülern doch nicht erzählen, daß ich in Amerika war, jedoch nichts von New York gesehen habe.«

»Aber die Hotels in New York sind doch sündhaft teuer«, hatte Ly Na noch einmal versucht, die Entscheidung zu beeinflussen, doch George hatte nur geantwortet: »Nach dem, was wir bisher schon ausgegeben haben, spielt das nun keine Rolle mehr.«

Amy war klar, daß hinter dieser Verzögerung die Absicht stand, Ly Na auf sanfte Art beizubringen, daß eine Frau einem Mann nicht hinterherlaufen sollte. Da es dafür allerdings ohnehin schon zu spät war, schien eine kleine Verlängerung nicht unangebracht zu sein. So versuchte sie, ihrer Tochter den Aufenthalt in der Stadt schmackhaft zu machen: »Möchtest du nicht auch das Empire State Building sehen oder die Wall Street, den Central Park oder den Broadway?«

»Natürlich«, hatte Ly Na etwas geschmerzt geantwortet.

In kurzer Zeit hatte die Magie der Stadt auch sie gefangengenommen. Am ersten Kiosk, den sie sah, kaufte sie sogleich eine Postkarte und schrieb an Wave:

Diese Stadt hat tausend Gesichter. Leider kann ich Dir nur eines davon schicken – das mit dem Vollmond über dem berühmten Empire State Building. Erinnerst Du Dich noch an das alte Sprichwort, das wir zu Hause oft gebrauchten: »In New York ist der Mond runder.« Dreh die Karte um, und mache Dir selbst ein Bild davon. Aber, sogar wenn es stimmen sollte, habe ich doch kein Verlangen nach diesem Mond, denn mein Herz sehnt sich nach dem, der über Los Angeles scheint.

»Die Art, wie du uns New York zeigst, gleicht einem Ritt durch einen botanischen Garten«, beschwerte sich Amy bei George über dessen hektisches Sightseeing-Programm.

»Wenn du noch mehr sehen möchtest, dann begleite mich doch einfach bei meiner nächsten Geschäftsreise«, schlug George vor. »Wie oft habe ich dich dazu schon eingeladen.«

Nach dem Lunch schlug George vor, einen Spaziergang durch den Central Park zu machen, und Ly Na, deren Füße vom vielen Gehen schon geschwollen waren, antwortete nur: »Die Minderheit beugt sich der Mehrheit. Und was steht morgen an?«

»Frühstück im Hotel, Besuch der Börse in der Wall Street, Mittagessen in Chinatown«, zählte George auf.

»Das ist eine wunderbare Idee«, meinte seine Frau, »besonders nach einer so langen Zeit ohne Reis und chinesische Küche.«

»Und was soll ich da sagen«, ergänzte Ly Na lachend, »monatelang habe ich mich nur von Kartoffeln und Brot ernährt, morgen möchte ich Pekingente, Tofu und hundertjährige Eier!«

Nachdem Ly Na am folgenden Morgen gleich nach dem Frühstück Edward angerufen hatte, um ihm ihre Freude über das baldige Treffen mitzuteilen, brachte George seine Familie zur Wall Street. Amy war überrascht, denn das Gebäude, in dem Millionen von Aktien tagtäglich ihre Besitzer wechseln, wirkte auf sie eher unscheinbar. Als sie vor dem neoklassizistischem Bau stand, sagte sie nur: »Und das ist also das ökonomische Herz der Welt!«

»Warte, bis du es von innen gesehen hast«, meinte George und führte seine Frau und seine Tochter an dem fünf Stock hohen Wasserfall vorbei über marmorne Böden zur Aussichtsplattform, wo man hinter Panzerglas die hektischen Bewegungen der Börsianer verfolgen konnte. »Wer Geld verloren hat«, meinte er trocken, »kann gleich um die Ecke zur Trinity Church gehen und um mehr Glück beten.«

Nach dem Besuch der Börse zeigte George seinen Begleiterinnen den Broadway, um sie schließlich zum Lunch in Chinatown zu bitten.

Nachdem er einige Unterlagen in der Universität abgegeben hatte, ging Leonard King durch die Straßen von SoHo, um einen alten Freund zu besuchen, der mit chinesischen Antiquitäten handelte. Als er dann erfuhr, daß sein Freund bei einer Auktion in Hongkong sei, entschloß er sich, in Chinatown einen Brunch einzunehmen. Er schätzte die Teehäuser dort und vor allem die Dim Sums, die hier in allen nur vorstellbaren Variationen in kleinen Bambuskörbchen angeboten wurden.

Leonard King bog gerade in die Centre Street ein, als George, Amy und Ly Na aus einem Lokal auf der anderen Straßenseite kamen. Doch selbst wenn sie sich begegnet wären, hätten sie sich in der Menschenmenge kaum wiedererkannt, denn es waren inzwischen neunzehn Jahre vergangen, seit Amy ihren Schwager zum letzten Mal gesehen hatte – an jenem furchtbaren Tag, da ihre Schwester auf grausame Weise ums Leben gekommen war.

So verließ Ly Na am nächsten Tag New York in Richtung Los Angeles, ohne auch nur zu ahnen, daß sie ihrem wirklichen Vater beinahe in die Arme gelaufen wäre.

Wenige Wochen danach sandte Ly Na einen Brief an Wave.

Erinnerst Du Dich Deiner Worte, als wir einmal durch den Garten des Konfuzius-Tempels gingen? Damals sagtest Du mir, ich sei so bezaubernd, daß man keinem Mann den Wunsch abschlagen könne, mich in seine Arme zu nehmen. Früher oder später, so meintest Du, würde es passieren, und Du wärest dann dazu gezwungen, es geschehen zu lassen.

Ich muß Dir gestehen, daß ich glaube, diese Arme haben mich bereits gefunden. Es sind die Arme des Filmproduzenten, von dem ich Dir schon berichtet habe.

Ich kann es selbst kaum glauben, wie schnell sich alles entwickelt hat. Wir sind jetzt in Pacific Palisades, einem Ort bei Los Angeles. Meine Mutter konnte ihre Ferien noch um einige Wochen verlängern, und mein Vater bat einen seiner Teilhaber, vorübergehend die Geschäfte zu führen. Ich werde nicht nach Wien zurückkehren, um dort weiterzustudieren, denn – ich werde heiraten. Ja, Du hast richtig gelesen: Ich werde Edward Lamatina heiraten – und zwar schon bald.

Bitte glaube nicht, daß diese rasche Entscheidung etwas mit seinem Beruf zu tun hat. Ich würde die Ehe mit ihm auch eingehen, wenn er kein Filmproduzent wäre, denn ich liebe ihn.

Anfangs waren meine Eltern äußerst skeptisch. Sein Reichtum und seine Lebenslust, so dachten sie, hätten mit meiner eigentlichen Aufgabe, Pianistin zu werden, überhaupt nichts gemein. Doch nachdem sie ihn nun kennengelernt haben, sind auch sie davon überzeugt, daß er der rechte Mann für mich ist, denn er sucht nicht die rasche Abwechslung, sondern will nichts anderes, als sein Glück in einem harmonischen Familienleben finden. Und als mein Vater hörte, Edward sei italienischer Abstammung, war er überzeugt, daß sein Wunsch wirklich aus tiefstem Herzen stammt. Es gibt auf dieser Erde nur zwei Nationen mit einem derart ausgeprägten Familiensinn: uns Chinesen und die Italiener. Es scheint, daß mein Vater und Edward sich richtig angefreundet haben, so daß das alte Sprichwort, es sei die Schwiegermutter, die dem Schwiegersohn die meiste Sympathie entgegenbringe, offenbar nicht immer stimmt, denn in diesem

Fall ist es eher der Schwiegervater, obwohl meine Mutter ihn natürlich genauso schätzt. Leider lassen die beiden uns nur selten allein. Edward und ich sind also ganz brav und folgen den Traditionen unserer Kulturen.

Ich weiß, daß nun keine Zeit mehr sein wird, Dich zur Hochzeit einzuladen, doch ich verspreche Dir, daß Du mich jederzeit besuchen kannst. Du mußt unbedingt das Anwesen von Edward sehen: eine ockerfarbene Villa in toskanischem Stil, die auf einem der Hügel von Pacific Palisades steht. Herrlich! Seine sechs Hunde haben mich auch schon in ihr Herz geschlossen: der kleine schlaue Mischling »Kingkong«, der weiße Kanadische Schäfer »Hitchcock«, der Königspudel »Rocky«, der Westhighlandterrier »Tom«, die Dogge »Jerry« und der süße Schnauzer, der auf den Namen »Donald Duck« hört. Kannst Du Dir vorstellen, wie glücklich ich bin, wo ich doch immer einen Hund haben wollte?

Wenn Du Edward kennen würdest, kämst Du niemals auf die Idee, daß er Filmproduzent ist. Er ähnelt eher einem britischen Grundbesitzer, der sich leidenschaftlich um sein Land kümmert. Gewiß ist er wohlhabend, ohne es allerdings zu zeigen. Er ist von einer tiefen, fast möchte ich sagen, alten Weisheit erfüllt, aber er prahlt nicht damit. Und er kann wahnsinnig lustig sein, setzt dieses Talent aber nur bei passender Gelegenheit ein. Müßte ich seinen Charakter mit wenigen Worten beschreiben, dann könnte ich nur sagen, daß er wie der Platz ist, an dem er lebt: Vom Hügel aus kann man den Pazifik nicht sehen, aber man weiß, daß er da ist, genauso wie das Land meiner Herkunft. Und ich weiß, daß ich die richtige Entscheidung getroffen habe, auch wenn es ein Sprung ins kalte Wasser ist …

Es dauerte nicht lange, da erhielt Ly Na die Antwort ihrer Freundin,

Dieses Jahr ist der Frühling schon sehr zeitig eingezogen. Viele Blumen blühen schon, und die Studenten haben unsere Universität in »Stadt der Azaleen« getauft.

Deine Entscheidung überrascht mich nicht, denn sie paßt zu Deinem außerordentlichen Charakter. Du bist eben etwas ganz Besonderes. Traurig finde ich allerdings, daß Du in Wien nicht weiterstudierst. Aber vielleicht kannst Du Deine Begabung auch in Amerika weiter ausbilden? In der Universität suchen viele Studentinnen das, was Du schon gefunden hast, aber nur wenige sind dabei erfolgreich. Ich bin glücklich für Dich, daß Du offenbar den Richtigen getroffen hast, dem Du Dein Herz schenken kannst.

Nach wie vor arbeite ich an meinem Albert-Schweitzer-Traum – und Du? Ich hoffe, Du gibst Deinen Traum niemals auf, denn wichtiger als jedes private Glück ist es, Gutes zu tun, um den Menschen zu helfen und das Leid auf der Welt zu lindern. Ich kann nur wünschen, daß Du dies nie vergißt.

Viele Menschen halten die Ehe für ein Tauschgeschäft. Der Mann, der für das Geld sorgt, ist wie ein Hausbewohner, der die Miete bezahlt und, die Frau, die das Haus in Ordnung hält, gleicht dem Eigentümer, der sich von den Mietern bezahlen läßt. Aber bei Dir bin ich sicher, daß es nicht so sein wird.

Ich weiß, daß Du das Richtige tust und damit nicht nur Dich, sondern auch Deine Familie glücklich machst und jene Harmonie in die Welt setzen wirst, die angesichts der Übel von heute, wichtiger ist als je zuvor.

Der Hügel, auf dem Edwards Anwesen lag, war normalerweise ein Hort der Ruhe, an dem man von dem Lärm und der Hektik der Stadt völlig verschont blieb. Doch an diesem Tag war alles anders: Kaum waren die Leute vom Cateringservice verschwunden, kamen schon die Gäste an, lokale und internationale Berühmtheiten, gefolgt von den unvermeidlichen Zaungästen. Reporter und Journalisten sämtlicher Medien mischten sich unter Schauspieler und Politiker, Sänger und Tänzer, Investoren und Banker. Alle waren gekommen, um die Hochzeit ihres Freundes Edward Lamatina zu feiern, und alle hatten sich so herausgeputzt, daß man hätte meinen können, einer Oscar-Verleihung beizuwohnen.

Immer mehr Gäste drängten auf das Anwesen, und der Sicherheitsdienst hatte Mühe, des Ansturms Herr zu werden. Geschäftig eilten die Kellner durch die Menschenmenge, um alle mit Getränken und Snacks zu versorgen.

Plötzlich wurden die Gäste unruhig. Ihre Augen richteten sich zum Eingang des Haupthauses, aus dem nun die Braut trat, begleitet von ihrem Vater und gefolgt von ihrer Mutter. Obwohl die Hollywoodstars an schöne Menschen gewohnt waren, verschlug ihnen das, was sie da sahen, die Sprache. Ly Na war nicht nur außergewöhnlich schön, sie strahlte auch etwas so Ungewohntes, ja fast Heiliges aus, das mit nichts zu vergleichen war und deshalb die Herzen der Eingeladenen tief berührte. Allein die Art, wie sie sich bewegte, war von einer Anmut, wie man sie bislang nicht einmal in den besten Filmen zu sehen bekommen hatte, und das Kleid, das sie trug, eine Kombination zwischen westlicher Haute Couture und fernöstlicher Tradition aus feinster weißer Seide, war einer Königin würdig. Auf dem Haupt trug sie einen Orchideenkranz, und ihr langes schwarzes Haar schimmerte im Sonnenlicht.

Obwohl Edward und Ly Na schon am Morgen standesamtlich geheiratet hatten, waren sie so voller Freude, daß sie der nunmehr geschlossenen Verbindung durch eine Art kirchlicher Trauung einen weiteren Höhepunkt verleihen wollten. Eine tatsächliche Vermählung vor dem Altar war wegen der verschiedenen Religionen der beiden nicht möglich gewesen, dennoch lehnten sie es ab, darauf zu verzichten – und so hatten sie alles auf eine Weise arrangiert, die einer kirchlichen Zeremonie zumindest nahekam.

Der rote Teppich, auf dem sie Arm in Arm schritten, war mit Unmengen von Blumen gesäumt. Während sie langsam auf eine kleine Bühne zugingen, ertönte von allen Seiten her Applaus. Als sie oben standen und auf ihre Gäste blickten, trat aus dem Hintergrund ein Priester: Pater Salvatore.

»George, weshalb hast du mir nicht erzählt, daß du ihn eingeladen hast?« fragte Amy.

»Edward war es, nicht ich. Wir wollten dich überraschen«, sagte George stolz.

Dann fühlte er, wie Amy seine Hand drückte, so fest es ging, als wollte sie sagen: Ich danke dir für das, was du für mich und Ly Na getan hast. Er sah, wie sich seine Frau einige Tränen abwischte, aber er spürte auch, daß es nicht nur Tränen des Glücks waren, denn Amy flüsterte ihm zu: »Wie froh wäre Pe Lin gewesen, wenn sie diesen Tag mit uns erleben hätte dürfen.«

Orgelmusik setzte ein, und nach einem kurzen Introitus ergriff Pater Salvatore das Wort.

»Edward und Ly Na! Nun, da ihr den Bund für das Leben geschlossen und euch ewige Treue geschworen habt, bis daß der Tod euch scheidet, möchte ich euch bitten, nie zu vergessen, daß die Liebe kein Ereignis ist, von dem man annehmen kann, es würde stets in gleichen Bahnen verlaufen. Daher handelt weise, wenn ihr Weg in die Tiefe zeigt, genauso aber auch, wenn er nach oben deutet. Nichts bleibt unten, nichts bleibt in der Höhe. Alles verändert sich, ohne daß ihr es merkt. Weise zu sein bedeutet, es dem Bauern gleichzutun: Es ist einzig die Hoffnung auf guten Ertrag, die ihn den Samen ausstreuen läßt. Weise zu sein heißt, den Fischer zu achten, der sein Netz auswirft. Kann er jemals sicher sein, daß er auch nur einen einzigen Fisch in seinem Netz findet? Es soll aber nicht nur die Hoffnung sein, die euch verbindet, sondern auch die tägliche Arbeit und die Geduld. Je weniger man erstrebt, um so mehr fällt einem zu. Achtet darauf, daß die Saiten der Zither nicht zu stark gespannt sind, damit sie nicht bei der geringsten Berührung zerreißen. Doch sollten sie auch nicht zu leicht aufgezogen sein, denn sonst vermag man ihnen keine Melodie zu entlocken. Nehmt deshalb die folgenden Wochen nicht nur als Zeit des unbeschwerten Genießens, sondern auch als Gelegenheit, eure Seelen besser verstehen zu lernen, und als Vorbereitung auf die Jahre, die vor euch liegen. Sucht zu erkunden, wonach euer Körper verlangt, euer Geist dürstet und eure Seele hungert! Und gebt den Blumen eurer Liebe genügend Wasser, auf daß sie im Frühling ihr Haupt zur Sonne strecken, im Sommer ihre Blüten offenbaren, im Herbst reifen und sich im Winter für den nächsten Frühling stärken.

In der Liebe sind Geben und Nehmen eines. Und doch solltet ihr mehr geben, als ihr nehmt, denn es sind nicht die Lippen, die sich zum Kuß formen, sondern es ist das Herz, das nach der Quelle der Liebe sucht. Und diese Quelle ist es, aus der alles Leben strömt.

Ihr seid jetzt Mann und Frau. Deshalb dankt dem, der euch zusammengeführt hat und dessen Wege unerforschlich sind.

Die Liebe des Allmächtigen sei stets mit euch!«

Dann umarmte er Edward und Ly Na so herzlich, als wäre er selbst der Brautvater.

Kapitel 18

Im ersten Jahr ihrer Ehe mußte Ly Na vor allem lernen, mit dem ungewöhnlichen Lebensrhythmus ihres Mannes zurechtzukommen, und je mehr sie mit seiner Arbeit vertraut wurde, um so besser gelang es ihr. Sehr oft kamen Gäste, meist aus dem Filmgeschäft, die sie nicht nur wegen ihres Aussehens, sondern vor allem wegen ihres perfekten Auftretens bewunderten.

Als eines Abends Franco, ein Regisseur und Freund Edwards, zu Gast war, bemerkte Ly Na, wie er nicht davon abließ, sie anzustarren.

»Ist deine Frau wirklich Chinesin?« fragte er Edward, als Ny Na kurz den Raum verlassen hatte.

»Warum fragst du?«

»Weil sie gar nicht typisch chinesisch aussieht.«

»Franco, ich kenne dich zu gut, als daß du mir etwas vormachen könntest«, sagte Edward, »was also ist der wahre Grund deiner Frage?«

»Der wahre Grund, mein lieber Freund, ist«, antwortete Franco zögerlich, »daß ich gerade einen Film vorbereite und bisher noch keine geeignete Hauptdarstellerin gefunden habe.«

»Aber Ly Na ist keine Schauspielerin«, meinte Edward, der ahnte, was nun kommen würde, »sie hat vielleicht Talent, doch keinerlei Erfahrung.«

»Man macht alles irgendwann zum ersten Mal«, belehrte ihn Franco.

»Und was soll das für ein Film werden?«

»Er handelt von einer Eurasierin, die gegen Ende des 18. Jahrhunderts auf verschlungenen Wegen nach Wien gelangt und dort von der feinen Gesellschaft wegen ihres Aussehens und ihrer Wesensart hochgeachtet wird, bis selbst der Kaiser auf sie aufmerksam wird und sie als Botschafterin gewinnen möchte, damit sie zwischen dem Westen und dem Fernen Osten Brücken baue. Leider begegnet ihr Mozart, der sich sogleich in sie verliebt. Aber, wie wir wissen, ist das Genie im Umgang mit der Damenwelt etwas chaotisch, so daß die Liaison zerbricht, woraufhin unsere Hauptfigur in einer Nacht- und Nebelaktion außer Landes gebracht wird; denn dem Kaiser liegt letztlich mehr an Mozart als an seiner eigenen kulturellen Idee. Mehr will ich jetzt noch nicht verraten.«

»Schöne Idee«, murmelte Edward, »und wie soll der Film heißen?«

»›Farewell Mozart‹!«

»Nicht schlecht!« Dann schwieg er.

Franco, der seinen Freund schon seit Jahren kannte, wußte, daß Edward nun das Für und Wider abwog. »Übrigens wird Carlo Co-Produzent sein«, fügte er hinzu.

»Das hat er mir ja gar nicht gebeichtet«, staunte Edward.

»Es wäre wirklich großartig, wenn Ly Na diese Rolle spielen würde.«

»Du weißt, daß Ly Na und ich uns in Wien kennengelernt haben?«

»Ganz Hollywood spricht ja darüber.«

»Ly Na ist zwar meine Frau, aber in ihren Entscheidungen ist sie frei«, erklärte Edward. »Meinst du nicht, daß es nötig wäre, sie selbst zu fragen? Es ist doch geradezu lächerlich, wie wir beide uns hier über sie den Kopf zerbrechen.«

»Ich weiß nicht«, erwiderte Ly Na, als sie zurückgekehrt war und Franco sie ins Bild gesetzt hatte, »natürlich würde mich die Aufgabe reizen, aber ich habe doch nun wirklich keinerlei Ausbildung.«

»Das macht nichts, Ly Na«, meinte Franco, »denn erstens gibt es Naturtalente, und zweitens kann ich dir das Wesentliche noch beibringen. Drittens wird dir die Arbeit ungeheuer viel Spaß machen; und vergiß nicht: Auch deine Eltern werden stolz auf dich sein!«

Edward hatte sich mit dem Gedanken, daß seine Frau Schauspielerin werden sollte, schon angefreundet – schließlich war sie vor ihrer Ehe im Begriff gewesen, das Leben einer Pianistin zu führen; und auch da hätte sie sich an öffentliche Auftritte gewöhnen müssen.

»Lyna Lamatina. Ein wundervoller Name!«, rief Franco enthusiastisch. »Lyna Lamatina. A star is born!«

Ly Na selbst schwieg dazu, doch es war ihr, als würde ein Wunsch, den sie in ihrem Herzen getragen hatte, ohne über ihn Bescheid zu wissen, in Erfüllung gehen. Nicht lange danach bat sie darum, sie – Francos Idee folgend – von nun an Lyna zu nennen.

Der Bürgermeister von Wien zeigte sich überaus glücklich darüber, daß *Farewell Mozart* in seiner Stadt gedreht werden sollte, nicht nur, weil er dadurch die Gelegenheit hatte, seinen alten Freund Edward häufiger zu sehen, sondern vor allem weil er wußte, daß ein Hollywoodfilm, der in Wien spielte, der Stadt noch mehr Touristen bringen würde.

»Helmut«, sagte Edward am Telefon, »es freut mich, daß du mit meinem Vorhaben einverstanden bist. Und wie du weißt, habe ich ja meine Frau indirekt durch dich gefunden.«

»Für eure Ehe kann ich nun wirklich nichts«, meinte der Bürgermeister, »aber es schmeichelt mir, daß du mich für die guten Mächte des Schicksals verantwortlich machst. Ich versichere dir, daß wir dir jedwede Unterstützung für dein Projekt gewähren werden.«

»Du weißt aber noch nicht, wer die Hauptrolle spielen wird!«

»Nein. Wer denn?«

»Lyna.«

»Deine Frau? Aber sie war doch auf der Musikhochschule.«

»Ja, deshalb könnte sie auch noch die Musik zu dem Film komponieren. Aber im Ernst: Sie ist ein Naturtalent, eine Begabung, wie ich sie bisher noch nicht gesehen habe. Außerdem nimmt sie derzeit Unterricht bei den besten Schauspiellehrern.«

»Na ja«, meinte der Bürgermeister, »es ist natürlich sehr einfach, Schauspielerin zu werden, wenn man einen Filmproduzenten heiratet.«

Edward entgegnete leicht verstimmt: »Nicht ich habe sie für diese Rolle ausgesucht, sondern Franco – und der ist immerhin einer der besten Regisseure, die es derzeit gibt. Mit Sicherheit weiß er, was er tut, denn es steht ja nicht nur mein Geld, sondern auch sein Name auf dem Spiel.«

Die Bemerkung des Bürgermeisters machte Edward klar, daß es eine gewaltige Aufgabe sein würde, die Öffentlichkeit vom Können seiner Frau zu überzeugen und gleichzeitig den Klatsch, der mit Sicherheit über sie verbreitet werden würde, zu verhindern oder zumindest einzudämmen.

»Ich wollte dich nicht kränken«, sagte der Bürgermeister, als hätte er die Gedanken des Freundes erraten. »Sobald die Dreharbeiten beginnen, werde ich die Pressetermine für euch arrangieren. Dann könnt ihr alle Zweifel ausräumen.«

»Glaube mir«, antwortete Edward noch immer etwas gereizt, »bald wird es nicht mehr so einfach sein, einen Interviewtermin bei Lyna zu bekommen.«

Der Sommer hatte seinen Höhepunkt noch nicht überschritten, als Lyna in Wien eintraf. Sie war überglücklich, wieder in der Stadt zu sein, in der ihr Leben eine so unvorhersehbare Wendung genommen hatte. Während sie durch die Straßen ging, wurde sie den Eindruck nicht los, daß sich hier seit ihrer Studienzeit nichts verändert hatte. Vor fast drei Jahren war sie noch eine völlig unbekannte Musikstudentin aus dem fernen Taiwan gewesen, und nun sollte sie ihre Qualitäten vor aller Welt unter Beweis stellen. Sie freute sich auf diese Herausforderung, fürchtete sich aber auch ein wenig davor.

Als sie die Traube von Journalisten sah, die im *Imperial* auf sie wartete, wußte sie, daß ihre Sorge berechtigt war. Trotz des allgemeinen Tumults, der gleich nach ihrem Eintritt in der Empfangshalle entstanden war, entdeckte sie in der Schar der Reporter, die mit einem Blitzlichtgewitter über sie herfiel, ein vertrautes Gesicht – es war Joseph. Er sah männlicher und reifer aus und trug trotz der großen Hitze eine rote Lederjacke und um den Hals einen schwarzen Seidenschal.

»Bitte, meine Damen und Herren«, rief die Leiterin der Pressestelle des Rathauses, »Frau Lamatina wird all ihre Fragen beantworten. Sie nimmt sich sogar für jeden einzelnen von Ihnen Zeit.«

»Zuerst möchte ich mit den Herren vom Österreichischen Fernsehen sprechen«, meinte Lyna bestimmend und eilte zum Aufzug. Während sie ihre Suite aufsuchte, hatte die Pressesprecherin alle Hände voll zu tun, den übereifrigen Reporter zu bremsen. »Einer nach dem anderen. Als erster bitte Herr Joseph Lenz und sein Team.«

Bevor Joseph an die Tür klopfte, bat er den Kameramann und den Tonmeister, zunächst noch zu warten. Er wolle den Interviewpartner erst noch einstimmen, und deshalb sei es besser, wenn er zuerst allein mit Frau Lamatina spreche.

Kaum stand er vor Lyna, stiegen seine alten Gefühle wieder in ihm auf, doch er vermied es, sich etwas anmerken zu lassen. Es hatte ihn sehr geschmerzt, daß sie ihn damals abgewiesen hatte, doch es war ihm auch bewußt, daß er in ihrem Mann keinen Konkurrenten mehr sehen durfte. Außerdem fragte er sich, ob sie ihm die Verhinderungstaktik seiner Mutter übelgenommen habe.

»Wie geht es dir?« brachte Joseph stockend hervor und ärgerte sich gleichzeitig, das Gespräch mit dieser Floskel begonnen zu haben.

»Sehr gut«, antwortete Lyna routiniert, doch ihre Stimme klang warm und liebevoll. Da Joseph offenbar nichts weiter sagen wollte, übernahm sie nun das Wort und fragte: »Bist du verärgert über mich, weil ich damals so Hals über Kopf verschwunden bin?«

»Warum sollte ich? Jeder muß das tun, was er tun muß«, entgegnete Joseph nach kurzem Zögern. »Nein, ich bin glücklich, daß du offenbar die richtige Entscheidung getroffen hast.«

»Ja, es war wirklich die richtige Entscheidung, und ich habe sie noch keinen einzigen Augenblick bereut.« Ihr Gesicht strahlte eine Zufriedenheit aus, die nur jenen zu eigen ist, die wissen, daß sie ihren Lebensweg gefunden haben.

Als Joseph im weiteren Verlauf des Gesprächs feststellte, daß Lyna tatsächlich aus Liebe und nicht aus Berechnung geheiratet hatte, gab er die winzige Hoffnung, die er noch gehegt hatte, gänzlich auf und fragte sachlich: »Worüber sollen wir nun in dem Interview sprechen?«

»Worüber du möchtest, aber vielleicht ist es besser, das Persönliche wegzulassen. Wir sollten uns nur auf den Inhalt des Films konzentrieren. Frage mich doch einfach über die Handlung aus, über die Drehorte und über meine Vorbereitung.«

»Gewiß, Ly Na, so machen wir es.« Die Art und Weise aber, wie er ihren Namen aussprach, zeigte, daß sich seine Gefühle ihr gegenüber nicht verändert hatten.

Der Frühlingswind aus der Mongolei fegte den Staub durch die Straßen Pekings. Zehn Jahre waren nun seit Deng Xiaopings Rehabilitation vergangen. Er hatte der Nation die verlorene Hoffnung zurückgegeben und für viele Neuerungen gesorgt, über die er in den langen Zeiten seiner Haft nachgedacht hatte. Er wußte genau, was falsch gemacht worden war, ebenso wie er erkannt hatte, daß sich das Land allmählich dem Westen annähern mußte. Obwohl das Gesetz zur Öffnung der Grenzen noch nicht offiziell in Kraft getreten war, versuchten gut informierte Kreise bereits, Ausreisegenehmigungen zu erhalten. Von einem Parteifunktionär, der in Päonienland übernachtet hatte, erfuhr schließlich auch Lai Wan von der neuen Politik und ergriff die Gelegenheit, sich für eine Auslandsreise anzumelden. Obwohl Deng Xiaopings Kinder eigentlich die ersten sein sollten, die ins Ausland reisen durften, hatte man Lai Wan, wie vielen anderen unbedeutenden kleinen Leuten ebenfalls eine Ausnahmegenehmigung erteilt, nicht aus Menschenliebe, sondern um einen Protest der Massen wegen politischer oder familiärer Bevorzugung zu vermeiden.

Dieses unerwartete Glück war es, das Lai Wan in eine ihm völlig unbekannte Welt führte – nach Amerika. Von diesem

Land wußte er nichts, er besaß lediglich die Visitenkarte eines Mannes, der in New York ein chinesisches Restaurant führte und der als Koch einen amerikanischen Politiker nach Päonienland begleitet hatte.

Als Lai Wan auf dem John F. Kennedy Airport landete, hatte er nicht mehr als hundert Dollar in der Tasche. In seinem Handgepäck führte er das Fotoalbum der Familie Song mit sich und den Armreif aus Blutjade, der in einem roten Samttäschchen steckte. Es beruhigte ihn zu wissen, daß er diese Gegenstände bei sich trug, denn erstens stellten sie die wirklich letzte Verbindung zu seiner Heimat dar, und zweitens konnte er sie, falls er in finanzielle Schwierigkeiten geraten sollte, immer noch einem Antiquitätenhändler verkaufen.

Ein Taxi zu finden, das ihn an sein Ziel bringen würde, war nicht schwer. Er wunderte sich, daß in dieser Stadt Taxis ausschließlich gelb zu sein schienen. Wie der Gelbe Fluß sehen sie aus, wenn sie so nahe beieinander stehen, dachte er. Dann fuhr er direkt zu der Adresse, die auf der Visitenkarte stand.

Während Lai Wan im Begriff war, sein Leben zu verändern, begann auch die Regierung in Taiwan von ihrer bisherigen Politik abzurücken: Am 2. November 1987 trat ein Gesetz in Kraft, das den Bewohnern der Insel erlaubte, wieder nach China einzureisen. Fast vierzig Jahre nach der Abtrennung vom Festland durfte die Bevölkerung Taiwans zum ersten Mal die Verwandten in der alten Heimat besuchen. Für viele kam dieser Beschluß allerdings zu spät, da die, die sie verlassen hatten müssen, längst gestorben waren, ohne ihre Kinder oder Enkel je wiedergesehen oder gesprochen zu haben. Diejenigen aber, die in Taiwan geboren waren, fühlten sich überglücklich, weil sie nun endlich nach ihren Wurzeln forschen konnten.

Amy fühlte sich, als wäre sie aus einem langen Schlaf erwacht. Endlich hatte sie die Chance, ihre verlorene Welt wiederzusehen und nach den Spuren ihrer Eltern und der anderen Familienmitglieder zu suchen. Sie mußte nur noch warten, bis die Winterferien begannen …

Dann jedoch mußte sie die heiß ersehnte Reise verschieben, denn George war schwerkrank von einer Geschäftsreise zurückgekehrt. Die Ärzte hatten Hepatitis B diagnostiziert. Amy wußte nicht, worüber sie mehr unglücklich sein sollte, über die Krankheit ihres Mannes oder über die Tatsache, daß es weitere Monate dauern würde, ihren Herzenswunsch zu verwirklichen. Seitdem das Reisegesetz in Kraft getreten war, erlebte die Insel einen regelrechten Boom. Immer mehr Reisebüros wurden eröffnet, und die Menschen genossen es, ohne Probleme das Festland besuchen zu können.

So langsam ist noch nie ein Schuljahr zu Ende gegangen, dachte Amy, während sie die Kinder bei der Klassenarbeit beaufsichtigte. Sie war froh, daß George wieder gesund war und bereits die Tickets nach Hongkong und weiter nach Peking besorgt hatte. Direktflüge nach China gab es nicht, denn das Gesetz, das die neuen Beziehungen zwischen den beiden Staaten regeln sollte, besagte, daß die Taiwanesen nur über britisches Territorium einreisen durften, wohingegen es den Chinesen selbst verboten war, Taiwan zu besuchen.

»Das ist«, hatte sich Amy ihrem Mann gegenüber empört, »als würde die Regierung den Kindern erlauben, ihre Eltern zu besuchen, aber nicht umgekehrt!« Bilder tauchten aus dem Dunkel der Vergangenheit auf, und sie sah, wie in einem Film, Fischteiche, Baldachine, Granatäpfel und Wassermelonen – alles ohne inneren Zusammenhang. Oder gab es doch einen?

Waren es vielleicht gar keine Bilder aus Peking, sondern aus Shanghai, wo sie ihre Jugend verbracht hatte und den Krieg miterleben mußte, weshalb sie von ihrer Mutter manchmal »Kriegskind« genannt wurde? Sie erinnerte sich an die Flucht vor den japanischen Soldaten und an die harte Hungerzeit.

Als sie Peking zum ersten Mal sah, war sie zwölf gewesen, doch alles, was ihr über diese Stadt erzählt worden war, schien nicht mehr zu existieren. Es gab weder einen Han-Lin-Familienpalast noch einen kaiserblauen Himmel und auch keine Fischteiche, Baldachine, Granatäpfel oder Wassermelonen. Das Peking, das sie damals kennenlernte, war eine Stadt im Umbruch, die keinerlei Spuren ihrer glorreichen Vergangenheit mehr zeigte. Die Einwohner trugen alle das gleiche Gewand und den gleichen Haarschnitt, und die einzige Begeisterung konnte man nur bei den Kundgebungen der Kommunistischen Partei erleben.

Amy erinnerte sich auch daran, wie man ihr in der Schule beigebracht hatte, daß die Partei über allem stand, über der Familie und über jedem einzelnen. Dann dachte sie an die lange Gefangenschaft ihres Vaters und die erzwungene Scheidung ihrer Eltern. Aber auch glückliche Momente kamen ihr in den Sinn, jener Tag etwa, an dem ihre Schwester Pe Lin Professor Leonard König geheiratet hatte. Erst viel später hatte sie begriffen, daß diese Ehe die Erfüllung der Beziehung zwischen ihrer Mutter und Dr. Luis Smith-Sutten widerspiegelte. Was damals nicht hatte sein dürfen, war nun in der nächsten Generation Wirklichkeit geworden, auch wenn es mit Pe Lins tragischem Tod endete.

Mit den Gedanken an Dr. Smith-Sutten kamen auch weitere Erinnerungen zurück, und Amy war voller Dankbarkeit, daß er immer für sie, ihre Geschwister und ihre Mutter da gewesen war, vor allem, als es ihnen schlechtging. Je mehr sie an diesen Mann dachte, um so mehr war sie sicher, daß auch Pe Lins Tochter die richtige Wahl getroffen hatte. Offensichtlich gab es in ihrer Familie einen Hang, Ausländer zu heiraten, denn auch ihr eigener Mann stammte ja aus Hongkong.

Sie überlegte, was sie auf ihrer Reise alles sehen wollte: als erstes die Allee der Eisernen Löwen, in der das Haus der Großeltern in Peking gestanden hatte; dann wollte sie den Tempel beim Westlichen Hügel außerhalb der Stadt aufsuchen, wo sie ihre Eltern zum letzten Mal gesehen hatte. Vielleicht lebte ja auch die Bauernfamilie noch, die ihr damals bei ihrer Flucht aus dem Land geholfen hatte. Den Sommerpalast der Kaiserin Tz'u-shi wollte sie ebenso wiedersehen wie die winzige Wohnung, in der sie mit ihren Eltern gelebt hatte. Möglicherweise gab es ja irgendwelche Hinweise auf deren Verbleib … Und dann wollte sie nach Xian reisen und Päonienland endlich in Wirklichkeit sehen sowie die letzte Ruhestätte ihrer Ahnen besuchen. Auch Shanghai stand auf dem Programm und das Krankenhaus, in dem Luis gearbeitet hatte, genauso wie das Grab ihres Bruders Liezhi, in dem auch der Schmerz ihrer Mutter begraben lag und von wo aus das Schicksal der Familie Song seinen unerwarteten Lauf genommen hatte; denn wenn Liezhi damals nicht von den Soldaten der Kuomintang erschossen worden wäre, hätte sich Mo Li sicherlich nicht geweigert, mit den Leuten von Chiang Kaishek nach Taiwan zu fliehen. Dann wäre ihr Vater auch nicht ins Gefängnis und in ein Arbeitslager gekommen und Pe Lin wäre noch am Leben und sie selbst hätte nicht mit Ly Na fliehen müssen.

Während sie weiter über die unabwendbaren Verstrickungen des Lebens nachdachte und ihrer Phantasie freien Lauf ließ, läutete die Pausenglocke und holte sie in die Realität zurück.

Ein paar Tage noch, dachte sie, dann werde ich endlich das, was verlorengegangen zu sein schien, wiederfinden ...

Mr. Lee, der Inhaber des Restaurants *Lucky Lee* begrüßte Lai Wan mit größter Herzlichkeit, doch als er erfuhr, daß der fremde Chinese Hilfe von ihm erwartete, änderte sich seine Haltung.

»In dieser Stadt«, sagte er mit einer Kälte in der Stimme, die Lai Wan erschreckte, »gibt es keine Genossen. Hier muß jeder selbst zusehen, wo er bleibt.« Dann wandte er sich wieder seiner chinesischen Rechenmaschine, dem Abakus, zu und hätte am liebsten von seinem Besucher keinerlei Notiz mehr genommen.

»Aber Sie haben mich doch eingeladen, als Sie in Xian waren,« entfuhr es Lai Wan voller Sorge und Enttäuschung.

»Genosse«, spottete Mr. Lee, »du mußt noch viel von der kapitalistischen Welt lernen. Wenn man hier jemanden einlädt, bedeutet das nicht, daß man ihm ein Dach über dem Kopf anbietet.«

»Aber ich brauche Arbeit. Ich mache alles, was Sie wollen.« Lai Wan versuchte so demütig wie möglich zu sein, obwohl es seinem Charakter gar nicht entsprach.

»Kannst du denn wenigstens Englisch?«

»Ich habe mir selbst in China ein wenig beigebracht!«

»Ein Chinese, der sich selbst Englisch beibringt: Welcher Amerikaner soll denn das verstehen?« rief Mr. Lee.

Die Frau neben ihm, die seine Gattin sein mußte, flüsterte ihm etwas ins Ohr, das Lai Wan nicht verstehen konnte, und plötzlich änderte Lee seinen Tonfall und meinte: »Na gut, vorübergehend kannst du bleiben. Als Tellerwäscher. In den ersten drei Monaten gibt es keinen Lohn, aber immerhin bekommst du zu essen und kannst hier schlafen.«

»Vielen Dank«, sagte Lai Wan unterwürfig.

»Wenigstens weiß er, wie man sich ordentlich bedankt, wenn einem jemand einen Gefallen erweist«, murmelte Mr. Lee vor sich hin und beschäftigte sich weiter mit seinen Zahlen. Dann schaute er noch einmal auf und warf Lai Wan einen etwas freundlicheren Blick zu. »Meine Frau wird dir die Küche und dein Quartier zeigen.«

»Danke, danke.«

»Bedanke dich nicht andauernd. Sieh lieber zu, daß du dich so schnell wie möglich an das hektische Leben im Kapitalismus gewöhnst!«

In der Tat machte die Geschwindigkeit des Lebens in New York Lai Wan ziemlich zu schaffen. Am Morgen mußte er Gemüse putzen und Fische ausnehmen, von Mittag an sollte er Geschirr spülen, und am Abend hatte er noch für die Essenausgabe zu sorgen. Am schlimmsten war es samstags, wenn er vor lauter Hektik keine seiner Aufgaben wirklich erfüllen konnte. Wenn er spät nachts schlafen ging, taten ihm seine Knochen und Gelenke so weh, daß er sich nach seinem gemütlichen Leben in China zurücksehnte. Immer war er an der frischen Luft gewesen, und außer seinen Rundgängen auf Päonienland hatte es nichts gegeben, was irgendwie anstrengend gewesen war. Das einzige, was ihn tröstete, war sein erster Lohn, den er nach dem vierten Monat erhielt.

Die ersten amerikanischen Dollar, die ich verdient habe, dachte er. Meine Kameraden in China würden vor Neid platzen, wenn sie das sehen könnten!

Trotzdem fragte sich Lai Wan oft, ob er wirklich die richtige

Entscheidung getroffen hatte und ob im Abwaschen von Geschirr oder dem Putzen von Gemüse der Sinn seines weiteren Lebens liegen sollte.

Es war Frühling gewesen, als er hier angekommen war, und mittlerweile stand der Winter bevor. Von New York hatte er bislang so gut wie nichts gesehen. Auch seine Sprachkenntnisse zu verbessern war er kaum in der Lage gewesen, denn in der Küche arbeiteten ausschließlich Chinesen, die der Landessprache ebenfalls kaum mächtig waren. Allein der Chefkoch, der schon lange in Amerika lebte, sprach gutes Englisch und verdiente anständig. Wann immer Lai Wan ihn bei der Arbeit sah, mußte er an seine Mutter Yin Yin denken und daran, wie raffiniert ihre Rezepte und ihre Kochkunst gewesen waren. Er war sogar stolz darauf, daß sie die Familie Song so gut versorgt hatte und daß ihr Name in Päonienland einen ausgezeichneten Ruf besaß. Sie war eine richtige Zauberin gewesen, vor allem wenn sie blitzschnell aus einer Karotte einen Tiger geschnitzt hatte, aus einem Radieschen eine Maus oder aus einer Gurke einen Drachen.

»Lai Wan, arbeiten, nicht träumen!« hörte er den Befehl von Long, dem Sous-Chef. »Schau nur, wie ölig die Teller sind. Mit dieser Einstellung wirst du es in Amerika nicht weit bringen!«

»Kommunisten sind eben langsam«, hörte er den Chefkoch voller Häme sagen, doch es störte ihn nicht mehr, er hatte sich mittlerweile an diese Form des Spottes gewöhnt. Da er wußte, was auf dem Spiel stand, hatte er sich geschworen, so schnell wie möglich alles zu lernen, was nötig war. Als ihn der Chefkoch allerdings erneut rügte, weil die Teller kalt waren und ihn vor den anderen lächerlich machte, explodierte er vor Wut: »Du Wok-Man, du bist ja gar kein wirklicher

Chef! Kannst du überhaupt Gerichte kochen wie ›Hundert Vögel achten den Phönix‹ oder ›Buddha springt über die Mauer‹ oder ›Fünffarbiger Korallenfisch‹? Ich bin sicher, du kennst nicht mal diese Namen!« All dies waren Bezeichnungen, die seine Mutter den Speisen gegeben hatte, die an Festtagen aufgetischt wurden.

»Ich weiß, was ich kann, und ich brauche niemanden, der mich kritisiert«, verteidigte sich der Chefkoch heftig und war gleichzeitig erstaunt über Lai Wans Kenntnisse besonderer chinesischer Gerichte.

»Was ist hier los?« Mr. Lee stürmte in die Küche. »Habt ihr nichts Besseres zu tun als zu streiten? Wollt ihr, daß ich alle meine Kunden verliere?«

Sogleich kümmerten sich die Streithälse wieder um ihre Arbeit, aber ihre Aggressivität loderte nach wie vor wie die Flammen unter ihren Töpfen.

Nach Mitternacht, als die Küchengehilfen in ihr Quartier kamen, in dem auch Lai Wan untergebracht war, fingen sie an, ihn zu beschimpfen: »Wenn du meinst, du könntest hier auf unsere Kosten leben, dann täuschst du dich«, schrie ihn einer an, während die anderen applaudierten. »Geh zurück in deine Heimat, da kannst du den ganzen Tag träumen«, höhnte ein anderer und stieß ihn in eine Ecke.

Wütend riß sich Lai Wan sein T-Shirt vom Leib und zeigte ihnen die große Narbe auf der Brust. »Ich habe gegen die Japaner gekämpft. Mit euch werde ich auch noch fertig!« brach es aus ihm heraus. »Wer traut sich? Keiner? Ha, feige seid ihr!«

»Du solltest zu dieser reichen Chinesin gehen«, rief einer der Gehilfen und warf Lai Wan einige alte Zeitungen vor die Füße. »Vielleicht nimmt sie dich auf.«

Lai Wan bückte sich und hob die Zeitungen auf. *Orchidee aus Taiwan erobert das Herz eines Filmproduzenten*, las er da. *Gipfeltreffen der Stars bei Edward Lamatinas Hochzeit in Pacific Palisades.* Lai Wan zuckte mit den Schultern.

Mit einem Mal aber erwachte sein Interesse, denn in der Übersee-Ausgabe der *China Times* war zu lesen:

Die edle Seele Chinas erobert die moderne Filmwelt Hollywoods. Die Urenkelin eines Han Lin der Ch'ing-Dynastie heiratet einen berühmten Filmproduzenten aus Hollywood. Eine Vermählung von östlicher und westlicher Kultur.

Darunter sah Lai Wan das Foto des Brautpaares, und obwohl ihm das Mädchen nicht unbedingt sehr chinesisch aussehend erschien, durchzuckte es Lai Wan wie ein Blitz. Könnte sie eine Nachfahrin von Ru und Mo Li sein, vielleicht sogar deren Enkeltochter? Und als er in dem Artikel las, daß die Vorfahren der Braut in einem Palast in Xian gelebt hatten, der später dem kommunistischen Regime als Gästehaus gedient hatte, gab es keinerlei Zweifel für ihn, daß er auf eine Spur gestoßen war, durch die sein Leben vielleicht doch noch die erhoffte Wendung nehmen könnte. Außerdem war es ihm vielleicht doch möglich, den letzten Wunsch seines Vaters zu erfüllen. Er durfte sich allerdings nichts anmerken lassen und spielte den Erstaunten: »Wie seid ihr an diese Zeitungen gekommen?«

»Jedermann kann sie kaufen«, gaben die Kollegen lachend zurück.

»Kennt ihr diese Frau vielleicht?«

»Wie sollten wir?«

»Aber warum hebt ihr die Zeitungen dann auf?«

»Weil wir stolz darauf sind, daß unser Chefkoch und der

Sous-Chef bei der Hochzeitsfeier für die chinesischen Spezialitäten zuständig waren!«

»Was? Ihr ward dabei?«

»Nicht wir, sondern nur die beiden.«

Am nächsten Mittag ging Lai Wan, als wäre nichts geschehen, zum Chefkoch. »Deine Kochkunst muß hervorragend sein«, sagte er und entschuldigte sich für die Vorkommnisse am vergangenen Abend.

»Warum hast du so plötzlich deine Meinung geändert?« fragte der Chefkoch überrascht.

»Ich habe die Zeitung gelesen.«

»Ah, das Brautpaar. Aber ich bin nicht so berühmt, wie du vielleicht meinst. Bevor ich hierher kam, habe ich in einem sehr bekannten China-Restaurant in Los Angeles gearbeitet. Wir waren beauftragt worden, das Büfett auf dem Anwesen des Filmproduzenten in Pacific Palisades auszurichten, als er heiratete.«

»Ein Büfett? Was ist das?«

»Jeder bedient sich selbst. Sehr beliebt in Amerika, vor allem, wenn man viele Gäste hat. Du hättest mal sehen sollen, wie großartig ich das gemacht habe – die langen Tische voll mit den feinsten Speisen und Leckereien!«

»Und hast du auch die Braut gesehen und die vielen Stars?«

»Natürlich. Sie sind alle zu mir gekommen.«

»Kannst du mir sagen, wie auch ich dahin kommen kann?« fragte Lai Wan mit unschuldiger Miene.

Der Koch konnte sich vor Lachen kaum halten. »Die werden gerade auf dich warten – ein Filmproduzent und eine berühmte Schauspielerin!«

»Sie ist Schauspielerin?«

»Du scheinst ja wirklich gar nichts zu wissen. Sie gab ihr

Debüt in ›Farewell Mozart‹ und wurde sofort der Liebling der Zuschauer. Demnächst bereitet sie einen neuen Film vor, im Frühling beginnen die Dreharbeiten.«

Das Wort »Frühling« erinnerte Lai Wan daran, daß es noch immer Winter war. New York lag tief verschneit am Hudson River, und dennoch konnte man hier die Kälte nur spüren, wenn man sich ins Freie begab.

So schlecht ist der Kapitalismus offenbar doch nicht, dachte Lai Wan und bat den Koch: »Bringe mich zu ihr! Ich will sie treffen.«

»Du meinst, du mußt dort nur an die Türe klopfen und sagen: ›Hallo, hier bin ich. Ich möchte hier arbeiten‹, und schon wirst du eingestellt? Du bist nicht nur langsam, sondern auch noch verrückt!«

»Wenn du dieser Ansicht bist, so werde ich dich gleich vom Gegenteil überzeugen«, sagte Lai Wan leise. »Warte einen Augenblick.«

Schnell lief er zu seiner Unterkunft und holte das Fotoalbum aus seinem Koffer.

Als er es den Köchen und den Küchengehilfen zeigte und von seiner Herkunft erzählte, wirkten seine Zuhörer ziemlich betroffen, aber Long wollte es noch genauer wissen: »Wie bist du an dieses Album gekommen?« Lai Wan berichtete wahrheitsgemäß und erklärte, wer und welches Ereignis auf den Fotografien dargestellt waren.

»Aber diese Abbildungen«, Long deutete auf eine Seite mit Aufnahmen von Mo Li und Ru sowie auf die Hochzeitsbilder von Pe Lin und Leonard, »wie kommen die hier hinein, wo doch das Buch schon viel früher versteckt wurde?«

»Als ich noch Wächter in Päonienland war, nützte ich meine Urlaubszeit, um nach dem Verbleib von Ru und Mo Li

Song zu forschen. Ich fand heraus, wo sie gelebt hatten, und stieß in Peking auf eine alte Nachbarin, He Hua. Von ihr erhielt ich diese Fotos, denn sie hatte alles, was von den Roten Garden nicht beschlagnahmt worden war, an sich genommen. Später fügte ich sie in das Album ein, um die Chronik nicht abbrechen zu lassen.«

»Und wie kam dein Vater in diese Familie?« wollte ein junger Küchengehilfe wissen.

»Die Umwälzungen, die Dr. Sun Yat-sen eingeleitet hatte, veränderten nicht nur die Geschichte Chinas, sondern auch das Schicksal meines Vaters. Er war als Sklave an eine Familie in Peking verkauft worden, doch nach der erfolgreichen Revolution des Jahres 1911 war diese Form des Menschenhandels verboten worden. Die Familie, der er gehörte, konnte es sich nicht leisten, ihm einen Lohn zu zahlen, und so erhielt er zwar seine Freiheit, aber gleichzeitig war er ohne Arbeit. Durch einen Freund bekam er dann die Stelle in Xian.«

»Und deine Mutter?«

»Sie lernte er in Päonienland kennen. Auch sie war eine befreite Sklavin und fand ihre Anstellung bei der Familie Song. Ich habe diesen Menschen so viel zu verdanken – nicht nur weil sie meine Eltern bei sich aufnahmen, sondern auch weil ich von ihnen erzogen und ausgebildet wurde, als wäre ich eines ihrer Kinder. Deshalb fühle ich mich auch verpflichtet, den Nachkommen der Familie das auszuhändigen, was vielleicht die letzte Erinnerung an ihre Ahnen sein mag.«

»Ich werde dir helfen, deinen Wunsch zu erfüllen«, sagte Long, der genauso wie die anderen von Lai Wans Worten bewegt war.

Den Armreif aus Blutjade verschwieg Lai Wan, man konnte ja nicht sicher sein. Er war nicht nur ein äußerst schönes und kostbares Schmuckstück, sondern es symbolisierte auch den Zyklus des Lebens selbst. Bald, so hoffte Lai Wan, würde es wieder von jemandem getragen werden können, der ein Teil dieses Kreislaufs war.

In einer der ersten Reisegruppen, auf deren Programm weniger Sightseeing als vielmehr die Suche nach Verwandten stand, befanden sich auch Amy und George. Der Reiseleiter hatte alle Hände voll zu tun, die vielen Informationen, Fragen und Antworten zu filtern und zu bearbeiten. Um die Sache einfacher zu machen, wurden in den großen Tageszeitungen Annoncen aufgegeben. Man hatte eine Rubrik eingerichtet, die sich ausschließlich der Suche nach Angehörigen widmete. Amy und George wollten ihre Anstrengungen auf Peking, Shanghai und Xian beschränken, da sie vermuteten, dort am ehesten Hinweise erhalten zu können.

1966 hatte Amy die Hauptstadt verlassen müssen. Nun endlich, nach so vielen Jahren betrat sie wieder Pekinger Boden. Mittlerweile gab es überall asphaltierte Straßen, und sogar der zerstörte Tempel des Konfuzius im Andingmen-Viertel war als Touristenattraktion wieder hergerichtet worden. Im Bei Hai-Park blühten die Lotusblumen und kündeten davon, daß der Sommer eingezogen war. Die Mönche waren in ihre Klöster zurückgekehrt und durften dort der Meditation und der Ausübung ihrer Religion nachgehen. Natürlich gehörte zu jedem Touristenprogramm auch der Besuch einer Peking-Oper, schließlich mußte die Regierung den Touristen etwas von der alten Kultur zeigen.

Amys Wunsch, jene Orte zu sehen, an denen sie ihre Jugend verbracht hatte, war so stark, daß sie nicht im Hotel auf den Telefonanruf eines Informanten warten konnten. Drei

Tage waren schon vergangen, seit sie und George die Anzeige aufgegeben hatten: *Wir suchen vertrauenswürdige und gut informierte Personen, die Auskunft geben können über Mo Li und Ru Song, Tochter und Schwiegersohn der Han Lin-Familie aus der letzten Dynastie. Jede nützliche Information wird großzügig belohnt. Nachrichten bitte an das Hotel »Bambusgarten« in Peking.* Sie bat George, im Hotel zu bleiben und machte sich auf den Weg.

Das Haus, in dem sie mit ihren Eltern gewohnt hatte, stand nicht mehr. Auch die angrenzenden Nachbargebäude hatten einem internationalen Hotel weichen müssen. Nachdem sie in der Allee der Eisernen Löwen vergeblich den Palast ihrer Großeltern gesucht hatte, machte Amy sich schließlich auf den Weg zum Sommerpalast der Kaiserin Tz'u-shi. Dort bestaunte sie abermals das marmorne Boot, das unbeweglich im Kunming-See liegend, allen politischen Umwälzungen widerstanden hatte. Ohne Mühe fand sie später auch das Bauernhäuschen, in dem sie auf ihrer Flucht Unterschlupf gefunden hatte, doch über ihre Helfer von damals schien niemand Bescheid zu wissen. Das junge Paar, das nunmehr dort lebte, konnte ihr auch nicht weiterhelfen. Trotzdem ließ Amy etwas Geld zurück – für das Baby, das sie an Ly Na erinnerte. Als sie nach dem Grund ihrer Geste gefragt wurde, antwortete sie nicht, doch es war ihr bewußt, daß sie und Ly Na ihr Leben nur der Tatsache zu verdanken hatten, damals auf dieses Haus und seine Bewohner gestoßen zu sein.

Danach machte sie sich auf, den Westlichen Hügel zu besteigen, an dem sie ihre Eltern zum letzten Mal gesehen hatte. Die zerbrochenen Säulen am Eingang zum Tempel waren restauriert worden, neue Pinien schienen gepflanzt zu sein, und in der Mitte der Gebetshalle glänzte golden der Buddha.

Nirgendwo waren Spuren der Kulturrevolution auszumachen. Als sie den Mönch, der inzwischen über achtzig Jahre alt sein mußte, voller Demut begrüßte, konnte der Alte kaum glauben, wen er da vor sich sah. Er legte seine Handinnenflächen aneinander und verneigte sich. Dann sprach er: »Auch wenn so viele Jahre vergangen sind, so weiß ich doch, wer du bist. Und bin ich auch alt geworden, so habe ich doch die Großzügigkeit deiner Familie nicht vergessen. Ich danke Buddha, daß du zurückgekehrt bist.«

Amy berichtete ihm von ihrer Flucht und ihrem weiteren Lebensweg. Als der Mönch hörte, daß das kleine Mädchen, das Amy bei sich gehabt hatte, mittlerweile in Amerika verheiratet war, dankte er Buddha erneut. Schließlich wollte Amy wissen, ob er Informationen über ihre Eltern habe, doch der Mönch schüttelte nur den Kopf und sagte: »In jener dunklen Nacht versteckten sich deine Eltern in der unterirdischen Andachtshalle. Als der Morgen anbrach, kehrten sie zurück, obwohl sie ahnten, was sie zu Hause erwarten würde. Aber wären sie nicht in ihre Wohnung gegangen, hätten die Roten Garden auch nach euch gefahndet. Sie opferten sich für euch.«

Amy stiegen Tränen in die Augen. Dann fragte sie ängstlich: »Und wißt Ihr, was dort geschah?«

»Nur, daß sie anschließend fortgebracht wurden – aber wohin, das entzieht sich meiner Kenntnis.«

Trotz dieser Nachricht flackerte eine kleine Flamme der Hoffnung in Amys Herzen auf. Sie hielt es für besser, keine Nachricht erhalten zu haben als eine schlechte.

»Und Ihr selbst – konntet Ihr die gesamte Zeit über im Tempel verbleiben?« fragte Amy den Mönch.

Der alte Mann schüttelte traurig den Kopf: »Nein, wir alle wurden in Umerziehungslager gesteckt.«

»Aber wie kamt Ihr dann hierher zurück?«

»Es war das große Erdbeben in Tang-shan, das dies ermöglichte.«

»Ich verstehe nicht.«

»Damals, am 28. Juli 1978, ereignete sich die schlimmste Naturkatastrophe in der Geschichte unseres Landes. Die gesamte He Bai-Region und die Gegend von Tang-shan wurden verwüstet, die Ausläufer des Bebens verursachten sogar noch in Peking beträchtlichen Schaden. Die Menschen schliefen auf der Straße, da sie sich fürchteten, in ihre Häuser zurückzukehren.« Der Mönch bot Amy Tee an und nahm selbst einen Schluck, bevor er weiter berichtete: »In diesen Tagen, da die Bevölkerung mehr denn je mit dem schmalen Grat, der zwischen Leben und Tod besteht, konfrontiert wurde, hätte sie der Unterstützung der Regierung bedurft, doch die Viererbande verweigerte jegliche Hilfe, auch die vom Ausland angebotene, und ließ nur verkünden: ›China ist so groß und seine Bevölkerung so zahlreich, es kann ein solches Unglück leicht verkraften.‹ Ich wußte schon immer, wie unmenschlich diese führenden Köpfe waren, aber ich hätte nie gedacht, daß sie derart zynisch agieren würden. Da also weder von seiten der Regierung noch aus dem Ausland Hilfe zu erwarten war, begann die Bevölkerung sich selbst zu helfen. Eine unvergleichliche Solidarität erfaßte die Herzen der Menschen. Sie unterstützen sich, wo immer es nur ging, und erwirkten einen raschen Wiederaufbau, so daß letztlich aus dem Unglück ein Glück wurde, denn mit einem Mal gehörten auch die Umerziehungslager der Vergangenheit an. Diejenigen, die dort arbeiten mußten, meuterten und kamen frei, um ihren Familien oder Freunden zur Seite zu stehen. Auch ich floh und kehrte sogleich in diesen Tempel zurück, der ja schon nach dem Angriff der Rotgardisten mehr einer Ruine geglichen hatte als einem Ort der inneren Einkehr. Es gab nichts mehr, das nicht zerstört war, außer der großen Buddhastatue in der Mitte der Gebetshalle, die zwar umgestürzt, aber glücklicherweise von den Roten Garden nicht beschädigt worden war.«

»Das zeigt, über welche Kraft Buddha verfügt«, warf Amy tief bewegt ein.

»Die Buddhas sind überall«, gab der Mönch zurück, »und sie müssen ihre Macht gewiß nicht durch eine Statue demonstrieren. Doch ich bin sicher, daß dies damals notwendig war, alleine schon um in den Seelen der Menschen den Glauben wiederzuerwecken. Kein Regime und keine politische Partei kann ihn wirklich ausrotten, denn er ist das Grundbedürfnis des Menschen. Ohne Glauben hätte das Leben keinen Sinn.« Der Mönch seufzte. »Seit dieser Zeit bin ich dabei, den Tempel mit Hilfe einiger weiterer Mönche und mit ein paar Arbeitern aus der Stadt wiederherzustellen. Aber ich tue dies nicht, weil ich meine, ich würde hierher gehören. Meine Heimat ist überall und nirgends. Ich habe keinen Beruf. Nicht einmal über mein Leben oder meinen Tod kann ich verfügen. Alles liegt im großen Kreislauf geborgen.«

»Warum aber dann Eure Anstrengung, den Tempel wieder aufzubauen?«

»Weil die Menschen einer sichtbaren Form bedürfen, um an eine Welt zu glauben, die den Augen verschlossen ist. Sie brauchen einen Ort, der ihr Herz erfüllt und an dem sie das Wesen der Liebe begreifen, aber nicht nur die Liebe zur Familie oder die Liebe zwischen Mann und Frau; denn jeder, den wir lieben, wird eines Tages nicht mehr sein. Die Liebe selbst aber muß weiterleben, und dies geschieht allein durch den Glauben.«

Dann legte der alte Mönch die Handinnenflächen aneinander und verbeugte sich leicht vor Amy: »Du solltest weiter nach deinen Eltern suchen, doch was immer auch mit ihnen geschehen sein mag – es gehört dem Kreislauf des Lebens an. Macht dich das, was du erfahren wirst, traurig, sei dankbar dafür, genauso wie du dankbar sein würdest, wenn du eine gute Nachricht erhieltest. Du wirst spüren, wie die Liebe Buddhas in deinem Inneren wächst.«

Nun legte auch Amy ihre Handinnenflächen aneinander und verbeugte sich vor dem Abt. Ohne ein weiteres Wort kniete sie vor dem goldenen Buddha nieder. Dann beugte sie sich tief nach unten, so daß ihre Stirn den Boden berührte. Mit dieser Geste der allerhöchsten Achtung öffnete sie ihre Hände und überreichte dem Buddha symbolisch ihr Herz.

Kaum war Amy wieder im Hotel angekommen, überraschte George sie mit einer guten Neuigkeit: »Es scheint, daß sich das Versprechen auf eine Belohnung bezahlt macht«, rief er voller Freude. »Ein Mann hat sich gemeldet, der sagt, er hätte deinen Vater 1958 bei den Arbeiten am Staudamm im Norden von Peking getroffen.«

»Das ist keine wirkliche Neuigkeit«, meinte Amy etwas enttäuscht, »ich wußte bereits, daß er dort zur Zwangsarbeit verurteilt worden war.«

»Aber es gibt noch einen anderen Mann, der behauptet, mit Ru im Gefängnis gewesen zu sein.«

»In welchem Gefängnis? Und wann?« fragte Amy aufgeregt.

»Mehr wollte er nicht sagen. Wir können ihn ja aufsuchen.«

»Hast du denn seine Adresse? Und seinen Namen?«

»Er heißt Fu Gu und wohnt in der Chengfu Road 33. Dann meldete sich noch eine Frau namens He Hua. Sie sagte, sie sei eine Nachbarin deiner Eltern gewesen und habe gesehen, wie die von den Roten Garden im Mai 1966 fortgeschleppt wurden.«

»George, ich kenne diese Frau. Sie lebte tatsächlich in der Wohnung neben uns. Wir müssen sie unbedingt aufsuchen. Hat sie dir gesagt, wo man sie erreichen kann?«

»Xizhimen Wai Street 12.«

»Ich weiß, wo das ist, gleich neben dem Zoo.« Amy war außer sich vor Freude. Nach so langer Zeit würde sie ihre alte Nachbarin wieder treffen. Warum war sie nicht von selbst auf die Idee gekommen, nach ihr zu suchen? Aber offenbar kamen die Dinge auch von außen auf einen zu, selbst wenn man sie gar nicht erwartete.

Das Treffen mit He Hua war überaus herzlich, doch die alte Frau bestätigte lediglich, was schon der Mönch im Tempel erzählt hatte: Kaum waren Amys Eltern in ihrer Wohnung angekommen, wurden sie nach einer Hausdurchsuchung von den Roten Garden sogleich festgenommen.

He Hua erklärte die damalige Situation der Nachbarn und Mitbewohner: »Ein jeder fürchtete sich davor, irgend etwas mit den ›Schwarzen‹ zu tun zu haben. An jenem unheilvollen Morgen konnten wir deinen Eltern unmöglich helfen, ohne zu riskieren, selbst gefangengenommen zu werden; also hielten wir uns lieber zurück und beobachteten, durch die Vorhänge geschützt, wie man den Genossen Ru und die Genossin Mo Li abtransportierte.«

Für diese Aussage dankte ihr Amy herzlich, doch He Hua wehrte ab: »Danke nicht mir, danke dem Schicksal, daß du am Leben geblieben bist. Danke ihm auch, daß es uns damals wie heute zusammengeführt hat. Wer weiß, was morgen sein wird …«

Als sie sich voneinander verabschiedeten, konnten beide

ihre Tränen nicht unterdrücken. Sie umarmten sich, als wüßten sie, daß diese Begegnung ihre letzte sein würde. Daß He Hua die letzten Fotos der Familie Song einem Mann namens Lai Wan ausgehändigt hatte, vergaß sie völlig zu erwähnen. Die Freude, Amy wiederzusehen, und der Schmerz der Erinnerung überwältigten sie beide.

Am folgenden Tag suchten George und Amy die Chengfu Road auf, in der jener Mann lebte, der sich Fu Gu nannte. Die Straße lag auf der Höhe der Universität. Amy dachte an die wundervolle Zeit, die sie dort verbracht hatte, doch gleichzeitig auch an das tragische Ende ihrer Schwester. Der Tag des Mordes war der schwärzeste Tag in Amys Leben gewesen. Sie bat George, einen Umweg zu wählen, da sie den Eingang zur Universität unbedingt meiden wollte.

Die Wohnung, in der Fu Gu wohnte, befand sich in einem modernen Gebäude, das – verglichen mit jenem, in dem He Hua lebte – fast schon Luxus ausstrahlte. Der Mann, der mit starkem Pekinger Akzent sprach, mußte an die Siebzig sein.

»Sie müssen hier geboren sein«, sagte Amy und lächelte Fu Gu freundlich an.

»Ich bin einer der wenigen, die noch in der Erinnerung an die frühere Zeit leben«, meinte er mit einem leichten Anklang der Unzufriedenheit. »Die jungen Leute wissen ja überhaupt nichts von dem Geist, der hier einmal herrschte!«

George merkte, daß er den Mann unterbrechen mußte, wollten sie sich dessen Klagen nicht über längere Zeit hinweg anhören. Deshalb fragte er: »Wie haben Sie meinen Schwiegervater getroffen?«

»Ich habe ihn nicht getroffen«, antwortete Fu Gu ärgerlich, was Amy und George alle Hoffnung nahm, »die Roten Garden steckten ihn in meine Zelle.«

»Wann?«

»Im Dezember 1966. Ich saß bereits ein Jahr im Gefängnis, da warfen sie mir eines Tages jemanden herein, der nur noch aus Haut und Knochen bestand.«

»War er bereits tot?« rief Amy erschrocken.

»Nein, aber zwischen dem, der da vor mir lag, und einem Toten gab es wohl keinen großen Unterschied mehr.«

»Wie haben Sie dann herausgefunden, wer er ist?«

»Die Tage vergingen, doch er sprach nicht und bewegte sich auch nicht.«

»Hat man ihm nicht zu essen gegeben?«

»Zu essen?« Der Mann wußte nicht, ob er über die Frage lachen oder sich ärgern sollte. »Wissen Sie denn nicht, daß es der billigste Weg ist, jemanden umzubringen, wenn man ihn verhungern läßt? Man spart sich sogar die Kugel.«

»Aber wie haben Sie dann mit ihm sprechen können?«

»Ich versuchte ihm etwas von meiner Wasserration einzuflößen. Zunächst vermochte er nicht einmal zu trinken, doch nach ein paar Tagen nahm er die ganze ihm verbliebene Kraft zusammen und flüsterte: ›Ich bin Ru Song. Meine Frau heißt Mo Li, sie ist die Tochter des Han Lin aus der Ch'ing-Dynastie. Wenn du ihre Spur eines Tages findest, erzähle ihr bitte, daß ich glücklich bin, für unsere Nachkommen zu sterben. Ich habe keinen Wunsch mehr im Leben, und wenn du meine Frau triffst, sage ihr, daß ich sie …‹« Fu Gu stockte, die Erinnerung an diese schreckliche Zeit übermannte ihn, doch dann sagte er: »Ru Song hat diesen Satz nicht mehr zu Ende bringen können.«

Amy und George schwiegen betroffen. Nachdem sie sich wieder gefaßt hatten, fragte Amy: »Und haben Sie meine Mutter gefunden?«

Der Mann zögerte. »Ich begann nach ihr zu suchen, nachdem ich freigekommen war. Das war im Jahr 1975.«

»So lange waren Sie im Gefängnis?« fragte George entsetzt.

»Ja«, antwortet Fu Gu knapp. »Ich weiß nicht, warum ich nach ihr suchte«, fuhr er unvermittelt fort, »denn ich hatte ja nicht einmal ein Versprechen abgegeben und Ru überhaupt nicht gekannt. Aber ich habe dann über ihn Nachforschungen angestellt – vielleicht war es sein Schicksal, das mich faszinierte, vielleicht aber auch nur sein unvollendeter letzter Satz, denn ich glaube, wir alle wissen, was er sagen wollte.« George und Amy nickten ergriffen. »Durch die Hilfe einer Deng Xiaoping nahestehenden Person habe ich schließlich alles über Mo Lis Verbleib erfahren.«

»Was war geschehen?« drängte Amy, die seiner Rede entnahm, daß auch er ein politischer Gefangener gewesen sein mußte.

»Man hatte sie in ein Umerziehungslager in Shang Xi gebracht, wo sie drei Monate nach ihrem Mann starb.« Fu Gu zündete sich eine Zigarette an und tat einen tiefen Zug, als wollte er damit seine Gefühle unterdrücken. »Ich konnte ihr nicht mehr mitteilen, worum mich Ru gebeten hatte, doch ich glaube, daß sie in der Welt, in der sie jetzt sind, solcher Worte gar nicht mehr bedürfen.«

Erneut fiel Amy in tiefes Schweigen, das immer wieder durch ihr Schluchzen unterbrochen wurde. Dann wischte sie ihre Tränen ab und fragte: »Wissen Sie, wo sie beerdigt wurden?«

»Beerdigt? Was denken Sie? Wer hätte denn Geld ausgeben sollen, sie zu beerdigen? Während der großen Hungersnot wurde niemand beerdigt. Die Leute wurden verbrannt, und ihre Asche streute man als Dünger auf die Felder.«

»Die Chinesen zollen ihren Vorfahren doch die höchste Anerkennung«, rief George wütend, und Amy, die annahm, daß ihrer Schwester dasselbe Schicksal widerfahren war, fügte, ganz blaß geworden, leise hinzu: »Wir stellten ihre Namen in Holz geschnitzt auf dem Hausaltar auf, neben der Buddhastatue. Und wir begrüßten sie jeden Morgen, als wären sie mitten unter uns.«

»In diesen Jahren herrschte keinerlei Moral; einzig und allein schien wichtig, dem Regime möglichst die Treue zu halten, sonst hätte man es mit dem Tode bezahlen müssen«, erinnerte sich Fu Gu voller Zorn.

George fand keine Worte für das, was er gehört hatte. Er nahm Amy in die Arme und versuchte sie zu trösten. Dann sagte er: »Sei nicht traurig, niemand vermag das Rad der Geschichte zurückzudrehen.«

»Ich bin nicht traurig«, brachte Amy mühsam hervor, »das Wort ›Trauer‹ ist zu gering, um meine Gefühle zu beschreiben. Ich kann nur hoffen, daß sich eine solche Tragödie niemals wieder ereignen wird und daß unsere Kinder nie vergessen werden, das Glück zu haben, ihre Ahnen ehren zu können.«

Die Kenntnis darüber, wie ihre Eltern gestorben waren, belastete Amy außerordentlich. Trotzdem aber fühlte sie sich befreit, denn endlich, nach so vielen Jahren hatte sie Gewißheit, daß alles Hoffen, Mo Li und Ru wiederzusehen, vergebens war. Dieser Traum war schlagartig zunichte gemacht worden, aber die Erfüllung eines anderen stand unmittelbar bevor: endlich Päonienland zu besuchen.

Obwohl sie nie in Xian gewesen war, kam ihr die Stadt so vertraut vor, als hätte sie schon immer hier gelebt. Als George sich darüber wunderte, sagte sie nur: »Hier sind meine Wurzeln, hier hat alles begonnen.«

Während ihre Touristengruppe die mittlerweile weltberühmte Terrakotta-Armee des ersten Kaisers Chin Shi Huang besichtigte, fuhren George und Amy mit dem Taxi zum einstigen Anwesen der Familie Song. Es war für die Öffentlichkeit eigentlich nicht zugänglich, weil es der Regierung nach wie vor als Gästehaus diente, doch wie so oft schon, hatte George es geschafft, das Unmögliche möglich zu machen. Durch seine Beziehungen zu Wirtschaftskreisen in Amerika war es ihm gelungen, eine Besuchsgenehmigung zu erhalten. Amy und er wurden sogar von einem Verwalter namens Wang willkommen geheißen. Von ihm erfuhren sie, daß Lai Wan hier angestellt gewesen war. Nachdem Amy dem Mann die Geschichte ihrer Familie geschildert hatte, war er voller Eifer bemüht, ihr und George die gesamte Anlage zu zeigen. Er fühlte sich sogar bemüßigt zu sagen: »Wenn die Geschichte einen anderen Verlauf genommen hätte, würden Sie jetzt hier leben und nicht ich.«

Anstatt auf seine Worte näher einzugehen, veranlaßte Amy ihren Gatten, dem Verwalter einige Dollarscheine zuzustecken, und fragte: »Wissen Sie, was aus Lai Wan geworden ist?«

»Er hatte Glück. Er konnte nach Amerika auswandern«, antwortete Wang.

»Können Sie uns sagen, wann das war?« wollte George wissen.

»Im Frühling dieses Jahres. Lai Wan gehörte zu den wenigen, die das Land verlassen konnten, kurz bevor die ›Politik der offenen Grenzen‹ von Deng Xiaoping publik gemacht wurde.«

Amy haderte ein wenig mit dem Schicksal, als sie diese Worte vernahm. Wäre George damals nicht krank geworden, hätten sie diese Reise wie geplant ein halbes Jahr zuvor unternehmen können, und mit Sicherheit wären sie dann mit Lai Wan zusammengetroffen, der einzigen Person, die ihr alle Einzelheiten aus der Vergangenheit hätte mitteilen können.

»Sehr bedauerlich«, meinte George, als hätte er die Gedanken seiner Frau gelesen. Dann wandte er sich an den Verwalter: »Wissen Sie vielleicht, an welchen Ort in Amerika Lai Wan wollte?«

»Jeder Chinese, der das Land verläßt, gleicht einem Drachen, der sich von der Schnur gelöst hat. Es ist unmöglich zu sagen, wohin er fliegen wird.«

»Herr Verwalter«, sagte Amy daraufhin und bemühte sich, ihre Enttäuschung zu überwinden, »würden Sie uns gestatten zu fotografieren, während Sie uns das Anwesen zeigen?«

»Das ist eigentlich streng verboten«, meinte Wang zögernd, doch als ihm George einige weitere Dollarscheine in die Hand drückte, besann er sich eines besseren: »Natürlich ist das eine Ausnahmesituation, doch ich riskiere meine Anstellung, wenn es herauskommt. Bedenken Sie das bitte!«

George verstand und legte noch einige Scheine nach. Als Wang zufriedengestellt war, begann er mit seiner Führung.

Amy und George kamen aus dem Staunen nicht heraus. Sie hatten zwar schon vieles gesehen, aber die Pracht, die sich ihnen hier bot, war unvergleichlich und durch nichts zu übertreffen. Was immer fotografiert werden konnte, wurde auf Zelluloid gebannt, nahezu jeder Winkel mit fast wissenschaftlichem Eifer aufgenommen. Besonders fasziniert waren sie von der Bauweise der Gebäude, wobei der Geist des Taoismus unübersehbar war, und von der Gartenbaukunst, die es vermochte, die gewaltige Natur in ihrer Größe und Vielfalt widerzuspiegeln. Sie bewunderten die Teiche und Seen, die Pavillons und Teehäuschen, die mit Hibiskus, Jasmin und Orchideen gesäumten Wege. Da es Mitte des Sommers war, blühten auch die Lotusblumen – ein Anblick, der George und Amy gleichermaßen verzauberte. In Taipeh merkte man, daß sich die Gartenarchitekten bemühten, durch ihre Kunst alle Anlagen möglichst naturgetreu zu gestalten, hier aber war es, als hätte die Natur selbst ihre Kunst zu höchster Blüte gebracht.

Amy konnte es gar nicht fassen, daß sie mitten in die Geschichte ihrer Ahnen eingetaucht war. Endlich durfte sie das, wovon ihre Mutter immer wieder erzählt hatte, an Ort und Stelle selbst erleben, und endlich verstand sie auch den Geist, der ihre Familie so stark geprägt hatte. Es war die Mischung aus Taoismus, Buddhismus und Konfuzianismus, die letztlich für ihre Haltung dem Leben gegenüber verantwortlich zeichnete. Amy war dankbar, in diesem Geist erzogen worden zu sein, und sie wußte, daß auch Ly Na die Kraft des Glaubens in sich trug.

Als sie am *Haus des Jasmins* vorüberkamen, blieb sie lange schweigend stehen. Dann verneigte sie sich, als wollte sie ihrer Mutter nochmals all ihre Achtung und Liebe bekunden.

Kapitel 19

Obwohl es November war, empfand Lyna die Luft als besonders mild. Sie erholte sich von den anstrengenden Dreharbeiten, schwamm, ging im Garten spazieren, spielte mit den Hunden. Die beiden Briefe, die am Morgen eingetroffen waren, hatte sie noch nicht angesehen, doch nun fühlte sie sich entspannt genug, sie zu lesen. Sie setzte sich unter eine Palme und öffnete den ersten, der von Joseph gekommen war:

Liebe Ly Na,

es schneit noch nicht in Wien, aber man kann bereits spüren, daß die Stadt ihre Schönheit bald unter einer weißen Decke verstecken wird. Seit wir uns in Los Angeles wiederbegegnet sind, bereue ich es, daß ich Dir meine Zuneigung nicht schon viel früher eingestanden habe. Ich bin mir bewußt, daß Du glücklich verheiratet bist und eine brillante Karriere vor Dir hast, doch nachts, wenn ich nicht schlafen kann und mich unruhig hin und her wälze, weiß ich nicht, was ich möchte: entweder Dich vergessen oder Dich in meinen Armen halten. Es ist mir aber klar, daß beides unmöglich ist …

Lyna las nicht weiter. Sie ärgerte sich darüber, daß Joseph immer noch versuchte, in ihre Ehe einzubrechen und sie mit Gefühlen belästigte, die sie nicht erwiderte. Es war keineswegs der erste Brief, den er ihr schrieb. Nahezu wöchentlich erhielt sie eine Botschaft von ihm, meist aus irgendeiner Stadt in Amerika, da er mittlerweile als Korrespondent für das österreichische Fernsehen über Amerika berichtete. Lyna war froh, daß Edward ihre Post nie las, denn sie wußte nicht, wie er auf Josephs Liebesbezeugungen reagiert hätte. Sie erhob sich und ging ins Haus, um den Brief wegzuwerfen. In ihrem Arbeitszimmer setzte sie sich an den Schreibtisch – ein kostbares Stück aus der Ming-Zeit, das sie bei ihrem letzten Besuch in New York erworben hatte und zu dem ein kunstvoll gearbeiteter Drachenstuhl gehörte. Der zweite Brief war von ihren Eltern. Es lagen ihm zahlreiche Fotografien bei, welche Lyna voller Begeisterung anschaute. Dann las sie.

Liebes Kind!

Auch wenn man älter wird, bleibt das Leben voll wunderbarer Erfahrungen, selbst wenn Enttäuschung und Trauer sich nicht vermeiden lassen. In Peking haben wir eine alte Nachbarin aus jener Zeit getroffen, als ich noch ein Mädchen war, und ihr graues Haar und ihre Falten beeindruckten uns sehr, weil wir erkannten, wie der Lauf der Zeit uns alle verändert, auch wenn wir uns noch so vehement dagegen sträuben. Wir sind auf die Spur von Ru und Mo Li gestoßen, doch leider müssen wir Dir mitteilen, daß Deine Großeltern nicht mehr am Leben sind. Sie starben, kurz nachdem ich das Land verlassen mußte – Dein Großvater im Gefängnis in Peking, Deine Großmutter in einem Lager in Shang Xi. Sie mußten jeder für sich allein sterben, doch ich bin sicher, heute gibt es für sie keine Entfernung mehr, und es steht ihnen frei, sich zu bewegen, wohin auch immer sie wollen. Niemand sperrt sie jetzt mehr ein, und keiner kann ihnen Befehle erteilen. Oft träume ich von ihnen, und dann weiß ich, daß sie es gut haben.

Von Peking aus reisten wir mit unserer Gruppe nach Nanking, wo wir die Gedenkstätte für Dr. Sun Yat-sen besuchten. Einen Tag später fuhren wir nach Shanghai. Dort suchten wir das Krankenhaus, in dem ich geboren wurde und in dem Dr. Luis Smith-Sutten gearbeitet hatte. Es liegt ganz versteckt zwischen riesigen Wolkenkratzern. Natürlich hat sich alles verändert, überall schießen gewaltige Bauwerke aus dem Boden – ganz wie bei Euch in Amerika. Über »Onkel Luis« ließ sich nichts in Erfahrung bringen, aber er bleibt mit seinen guten Taten für immer in unseren Herzen, genauso wie Liezhi, an dessen Grab wir für seine Seele beteten.

Schließlich flogen wir nach Xian und waren überwältigt, als wir Päonienland besuchten. Normalerweise ist eine Besichtigung gar nicht möglich, aber George findet immer Wege und Mittel, das, was er sich vorgenommen hat, auch zu erreichen. Päonienland zu beschreiben fehlen mir die Worte. Deshalb schicken wir Dir die Fotos, die wir dort gemacht haben. Auf der Rückseite findest Du jeweils die genaue Beschreibung. Ich suchte auch nach der Grabstätte unserer Ahnen, doch ich glaube, die Regierung hat sie entfernen lassen. Diese Grabstätte lag, wie mir meine Mutter gesagt hatte, in einem kleinen Garten, den man erreichte, wenn man am Pavillon des »Südlichen Blütenlandes« vorüberging. Doch es gibt weder einen Grabstein noch eine Inschrift auf einer Gedenktafel – nichts! In diesem Teil des Anwesens herrscht eine unglaubliche Ruhe, es ist dort so still, daß man meinen könnte, in die Mitte der Ewigkeit eingetreten zu sein. Auch wenn unsere Vorfahren nicht mehr mit ihren Körpern anwesend sind, so ist doch überall in Päonienland ihre Anwesenheit zu spüren. Auch Dein Vater hat diese Erfahrung gemacht. Es ist eine unfaßbare Kraft, die über der gesamten Anlage zu ruhen scheint, eine Kraft, die einem hilft, das Leben mit Dankbarkeit zu ertragen, ganz gleich, was geschehen mag. Hier versteht man das, wovon Lao Tse schrieb: »Das Große verbirgt sich im Kleinen. Das Schwächste wird das Stärkste. Wer alles erkämpfen will, wird alles verlieren. Wer seine Sehnsucht träumt, findet die schönsten Blüten in seinem Garten.«

Ich bin nicht traurig darüber, daß unsere Familie diesen wunderbaren Platz verloren hat, aber ich bin voller Freude, daß ich Dich im Geiste dieser Familie erziehen durfte.

In aller Liebe
Deine Mutter mit Deinem Vater

Lyna legte den Brief zur Seite und widmete sich erneut den Fotografien. Welche Pracht hatte sich damals entfaltet! Welch hochstehende Kultur war zu dieser Zeit gepflegt worden! Mit einem Mal spürte sie, wie schmerzhaft es war, erkennen zu müssen, daß diese Epoche unwiederbringlich verloren war. Auch wenn sie hier in Amerika war und ihr Lebensweg einen unerwartet glanzvollen Verlauf genommen hatte – das Erbe der Familie Song bestand in ihr fort und brachte ihr zu Bewußtsein, daß sie einer Kultur angehörte, die es in nahezu allen Belangen zur Meisterschaft gebracht hatte.

Die Stimme der Haushälterin Maria riß sie aus ihren Träumen: »Mrs. Lamatina, da sind zwei Chinesen bis zur Haustür vorgedrungen! Ich weiß gar nicht, wie das geschehen konnte, und sie bestehen darauf, Sie persönlich zu sprechen.«

Lyna hob den Blick von den Fotografien auf und sagte nur: »Hast du ihnen nicht zu verstehen gegeben, daß ich hier keine Fans empfange?«

»Das habe ich versucht. Ich gab ihnen sogar Autogrammkarten, aber sie lassen sich nicht abweisen. Sie sagen, sie seien nicht wegen eines Autogramms gekommen.«

»Weshalb denn dann?« Lyna legte die Fotos und den Brief in den Schreibtisch.

»Einer der beiden behauptet, er hätte etwas, das Ihrer Familie gehört, er möchte es aber nur Ihnen persönlich aushändigen.«

»Wie sehen die beiden denn aus?«

»Nicht gefährlich, eher wie ganz normale Leute.«

»Gut, laß sie herein, aber sag bitte auch meinem Mann Bescheid, damit er herkommt.«

Nachdem Lyna und Edward die Ankömmlinge in der Empfangshalle etwas kühl begrüßt hatten, ergriff Lai Wan das

Wort: »Ich komme von Päonienland. Mein Name ist Lai Wan, und ich bin der Sohn von A Wan. Dies ist mein Freund Long, dem ich es zu verdanken habe, auf Ihre Spur gestoßen zu sein.«

Lyna konnte kaum glauben, was sie da hörte. Zuerst der Brief ihrer Eltern und jetzt diese beiden Besucher. Sollte endlich der Tag gekommen sein, an dem sich ihr die Geschichte ihrer Familie vollständig erschließen würde?

Aufgeregt bat sie die Gäste in das Wohnzimmer. Sie ließen sich auf der italienischen Ledergarnitur nieder, und während Maria für Erfrischungen sorgte, begann Lai Wan auf Lynas Aufforderung hin seine eigene Geschichte und die seiner Suche nach einem überlebenden Mitglied der Familie Song zu erzählen. Dann holte er das Fotoalbum und den Jadearmreif aus seiner Reisetasche und sagte: »Dies sind die beiden Gegenstände, die mein Vater retten konnte. Alles andere ging in den Kriegswirren verloren oder wurde von den Kommunisten konfisziert.« Er berichtete, wie sein Vater zusammen mit ihm diese Kostbarkeiten versteckt hatte, wie er nach Päonienland zurückkehrte und wie es ihm gelungen war, beides wiederzufinden und außer Landes zu bringen. »Diesen Armreif trug Ihre Ururgroßmutter – bis zu ihrem Tod in den Flammen. Die japanischen Soldaten hatten Päonienland überfallen und es angezündet, damals in jenem schrecklichen Dezember 1937. Mein Vater hat sie begraben, ebenso auch die anderen Mitglieder der Familie, die dem Gemetzel zum Opfer gefallen waren.«

Obwohl Lyna diese Geschichte von ihrer Mutter erzählt bekommen hatte, war sie nun mit jemandem konfrontiert, der all die Ereignisse selbst miterlebt hatte. Es war ihr, als sei die Vergangenheit zurückgekehrt.

Als sie sich wieder etwas gefaßt hatte, sagte sie: »Der Armreif hätte bei ihr bleiben sollen.«

»Wenn andere Umstände geherrscht hätten, gewiß«, meinte Lai Wan etwas verstimmt, da er eigentlich ein Lob erwartet hatte. »In diesen Zeiten, als nichts als das Chaos herrschte, gehörte es sogar zur Tagesordnung, die Gräber zu plündern. Mein Vater hat gewiß absolut richtig gehandelt.«

Lyna schämte sich ihrer Worte und entschuldigte sich, doch Lai Wan meinte nur: »Er hat getan, was er tun mußte, genauso wie ich. Meine Aufgabe war es, seinen letzten Wunsch zu erfüllen.«

»Dennoch möchte ich dir danken, Lai Wan«, sagte Lyna leise, während Edward durch Nicken seine Zustimmung ausdrückte. »Ich habe gehört«, fuhr sie fort, »daß zwischen meiner und deiner Familie stets eine besondere Harmonie herrschte, deren Grundlage Vertrauen und Großzügigkeit war, weshalb ich hoffe, diese Tradition jetzt nicht verletzt zu haben.«

Lai Wan schüttelte den Kopf und überreichte Lyna das Album mit den fotografischen Erinnerungen. Die erste Aufnahme zeigte einen mächtigen Parasolbaum, unter dem zwei steinerne Löwen das Eingangsportal eines Hauses bewachten, dessen schwere Holzflügeltür mit Messingbeschlägen verziert war. Das Vordach war himmelwärts gebogen, und auf einer darunter befestigten Kalligraphie stand zu lesen: *Rechtschaffenheit und Großmut bringen das Leben voran*. An beiden Seiten des Tores waren ebenfalls ins Holz geschnitzte Schriftzeichen zu erkennen. Sie bedeuteten: *Himmel und Erde sind eines. Altes und Neues sind gleich.*

»Dies ist der Han Lin-Palast in Peking«, erklärte Lai Wan, »in dem Ihre Urgroßeltern An Ming und Yi Mei lebten und wo auch Ihre Großmutter Mo Li aufwuchs, bevor sie nach

Shanghai zog. Und dieses Foto«, Lai Wan blätterte um, »zeigt An Ming und Yi Mei.«

Lyna erblickte ihren Urgroßvater in einem Gewand der Ch'ing-Dynastie mit einer langen Perlenkette auf der Brust und einer Pfauenfeder auf dem traditionellen Hut eines Hofbeamten. Neben ihm stand Yi Mei. Sie hatte ein mit Stickereien reich verziertes Festkleid an und auf der Stirn ein jade- und perlenbesetztes Schmuckband, dazu passende Ohrringe in Tropfenform. Ihre Schuhe waren genauso bestickt wie ihr Kleid und bargen die Lotusfüße. Edward und Lyna bestaunten jedes Foto, und Lai Wan lieferte die nötigen Erklärungen, bis sie plötzlich auf ein Bild stießen, bei dessen Anblick Edward ausrief: »Dies muß das Bett sein, das später Präsident Nixon zum Geschenk gemacht wurde.«

»Es ist das Bett, in dem Mo Li geboren wurde«, sagte Lai Wan ruhig, »es stand im ›Haus des Jasmins‹, weshalb Mo Li auch diesen Namen trug, der gleichbedeutend mit dieser Blüte ist. Unter dem Boden, auf dem dieses Bett stand, hatten wir den Armreif und das Album versteckt.«

Schließlich deutete Lyna auf ein Foto, das ebenfalls ein Brautpaar zeigte: eine Chinesin und einen westlich aussehenden Mann. Sie mußte nicht lange überlegen, wer da abgebildet war, und noch bevor Lai Wan das Wort ergreifen konnte, rief sie: »Das müssen Pe Lin und Leonard sein – die Schwester meiner Mutter und ihr Mann.«

Lai Wan war bestürzt über das, was er da hörte. Es waren die Fotos, die er von He Hua erhalten und dann dem Album beigefügt hatte. Mo Lis Nachbarin in Peking hatte ihm genau erklärt, wer darauf abgebildet war und was sich damals ereignet hatte. Vorsichtig sagte er deshalb: »Darf ich fragen, wo Ihre Mutter jetzt ist?«

»In Taiwan«, antwortete Lyna, ohne zu zögern.

Allmählich dämmerte Lai Wan, wie sich die Ereignisse damals wirklich zugetragen haben mußte. Daher fragte er: »Und wer ist Ihr Vater?«

»Was soll diese Frage?« meinte Lyna erstaunt.

Lai Wan wagte nicht zu antworten. Er wurde blaß, weil er begriff, daß er einen großen Fehler begangen hatte. »Ich meinte nicht ›wer‹, sondern ›wo‹.«

Lyna blickte ihn zweifelnd an: »Du bist kein guter Lügner. Also: Was willst du mit deiner Frage sagen?«

»Das fragen Sie besser Amy selbst«, brachte er zögernd hervor.

»Weshalb sagst du ›Amy‹ und nicht ›Ihre Mutter‹?«

Lai Wan schwieg.

»Antworte!«

Lynas Ton war so streng, daß Lai Wan die Wahrheit nicht länger verbergen konnte. Er deutete auf das Hochzeitsfoto und stammelte: »Diese beiden hier sind Ihre Eltern. Pe Lin ist Ihre Mutter, Leonard König Ihr Vater.«

Bleierne Stille breitete sich im Raum aus. Niemand wagte auch nur ein einziges Wort zu sprechen.

Lyna wußte nicht, ob sie den Worten Lai Wans Glauben schenken sollte. Doch dann erinnerte sie sich, daß sich Amy immer geweigert hatte, ihr mehr von dem tragischen Tod ihrer Schwester zu berichten und sie stets auf später vertröstet hatte. Offenbar war ihre leibliche Mutter damals ums Leben gekommen und ihr Vater vielleicht auch, und Amy hatte sie an Kindes statt angenommen und später George geheiratet. Nun wurde ihr auch klar, weshalb sie selbst nicht rein chinesisch aussah, sondern durchaus auch europäische Züge trug.

»Sie hat es aus Liebe getan«, unterbrach Lai Wan leise ihren Gedankengang. »Ich wäre überglücklich, wenn ich noch eine Mutter hätte, selbst wenn es nicht meine leibliche wäre.«

»Vielleicht hast du recht«, sagte Lyna, den Tränen nahe. »Amy und George müssen mich wirklich über alles lieben.«

Edward drückte ihre Hand. Auch er war schockiert über diese Enthüllungen, doch als er etwas sagen wollte, hatte sich seine Frau schon wieder gefaßt und fragte: »Weißt du, wo mein leiblicher Vater ist?«

»Ich habe versucht, es herauszufinden, aber während der Kulturrevolution ist so vieles verlorengegangen, daß es nicht möglich war, seine Spur zu verfolgen.«

»Meinst du, daß er noch am Leben ist?«

»Das ist schwer zu sagen. Damals unternahmen die Rotgardisten jegliche Anstrengung, die Namen derer, die sie töteten, auszulöschen.«

»Willst du damit sagen, daß er ermordet und sein Name dem Wind überlassen wurde?«

»Nicht unbedingt. Denn auch die, die entkommen konnten, waren bemüht, ihren richtigen Namen nicht preiszugeben. Deshalb hinterließen sie oftmals keine Spuren.«

Diese Aussage nährte Lynas Zuversicht. Wenn schon ihre Mutter gestorben war – ihr Vater konnte vielleicht noch am Leben sein. Sie beschloß, diese neue Hoffnung nicht aufzugeben.

Es war bereits Mitte Dezember, und die Schulferien standen unmittelbar bevor. Amy freute sich auf die Zeit, bald mit ihrem Mann ein wenig Ruhe zu haben. Sie hatten beschlossen, eine kleine Reise zu den Taiwan vorgelagerten Inseln zu buchen, als sie Lynas Brief erreichte.

Liebe Mama, lieber Papa!

Das Leben scheint eine Abfolge überraschender Ereignisse und schicksalhafter Begegnungen zu sein. Ihr werdet nicht glauben, wer vor einigen Tagen plötzlich vor unserer Tür stand: Lai Wan, der Sohn von A Wan, dem Verwalter des Familienanwesens in Xian. Es war ihm gelungen, China zu verlassen und nach Amerika zu emigrieren. Durch einen unglaublichen Zufall geriet er auf meine Spur. Er hatte den Armreif aus Blutjade bei sich, den meine Ururgroßmutter immer trug, und ein Fotoalbum, das unter dem Platz, an dem einst das Bett im »Haus des Jasmins« stand, versteckt war. Er wird bei uns bleiben, so lange er möchte, und ich bin glücklich, über ihn mit unserer Vergangenheit in Verbindung zu stehen.

Leider mußte ich durch ihn auch die Wahrheit über mein eigenes Leben erfahren. Ich begreife nicht ganz, warum Ihr mir nicht gesagt habt, daß meine wirkliche Mutter Pe Lin ist. Aber ich denke, Ihr wolltet mich schützen und mir die grausame Wirklichkeit ersparen. Dennoch weiß ich nun nicht, was besser ist: eine schreckliche Wahrheit oder eine schöne Unwahrheit. Bitte versteht mich: Ich möchte Euch keinen Vorwurf machen, im Gegenteil, ich danke Euch für alles, was Ihr für mich getan habt. Gibt es nicht ein chinesisches Sprichwort, das sagt: »Ein Kind schuldet seinen Erziehern größeren Dank als seinen Erzeugern?«

Nun, da ich weiß, daß mein Vater ein Deutscher ist, verstehe ich auch, warum so viele Leute immer wieder behauptet haben, daß mein Aussehen nicht typisch chinesisch sei – hätte ich früher gewußt, weshalb, wäre eine Begründung nicht schwierig gewesen.

Ich war viele Tage völlig verwirrt, da ich nicht wußte, ob ich Euch sagen sollte, daß mich nunmehr die Wahrheit erreicht hat oder ob Schweigen nicht für uns alle besser wäre. Doch heute morgen erkannte ich, daß ich die Wahrheit der Unwahrheit vorziehen möchte, denn als die ersten Strahlen der Sonne durch das Schlafzimmerfenster fielen, war es, als würden sie sagen: »Wir alle leben in einer wunderschönen Lüge, aber in einer noch schöneren Wirklichkeit.«

Ganz gewiß gibt es niemanden auf der Welt, der eine Tochter, die nicht sein leibliches Kind ist, derart liebt und beschützt, wie Ihr das tut. Und ich bin sicher, daß meine wahren Eltern über Euer Handeln glücklich und Euch dankbar wären – so wie ich es bin.

Es gibt aber noch eine Überraschung: Ich bin schwanger und hoffe, daß Edward und ich unserem Kind so gute Eltern sein werden, wie Ihr es für mich seid. All dies ist ziemlich anstrengend und verwirrend, so daß ich jetzt gar nicht weiß, wie ich Euch ansprechen soll: Tante? Onkel? Das gefällt mir überhaupt nicht. Aber Edward hatte eine gute Idee: Was haltet Ihr von Tante-Ma und Onkel-Pa?

Vielleicht könnt Ihr uns bald besuchen, dann würden wir als ganz neue Familie zusammenkommen. Ich wäre darüber sehr froh.

Eure Tochter

Eineinhalb Wochen später trafen Amy und George in Pacific Palisades ein. Es war ein denkwürdiges Wiedersehen, denn es fand nicht nur unter veränderten Familienverhältnissen statt, sondern war auch eine Reise in die familiäre Vergangenheit. Unter Tränen berichtete Amy jede Einzelheit der damaligen Ereignisse, und Lai Wan fügte sein Wissen über die Geschehnisse nach Amys Flucht hinzu. Endlich erhielt Lyna über ihre Herkunft lückenlosen Bescheid.

Am Abend, als sich alle nach dem Essen im Wohnzimmer versammelten, hatte Edward eine Idee, die er sogleich verkündete: »Jetzt, da das Schicksal seine unsichtbaren Fäden gesponnen hat und die Gegenwart von der Vergangenheit eingeholt worden ist, die Zukunft aber gleichermaßen bevorsteht, wäre es da nicht sinnvoll, alle drei zusammenzubringen?«

Die Anwesenden warteten gespannt auf die Fortsetzung seiner Gedanken, um zu erfahren, was er mit diesem Vorschlag meinte. Lächelnd gestand Edward: »Vor einiger Zeit habe ich ein sehr großes, wunderbar gelegenes Grundstück gekauft.«

»Davon hast du mir gar nicht erzählt«, sagte Lyna erstaunt.

»Ich wollte dich damit überraschen und es dir zur Geburt unseres Kindes schenken. Es ist ein herrlicher Platz mit altem Baumbestand und einigen kleinen Seen – nicht sehr weit von hier, vor Malibu gelegen. Es sollte uns zur Erholung dienen und unserem Kind die Schönheit der Natur vor Augen führen. Was haltet ihr nun von der Idee, an diesem Ort Päonienland nachzubauen?«

Lyna, Amy, George, Lai Wan und Long waren sprachlos.

»Du meinst, wir sollten es nachbauen und dann dort leben?« fragte Lyna, die sich als erste gefaßt hatte.

»Vielleicht nicht immer, aber doch von Zeit zu Zeit. Und wir könnten es später auch der Öffentlichkeit zugänglich machen. Päonienland ist ein großartiges Symbol für das alte China. Der Geist der Liebe und der Harmonie herrschten dort. Was gäbe es Besseres, um den Menschen zu erklären, daß neben den flüchtigen Vergnügungen der Moderne auch noch eine hochstehende, alte Kultur existiert?«

Amy nickte, und George ergänzte: »Durch die Fotografien

und die intimen Kenntnisse Lai Wans könnte man es tatsächlich so aussehen lassen wie das Original – ich halte das für eine phantastische Idee!«

»Aber es wird auch viel Zeit in Anspruch nehmen – und Zeit ist ohnehin unser knappstes Gut«, warf Lyna ein, obwohl sie über den Plan im Grunde begeistert war.

»Gerade deshalb sollten wir es wagen«, entgegnete Edward, »schließlich holen wir dadurch auch die Zeit zurück.«

Noch bis in die späte Nacht hinein diskutierte man das Für und Wider. Schließlich aber stand fest: Päonienland sollte zu neuem Leben erweckt werden. Lai Wan würde Verwalter werden, Long Chefkoch, und Maria sollte Hausdame bleiben, aber auch als Kindermädchen fungieren. Edward, Lyna und das Kind würden in das *Haus des Jasmins* ziehen, das *Haus der Pflaumen* sollte als Domizil für George und Amy dienen, wann immer sie kamen. Ein Haus plante man als Arbeitsstätte für Edward, und die weiteren Gebäude sollten Gäste beherbergen.

In dieser Nacht begegnete Lyna im Traum ihrer Ururgroßmutter, der Herrin von Päonienland. Sie wurde auf einem Boot über einen der Lotusseen gerudert. Plötzlich war es Lyna, als würden sie von dort her Worte erreichen, die sagten: »Wenn Jasmin, Hibiskus, Lotus, Orchideen, Aprikosen, Pflaumen und Pinien erblühen, dann ist dies das Werk von Rechtschaffenheit und Großmut.«

Nachdem Amy und George zwei Wochen später wieder nach Taiwan gereist waren, begann sich Lyna Sorgen zu machen, wie sie alle ihre künftigen Aufgaben bewältigen sollte. Die Geburt stand selbstverständlich an erster Stelle, doch bis dahin war noch mehr als genug Zeit. Bald danach aber würden die Dreharbeiten zu ihrem neuen Film *Sun Moon Lake* beginnen, für den Franco sie als Hauptdarstellerin hatte gewinnen können – allerdings unter der Voraussetzung, daß Edward ihn produzieren würde. Darüber hinaus sollte gleichzeitig auch noch Päonienland errichtet werden, was mit Sicherheit ein äußerst schwieriges Vorhaben war, denn es mußte vor allem zunächst einmal ein geeigneter Architekt gefunden werden.

Kurz nach dem Neujahrsfest unterbreitete Lyna eines Abends ihrem Mann all diese Sorgen, doch Edward lächelte nur und streichelte ihren Bauch: »Möchtest du nicht wissen, was es wird?« fragte er liebevoll.

»Nein, ich möchte überrascht werden«, antwortete Lyna. »Wenn man bedenkt, daß wir uns unser Baby nicht ausgewählt haben, welchen Sinn hätte es dann, schon im voraus zu wissen, ob es ein Junge oder ein Mädchen wird?«

»Sicher hast du recht«, meinte Edward verständnisvoll. Seitdem sie schwanger war, war er noch zärtlicher und rücksichtsvoller geworden, doch Lyna fragte sich, ob das mit seiner bevorstehenden Vaterschaft zu tun hatte oder ob er nicht vielleicht doch entdeckt hatte, daß Joseph nicht davon abließ, ihr seine Liebe weiterhin schriftlich zu beteuern. Normalerweise warf sie seine Briefe weg, doch zwei wunderschöne, von ihm selbst verfaßte Gedichte hatte sie aufgehoben – versteckt unter ihrer Fanpost.

»Bist du besorgt wegen deiner vielen Verpflichtungen?« fragte Edward, der an seiner Frau eine gewisse Unruhe bemerkte.

»Ich weiß nicht, wie ich all diese Aufgaben angehen soll.«

»Das Problem haben doch alle, nicht nur Filmschauspieler.«

»Aber vielleicht sollte man sein Leben gar nicht derart verplanen.«

»Gewiß, dennoch muß man einen Leitfaden finden, sonst kommt man überhaupt nicht voran und verliert sich im Alltag.«

Lyna dachte nach und seufzte. »Und nach China wollten wir doch auch noch reisen, um uns das Original von Päonienland anzusehen – der Inspiration wegen.«

»Puccini war auch nie in Japan«, gab Edward zurück, »und trotzdem war er in der Lage, ›Madame Butterfly‹ zu komponieren.«

»Diese Oper hat nur einen fernöstlichen Hintergrund, die Musik ist durchaus europäisch, Edward. Aber um Päonienland zu rekonstruieren, muß man das Original sehen. Auch wenn du die chinesische Malkunst erlernen willst, mußt du einen Lehrmeister haben, der diese Technik beherrscht. Es bedarf einer langen Übung auf dem Reispapier, denn keinen Pinselstrich kann man korrigieren.«

»Du meinst, zwischen der chinesischen Maltradition und der westlichen Ölmalerei besteht der gleiche Unterschied wie zwischen dem Theaterspielen und dem Auftritt vor einer Kamera?«

»Ganz genau.«

»Ich muß dich etwas fragen, Lyna«, wechselte Edward das Thema. »Stimmt es, daß Joseph dich während der Dreharbeiten in Wien täglich besucht hat, nachdem ich abgereist war?«

Lyna war entsetzt über diese Frage und fürchtete, ihr Mann könnte die beiden Gedichte entdeckt haben.

»Ja, es stimmt«, sagte sie ernst, »aber er kam nur, um über die Dreharbeiten zu berichten.«

Edward schwieg. Eigentlich wollte er seiner Frau Glauben

schenken, aber er hatte auch das Gerede der Maskenbildnerin im Ohr, die Franco erzählt hatte, daß Joseph auf Einladung Lynas gekommen war. Sicherlich wußte Edward, daß nirgendwo so viel getratscht wurde wie beim Film, dennoch ließen ihn seine Zweifel nicht los.

»Aber für seinen Bericht hätte er doch nicht jeden Tag kommen müssen«, stellte er fest.

»Das habe ich ihm auch gesagt, doch ohne Erfolg. Was hätte ich denn tun sollen? Ich konnte ihn doch schlecht vom Set aussperren lassen.« Lyna blickte ihren Mann vorwurfsvoll an, weil er ihre Handlungsweise derart mißdeutete. »Vergiß nicht, daß ich damals völlig unbekannt war, da brauchte ich eine positive Berichterstattung.«

Lyna überlegte, ob Joseph vielleicht deshalb so häufig bei den Dreharbeiten erschienen war, um einen Keil in ihre Ehe zu treiben, doch sie schwieg und dachte: Liebe kann nur auf der Basis von Vertrauen wachsen; wenn Edward mich wirklich liebt, dann muß er mir auch glauben.

»Ich bin müde, entschuldige bitte, wenn ich schon zu Bett gehe«, sagte sie plötzlich und gab Edward einen flüchtigen Kuß auf die Wange. »Wenn du an dem, was ich sage, zweifelst, wie kann ich dann sicher sein, daß meine Worte überhaupt irgendeinen Wert für dich besitzen?«

»Entschuldige, es war dumm von mir und soll nicht mehr vorkommen. Ich wollte nicht eifersüchtig sein. Aber daran kannst du erkennen, wie sehr ich dich liebe«, erwiderte er reumütig. Dann nahm er sie in seine Arme und drückte sie so fest, als wollte er sie nie wieder loslassen.

Als der Sommer kam, war Lynas Schwangerschaft nicht mehr länger zu verbergen. Wo immer sie auftauchte, sei es in Los

Angeles beim Einkaufen oder in New York beim Aufspüren chinesischer Antiquitäten, mit denen sie eines Tages die Gebäude in Päonienland bestücken wollte – überall zog sie die Aufmerksamkeit der Medien auf sich.

Lyna und Edward begannen bereits, einen Raum der Villa als Kinderzimmer einzurichten. Sie besorgten die entsprechenden Möbel, dekorierten die Wände mit lustigen Bildern, kauften Spielsachen und stellten eine neue Haushaltshilfe ein, um Maria bei der Arbeit zu entlasten.

Gegen Ende des achten Monats zeigte Lyna ihrem Mann einen Auktionskatalog von Christie's in New York: »Schau nur, hier werden zwei seltene Rollbilder von Shi Tao angeboten, taxiert mit 50 000 Dollar.«

»Das ist nicht gerade billig«, meinte Edward und warf einen Blick auf die Abbildungen.

»Ich weiß, und es ist mir auch bekannt, daß es sehr viele Imitationen auf dem Markt gibt. Aber je höher der Preis ist, um so mehr wird einem suggeriert, daß es sich um Originale handelt.«

Edward lachte. »Mach dir keine Sorgen. Das Auktionshaus beschäftigt genügend Experten, um eine Blamage zu verhindern.«

»Trotzdem finde ich die Bilder überteuert. Mit demselben Geld könnte man auch diesen Eßtisch mitsamt den Stühlen erstehen«, überlegte Lyna und zeigte Edward eine andere Abbildung. »Leider ist das nicht der richtige Stil für Päonienland. Ich glaube, diesmal werde ich nicht nach New York fahren.«

Lynas Entscheidung erwies sich als richtig, denn genau zu dem Zeitpunkt, an dem die Auktion stattfand, am 19. August 1989, gebar sie eine Tochter – zehn Tage früher als vorhergesagt. Es war ein gesundes und kräftiges Mädchen, und seine

Eltern waren überglücklich. Das Mißtrauen, das sich durch Joseph kurzfristig in ihre Ehe eingeschlichen hatte, war überwunden. Nun suchten sie nach einem passenden Namen für das Kind. Lyna plädierte für Bamboo, worüber Edward weniger glücklich war, denn er meinte, kein Mensch des Westens würde mit diesem Namen etwas anfangen können und ihn höchstens mit Bambi, dem Rehkitz, verwechseln.

»Aber der Bambus ist das schönste Symbol für einen edlen Charakter«, beharrte Lyna.

Edward legte seinen Arm um ihre Schulter und fragte: »Was hältst du von Melanie?«

»Sehr schön, aber dieser Name hat so gar nichts Chinesisches.«

»Wie wäre es mit einem Kompromiß?« meinte Edward, der endlich eine Lösung finden wollte. »Wir nennen sie einfach Melanie Bamboo!«

»Melanie Bamboo Lamatina«, wiederholte Lyna, »oder noch besser: Bamboo Melanie Lamatina!«

»Das ist der richtige Name«, rief Edward. Für ihn und seine Frau begann nun eine Zeit neuer Harmonie, und beide waren überzeugt, daß es nichts gab, was sie auseinanderbringen könnte. Endlich selbst Mutter zu sein hieß für Lyna, eine noch stärkere Verbundenheit mit ihren weiblichen Vorfahren zu empfinden. Sie wußte, daß nunmehr die Familienbande nicht mehr abreißen würden, egal, welche Ereignisse noch bevorstanden.

Schon drei Monate nach der Geburt ihrer Tochter begann Lyna mit den Dreharbeiten zu *Sun Moon Lake*, die dieses Mal mit dem Ende der Handlung anfingen – eine Entscheidung von Franco, da die Schlußszene im verschneiten

Colorado spielte. Es war das erste Mal, daß Lyna mit dem Ende anfangen mußte, was ihr einige Schwierigkeiten bereitete, denn sie hatte dadurch keine Möglichkeit, sich in den Charakter, die Gedanken und die Gefühlswelt der weiblichen Hauptfigur zu versetzen. Das Drehbuch sah vor, daß ein Liebespaar an einer entlegenen Bahnstation auseinanderging. Die Frau litt an einer unheilbaren Krankheit und wollte ihren Geliebten freigeben, damit er eine neue Erfüllung finden und sie selbst sich auf den Tod vorbereiten konnte. Der Film sollte damit enden, daß sie in den Zug einsteigt, der sich langsam in Bewegung setzt und nach und nach dem Blickfeld des Mannes entschwindet.

Kaum hatte Lyna die Bahnstation gesehen, mußte sie daran denken, was ihr Amy erzählt hatte: Wie sie auf ihrer Flucht unter den gefährlichsten Umständen den Zug von Peking nach Guang-Zhou erreicht hatte und wie sie Abschied von ihrer Heimat und allen, die sie liebte, nehmen mußte. Gerade die Vorstellung dieser Begebenheit aber war es, die Lyna das Ende des Films so überzeugend darstellen ließ, daß ihr Franco und das gesamte Team nach Drehschluß gratulierten.

Lyna war glücklich und erschöpft zugleich. Sie konnte sich nun wesentlich besser vorstellen, was Amy hatte erleiden müssen, und sie erkannte auch, wie wichtig es für ein Kind war, bei seiner Mutter zu sein.

Als sie endlich wieder zu Hause war, überraschte Melanie sie mit den ersten gestammelten Worten. »Du solltest sie in Noten verwandeln und ein Lied daraus machen«, schlug Edward ganz ernsthaft vor. Schon am nächsten Tag spielte ihm Lyna das Ergebnis am Piano vor. Das Lied hatte den Titel *Lied der Hoffnung*.

Es war der erste Weihnachtsfeiertag, als Edward seine Frau mit einer unerwarteten Äußerung überraschte: »Wenn wir eine perfekte Familie abgeben wollen«, meinte er, »bräuchte Melanie noch ein Brüderchen.«

Lyna, die sich selbst immer einen Bruder gewünscht hatte, lächelte und sagte: »Kinder sind das Ergebnis dessen, was wir in unserem früheren Leben gesät haben. Es kann daraus eine gute oder eine schlechte Frucht entstehen. Was immer aber daraus erwachsen wird – wir sind dafür verantwortlich, auch wenn es uns nicht gehört.«

Edward war von diesem Gedanken beeindruckt, entgegnete jedoch: »Ein Bauer wäre mit einer solchen Philosophie wohl nicht ganz einverstanden, denn alles, was er gesät hat, sieht er auch als sein Eigentum an.«

»Er kann die Saat ausstreuen, den Boden wässern, er kann ihn sogar düngen, aber letztlich ist es die Erde, die ihm ihre Erzeugnisse schenkt. Kein Bauer wird sie beeinflussen können – genausowenig wie wir. Was wachsen will, wird wachsen. Wenn aber nichts wächst, sollte man sein Verlangen zügeln.«

Seitdem Edward seine Frau kannte, war er immer wieder aufs neue von ihrer Lebensphilosophie angetan. Er war stolz auf sie, nicht nur weil sich seine Ahnung, daß aus ihr eine großartige Schauspielerin werden könnte, vollends bestätigt hatte, sondern auch weil sie keinerlei Starallüren zeigte, bescheiden geblieben war und ihre Arbeit genauso ernst nahm wie ihre Aufgabe als Mutter. Er sah, wie sie ihre kleine Tochter im Arm wiegte und ihr das *Lied der Hoffnung* vorsang, und er genoß diese friedliche Atmosphäre, denn bald mußten die Dreharbeiten zu *Sun Moon Lake* fortgesetzt werden, und die Familie würde erneut auseinandergerissen werden.

Kaum war der Winter vorüber, stand Lyna wieder jeden Tag

vor der Kamera. Da der Film Ende des Jahres abgedreht sein sollte, wurde mit höchster Konzentration gearbeitet, so daß keinem der Beteiligten viel freie Zeit blieb. Wenn Lyna zu Hause anrufen konnte, war ihre Tochter meist schon im Bett, doch Maria war da und erzählte ihr, daß sich Bamboo Melanie prächtig entwickelte. An Ostern kam Edward mit der Kleinen zu Besuch, und man verbrachte drei herrliche Tage auf der Forbes Trinchera Ranch am Fuße der Sangre de Cristo-Bergkette. Er hatte Lynas Post mitgebracht, darunter Briefe von ihren Eltern, von Wave und auch von Joseph; über die verlor er jedoch kein Wort.

»Ich habe gute Neuigkeiten für dich«, sagte er am letzten Tag zu Lyna. »Eine neue Filmrolle wartet auf dich!«

»Aber ich bin doch noch nicht einmal mit dieser hier fertig, und außerdem habe ich dann gar keine Zeit mehr für euch beide. Ich weiß nicht ...«

»Wir stehen gerne hinter deinem Erfolg zurück«, sagte Edward verständnisvoll.

»Aber ich suche den Erfolg gar nicht. Ich wäre auch ohne ihn glücklich. Und das Geld, das ich verdiene, interessiert mich auch nicht oder vielleicht nur in dem Maße, wie ich es für Päonienland verwenden werde, weil dies Bamboo Melanies neue Heimat werden soll – ein Stück China in Amerika. Aber erzähle mir, worum es in diesem Film gehen soll.«

»Es geht«, begann Edward etwas zögernd, da er bei Lyna keinerlei Enthusiasmus feststellen konnte, »um eine russische Spionin in Ostberlin. Sie verliebt sich in einen amerikanischen Agenten, und beide wollen über Westberlin in die Schweiz fliehen. Leider gibt es kein Happy-End, denn sie wird, kurz bevor sie die Grenze erreichen, erschossen, was beinahe zu einer internationalen Katastrophe führt.«

»Und wie soll der Film heißen?«

»The big Escape.«

»Der Titel gefällt mir gut. Aber Edward«, sagte Lyna ruhig, aber ernst, »ich glaube nicht, daß es eine gute Idee ist, wenn ich einen Film nach dem anderen drehe. Ich bin nie zu Hause. Ich sehe dich und Bamboo Melanie einfach zu selten. Ich muß immer in Hotels leben. Wenn du die Geschichte meiner Familie bedenkst, wirst du begreifen, daß es für mich etwas viel Wichtigeres gibt als den Filmruhm.«

»Nämlich?«

»Einen Ehemann, eine Tochter, eine Familie in Taiwan und ein wunderschönes Bauprojekt. Übrigens: Wie steht es damit?«

»Ich glaube, ich habe den richtigen Architekten gefunden,« antwortete Edward schnell und war froh, das Thema wechseln zu können, »einen Mann namens Peter Eastwood, der lange in Japan gelebt hat und über alle Stilrichtungen Asiens bestens Bescheid weiß.«

»Phantastisch! Zusammen mit Lai Wan wird er es schaffen. Wann soll mit den Arbeiten begonnen werden?«

»Sobald wir die Pläne vorlegen können und die Baugenehmigung erhalten haben.«

»Kannst du dir vorstellen, wie wir eines Tages dort leben werden, Edward?«

»Gewiß wie Mönche!« Er lachte er. »Endlich werde ich mir dann meinen Jugendtraum erfüllen können!«

Lyna stimmte in sein Lachen ein, aber sie wußte auch, daß etwas Wahres in seinen Worten lag.

Nachdem Edward mit ihrer Tochter wieder nach Hause gereist war, versuchte Lyna ihre Gedanken zu ordnen. Natürlich wollte sie die Chancen, die sich ihr boten, auch nutzen, aber dennoch stand die Familie an erster Stelle. Daher verzichtete sie auf die neue Rolle, wofür Edward schließlich nach langen Diskussionen Verständnis zeigte. Man einigte sich darauf, daß Lyna nur noch Rollen annehmen würde, die ihr erstens genügend Zeit ließen, sich um Bamboo Melanie zu kümmern, und zweitens auch dafür geeignet waren, ihr internationales Renommee zu stärken. Sie teilte ihren Entschluß nicht nur Amy und George mit, sondern schrieb auch nach langer Zeit wieder an Wave, die ihr postwendend antwortete.

Liebe Stone,

ich möchte Dir zur Geburt Deiner Tochter gratulieren. Um ehrlich zu sein: Als Du mir mitteiltest, Du würdest einen Filmproduzenten aus Hollywood heiraten, war ich nicht allzu optimistisch und hielt diese Ehe für einen vorübergehenden Schritt in Deinem Leben, doch nun, da Du Mutter geworden bist, muß ich eingestehen, daß ich damit völlig falsch lag. Oft frage ich mich, wie Du Deine Pflichten als Ehefrau, Mutter und Filmstar erfüllen kannst, und gleichzeitig bete ich dafür, daß – Du erinnerst Dich doch? – Deine vier Herzenskammern angefüllt sind mit Liebe, Familie, Freundschaft und Arbeit.

Während Du – wie ich aus den Zeitungen ersehen kann – schöner und schöner wirst, bin ich dabei, seelisch und körperlich immer stärker zu werden. Ich arbeite jetzt als Ärztin auf einem Schiff, das die Einwohner der kleinen Inseln vor Taiwan versorgt. Mit unserer schwimmenden Krankenstation gehen wir bei jeder Insel einige Tage vor Anker und helfen denen, die sich selbst nicht helfen können. Wir betreuen Verletzte, impfen Kinder, operieren sogar. Wir alle, die hier arbeiten, tun es freiwillig, jeder ist ein Idealist mit seiner eigenen kleinen Welt, die er verbessern möchte. In Taipeh würden wir viel mehr verdienen und zu hohem Ansehen gelangen, doch keiner von uns denkt an Geld. Wir sind glücklich über die warmherzigen Dankesbezeugungen der Fischer und Bauern, die nicht einmal Mandarin sprechen können.

Ich wollte, Du könntest diese Inseln einmal sehen. Hier ist die Natur noch intakt. Die Bewohner verbringen ihr Dasein in den Armen des Himmels und der See und sind daran gewöhnt, daß ihr Haar im Wind flattert und ihre Haut nach Salz schmeckt. Ich habe so viel von diesen Menschen gelernt – vor allem, wie erfüllend ein hartes Leben sein kann. Es ist diese Erkenntnis, die ich so gerne mit Dir teilen würde.

Viel Liebe für Dich,
Deine Wave

Trotz ihrer Entscheidung, weniger Filmrollen anzunehmen, verlief Lynas Leben weiterhin aufreibend. Zwar hatte sie nun etwas mehr Zeit für ihre Familie, doch den vielfältigen Anforderungen, die das Filmgeschäft mit sich brachte, konnte sie sich nur schwer entziehen. Sie hatte Pressekonferenzen zu geben, für Werbetermine zur Verfügung zu stehen, mit einflußreichen Personen zu dinieren ... Ihr letzter Film *Kyoto* aber war eine Offenbarung für sie, denn sie spielte darin die Rolle der Yoko, einer Eurasierin. Sie hatte sich so sehr in den Charakter dieser Figur vertieft, daß sie zum ersten Mal verstand, wie es möglich war, eine Brücke zwischen zwei kulturell völlig verschiedenen Welten zu bauen. Edward und Bamboo Melanie hatten sie während der gesamten Drehzeit begleitet. Einige der Standfotos, die während der Arbeit entstanden waren, sandte sie zusammen mit neuen Familienaufnahmen an Amy und George. Dazu schrieb sie:

Liebe Tante-Ma, lieber Onkel-Pa!

Heute mußten wir nicht drehen, weshalb wir Gelegenheit fanden, einen der alten Tempel außerhalb von Kyoto zu besuchen. Ich konnte kaum glauben, wie groß die auf einem Hügel errichtete Anlage ist. Man kann von dort oben die ganze Stadt überblicken.

Irgendwie hatte ich das Gefühl, in Xian zu sein, obwohl ich noch immer nicht dort war, um Päonienland in Wirklichkeit zu sehen. Wir werden übrigens mit den Bauarbeiten erst dann beginnen, wenn ich das Anwesen tatsächlich besucht habe. Trotzdem haben wir schon ein kleines Teehaus auf dem Grundstück errichtet, als Probelauf sozusagen.

Der Tempel hier steht an einem von Kiefern gesäumten Weg, an dessen Ende sich ein Miniaturtempel befindet – vielleicht so groß wie ein Briefkasten. »Zuwendungen« steht in großen Lettern darauf. Und dann etwas kleiner: »Aber bitte nur in Gedichtform«. Ich blickte durch ein kleines Fenster in den Kasten hinein, doch ich sah, daß noch niemand dieser Aufforderung gefolgt war. Vielleicht ist es doch einfacher, Geld zu spenden! Ich jedenfalls steckte ein kleines Gedicht hinein.

Die Zweige mancher Bäume hier sind mit farbenprächtigen Papierstreifen behängt, die im Wind flattern. Man sagte mir, daß jedes Band einen Wunsch verkörpere. Bamboo Melanie war von den Bändern so begeistert, daß sie unbedingt damit spielen wollte. Als ich versuchte, ihr zu erklären, daß dies nicht möglich sei, begann sie zu weinen.

Ich glaube, es wird ein Problem, ihre Fragen immer so zu beantworten, daß sie damit auch zufrieden ist. Oft frage ich mich, wie Ihr wohl auf meine Quengeleien reagiert habt und wie Ihr es geschafft habt, mich so gut zu erziehen. Ihr seid die besten Eltern, die ich kenne.

Edward ist genauso von »Kyoto« fasziniert wie ich. Die sakrale Atmosphäre hat es ihm angetan. Ich habe Euch ja erzählt, daß er einmal Mönch hatte werden wollen! Außerdem glaubt er an die Wiedergeburt – was sicher selten ist für einen Mann aus dem Westen.

Heute weiß ich: Es war kein Zufall, daß wir uns trafen. Nichts im Leben geschieht zufällig, alles folgt einem unbekannten Plan. Übrigens trage ich täglich den Jadearmreif. Daß er zu mir kam, hat sicher auch nichts mit Zufall zu tun …

Wir vermissen Euch sehr.

Mit aller Liebe,
Lyna

P.S. Wir bringen Bamboo Melanie gerade bei, Euch Großmutter und Großvater zu nennen.

Nach den Dreharbeiten fand Lyna etwas mehr Zeit, sich dem Bau von Päonienland zu widmen. Sie durchstreifte die Antiquitätenläden von Los Angeles, San Francisco und New York, immer auf der Suche nach passenden Gegenständen für die Einrichtung der allerdings noch nicht erstellten Gebäude. Sie kaufte Rollbilder, Lampen, Möbel und verschiedene Accessoires, doch passende Betten konnte sie nirgendwo finden.

Vielleicht in China, dachte sie und ärgerte sich, daß sie es noch immer nicht geschafft hatte, nach Xian zu reisen.

Der Traum einer Reise nach China ging jedoch bald in Erfüllung, denn einige Monate später erhielt sie das Angebot, in dem Film *Yellow River* zu spielen, der ausschließlich im Land selbst gedreht werden sollte. Es war ein historisches Stück, in dem sie eine Prinzessin darstellen sollte, die durch ihr kluges und überlegtes Handeln ihr Volk vor großem Schaden bewahrte.

Als sie endlich ihren Fuß auf chinesisches Festland setzte und den Gelben Fluß zum ersten Mal sah, verstand sie, warum er eine derart große Bedeutung für China hatte. Er war nicht nur eine der wichtigsten Wasserstraßen, sondern zog sich auch durch Landschaften von einmaliger Schönheit. Daß er floß, konnte man kaum wahrnehmen, er glich eher einem lehmgelben Band, das zwischen die Berge gelegt worden war und den Hügeln und Tälern durch seine Windungen deutliche Konturen verlieh.

Das Floß, auf dem Lyna fuhr, und auf dem auch teilweise gedreht wurde, brachte sie zuerst nach Gi-nan, jenen Ort, an dem auch ihre Urgroßmutter Yi Mei auf der Flucht vor den Boxern gewesen war. Die Stadt war nach wie vor voller Magie, so daß sich Lyna nicht wunderte, daß diese im Laufe der Geschichte mehrmals zur Hauptstadt erkoren worden war.

Folgte man dem Gelben Fluß, so erreichte man ohne Mühe Xian. Fast wie von selbst fand Lyna den Weg nach Päonienland, wo sie von dem Verwalter, der schon Amy und George geholfen hatte, herzlich begrüßt wurde. Sie bat ihn, alleine durch das Anwesen streifen zu dürfen, und es wurde ihr ohne Zögern gewährt. Was sie dann sah, kam ihr wie ein Film vor, dessen Hauptpersonen sie allesamt kannte. Im Geiste stellte sie sich die Geschichte des Anwesens und seiner Bewohner vor, und nach einigen Stunden war ihr, als hätte sie selbst niemals an einem anderen Ort gelebt. Sie spürte die lebendige Vergangenheit und ahnte etwas von dem Geist, der einstmals hier geherrscht hatte.

Dankbar und glücklich verließ sie Xian in den Abendstunden. Sie mußte auf das Boot zurück, dessen Ziel Lan-Zhou hieß, wo weitere Szenen des Films gedreht werden sollten. Während sie an Deck saß und in die untergehende Sonne blickte, wurde ihr bewußt, daß das Leben nichts anderes war als ein flüchtiger Moment im großen Kreislauf der Natur. Als würde man ein Fenster öffnen, um hinauszusehen, so kam ihr auch ihr eigenes Dasein vor, und sie dachte, wie traurig es sei, daß das Leben schon vorbei war, noch bevor man das Fenster schließen konnte. Keiner ihrer Vorfahren war mehr am Leben, doch das Anwesen mit seinen alten Gebäuden und den prächtigen Gärten existierte nach wie vor.

Wie kann man je an Besitz hängen, überlegte sie, wenn einen dieser überdauert?

Eine Antwort auf diese Frage fand sie nicht, doch ihr Entschluß, ein zweites Päonienland zu errichten, befriedigte sie nun mehr denn je.

Lyna hatte nie gedacht, daß China sie derart in seinen Bann ziehen würde. Das Land war so riesig und so voller Geheimnisse, daß der Gelbe Fluß fast eine Metapher dafür darstellte: An der Oberfläche konnte man nur den Schlamm sehen, doch je tiefer man eintauchte, um so größere Überraschungen taten sich auf. Für einen kurzen Augenblick konnte man vielleicht sogar den Drachen sehen, das uralte Symbol für übernatürliche Kräfte, und wenn er auch nur eine mythologische Figur war, vergessen konnte man ihn bestimmt nicht mehr …

Yellow River wurde ein großer Erfolg, und wieder einmal stand Lyna im Licht der Öffentlichkeit. Was sie aber viel mehr bewegte, waren die Informationen, die sie nach Abschluß der Dreharbeiten von der Deutschen Botschaft in Peking erhalten hatte. Sie war dort auf Unterlagen aus dem Jahr 1959 gestoßen, in denen verzeichnet stand, daß ein gewisser Leonard König, der Professor für Archäologie war, in Xian lebte. Am 15. Juli 1964 hatte er Pe Lin Song geheiratet, und am 16. Mai 1965 war ihre Tochter Ly Na zur Welt gekommen.

Lynas Herz klopfte wie wild, als sie ihren eigenen Vornamen und ihren ursprünglichen Familiennamen *König* las. Schließlich fand sie noch einen Nachtrag: *Im Mai 1966 wurde Leonard König nach Mu Lan gebracht.*

»Gibt es keine weiteren Bücher, in denen man etwas über den Verbleib dieses Mannes finden könnte?« fragte Lyna den Botschaftsangestellten, der ihr sehr behilflich war, dem sie aber den wahren Grund ihrer Recherche verschwiegen hatte.

»Ich bedauere«, sagte der Mann höflich, »das ist alles, was wir haben.«

Kapitel 20

Als Lyna wieder in Pacific Palisades ankam, konnte sie es kaum erwarten, ihre Tochter in die Arme zu nehmen.

»Mami«, rief Bamboo Melanie, die mittlerweile fünf Jahre alt war, »schau nur, wir haben vier neue Kätzchen.«

Lyna bestaunte die schwarzweißen Wollknäuel, die von den Hunden aufgeregt beschnuppert wurden. »Komm, laß sie uns zu ihrer Mutter zurückbringen, sonst tun ihnen die Hunde vielleicht noch etwas an«, meinte sie besorgt.

»Nein, ich will sie bei mir haben«, forderte Melanie energisch.

Edward versuchte, zu erklären. »Wenn du verschwunden wärst, würden wir uns auch Sorgen um dich machen. Und genauso geht es der Katzenmutter. Möchtest du das wirklich, Bamboo?«

Das Kind wußte genau, daß es zu folgen hatte, wenn seine

Eltern es mit seinem zweiten Vornamen ansprachen und gab den Widerstand auf.

»Ich fürchte, ich bin zu selten hier, um sie wirklich gut zu erziehen«, seufzte Lyna später, und Edward stimmte bei: »Das ist leider der Preis, den man für den Erfolg zu zahlen hat! Aber noch ist es ja nicht zu spät. Immerhin nehmen wir sie ja mit uns, wann immer es möglich ist.«

»Aber Kinder brauchen viel mehr Zuwendung und sie leiden, wenn sie nicht in ihrer gewohnten Umgebung sind.«

»Was sollen wir machen?«

»Wir müssen erkennen, was in unserem Leben am wichtigsten ist.«

»Du siehst zu schwarz, Lyna! Die Kinder anderer Schauspieler oder Filmproduzenten wachsen ja auch prächtig heran.«

»Sicher hast du recht, aber ich habe schon in China beschlossen, eine Pause einzulegen – zumindest was den Film betrifft. Vielleicht spiele ich einmal Theater, das wäre eine ganz neue Herausforderung, und ich müßte nicht ständig auf Reisen sein.«

Schon vor einigen Jahren hatte Leonard King entdeckt, daß New York nicht nur über eine hektische Seite verfügte, sondern durchaus auch einen entspannenden Charakter haben konnte – vor allem, wenn man keinem Beruf mehr nachgehen mußte. Er gehörte jetzt zu jenen, die pensioniert waren, aber im Gegensatz zu vielen anderen verbrachte er seine Tage nicht nur mit Zeitunglesen im Central Park. Nach wie vor war sein Expertenwissen bei vielen Geschäftsleuten gefragt, die mit chinesischen Antiquitäten zu tun hatten. Gelegentlich ersteigerte er auch seltene Objekte, aber nur für Interessenten, die keine Zeit hatten, selbst zu den Auktionen zu kommen.

Leonard war zufrieden mit seinem Leben und sah mit Freuden, daß die Entscheidung, seinen Sohn Robert Medizin studieren zu lassen, richtig gewesen war. Vielleicht würde er eines Tages die Praxis seiner mittlerweile 66jährigen Mutter übernehmen. Sie wiederum hatte einige neue Verfahren gegen Amnesie entwickelt, die allerdings bei ihrem Mann keine Erfolge erzielten – offenbar saß der Schock der Ereignisse, die ihn sein Gedächtnis hatten verlieren lassen, so tief, daß man nicht mehr auf Besserung hoffen konnte.

Manchmal begleitete Robert seinen Vater zu Auktionen, denn ihn interessierten vor allem die Gefechte der Bieter. Es faszinierte ihn, wie die Käufer die Preise hochtrieben. Außerdem konnte man in einem Auktionshaus Reichtum in doppelter Weise bestaunen: in der Person vermögender Interessenten und gleichzeitig im Wert der zu versteigernden Gegenstände.

Das kulturelle Leben New Yorks hatte es der Familie King aber besonders angetan. Es verging kaum ein Wochenende, an dem man nicht ein Museum, eine Opern-, Theater- oder Musicalaufführung besuchte, und natürlich ging man auch ins Kino. Die Filme, in denen Lyna Lamatina spielte, begeisterten alle drei, wobei Mary den beiden Männern scherzhaft unterstellte, sie seien nur von ihrer Schönheit so verzaubert, was die jedoch energisch bestritten.

Je mehr Lyna in ihre Mutterrolle hineinwuchs, um so mehr genoß sie das Familienleben. Die Filmangebote, die sie in den letzten Monaten erreicht hatten, lehnte sie allesamt ab. Sie wollte sich neben ihrer Tochter vor allem um Päonienland kümmern, dessen Errichtung schon ein gutes Stück vorangeschritten war.

Eines Tages jedoch erreichte sie ein Angebot des Lincoln Center Theatres. Der Intendant fragte an, ob sie für die Bühnenversion von *Farewell Mozart* zu Verfügung stehe.

»Wann immer du dir eine Pause gönnen möchtest, kommt mit Sicherheit ein unerwartetes Angebot auf dich zu«, meinte Edward etwas verdrossen.

»Vielleicht sollte ich es in Zukunft andersherum machen«, schlug Lyna vor.

Edward mußte lachen. »Du planst ein neues Projekt und gewinnst gerade deshalb Zeit für etwas anderes – für mich und Bamboo Melanie zum Beispiel.«

»Exakt.«

»Ich denke, du bist schon zu berühmt geworden, Lyna. Der Ruhm gönnt dir keinen Frieden.«

»Aber wie kann ich das ändern?« fragte Lyna besorgt.

»Ich fürchte, dafür ist es zu spät. Es gibt kein Zurück, es sei denn, du hörst ganz mit der Arbeit auf. Es gibt Menschen, zu denen der Ruhm letztlich nicht paßt, deshalb wird er sie früher oder später ohnehin verlassen. Aber wenn jemand so hart gearbeitet hat wie du, dann bleibt einem der Erfolg auf den Fersen, ob man es will oder nicht. Und hast du nicht deiner Freundin Wave versprochen, eines Tages eine bedeutende Künstlerin zu werden, die mit ihrer Arbeit den Menschen Freude und Erkenntnis bringt?«

»Sicher, aber ich möchte ihnen auch noch auf andere Weise helfen.«

»Vielleicht überlassen wir Päonienland eines Tages tatsächlich der Öffentlichkeit und zeigen ihr anhand der Geschichte deiner Familie, welche Werte im Leben wirklich wichtig sind.«

Lyna ging nicht darauf ein, sondern meinte nur: »Ich bin

überglücklich, daß Lai Wan hier ist. Ohne seine Kenntnisse würden wir unser Vorhaben nie verwirklichen können.«

»Und was ist nun mit ›Farewell Mozart‹?«

»Ich glaube, ich sage zu. Das Theater ist eine derart neue Erfahrung für mich, daß ich diese Chance unbedingt nutzen möchte.«

In den Parkanlagen von New York boten die blühenden Kirschbäume einen so prächtigen Anblick, daß die beste Theaterinszenierung nicht damit konkurrieren konnte. Vor dem Lincoln Center Theatre standen die Menschen Schlange und warteten auf Einlaß. Auch die Familie King war dabei, denn das Ereignis, Lyna Lamatina live zu erleben, wollte man sich nicht entgehen lassen. Die drei Eintrittskarten hatte Leonard sogar geschenkt bekommen – als Dank für einen Antiquitätenverkauf, den er ermöglicht hatte.

Die Aufführung wurde zu einem gewaltigen Erfolg. Die Zuschauer forderten einen Vorhang nach dem anderen, bis sie sich schließlich erhoben und voller Enthusiasmus den Darstellern stehenden Applaus spendeten.

Bei der anschließenden Autogrammstunde im Foyer reihte sich auch Robert in der Warteschlange ein, während seine Eltern vor dem Theater auf und ab spazierten.

»Mein höchstes Kompliment, Mrs. Lamatina«, sagte er, als er an der Reihe war. Seine Hände begannen feucht zu werden, denn endlich war er seinem angebeteten Star so nahe wie vielleicht nie mehr im Leben. Dann fügte er noch hinzu: »Ich heiße Robert King.«

Lyna schenkte ihm jedoch nicht die erhoffte Beachtung, sondern lächelte nur und fragte routinemäßig: »Ein Autogramm?«

»Ja, bitte!«

Während Lyna schrieb, überlegte Robert, daß er vielleicht auch seinem Vater ein Autogramm besorgen sollte. Rasch kaufte er ein weiteres Programm, drängte sich wieder in die Reihe und bat Lyna erneut um ihre Unterschrift. »Für meinen Vater. Auch er ist ein großer Fan von Ihnen.«

Als er später Leonard das Heft überreichte, war sein Vater sehr erfreut. Trotzdem meinte er: »Du hättest sie ruhig bitten können, auch unsere Namen hinzuschreiben. Das wäre viel persönlicher.«

Um nicht wieder alle Zeit ihrer Karriere zu opfern, hatte Lyna nur für vier Wochen unterschrieben. Danach würde eine andere Schauspielerin ihren Part übernehmen, und um nicht im Hotel wohnen zu müssen, hatte sie ein Apartment gemietet. Dorthin zog sie sich zurück, um an den weiteren Plänen für Päonienland zu arbeiten. Sie las Bücher über chinesische Kunst, studierte Auktionskataloge, besuchte Antiquitätenläden, kaufte aber meist nur kleinere Gegenstände.

Eines Tages blätterte sie in dem Katalog einer Auktion, die demnächst bei Christie's stattfinden sollte. Mit einem Mal hielt sie inne. Sie konnte kaum glauben, was sie da abgebildet sah: ein Baldachinbett wie jenes, das in Päonienland gestanden hatte.

»150000 Dollar zum ersten ... der Herr hier am Gang, 150000 Dollar zum zweiten ... letzte Chance ... und – 150000 Dollar zum dritten! Verkauft!«

Unerbittlich schlug der Messinghammer auf das Pult und besiegelte das Geschäft.

»Der Drachenstuhl aus der Ming-Dynastie geht an ... Ihre Nummer, bitte.«

Der Leiter der New Yorker Christie's-Auktion für »Klassische chinesische Einrichtungsgegenstände« hielt für einen Augenblick inne und betrachtete den Mann zu seiner Rechten.

»Nummer 18. Ich danke Ihnen, mein Herr. Und nun einige Minuten Pause, bevor wir zum nächsten Los kommen.«

Das Publikum begann unruhig zu werden. Man hörte vereinzelte Seufzer. Ein Besucher sprang auf, um dem neuen Besitzer des Drachenstuhls zu gratulieren.

In die vom Licht schwerer Lüster hell erleuchtete Eingangshalle drängten weitere Interessenten. Dabei mußten sie eine Auswahl von Ölgemälden, meist 15. und 16. Jahrhundert, passieren, welche auf die kommende Auktion »Meisterwerke des Manierismus« hinweisen sollte. Im Auktionssaal maß man einander mit verstohlenen Blicken, wohl in der Hoffnung, eine prominente Persönlichkeit zu entdecken.

Mit einem Mal richtete sich die allgemeine Aufmerksamkeit auf eine außergewöhnliche Erscheinung. Eine Frau, deren Figur einer schlanken chinesischen Vase glich, hatte den Versteigerungssaal betreten. Kastanienbraunes Haar umrahmte ein zartes Gesicht mit dunklen, ausdrucksvollen Augen. Die schön geschwungenen Lippen waren geschlossen, zeigten aber dennoch ein Lächeln. Sie schien etwas älter als dreißig Jahre zu sein und trug ein langes seidenes Kleid, das wie ein Saphir schimmerte und die elegante Linie des Halses erkennen ließ. An der Taille unterstrich ein roter Gürtel das Fehlen jeglicher Üppigkeit. Außer einem Armreifen aus Blutjade war keinerlei Schmuck an ihr zu sehen. Ihre Bewegungen und der fast schreitende Gang ließen ein Höchstmaß an Grazie erahnen.

Die meisten Besucher hatten die Frau erkannt: Lyna Lamatina. Ihre Anwesenheit verursachte allgemeines Geraune, das nur von der Stimme des Auktionators unterbrochen wurde.

»Meine Damen und Herren«, hallte es durch das Mikrophon, »darf ich nunmehr wieder um Ihre Aufmerksamkeit bitten! Wir kommen jetzt zum Höhepunkt der heutigen Versteigerung: eines der seltensten und schönsten Stücke chinesischer Kultur – ein Baldachinbett aus Huanghualiholz mit Schnitzereien, Intarsien, Fächern und Schubladen sowie einem Aufsatz und einer Stufentreppe; späte Ming-Dynastie. Weltweit sind nur zwei Exemplare dieser Art bekannt. Das Bett stammt aus Xian und war ein Geschenk von Mao Tse-tung an den damaligen amerikanischen Präsidenten Richard Nixon.«

Auf einer Videowand über dem Podium erschien ein Standfoto des Bettes. Das Publikum reagierte begeistert. Der Bieter Nummer 18, ein alter, grauhaariger Herr mit feinen Gesichtszügen, nahm seine Brille ab, reinigte sie sichtlich nervös mit seinem Einstecktuch und rutschte unruhig auf seinem Stuhl hin und her.

»Auf Seite 63 Ihres Katalogs finden Sie das Objekt näher beschrieben«, hörte man den Auktionator. »Wir beginnen mit 100 000 Dollar. Wer bietet mehr?«

Das chinesische Bett war von Lyna Lamatina schon bei der Vorbesichtigung der Auktionsangebote genau untersucht worden. Dabei hatte sie an der Rückwand etwas entdeckt, das ihr einen Augenblick lang beinahe die Fassung geraubt hätte: eine kleine, kunstvoll geschnitzte Pfingstrose, eine Päonie – Emblem ihrer Familie.

»100 000 Dollar«, tönte die Stimme des Auktionators hart und klar. Ohne zu zögern, hob die Frau die Hand, doch im gleichen Augenblick bemerkte sie noch andere Hände, die hochgestreckt wurden.

Bei 110000 Dollar reagierte der Auktionator und fuhr ohne Unterbrechung fort: »120000, 130000, 140000 Dollar.«

Professor Shixiang Wang, der Direktor der Antiquitätenabteilung des Palastmuseums von Peking, hob ebenfalls die Hand.

»150000 Dollar sind geboten, hier zu meiner Rechten.«

»160000«, deutete Leonard King, Bieter Nummer 18, an.

Plötzlich ein Telefonbieter: »200000 Dollar!«

Daraufhin Lyna: »210000!«

Aber auch der Professor gab nicht auf: »220000 Dollar!«

Ein weiterer Interessent aus dem Publikum: »240000!«

Professor Wang und Mr. King begannen sich nun gegenseitig zu überbieten.

Schließlich rief der Auktionator triumphierend: »Verkauft! Für 800000 Dollar!«

Erneut machte sich Getuschel breit: »Schöne Frauen gehören in schöne Betten, nicht wahr?« sagte einer der Anwesenden zu seinem Nachbarn, so laut, daß Lyna es hören konnte. Für gewöhnlich ärgerten sie solche Worte kaum, aber nun war sie traurig darüber, weil niemand wissen konnte, weshalb sie so um das Bett gekämpft hatte. Es ging ihr nicht um den Besitz, sondern alleine darum, einen der wichtigsten Gegenstände aus Päonienland wieder in eine Umgebung zu bringen, die seiner Herkunft angemessen war. Sonderbarerweise stellte sich bei Lyna nun kein Gefühl des Glücks ein. Eher war es so, daß sie ein gewisses Gefühl von Befriedigung verspürte.

Während sie überlegte, welches weitere Schicksal das Bett vielleicht eines Tages haben würde, trat plötzlich der alte Herr, der gegen sie geboten hatte, an sie heran und sagte: »Ich gratuliere Ihnen, Mrs. Lamatina.«

»Danke schön.« Sie lächelte und hoffte, einer weiteren Konversation entgehen zu können, indem sie sich in Richtung Ausgang wendete, doch der Mann sprach weiter: »Wenn ich geahnt hätte, Sie heute hier an diesem Ort zu treffen, hätte ich meinen Sohn nach der Bühnenpremiere von ›Farewell Mozart‹ nicht so lange um ein Autogramm anstehen lassen.«

»Hat er denn keines bekommen?« fragte Lyna und betrachtete den Mann genauer.

»Doch, aber er vergaß Sie darum zu bitten, unseren Namen dazu zu schreiben..«

»Das können wir ja jetzt nachholen!«

»Vielen Dank, das ist sehr aufmerksam von Ihnen«, meinte der alte Herr und reichte ihr den Ausstellungskatalog. »Vielleicht könnten Sie hier die Umschlagseite signieren.«

»Gerne. Was soll ich schreiben?«

»Für Robert, Leonard und Mary King.«

Lyna zuckte zusammen. »Leonard King? Bedeutet ›King‹ nicht ›König‹?«

»Was Sie alles wissen!« rief der alte Herr entzückt. »Bevor ich nach Amerika kam, war mein Name tatsächlich ›König‹ – ich stamme aus Deutschland.«

»Sie sind also …«, Lyna vermochte den Satz kaum zu vollenden, »… Leonard König?«

»Ja«, sagte der Mann mit einem gewissen Stolz. »Leonard König, emeritierter Professor für Archäologie.«

Lyna blickte Leonard direkt in die Augen, in der Hoffnung, seinem Gesicht irgendeine Reaktion zu entnehmen – doch es war vergebens. Er schien nur auf das Autogramm zu warten.

»Warum haben Sie sich so für das Bett interessiert?« fragte Lyna nun, um mehr über ihn herauszufinden.

»Ich wollte es nicht für mich erwerben. So ein Kauf würde meine finanziellen Verhältnisse bei weitem übersteigen. Nein, ich helfe gelegentlich einem Freund, der mit chinesischen Antiquitäten handelt. Er sucht ungewöhnliche Stücke für seine Kunden, aber heute konnte er an der Auktion nicht teilnehmen, weil er nach Hongkong reisen mußte. Also hat er mich geschickt.«

»Wo lebten Sie, bevor Sie nach Amerika kamen?« wollte Lyna jetzt wissen.

»Das ist eine lange Geschichte.«

»Möchten Sie sie mir nicht erzählen?« bat Lyna und ergriff seinen Arm, um ihn in eine Lounge des Auktionshauses zu führen, in der sich nur Gäste aufhalten durften, die einen großen Abschluß getätigt hatten. »Was möchten Sie trinken?«

»Grünen Tee bitte! Ich trinke nur grünen Tee.«

Lyna brachte ihm den Tee. Sie selbst holte sich einen Kaffee. Dann fragte sie erneut: »Wo also waren Sie, bevor Sie nach Amerika kamen?«

»Ich habe in China gelebt. Dort traf ich auch meine Frau.«

Lyna hoffte, daß er nun über Pe Lin sprechen würde. Darum fragte sie: »Wissen Sie, was mit ihr geschehen ist?«

Leonards Reaktion konnte Lyna entnehmen, daß er mit dieser Frage nichts anzufangen wußte. »Ich meine, wo ist sie jetzt?« fügte sie hinzu.

»Vermutlich zu Hause, nach einem harten Arbeitstag.« Leonard lächelte.

Lyna war enttäuscht. Wenn dieser Mann wirklich ihr Vater war, warum erkannte er sie dann nicht oder sprach wenigstens von ihrer toten Mutter?

»Was hat Ihre Frau denn in China gemacht?« versuchte sie deshalb in Erfahrung zu bringen.

»Man hatte sie gebeten, die Krankheit Mao Tse-tung's zu behandeln.«

»Und dabei haben Sie sie getroffen?«

»Nein, eher hat sie mich getroffen. Sie entdeckte mich unter den Patienten in einem Krankenhaus in Peking«, antwortete Leonard wahrheitsgemäß und fing an, sich darüber zu wundern, daß eine so berühmte Schauspielerin sich für sein Leben interessierte.

»Wann war das?«

»Im Frühling 1968.«

Für Lyna war es nun völlig klar, daß dieser Mann ihr Vater sein mußte, doch sie verstand nicht, weshalb er mit keinem Wort Pe Lin oder sie selbst erwähnte.

»Woran waren Sie erkrankt – wenn ich das überhaupt fragen darf?« sagte sie sehr höflich.

»Eines Tages fand ich mich in diesem Krankenhaus wieder – als einziger Ausländer. Meine Frau, die dort arbeitete, entdeckte, daß ich einen Teil meines Gedächtnisses verloren hatte. Sie probierte alle möglichen Methoden an mir aus, es wiederzuerlangen, doch nichts half. Irgendwann entschieden wir, es aufzugeben, weil ich auch, ohne meine Vergangenheit zu kennen, glücklich und zufrieden leben kann.«

Lyna wußte nicht, was sie sagen sollte. Endlich – nach so vielen Jahren und so vielen Verwicklungen hatte ein Zufall sie zu ihrem Vater geführt, aber nun zweifelte sie daran, ob sie ihm die Wahrheit zumuten konnte, ob es nicht besser war, ihn nicht damit zu konfrontieren. Wie oft hatte sie davon geträumt, ihn wiederzufinden, und nun saß er leibhaftig vor ihr und hatte eine wunderbare Familie, und sie konnte ihm nichts von seiner verschollenen Tochter erzählen, ohne vielleicht noch größeren Schaden anzurichten. Auch einen Halbbruder hatte sie plötzlich; konnte sie so einfach auch in dessen Leben eindringen?

»Fühlen Sie sich nicht wohl?« fragte Leonard, der merkte, wie Lyna blaß geworden war.

»Es ist nur der Streß«, gab sie vor und versuchte zu lächeln.

»Ich glaube, daß es Sie eine Menge Kraft kosten muß, diese fabelhafte Karriere zu machen«, meinte Leonard mitfühlend.

Lynas Augen füllten sich mit Tränen.

»Warum weinen Sie denn?«

»Normalerweise sagen Frauen, daß es nur ein Staubkorn ist, das die Augen feucht macht«, wich Lyna der Frage aus, »doch ich möchte Ihnen nichts vormachen – ich mußte gerade an ein sehr trauriges Ereignis denken.«

Als Leonard nichts darauf erwiderte, versuchte sie das Thema zu wechseln: »Professor, darf ich Sie zu einem ganz besonderen Fest einladen? Es wird in einigen Monaten stattfinden, und Sie werden dann auch das ersteigerte Bett wiedersehen.«

Leonard fühlte sich geehrt und sagte sogleich zu. Dann fragte er: »Darf ich auch meine Familie mitbringen?«

»Selbstverständlich. Ich werde sie willkommen heißen, als wäre es meine eigene.«

Das chinesische Neujahrsfest 1999 fiel auf den 15. Februar. Am Abend dieses Tages sollte die feierliche Einweihung von Päonienland stattfinden. Rechtzeitig waren die Häuser, die Pavillons, die Gärten und Seen fertig geworden.

Nachdem sie schon mittags mit ihrer ganzen Familie – Amy und George waren aus Taiwan angereist – gefeiert hatte, zog sich Lyna zurück, um ihren für den Abend geplanten

Auftritt vorzubereiten. In einer braunen Uniform, wie sie die kommunistischen Kader getragen hatten, und mit einem Haarschnitt, der an eine halbe Wassermelone erinnerte, erschien sie schließlich vor Edward.

»Du siehst großartig aus, egal, was du anhast«, meinte er. »Aber im Ernst: Du gleichst deiner Mutter wirklich sehr – wie gut, daß wir die Fotos haben.«

Auch Amy bewunderte Lyna und sagte: »Ja, so hat meine Schwester tatsächlich ausgesehen.« Sie hatte ebenfalls eine erdfarbene Uniform angelegt, wohingegen Lai Wan und Long die dunkelblaue Einheitskleidung aus der Zeit der Kulturrevolution angezogen hatten.

Bamboo Melanie verstand nicht, was die ganze Maskerade sollte, denn weder ihre Mutter noch ihr Vater hatten sie in den Plan eingeweiht.

»Ich hoffe, Tante-Ma, daß es kein Fehler war, die Familie König hierher einzuladen«, meinte Lyna, plötzlich unsicher geworden.

»Wenn das Schicksal möchte, daß Leonard dich nicht als seine Tochter erkennt«, versuchte Amy sie zu beruhigen, »dann muß es eben so sein. Aber laß uns einfach abwarten, was geschieht!«

»Sie sind hier«, meldete Lai Wan aufgeregt.

»Möge das Schicksal nun seinen Lauf nehmen«, seufzte Lyna und begab sich in die Empfangshalle.

Es war Robert, dem sie zuerst die Hand schüttelte.

»Willkommen in Päonienland!« sagte sie freundlich. Er war über ihr ungewöhnliches Aussehen etwas verwundert, ließ sich aber nichts anmerken.

Dann trat Leonard an sie heran. Als er Lyna in ihrer Aufmachung sah, durchfuhr es ihn wie ein Blitz, und er rief: »Pe

Lin!« Er umarmte sie und begann wie ein Kind zu weinen. Er drückte sie so fest, als wollte er sie nie wieder loslassen.

»Das ist meine Mami, nicht Pe Lin«, schrie Bamboo Melanie und versuchte, die beiden zu trennen.

Wir hätten sie doch besser einweihen sollen, dachte Edward, der die Szene vom Hintergrund aus mitverfolgte.

Leonard ließ Lyna los und fragte in einer Mischung aus Enttäuschung und Verwunderung: »Du bist nicht Pe Lin? Aber wer bist du dann?«

Die Aufregung war zu viel für Lynas Vater. Zitternd ließ er sich auf einem Stuhl nieder und blickte die Anwesenden fragend an.

»Ich glaube, es ist besser, wir halten uns zurück«, flüsterte Robert seiner Mutter zu; beide waren in den Plan eingeweiht, denn Lyna hatte vorsorglich mit Mary telefoniert, um ihr Einverständnis für diesen Auftritt zu erhalten. Mary hatte nach anfänglichem Widerstand zugestimmt. Sie war vollkommen überrascht gewesen, von Lyna über die Vergangenheit ihres Mannes zu erfahren, doch schließlich hatte sie eingesehen, daß es zum Vorteil aller wäre, wenn die Wahrheit endlich ans Licht käme.

»Schau mich an!« hörte Leonard plötzlich eine ihm wohl vertraute Stimme.

»Amy!« Seine Schwägerin hatte den Raum betreten. Sie eilte zu dem Stuhl, auf dem er sich niedergelassen hatte, und stellte sich vor ihn hin: »Ja, ich bin es wirklich!«

»Und wer ist sie?« deutete Leonard auf Lyna. Er war mittlerweile völlig verwirrt.

»Das ist deine Tochter Ly Na.«

Leonard erhob sich schwerfällig und ging auf Lyna zu. Dann umarmte er sie erneut: »Mein Kind!« Vater und Tochter blieben minutenlang in inniger Umarmung stehen. Beiden liefen die Tränen über die Wangen. Als sie sich wieder voneinander lösten, brach Leonard zusammen. Sofort eilten die Männer zu ihm und legten ihn auf das Sofa. Lai Wan brachte kalte Tücher, Long suchte in der Hausapotheke nach einem Beruhigungsmittel, Mary beugte sich über ihren Mann, lockerte seine Krawatte und öffnete sein Hemd. Als sie seinen Puls fühlte, entspannte sich ihr Gesicht etwas. »Ich glaube, es besteht kein Anlaß zur Sorge«, kommentierte sie seinen Zustand.

Plötzlich war Leonards Stimme zu hören: »Ich habe meine Frau getötet«, wimmerte er, »ich bin schuld am Tod deiner Mutter. Ich habe Pe Lin auf dem Gewissen!«

Lyna streichelte seine Hand, während Mary ihm die kalten Tücher auf die Stirn legte.

Dann sagte Amy: »Leonard, was geschehen ist, ereignete sich vor langer Zeit. Dich trifft keine Schuld. Es waren die Rotgardisten, die Pe Lin getötet haben. Niemand vermag die Geschichte ungeschehen zu machen – genausowenig wie man das Schicksal ändern kann. Sei glücklich, daß deine Tochter am Leben ist und daß wir alle bei dir sind. Höre aber auf, dir die Schuld zu geben. Wir sollten Buddha dankbar sein, daß wir alle heute hier vereint sind.«

Leonard richtete sich auf dem Sofa auf. Er wischte sich die Tränen aus den Augen. Als Robert und Lyna zu ihm traten, sprach er zu beiden mit leiser Stimme: »Ihr seid das größte Geschenk meines Lebens.«

Einige Zeit später unterbrach Edward das allgemeine Stimmengewirr: »Lai Wan! Long! Wo sind die Feuerwerkskörper? Ich glaube, jetzt ist der Augenblick gekommen, daß wir das Wiedersehen auch feiern können. Laßt uns alle hinausgehen und dem Himmel unsere Freude verkünden.« Er wunderte sich selbst über seine altchinesische Ausdrucksweise.

Plötzlich kam Maria mit Champagner herein: »Mr. Edward, sagten Sie nicht, Sie wollten zuerst mit dem Getränk der Götter anstoßen?«

»Natürlich, entschuldigt bitte!« Er öffnete die Flasche und füllte die Gläser. Dann stießen alle miteinander an: »Auf die Familie!« »Auf das Leben!« »Auf die Liebe!« »Auf China!« »Auf Amerika!« »Auf die Zukunft!« »Auf Päonienland!«

»Jetzt wollen wir aber tanzen«, rief Lyna, während die Familie ins Freie trat.

»Ja, laßt uns tanzen«, stimmten alle zu.

»Es soll der ›Tanz der Päonien‹ sein«, verkündete Lyna und erklärte, wie dieser Tanz auszuführen sei: »Es ist ganz einfach, ihr müßt nur dem Tempo folgen; eins zwei – eins zwei ...« Sie legte ihren Arm auf Edwards Schulter: »Jetzt zweimal das rechte Bein vor, dann zweimal das linke, dann folgt eine Vierteldrehung und abwechselnd so weiter ...«

»Nein, Edward, umgekehrt!« Endlich hatte Edward die Abfolge der Schritte erfaßt und meinte: »Es ist, als würden sich zwei Personen auf drei Beinen bewegen!«

»Ja, genau das ist das Geheimnis.«

Die gesamte Familie reihte sich nun ein: Robert bildete mit Bamboo Melanie ein Paar, Amy mit George, Leonard mit Mary und schließlich Lai Wan mit Maria. Die Musik, die Lyna selbst komponiert hatte, kam vom Band und war derart beschwingt, daß die Tanzenden sich dem Rhythmus und der Melodie nicht entziehen konnten.

Währenddessen zündete Long das spektakulärste Feuerwerk, das die Bewohner der Gegend jemals erlebt hatten. Das Schlußbild, ein riesiger gelber Drache, war sogar bis nach Los Angeles zu sehen.

Die Tatsache, daß Lyna ihren Vater wiedergefunden hatte, veranlaßte Edward, sie für seinen Plan zu gewinnen, einen Film über das Leben ihrer Familie zu drehen, in dem sie nicht nur spielen, sondern zu dem sie auch noch die Musik komponieren sollte.

Zwei Jahre nach diesem Entschluß fand die Premiere im *Chinese Theatre* in Los Angeles statt. Vom Bürgermeister bis zu den berühmtesten Hollywoodstars war alles anwesend, was Rang und Namen hatte.

Kaum hatten sich die Gäste niedergelassen, fiel ein Scheinwerferkegel auf die Bühne, und Lyna Lamatina trat in seine Mitte. Sie hatte ein schlichtes rotes Satinkleid im chinesischen Stil an, wie es in der späteren Filmszene Yi Mei trug, bevor sie aus Peking nach Xian fliehen mußte. Als sie die Bühne betrat, brandete tosender Beifall auf. Sie verneigte sich, legte die Handinnenflächen vor ihrer Brust zusammen und begann zu sprechen: »Seit dieses Theater 1927 eröffnet wurde, hat es nur bedeutende Gäste gesehen. Meine Damen und Herren, heute abend sind Sie es, und ich danke Ihnen für Ihr Kommen.«

Wieder applaudierte die Menge.

»Der Grund, warum wir diesen Film gemacht haben«, fuhr sie fort, »war, um zu zeigen, wie eng Glück und Unglück beieinanderliegen und daß es immer wir selbst sind, die entscheiden können, ob wir den Weg zum Guten oder zum Bösen, zum Richtigen oder zum Falschen einschlagen.«

Nun blieb das Publikum still.

»Doch wir sind hier nicht zusammengekommen, um über die Geschichte zu urteilen, sondern um festzustellen, daß es Werte gibt, für die es sich zu leben lohnt und die man unter allen Umständen verteidigen muß. Ich spreche von Liebe, von Familie, von Rechtschaffenheit, von Großmut, von Ehre und Ehrlichkeit.«

Einige Gäste klatschten.

»Wir werden heute hier gemeinsam ausgelassen feiern, aber haben wir auch daran gedacht, daß das Leben voller Schmerz und Angst sein kann, voller Trennungen und Abschiede? Vielleicht haben wir das. Doch wer von uns könnte die Hand heben, wenn man ihn fragen würde, ob er auch täglich daran denkt, daß überall auf der Welt Mord und Vertreibung stattfinden und daß wir schon gar nichts mehr dabei empfinden, solange es uns nicht selbst betrifft? Wer von uns würde sich eingestehen, daß uns der Tod mehr formt als das Leben? Und wer von uns würde mehr an seine Vorfahren denken und an deren Schicksal als an sich selbst?«

Lyna machte eine Pause und blickte ernst in die Reihen der Zuschauer. Dann fuhr sie fort: »Dieses Jahr würde meine Urgroßmutter Yi Mei hundertzwanzig Jahre alt, meine Großmutter Mo Li hundert und meine Mutter Pe Lin siebzig, doch sie sind nicht mehr bei uns. Dennoch werden Sie ihr Leben kennenlernen – jetzt in diesem Film. Gibt es ein besseres Beispiel dafür, daß das Leben niemals endet? Ich danke Ihnen, daß Sie mir zugehört haben, und ich wünsche Ihnen nun viele Erkenntnisse beim Betrachten des Films.«

Erneut brandete Beifall auf. Lyna stieg über eine kleine Treppe von der Bühne hinunter und wurde von Edward in Empfang genommen. Dann setzte sie sich mit ihm in die erste Reihe zwischen all jene, denen sie dankbar dafür war, daß sie ihr Leben bis hierher begleitet hatten.

Der Film *Päonienland* wurde ein großer Erfolg. Überall war das Publikum tief ergriffen von der Handlung und von der

Kunst der Darsteller, und das Werk wurde mit vielen Preisen ausgezeichnet.

Joseph hatte um einen Termin bei Lyna gebeten; er wollte einen Bericht über ihren sensationellen Erfolg drehen. Nach dem Interview saß er mit ihr alleine im *Haus der Pinien*. Lyna hatte ihm das Fotoalbum gebracht, das er nun durchblätterte. Er erinnerte sich, wie sie als Studentin der Musik zu seinen Eltern nach Wien gekommen war, wie sie zusammen durch die Straßen der Stadt gegangen waren und im Stadtpark Walzer getanzt hatten. Er fragte sich, was er ihr wohl noch bedeutete. Nun saß er hier, in diesem seltsamen Haus und fühlte sich vollkommen verloren. Eigentlich war er nur ihr Erfüllungsgehilfe, jemand, zu dem man freundlich und charmant war, damit man ihn auf seiner Seite hatte. Sie hatte einen Mann, eine Tochter, ein unglaubliches Anwesen, Erfolg, Ruhm, Liebe … Und er? Was hatte er?

»Fühlst du dich nicht wohl?« fragte Lyna besorgt.

»Ich bin nur etwas müde.«

Sie hatte ihn noch nie so abweisend erlebt. Dann sagte er: »Laß uns ein andermal weitersprechen.«

Während sie ihn zum Ausgang begleitete, meinte sie besorgt: »Wenn du meine Hilfe brauchst oder irgend etwas anderes – bitte laß es mich wissen.«

Joseph blickte sie mit einem bitteren Lächeln an und dachte nur: Was ich wirklich bräuchte, willst du mir ja doch nicht geben.

Enttäuscht verließ er Päonienland, ohne sich von Lyna zu verabschieden. Im Rückspiegel seines Wagens sah er noch, wie Lyna auf dem mit Steinplatten belegten Weg, an dessen Seiten Bambussträucher wuchsen, entlang ging, bis sie hinter einem künstlich errichtetem Berg, aus dem ein Wasserfall stürzte, verschwand.

Einige Tage später gab Carlo Priori in seinem Penthaus in Los Angeles ein rauschendes Fest, um sowohl seinen siebzigsten Geburtstag als auch den Erfolg von Lynas Film zu feiern. Schließlich war er es, dem Lyna gewissermaßen ihre Karriere zu verdanken hatte. Natürlich waren auch Edward und Leonard eingeladen, nur Bamboo Melanie blieb zu Hause, weil die Party auf Grund der großen Hitze, die seit Monaten herrschte, erst um 21 Uhr begann. Viele der Gäste, die vor siebzehn Jahren auch an Edwards und Lynas Hochzeit teilgenommen hatten, waren ebenfalls anwesend, und zumindest die Frauen schienen sich kaum verändert zu haben. Im Hintergrund lief die Filmmusik, und manche der Gäste konnten nicht davon ablassen, sich nach vorne zu drängen, obwohl der Abend ihnen gar nicht galt. Wie immer bei solchen Anlässen beobachtete Lyna das Treiben mit einer gewissen Distanz, obwohl sie zu jedem, mit dem sie sich unterhielt, äußerst liebenswürdig war.

»Ein Star wird geboren, damit er mit seinem Licht das Universum erhelle«, flüsterte ihr Carlo zu, als ihn plötzlich einer seiner Mitarbeiter zur Seite zog und ihm aufgeregt mitteilte: »Ich erhielt soeben einen Anruf von einem verstörten Mann. Er sagte: ›Päonienland brennt.‹ Ich habe sofort dort angerufen, aber alle Leitungen sind tot.«

»Warte, Lyna!« schrie Edward, der mit Leonard hinter seiner Frau zum Wagen rannte. Während sie in Richtung Malibu rasten, sahen sie schon von weitem eine große graue Rauchwolke, die sich deutlich vom düster schwarzen Horizont abhob. Je näher sie kamen, um so lauter drangen die Sirenen der Feuerwehr an ihren Ohren.

Weiter als bis zur Einfahrt nach Päonienland gelangten sie nicht, die Polizei hatte bereits alles abgeriegelt.

Edward sprang als erster aus dem Wagen, Lyna und Leonard folgten ihm. Als sie sahen, daß sämtliche Bewohner des Anwesens in Sicherheit gebracht worden waren, atmeten sie auf.

Während die Feuerwehrleute mit allen Kräften bemüht waren, den Brand zu löschen, der nicht nur im Haupthaus tobte, sondern auch bereits einige der benachbarten Gebäude erfaßt hatte, durchzuckte Lyna eine schlimme Ahnung. Sie lief zu Amy, die sich um Bamboo Melanie kümmerte, und umarmte sie: »Gott sei Dank, ihr seid gerettet, aber wo ist das Fotoalbum?«

»In meinem Zimmer«, antwortete Amy mit schwacher Stimme.

»Wo genau?« Fast schrie Lyna diese Worte.

»In der Schublade des Nachttischs.«

Lyna sprang auf, durchbrach die Absperrung der Polizei und rannte auf das brennende Gebäude zu.

»Halt!« rief einer der Feuerwehrmänner. »Sie können hier nicht hinein!« Der Mann versuchte sie zurückzuhalten, doch Lyna entwand sich seinem Griff und stürmte davon.

Amy versuchte ihr zu folgen, sie mußte Lyna an ihrem Vorhaben hindern. Was um sie herum geschah, nahm sie kaum wahr. Sie stolperte, raffte sich wieder auf und lief weiter.

Das *Haus der Pflaumen* stand bereits in Flammen. Durch die Tür konnte Lyna nicht mehr ins Innere gelangen, doch das Fenster auf der Rückseite des Hauses war offenbar noch unversehrt. Sie schob den Bambusvorhang hoch und sprang hinein. Überall beißender Qualm …

Lyna konnte sich kaum orientieren, doch dann fand sie Amys Schlafzimmer. Sie riß das Fotoalbum aus der Schublade und rannte so schnell sie konnte zum Fenster zurück. Doch dessen Rahmen stand mittlerweile ebenfalls in Flammen …

»Hilfe, Hilfe!« hörte sie plötzlich Amy draußen rufen.

Mit letzter Kraft warf Lyna das Fotoalbum durch den lodernden Fensterrahmen ins Freie und schrie in höchster Verzweiflung: »Die Familie, Mama, rette die Familie!«

Vor dem California Hospital in Zentrum von Los Angeles hatten sich Dutzende von Radio-, Zeitungs- und Fernsehreporter eingefunden. Mikrophone und Kameraobjektive wiesen auf den Eingang. Polizisten versuchten, die Menge auf Distanz zu halten. Einige der Journalisten hatten sich auf eine lange Nacht eingerichtet. Decken wurden besorgt, Sandwiches und heißer Kaffee. Trotz aller Professionalität schien die Stimmung der meisten gedrückt zu sein. Auf der Intensivstation blickte Professor Landauer, der Leiter des Ärzteteams, auf die im Koma liegende Lyna Lamatina. Das Herz- und Kreislaufüberwachungssystem gab unregelmäßige Signale von sich, und die Zeiger der Uhr im Operationssaal rückten unerbittlich vor.

»Wird sie ihre Schönheit wiedererlangen, Professor?« wollte eine der OP-Schwestern wissen, doch der antwortete nur barsch: »Im Augenblick ist mir ihr Leben wichtiger als ihre Schönheit.«

Dann überlegte er, was er den Familienmitgliedern mitteilen sollte, die schon seit Stunden vor dem Eingang zur Intensivstation ausharrten. Aus Erfahrung wußte er, daß es einfacher war, vor einem Fachgremium einen dreistündigen Vortrag zu halten, als Angehörige oder Freunde von Patienten auf den ungewissen Ausgang einer Operation hinzuweisen. Er dachte an die ersten Jahre seines Berufslebens zurück. Damals fühlte er sich schuldig, wenn er einen Patienten nicht retten konnte.

Professor Landauer machte seinem Team ein Zeichen, daß er die Operation für einige Augenblicke unterbrechen wollte, um kurz den Wartenden einen Zwischenbescheid zu geben. Während er den Operationssaal verließ, gelang es seiner Assistentin einen Blick auf Lynas Familie zu werfen. Die meisten waren elegant gekleidet, so als wären sie gerade von einem Festakt oder einem Empfang gekommen. Sie sah, wie der Professor eindringlich mit ihnen sprach.

Ob Lyna wohl je wieder würde spielen können, fragte sich die Assistentin. Doch schon kehrte der Professor zurück, und die schwere Metalltür schloß sich hinter ihm.

Mit ihren großen Augen blickt Bamboo Melanie in die Ferne. Eine unheimliche Stille ist eingetreten. Weder sie noch Amy sagen ein Wort, sondern versuchen, ihre Tränen zu unterdrücken.

»Ich verstehe jetzt, weshalb Mami ihr Leben riskiert hat, um dieses Fotoalbum zu retten«, bricht das Mädchen endlich das Schweigen, »ich hätte das gleiche getan!«

Amy lächelt. »Wir müssen dankbar sein, daß auch dem Bett nichts geschehen ist …« Dann hält sie inne und kämpft erneut mit den Tränen.

Bamboo Melanie ist wieder still geworden, denn es ist ihr, als hörte sie von irgendwoher die Klänge jenes Liedes, dem ihre Mutter einst den Titel Lied der Hoffnung *gegeben hatte.*

Ein Jahr später reiste der chinesische Staatspräsident zu einem offiziellen Staatsakt in die Vereinigten Staaten von Amerika. Sein erster Besuch galt dem wieder aufgebauten Päonienland.